U0397928

# 常见疾病护理实践

CHANGJIAN JIBING HULI SHIJIAN

毛丽燕 等 主编

上海科学普及出版社

图书在版编目（CIP）数据

常见疾病护理实践／毛丽燕等主编. —上海：上海科学普及出版社，2023.8
ISBN 978-7-5427-8522-0

Ⅰ.①常… Ⅱ.①毛… Ⅲ.①常见病–护理–医学院校–教材 Ⅳ.①R47

中国国家版本馆CIP数据核字（2023）第139406号

统　　筹　张善涛
责任编辑　陈星星
助理编辑　郝梓涵
整体设计　宗　宁

**常见疾病护理实践**

主编　毛丽燕　等

上海科学普及出版社出版发行
（上海中山北路832号　邮政编码200070）
http://www.pspsh.com

各地新华书店经销　　山东麦德森文化传媒有限公司印刷
开本　787×1092　1/16　印张　28.25　插页　2　字数　723 000
2023年8月第1版　　2023年8月第1次印刷

ISBN 978-7-5427-8522-0　定价：198.00元
本书如有缺页、错装或坏损等严重质量问题
请向工厂联系调换
联系电话：0531-82601513

# Foreword 前言

19 世纪中叶，南丁格尔首创了科学的护理事业。进入 21 世纪，护理学已成为一门集医学、社会科学、人文科学及管理科学于一体的综合性应用学科。其中，临床护理学占据着重要地位，是护理理论与护理实践完美结合的重要表现。护士作为与医师并肩作战的临床一线工作人员，必须不断提高自身的能力和水平，熟练掌握常见疾病的临床表现和护理观察要点，了解临床疾病治疗的常用药物及不良反应，具备密切配合医师处理紧急情况的能力。因此，为了全面提升护理人员的护理水平，以达到提高临床护理人员素质，使其适应现阶段临床工作模式的目的，我们特组织多位专家编写了这本《常见疾病护理实践》。

本书整体构架基于真实的护理工作过程进行搭建，坚持"以过程性知识为主、以陈述性知识为辅"的基本原则。编写时融合了国内外最新的护理理论和护理技术，在力求内容覆盖面广、信息量大的同时，注重内容的先进性、科学性、实用性，旨在为读者提供新理论、新方法和新的护理临床实践知识。本书从护理评估、护理诊断、护理目标、护理措施以及护理评价等方面讲解了临床各科室常见疾病的护理内容，并在护理评估和护理措施方面重点着墨，具有很强的临床指导价值，可为临床一线各级护理人员提供指导和帮助，也可作为医学院校学生的学习参考用书。

尽管本书在编写过程中经过反复推敲、修改，但由于编者水平有限，加之时间仓促，书中难免有不足之处，敬请广大读者提出宝贵意见，共同为护理事业的发展贡献一份力量。

《常见疾病护理实践》编委会

2023 年 5 月

# Contents 目 录

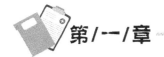

# 基础护理技术

## 第一节 清洁护理

清洁是患者的基本需求之一,是维持和获得健康的重要保证,清洁可以清除微生物及污垢,防止细菌繁殖,促进血液循环,有利于体内废物排泄,同时清洁使人感到愉快、舒适。

### 一、口腔护理

口腔护理的目的有以下几方面。①保持口腔的清洁、湿润,使患者舒适,预防口腔感染等并发症。②防止口臭、口垢,促进食欲,保持口腔的正常功能。③观察口腔黏膜和舌苔的变化、特殊的口腔气味,可提供病情的动态信息,如肝功能不全患者,出现肝臭,常是肝昏迷的先兆。

常用的漱口液有生理盐水、朵贝尔溶液(复方硼酸溶液)、1%～3%过氧化氢溶液、2%～3%硼酸溶液、1%～4%碳酸氢钠溶液、0.02%呋喃西林溶液、0.1%醋酸溶液。

#### (一)协助口腔冲洗

1.目的

协助口腔手术后使用固定器,或对有口腔病变的患者清洁口腔。

2.用物准备

治疗碗、治疗巾、弯盘、生理盐水、朵贝尔溶液、口镜、抽吸设备、压舌板、手电筒、20 mL 空针及冲洗针头。

3.操作步骤

(1)洗手。

(2)准备用物携至患者床旁。

(3)向患者解释。

(4)协助患者采取半坐位式,并于胸前铺治疗巾及放置弯盘。

(5)装生理盐水及朵贝尔溶液于溶液盘内。

(6)协助医师冲洗。

(7)冲洗毕,擦干患者嘴巴。

(8)整理用物后洗手。

(9)记录。

4.注意事项

为了避免冲洗中弄湿患者,必要时给予手电筒照光,冲洗时需特别注意齿缝、前庭外,若有舌苔,可用压舌板外包纱布予以机械性刮除,冲洗中予以持续性的低压抽吸,必要时协助更换湿衣服。

**(二)特殊口腔冲洗**

1.用物准备

(1)治疗盘:治疗碗(内盛含有漱口液的棉球12~16个,棉球湿度以不能挤出液体为宜;弯血管钳、镊子)、压舌板、弯盘、吸水管、杯子、治疗巾、手电筒,需要时备张口器。

(2)外用药:按需准备,如液状石蜡、冰硼散、西瓜霜、金霉素甘油等,酌情使用。

2.操作步骤

(1)将用物携至床旁,向患者解释以取得合作。

(2)协助患者侧卧,面向护士,取治疗巾,围于颌下,置弯盘于口角边。

(3)先湿润口唇、口角,观察口腔黏膜有无出血、溃疡等现象。对长期应用抗生素、激素者应注意观察有无真菌感染。有活动义齿者,应取下。一般先取上面义齿,后取下面义齿,并放置容器内,用冷开水冲洗刷净,待患者漱口后戴上或浸入清水中备用(昏迷的患者的义齿应浸于清水中保存)。浸义齿的清水应每天更换。义齿不可浸在乙醇或热水中,以免变色、变形和老化。

(4)协助患者用温开水漱口后,嘱患者咬合上下齿,用压舌板轻轻撑开一侧颊部,以弯血管钳夹有漱口液的棉球由内向门齿纵向擦洗。同法擦洗对侧。

(5)嘱患者张口,依次擦洗一侧牙齿上内侧面、上颌面、下内侧面、下颌面,再弧形擦洗一侧颊部。同法擦洗另一侧。洗舌面及硬腭部(勿触及咽部,以免引起恶心)。

(6)擦洗完毕,帮助患者用洗水管以漱口水漱口,漱口后用治疗巾拭去患者口角处水。

(7)口腔黏膜如有溃疡,酌情涂药于溃疡处。口唇干裂可涂擦液状石蜡。

(8)撤去治疗巾,清理用物,整理床单。

3.注意事项

(1)擦洗时动作要轻,特别是对凝血功能差的患者要防止碰伤黏膜及牙龈。

(2)昏迷患者禁忌漱口,需用张口器时,应从臼齿放入(牙关紧闭者不可用暴力张口),擦洗时须用血管钳夹紧棉球,每次一个,防止棉球遗留在口腔内,棉球蘸漱口水不可过湿,以防患者将溶液吸入呼吸道。

(3)传染病患者的用物按隔离消毒原则处理。

## 二、头发护理

**(一)床上梳发**

1.目的

梳发、按摩头皮,可促进血液循环,除去污垢和脱落的头发、头屑,使患者清洁舒适和美观。

2.用物准备

治疗巾、梳子、30%乙醇溶液、纸袋(放脱落头发)。

3.操作步骤

(1)铺治疗巾于枕头上,协助患者把头转向一侧。

(2)将头发从中间梳向两边,左手握住一股头发,由发梢逐渐梳到发根。长发或遇有打结时,可将头发绕在示指上慢慢梳理。避免强行梳拉,造成患者疼痛。如头发成团,可用30%乙醇湿润后,再小心梳理,同法梳理另一边。

（3）长发酌情编辫或扎成束,发型尽可能符合患者所好。

（4）将脱落头发置于纸袋中,撤下治疗巾。

（5）整理床单,清理用物。

**（二）床上洗发（橡胶马蹄形垫法）**

**1.目的**

同床上梳发、预防头虱及头皮感染。

**2.用物准备**

治疗车上备一只橡胶马蹄形垫,治疗盘内放小橡胶单,大、中毛巾各一条,眼罩或纱布,别针,棉球两只（以不吸水棉花为宜）,纸袋,洗发液或肥皂,梳子,小镜子,护肤霜,水壶内盛 40～45 ℃热水,水桶（接污水）。必要时备电吹风。

**3.操作步骤**

（1）备齐用物携至床旁,向患者解释,以取得合作,根据季节关窗或开窗,室温以 24 ℃为宜。按需要给予便盆。移开床旁桌椅。

（2）垫小橡胶单及大毛巾于枕上,松开患者衣领向内反折,将中毛巾围于颈部,以别针固定。

（3）协助患者斜角仰卧,移枕于肩下,患者屈膝,可垫膝枕于两膝下,使患者体位安全舒适。

（4）置马蹄形垫垫于患者后颈部,使患者颈部枕于突起处,头在槽中,槽形下部接污水桶。

（5）用棉球塞两耳,用眼罩或纱布遮盖双眼或嘱患者闭上眼。

（6）洗发时先用两手掬少许水于患者头部试温,询问患者感觉,以确定水温是否合适,然后用水壶倒热水充分湿润头发,倒洗发液于手掌上,涂遍头发,用指尖揉搓头皮和头发,用力要适中,揉搓方向由发际向头顶部,使用梳子除去落发,置于纸袋中,用热水冲洗头发,直到冲净为止。观察患者的一般情况,注意保暖,洗发完毕,解下颈部毛巾,包住头发,一手托头,一手撤去橡胶马蹄垫。除去耳内棉球及眼罩,用患者自备的毛巾擦干脸部,酌情使用护肤霜。

（7）帮助患者卧于床正中,将枕、橡胶单、浴巾一起自肩下移至头部,用包头的毛巾揉搓头发,再用大毛巾擦干或电风吹干。梳理成患者习惯的发型,撤去上述用物。

（8）整理床单,清理用物。

**4.注意事项**

（1）要随时观察患者的病情变化,如脉搏、呼吸、血压有异常时应立即停止操作。

（2）注意室温和水温,及时擦干头发,防止患者受凉。

（3）防止水流入眼及耳内,避免沾湿衣服和床单。

（4）虚弱患者不宜洗发。

## 三、皮肤清洁与护理

**（一）床上擦浴**

**1.用物准备**

治疗车上备：面盆两只、水桶两只（一桶盛热水,水温在 50～52 ℃,并按年龄、季节、习惯,增减水温,另一桶接污水）、治疗盘（内置小毛巾两条、大毛巾、浴皂、梳子、小剪刀、50％乙醇、爽身粉）、清洁衣裤、被服。另备便盆、便盆布和屏风。

2.操作步骤

(1)推治疗车至床边,向患者解释,以取得合作。

(2)将用物放在便于操作处,关好门窗调节室温,用屏风或拉布遮挡患者,按需给予便盆。

(3)将脸盆放于床边桌上,倒入热水 2/3 满,测试水温,根据病情放平床头及床尾支架,松开床尾盖被。

(4)将微湿小毛巾包在右手上,为患者洗脸及颈部,左手扶患者头顶部,先擦眼,然后像写"3"字样,依次擦洗一侧额部、颊部、鼻翼部、人中、耳后下颌,直至颈部。另一侧同法操作。用较干毛巾依次擦洗一遍,注意擦净耳郭,耳后及颈部皮肤。

(5)为患者脱下衣服,在擦洗部位下面铺上浴巾,按顺序擦洗两上肢、胸腹部。协助患者侧卧,背向护士依次擦洗后颈部、背臀部,为患者换上清洁裤子。擦洗中,根据情况更换热水,注意擦净腋窝及腹股沟等处。

(6)擦洗的方法为先用涂肥皂的小毛巾擦洗,再用湿毛巾擦去皂液,清洗毛巾后再擦洗,最后用浴巾边按摩边擦干。动作要敏捷,为取得按摩效果,可适当用力。

(7)擦洗过程中,如患者出现寒战、面色苍白等病情变化时,应立即停止擦浴,给予适当的处理,同时注意观察皮肤有无异常。擦洗毕,可在骨突处用 50% 乙醇做按摩,扑上爽身粉。

(8)整理床单,必要时梳发、剪指甲及更换床单。

(9)如有特殊情况,需做记录。

3.注意事项

护士操作时,要站在擦浴的一边,擦洗完一边后再转至另一边,站立时两脚要分开,重心应在身体中央或稍低处,拿水盆时,盆要靠近身边,减少体力消耗;操作时要体贴患者,保护患者自尊,动作要敏捷、轻柔,减少翻动和暴露,防止受凉。

**(二)压疮的预防及护理**

压疮是指机体局部组织由于长期受压,血液循环障碍,造成组织缺氧、缺血、营养不良而致的溃烂和坏死。导致活动受限的因素一般都会增加压疮的发生。常见的因素有压力、剪力、摩擦力、潮湿等。好发部位为枕部、耳郭、肩胛部、肘部、骶尾部、髋部、膝关节内外侧、外踝、足跟。

1.预防措施

预防压疮在于消除其发生的原因。因此,要求做到勤翻身、勤按摩、勤整理、勤更换。交班时要严格细致的交接局部皮肤情况及护理措施。

(1)避免局部长期受压:①鼓励和协助卧床患者经常更换卧位,使骨骼突出部位交替地受压,翻身间隔时间应根据病情及局部受压情况而定。一般 2 小时翻身 1 次,必要时 1 小时翻身 1 次,建立床头翻身记录卡。②保护骨隆突处和支持身体空隙处,将患者体位安置妥当后,可在身体空隙处垫软枕、海绵垫。需要时可垫海绵垫、气垫褥、水褥等,使支持体重的面积宽而均匀,作用于患者身上的正压及作用力分布在一个较大的面积上,从而降低在隆突部位皮肤上所受的压强。③对使用石膏、夹板、牵引的患者,衬垫应平整、松软适度,尤其要注意骨骼突起部位的衬垫,要仔细观察局部皮肤和肢端皮肤颜色改变的情况,认真听取患者反映,适当给予调节,如发现石膏绷带凹凸不平,应立即报告医师,及时修正。

(2)避免潮湿、摩擦及排泄物的刺激:①保持皮肤清洁干燥。大小便失禁、出汗及分泌物多的患者应及时擦干,以保护皮肤免受刺激。床铺要经常保持清洁干燥,平整无碎屑,被服污染要随时更换。不可让患者直接卧于橡胶单上。小儿要勤换尿布。②不可使用破损的便盆,以防擦伤皮肤。

(3)增进局部血液循环。对易发生压疮的患者,要常检查,用温水擦澡、擦背或用湿毛巾行局部按摩。①手法按摩:a.全背按摩,协助患者俯卧或侧卧,露出背部,先以热水进行擦洗,再以两手或一手沾上少许50%乙醇按摩。按摩者斜站在患者右侧,左腿弯曲在前,右腿伸直在后,从患者骶尾部开始,沿脊柱两侧边缘向上按摩(力量要能够刺激肌肉组织)至肩部时用环状动作。按摩后,手再轻轻滑至尾骨处。此时,左腿伸直,右腿弯曲,如此有节奏按摩数次,再用拇指指腹由骶尾部开始沿脊柱按摩至第7颈椎。b.受压处局部按摩,沾少许50%乙醇,以手掌大、小鱼际紧贴皮肤,压力均匀向心方向按摩,由轻至重,由重至轻,每次3~5分钟。②电动按摩器按摩:电动按摩器是依靠电磁作用,引导治疗器头震动,以代替各种手法按摩,操作者持按摩器根据不同部位选择合适的按摩头,紧贴皮肤,进行按摩。

(4)增进营养的摄入:营养不良是导致压疮的内因之一,又可影响压疮的愈合。蛋白质是身体修补组织所必需的物质,维生素也可促进伤口愈合,因此在病情允许时可给予高蛋白、高维生素膳食,以增进机体抵抗力和组织修复能力。此外,适当补充矿物质,可促进慢性溃疡的愈合。

2.压疮的分期及护理

(1)淤血红润期:为压疮初期,局部皮肤受压或受到潮湿刺激后,开始出现红、肿、热、麻木或有触痛。此期要及时除去致病原因,加强预防措施,如增加翻身次数以及防止局部继续受压、受潮。

(2)炎性浸润期:红肿部位如果继续受压,血液循环仍得不到改善,静脉回流受阻,局部静脉淤血,受压表面呈紫红色,皮下产生硬结,表面有水疱形成,对未破小水疱要减少摩擦,防破裂感染,让其自行吸收,大水疱用无菌注射器抽出疱内液体,涂以消毒液,用无菌敷料包扎。

(3)溃疡期:静脉血液回流受到严重障碍,局部淤血致血栓形成,组织缺血、缺氧。轻者,浅层组织感染,脓液流出,溃疡形成;重者,坏死组织发黑,脓性分泌物增多,有臭味,感染向周围及深部扩展,可达骨骼,甚至可引起败血症。

## 四、会阴部清洁卫生的实施

### (一)目的
保持清洁,清除异味,预防或减轻感染、增进舒适、促进伤口愈合。

### (二)用物准备
便盆、屏风、橡胶单、中单、清洁棉球、大量杯、镊子、浴巾、毛巾、水壶(内盛50~52℃的温水)、清洁剂或呋喃西林棉球。

### (三)操作方法
1.男患者会阴的护理

(1)携用物至患者床旁,核对后解释。

(2)患者取仰卧位。为遮挡患者可将浴巾折成扇形盖在患者的会阴部及腿部。

(3)带上清洁手套,一手提起阴茎,一手取毛巾或用呋喃西林棉球擦洗阴茎头部、下部和阴囊。擦洗肛门时,患者可取侧卧位,护士一手将臀部分开,一手用浴巾将肛门擦洗干净。

(4)为患者穿好衣裤,根据情况更换衣、裤、床单。整理床单,患者取舒适卧位。

(5)整理用物,清洁整齐,记录。

2.女患者会阴部护理

(1)用物至患者床旁,核对后解释。

(2)患者取仰卧位。为遮挡患者可将浴巾折成扇形盖在患者的会阴部及腿部。

(3)先将橡胶单及中单置于患者臀下,再置便盆于患者臀下。

(4)护士一手持装有温水的量杯,一手持夹有棉球的大镊子,边冲水边用棉球擦洗。

(5)冲洗后擦干各部位。撤去便盆及橡胶单和中单。

(6)为患者穿好衣裤,根据情况更换衣、裤、床单。整理床单,患者取舒适卧位。

(7)整理用物,清洁整齐,记录。

**(四)注意事项**

(1)操作前应向患者说明目的,以取得患者的合作。

(2)在执行操作的原则上,尽可能尊重患者习惯。

(3)注意遮挡患者,保护患者隐私。

(4)冲洗时从上至下。

(5)操作完毕应及时记录所观察到的情况。

(李梓铭)

# 第二节　生命体征的观察与护理

生命体征是体温、脉搏、呼吸及血压的总称,是机体生命活动的客观反映,是评价生命活动状态的重要依据,也是护士评估患者身心状态的基本资料。

正常情况下,生命体征在一定范围内相对稳定,相互之间保持内在联系;当机体患病时,生命体征可发生不同程度的变化。护士通过对生命体征的观察,可以了解机体重要脏器的功能状态,了解疾病的发生、发展、转归,并为疾病预防、诊断、治疗和护理提供依据;同时,可以发现患者现存的或潜在的健康问题,以正确制订护理计划。因此,生命体征的测量及护理是临床护理工作的重要内容之一,也是护士应掌握的基本技能。

## 一、体温

体温由三大营养物质氧化分解而产生。50%以上迅速转化为热能,50%贮存于 ATP 内,供机体利用,最终仍转化为热能散发到体外。正常人体的温度是由大脑皮质和丘脑下部体温调节中枢所调节(下丘脑前区为散热中枢,下丘脑后区为产热中枢),并通过神经、体液因素调节产热和散热过程,保持产热与散热的动态平衡,所以正常人有相对恒定的体温。

### (一)正常体温及生理性变化

1.正常体温

通常说的体温是指机体内部的温度,即胸腔、腹腔、中枢神经的温度,又称体核温度,较高且稳定。皮肤温度被称为体壳温度。临床上通常用口温、肛温、腋温来代替体温。在这三个部位测得的温度接近身体内部的温度,且测量较为方便。三个部位测得的温度略有不同,口腔温度居中,直肠温度较高,腋下温度较低。同时在三个部位进行测量,其温度差一般不超过 1 ℃。这是由于血液在不断地流动,将热量很快地由温度较高处带往温度较低处,因而机体各部的温度一般差异不大。

体温的正常值不是一个具体的点,而是一个范围。机体各部位由于代谢率的不同,温度略有差异,常以口腔、直肠、腋下的平均温度为标准,个体体温可以较正常的平均温度增减 0.3～0.6 ℃,健康成人的平均温度波动范围见表 1-1。

表 1-1　健康成人不同部位温度的波动范围

| 部位 | 波动范围 |
| --- | --- |
| 口腔 | 36.2～37.0 ℃ |
| 直肠 | 36.5～37.5 ℃ |
| 腋窝 | 36.0～36.7 ℃ |

2.生理性变化

人的体温在一些因素的影响下,会出现生理性的变化,但这种体温的变化,往往是在正常范围内或是一闪而过的。

(1)时间:人的体温 24 小时内的变动在 0.5～1.5 ℃,一般清晨 2～6 时体温最低,下午2～8 时体温最高。这种昼夜的节律波动,可能与人体活动代谢的相应周期性变化有关。如长期从事夜间工作的人员,可出现夜间体温上升、日间体温下降的现象。

(2)年龄:新生儿因体温调节中枢尚未发育完全,调节体温的能力差,体温易受环境温度影响而变化;儿童由于代谢率高,体温可略高于成人;老年人代谢率较低,血液循环变慢,加上活动量减少,因此体温偏低。

(3)性别:一般来说,女性比男性有较厚的皮下脂肪层,维持体热能力强,故女性体温较男性高约0.3 ℃。并且女性的基础体温随月经周期出现规律变化,即月经来潮后逐渐下降,至排卵后,体温又逐渐上升。这种体温的规律性变化与血中孕激素及其代谢产物的变化相吻合。

(4)环境温度:在寒冷或炎热的环境下,机体的散热受到明显的抑制或加强,体温可暂时性的降低或升高。另外,气流、个体暴露的范围大小亦影响个体的体温。

(5)活动:任何需要耗费体力的活动,都使肌肉代谢增强,产热增加,可以使体温暂时性上升1～2 ℃。

(6)饮食:进食的冷热可以暂时性地影响口腔温度,进食后,由于食物的特殊动力作用,可以使体温暂时性地升高 0.3 ℃左右。

另外,强烈的情绪反应、冷热的应用以及个体的体温调节机制都对体温有影响,在测量体温的过程中要加以注意并能够做出解释。

3.产热与散热

(1)产热过程:机体产热过程是细胞新陈代谢的过程。人体通过化学方式产热,即食物氧化、骨骼肌运动、交感神经兴奋、甲状腺素分泌增多,以及体温升高均可提高新陈代谢率,而增加产热量。

(2)散热过程:机体通过物理方式进行散热。机体大部分的热量通过皮肤的辐射、传导、对流、蒸发来散热;一小部分的热量通过呼吸、尿、粪便而散发于体外。

当外界温度等于或高于皮肤温度时,蒸发就是人体唯一的散热形式。

辐射是热由一个物体表面通过电磁波的形式传至另一个与它不接触物体表面的一种形式。在低温环境中,它是主要的散热方式,安静时的辐射散热所占的百分比较大,可达总热量的

60％。其散热量的多少与所接触物质的导热性能、接触面积和温差大小有关。

传导是机体的热量直接传给同它接触的温度较低的物体的一种散热方法。

对流是传导散热的特殊形式，是指通过气体或液体的流动来交换热量的一种散热方法。

蒸发是由液态转变为气态，同时带走大量热量的一种散热方法。

**(二)异常体温的观察**

人体最高的耐受热为 40.6～41.4 ℃，低于 34 ℃ 或高于 43 ℃，则极少存活。升高超过41 ℃，可引起永久性的脑损伤；高热持续在 42 ℃ 以上 24 小时常导致休克及严重并发症。所以对于体温过高或过低者应密切观察病情变化，不能有丝毫的松懈。

1.体温过高

体温过高又称发热，是由于各种原因使下丘脑体温调节中枢的调定点上移，产热增加而散热减少，导致体温升高超过正常范围。

(1)原因。①感染性：如病毒、细菌、真菌、螺旋体、立克次体、支原体、寄生虫等感染引起的发热，最多见。②非感染性：无菌性坏死物质的吸收引起的吸收热、变态反应性发热等。

(2)以口腔温度为例，按照发热的高低将发热分为如下几类。①低热：37.5～37.9 ℃。②中等热：38.0～38.9 ℃。③高热：39.0～40.9 ℃。④超高热：41 ℃ 及以上。

(3)发热过程。发热的过程常根据疾病在体内的发展情况而定，一般分为三个阶段。①体温上升期：特点是产热大于散热。主要表现为皮肤苍白、干燥无汗，患者畏寒、疲乏，体温升高，有时伴寒战。方式为骤升和渐升。骤升指体温在数小时内升至高峰，如肺炎球菌导致的肺炎；渐升指体温在数小时内逐渐上升，数天内达高峰，如伤寒。②高热持续期：特点是产热和散热在较高水平上趋于平衡。主要表现：体温居高不下，皮肤潮红，呼吸加深加快，脉搏增快并有头痛、食欲缺乏、恶心、呕吐、口干、尿量减少等症状，甚至惊厥、谵妄。③体温下降期：特点是散热增加，产热趋于正常，体温逐渐恢复至正常水平。主要表现为大量出汗、皮肤潮湿、温度降低。老年人易出现血压下降、脉搏细速、四肢厥冷等循环衰竭的症状。方式为骤降和渐降。骤降指体温在数小时内降至正常，如大叶性肺炎、疟疾；渐降指体温在数天内降至正常，如伤寒、风湿热。

(4)热型。将不同时间测得的体温绘制在体温单上，互相连接就构成体温曲线。各种体温曲线形状称为热型。有些发热性疾病有特殊的热型，通过观察体温曲线可协助诊断。但应注意，药物的应用可使热型变得不典型。常见的热型如下。①稽留热：体温持续在 39～40 ℃，达数天或数周，24 小时波动范围不超过 1 ℃。常见于大叶性肺炎、伤寒等急性感染性疾病的极期。②弛张热：体温多在 39 ℃ 以上，24 小时体温波动幅度可超过 2 ℃，但最低温度仍高于正常水平。常见于化脓性感染、败血症、浸润性肺结核等疾病。③间歇热：体温骤然升高达高峰后，持续数小时又迅速降至正常，经过一天或数天间歇后，体温又突然升高，如此有规律地反复发作。常见于疟疾。④不规则热：发热不规律，持续时间不定。常见于流行性感冒、肿瘤等疾病引起的发热。

2.体温过低

体温过低是指由于各种原因引起的产热减少或散热增加，导致体温低于正常范围，称为体温过低。当体温低于 35 ℃ 时，称为体温不升。体温过低的原因如下：①体温调节中枢发育未成熟：如早产儿、新生儿。②疾病或创伤：见于失血性休克、极度衰竭等患者。③药物中毒。

**(三)体温异常的护理**

1.体温过高

降温措施有物理降温、药物降温及针刺降温。

（1）观察病情：加强对生命体征的观察，定时测量体温，一般每天测温 4 次，高热患者应每 4 小时测温一次，待体温恢复正常 3 天后，改为每天 1～2 次，同时观察脉搏、呼吸、血压、意识状态的变化；及时了解有关各种检查结果及治疗护理后病情好转还是恶化。

（2）饮食护理：①补充高蛋白、高热量、高维生素、易消化的流质或半流质饮食，如粥、鸡蛋羹、面片汤、青菜、新鲜果汁等。②多饮水，每天补充液量 3 000 mL，必要时给予静脉滴注，以保证入量。

由于高热时，热量消耗增加，全身代谢率加快，蛋白质、维生素的消耗量增加，水分丢失增多，同时消化液分泌减少，胃肠蠕动减弱，所以宜及时补充水分和营养。

（3）使患者舒适：①安置舒适的体位让患者卧床休息，同时调整室温和避免噪声。②口腔护理：每天早、晚刷牙，饭前、饭后漱口，不能自理者，可行特殊口腔护理。由于发热患者唾液分泌减少，口腔黏膜干燥，机体抵抗力下降，极易引起口腔炎、口腔溃疡，因此口腔护理可预防口腔及咽部细菌繁殖。③皮肤护理。发热患者退热期出汗较多，此时应及时擦干汗液并更换衣裤和大单等，以保持皮肤的清洁和干燥，防止皮肤继发性感染。

（4）心理调护：注意患者的心理状态，对体温的变化给予合理的解释，以缓解患者紧张和焦虑的情绪。

2.体温过低

（1）保暖：①给患者加盖衣被、毛毯、电热毯等或放置热水袋，注意小儿、老人、昏迷者，热水袋温度不宜过高，以防烫伤。②暖箱：适用于体重＜2 500 g，胎龄不足 35 周的早产儿、低体重儿。

（2）给予热饮。

（3）监测生命体征：每小时测体温 1 次，直至恢复正常且保持稳定，同时观察脉搏、呼吸、血压、意识的变化。

（4）设法提高室温：以 22～24 ℃为宜。

（5）积极宣教：教会患者避免导致体温过低的因素。

**（四）测量体温的技术**

1.体温计的种类及构造

（1）水银体温计：水银体温计又称玻璃体温计，是最常用的最普通的体温计。它是一种外标刻度为红线的真空玻璃毛细管，其刻度范围为 35～42 ℃，每小格 0.1 ℃，在 37 ℃刻度处以红线标记，以示醒目。体温计一端贮存水银，当水银遇热膨胀后沿毛细管上升；因毛细管下端和水银槽之间有一凹陷，所以水银柱遇冷不致下降，以便检视温度。

根据测量部位的不同可将体温计分为口表、肛表、腋表。口表的水银端呈圆柱形，较细长；肛表的水银端呈梨形，较粗短，适合插入肛门；腋表的水银端呈扁平鸭嘴形。临床上口表可代替腋表使用。

（2）其他：如电子体温计、感温胶片、可弃式化学体温计等。

2.测体温的方法

（1）目的：通过测量体温，了解患者的一般情况及疾病的发生、发展规律，为诊断、预防、治疗提供依据。

（2）用物准备：①测温盘内备体温计（水银柱甩至 35 ℃以下）、秒表、纱布、笔、记录本。②若测肛温，另备润滑油、棉签、手套、卫生纸、屏风。

（3）操作步骤如下。①洗手、戴口罩，备齐用物，携至床旁。②核对患者并解释目的。③协助患者取舒适卧位。④测体温:根据病情选择合适的测温方法。测腋温:擦干汗液,将体温计放在患者腋窝,紧贴皮肤屈肘臂过胸,夹紧体温计。测量 10 分钟后,取出体温计用纱布擦拭。测口温:嘱患者张口,将口表汞柱端放于舌下热窝。嘱患者闭嘴用鼻呼吸,勿用牙咬体温计。测量时间3～5 分钟。嘱患者张口,取出口表,用纱布擦拭。测肛温:协助患者取合适卧位,露出臀部。润滑肛表前端,戴手套用手垫卫生纸分开臀部,轻轻插入肛表 3～4 cm。测量时间 3～5 分钟。用卫生纸擦拭肛表。⑤检视读数,放体温计盒内,记录。⑥整理床单位。⑦洗手,绘制体温于体温单上。⑧消毒用过的体温计。

(4)注意事项:①测温前应注意有无影响体温波动的因素存在,如 30 分钟内有无进食、剧烈活动、冷热敷、坐浴等。②体温值如与病情不符,应重复测量。③腋下有创伤、手术或消瘦夹不紧体温计者不宜测腋温;腹泻、肛门手术、心肌梗死的患者禁测肛温;精神异常、昏迷、婴幼儿等不能合作者及口鼻疾病或张口呼吸者禁测口温;进热食或面颊部热敷者,应间隔 30 分钟后再测口温。④对小儿、重症患者测温时,护士应守护在旁。⑤测口温时,如不慎咬破体温计,应立即清除玻璃碎屑,以免损伤口腔黏膜;口服蛋清或牛奶,以保护消化道黏膜并延缓汞的吸收;病情允许者,进粗纤维食物,以加快汞的排出。

3.体温计的消毒与检查

(1)体温计的消毒:为防止测体温引起的交叉感染,保证体温计清洁,用过的体温计应消毒。①先将体温计分类浸泡于含氯消毒液内 30 分钟后取出,再用冷开水冲洗擦干,放入清洁容器中备用。(集体测温后的体温计,用后全部浸泡于消毒液中)②5 分钟后取出清水冲净,擦干后放入另一消毒液容器中进行第二次浸泡,半小时后取出清水冲净,擦干后放入清洁容器中备用。③消毒液的容器及清洁体温计的容器每周进行 2 次高压蒸汽灭菌消毒,消毒液每天更换 1 次,若有污染随时消毒。④传染病患者应设专人体温计,单独消毒。

(2)体温计的检查:在使用新的体温计前,或定期消毒体温计后,应对体温计进行校对,以检查其准确性。将全部体温计的水银柱甩至 35 ℃以下,同一时间放入已测好的 40 ℃水内,3 分钟后取出检视。若体温计之间相差0.2 ℃以上或体温计上有裂痕者,取出不用。

# 二、脉搏

## (一)正常脉搏及生理性变化

### 1.正常脉搏

随着心脏节律性收缩和舒张,动脉内的压力也发生周期性的波动,这种周期性的压力变化可引起动脉血管发生扩张与回缩的搏动,这种搏动在浅表的动脉可触摸到,临床简称为脉搏。正常人的脉搏节律均匀、规则,间隔时间相等,每搏强弱相同且有一定的弹性,每分钟搏动的次数为60～100 次(即脉率)。脉搏通常与心率一致,是心率的指标。

### 2.生理性变化

脉率受许多生理性因素影响而发生一定范围的波动。

(1)年龄:一般新生儿、幼儿的脉率较成人快。

(2)性别:同龄女性比男性快。

(3)情绪:兴奋、恐惧、发怒时脉率增快,忧郁时则慢。

(4)活动:一般人运动、进食后脉率会加快;休息、禁食则相反。

(5)药物:兴奋剂可使脉搏增快,镇静剂、洋地黄类药物可使脉搏减慢。

**（二）异常脉搏的观察**

**1.脉率异常**

（1）速脉：成人脉率在安静状态下＞100 次/分，又称为心动过速。见于高热、甲状腺功能亢进（甲亢，由于代谢率增加而使脉率增快）、贫血或失血等患者。正常人可有窦性心动过速，为一过性的生理现象。

（2）缓脉：成人脉率在安静状态下低于 60 次/分，又称心动过缓。颅内压增高、病窦综合征、二度以上房室传导阻滞，或服用某些药物如地高辛、普尼拉明、利血平、普萘洛尔等可出现缓脉。正常人可有生理性窦性心动过缓，多见于运动员。

**2.脉律异常**

脉搏的搏动不规则，间隔时间时长时短，称为脉律异常。

（1）间歇脉：在一系列正常均匀的脉搏中出现一次提前而较弱的脉搏，其后有一较正常延长的间歇（即代偿性间歇），也称期前收缩。见于各种心脏病或洋地黄中毒的患者；正常人在过度疲劳、精神兴奋、体位改变时也偶尔出现间歇脉。

（2）脉搏短绌：同一单位时间内脉率少于心率。绌脉是由于心肌收缩力强弱不等，有些心排血量少的搏动可发出心音，但不能引起周围血管搏动，导致脉率少于心率。脉律完全不规则，心率快慢不一、心音强弱不等。多见于心房纤颤者。

**3.强弱异常**

（1）洪脉：当心排血量增加，血管充盈度和脉压较大时，脉搏强大有力，称洪脉。见于高热、甲状腺功能亢进、主动脉关闭不全等患者；运动后、情绪激动时也常触到洪脉。

（2）细脉：当心排血量减少，动脉充盈度降低时，脉搏细弱无力，扪之如细丝，称细脉或丝脉。见于大出血、主动脉瓣狭窄和休克、全身衰竭的患者，是一种危险的脉象。

（3）交替脉：节律正常而强弱交替时出现的脉搏，称为交替脉。交替脉是左心衰竭的重要体征。常见于高血压性心脏病、急性心肌梗死、主动脉关闭不全等患者。

（4）水冲脉：脉搏骤起骤落，有如洪水冲涌，故名水冲脉，主要见于主动脉关闭不全、动脉导管未闭、甲亢、严重贫血患者，检查方法是将患者前臂抬高过头，检查者用手紧握患者手腕掌面，可明显感知。

（5）奇脉：在吸气时脉搏明显减弱或消失为奇脉。其产生主要与吸气时，左心室的每搏输出量减少有关。常见于心包腔积液、缩窄性心包炎等患者，是心脏压塞的重要体征之一。

**4.动脉壁异常**

由于动脉壁弹性减弱，动脉变得迂曲不光滑，有条索感，如按在琴弦上，多见于动脉硬化的患者。

**（三）测量脉搏的技术**

**1.部位**

临床上常在靠近骨骼的动脉测量脉搏。最常用最方便的是桡动脉，患者也乐于接受，其次为颞动脉、颈动脉、肱动脉、腘动脉、足背动脉和股动脉等。如怀疑患者心搏骤停或休克时，应选择大动脉为诊脉点，如颈动脉、股动脉。

**2.测脉搏的方法**

（1）目的：通过测量脉搏，可间接了解心脏的情况，观察相关疾病发生、发展规律，为诊断、治疗提供依据。

（2）准备：治疗盘内备带秒钟的表、笔、记录本及听诊器。

（3）操作步骤：①洗手、戴口罩，备齐用物，携至床旁。②核对患者，解释目的。③协助患者取坐位或半坐卧位，手臂放在舒适位置，腕部伸展。④以示指、中指、无名指的指端按在桡动脉表面，压力大小以能清楚地触及脉搏为宜，注意脉律，强弱动脉壁的弹性。⑤一般情况下所测得的数值乘以2，心脏病患者、脉率异常者、危重患者则应以1分钟记录。⑥协助患者取舒适体位。⑦将脉搏绘制在体温单上。

（4）注意事项：①诊脉前患者应保持安静，剧烈运动后应休息20分钟后再测。②偏瘫患者应选择健侧肢体测量。③脉搏细、弱难以测量时，用听诊器测心率。④脉搏短细的患者，应由2名护士同时测量，一人听心率，另一人测脉率，一人发出"开始""停止"的口令，记数1分钟，以分数式记录（心率/脉率），若心率每分钟120次，脉率90次，即应写成120/90次/分。

## 三、呼吸

### （一）正常呼吸及生理变化

1.正常呼吸的观察

在安静状态下，正常成人的呼吸频率为16～20次/分。正常呼吸表现为节律规则，均匀无声且不费力。

2.生理性变化

（1）年龄：一般年龄越小，呼吸频率越快，小儿比成年人稍快，老年人稍慢。

（2）性别：同龄的女性呼吸频率比男性稍快。

（3）运动：运动后呼吸加深加快，休息和睡眠时减慢。

（4）情绪：强烈的情绪变化会刺激呼吸中枢，导致呼吸加快或屏气。如恐惧、愤怒、紧张等都可引起呼吸加快。

（5）其他：环境温度过高或海拔增加，均会使呼吸加深加快，呼吸的频率和深浅度还可受意识控制。

### （二）异常呼吸的评估及护理

1.异常呼吸的评估

（1）频率异常。①呼吸过速：在安静状态下，成人呼吸频率超过24次/分，称为呼吸过速或气促。见于高热、疼痛、甲亢、缺氧等患者，因血液中二氧化碳积聚，血氧不足，可刺激呼吸中枢，使呼吸加快。发热时，体温每升高1℃，每分钟呼吸增加3～4次。②呼吸过缓：在安静状态下，成人呼吸频率少于10次/分，称为呼吸过缓。常见于呼吸中枢抑制的疾病，如颅内压增高、麻醉剂及安眠药过量等患者。

（2）节律异常。①潮式呼吸：又称陈-施呼吸，是一种周期性的呼吸异常，周期0.5～2分钟，需观察较长时间才能发现。特点表现为开始时呼吸浅慢，以后逐渐加深加快，又逐渐由深快变为浅慢，然后呼吸暂停5～30秒后，再重复上述状态的呼吸，如此周而复始，呼吸运动呈潮水涨落样，故称潮式呼吸（图1-1）。发生机制为当呼吸中枢兴奋性减弱或高度缺氧时，呼吸减弱至暂停，血中二氧化碳增高到一定程度时，通过颈动脉和主动脉的化学感受器反射性地刺激呼吸中枢，使呼吸恢复。随着呼吸的由弱到强，二氧化碳不断排出，使其分压降低，呼吸中枢又失去有效的刺激，呼吸再次减弱至暂停，从而形成了周期性呼吸。常见于中枢神经系统疾病，如脑炎、颅内压增高、酸中毒、巴比妥中毒等患者。②间断呼吸：又称毕奥呼吸，表现为呼吸和呼吸暂停现象交替出现的呼吸。特点是有规律地呼吸几次后,突然暂停呼吸,间隔时间长短不同,随后又开始呼吸,然后反复交替出现(图1-2)。其发生机制同潮式呼吸,是呼吸中枢兴奋性显著降低的表现,但比潮式呼吸更为严重,多在呼吸停止前出现,预后不佳。常见于颅内病变、呼吸中枢衰竭等患者。

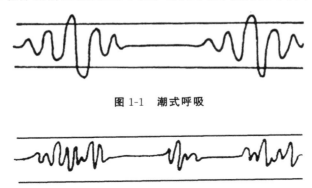

图1-1 潮式呼吸

图1-2 间断呼吸

(3)深浅度异常。①深度呼吸:又称库斯莫呼吸,是一种深而规则的大呼吸。见于尿毒症、糖尿病等引起的代谢性酸中毒等患者。②浮浅性呼吸:是一种浅表而不规则的呼吸。有时呈叹息样,见于呼吸肌麻痹或濒死的患者。

(4)音响异常。①蝉鸣样呼吸:吸气时有一种高音调的音响,声音似蝉鸣,称为蝉鸣样呼吸。其发生机制多由于声带附近有阻塞,使空气进入发生困难所致。见于喉头水肿、痉挛、喉头有异物等患者。②鼾声呼吸:呼气时发出粗糙的呼声。其发生机制由于气管或支气管内有较多的分泌物蓄积,多见于深昏迷等患者。

(5)呼吸困难,是指呼吸频率、节律和深浅度都有异常。呼吸困难的患者主观上表现空气不足、呼吸费力;客观上表现用力呼吸、张口耸肩、鼻翼翕动、发绀,辅助呼吸肌也参与呼吸运动,在呼吸频率、节律、深浅度上出现异常改变,根据临床表现可分为如下几种。①吸气性呼吸困难:是由于上呼吸道部分梗阻,使得气体进入肺部不畅,肺内负压极度增高所致,患者感觉吸气费力,吸气时间显著长于呼气时间,辅助呼吸肌收缩增强,出现明显的三凹征(胸骨上窝、锁骨上窝和肋间隙及腹上角凹陷)。多见于喉头水肿或气管、喉头有异物等患者。②呼气性呼吸困难:是由于下呼吸道部分梗阻,使得气体呼出肺部不畅所致,患者呼气费力,呼气时间显著长于吸气时间。多见于支气管哮喘和阻塞性肺气肿患者。③混合性呼吸困难:呼气和吸气均感费力,呼吸的频率加快而表浅。多见于重症肺炎、大片肺不张或肺纤维化的患者。

(6)形态异常。①胸式呼吸渐弱,腹式呼吸增强:正常女性以胸式呼吸为主。当胸部或肺有疾病或手术时均使胸式呼吸渐弱,腹式呼吸增强。②腹式呼吸渐弱,胸式呼吸增强:正常男性及儿童以腹式呼吸为主。当有腹部疾病时,如腹膜炎、腹部巨大肿瘤、大量腹水等,使膈肌下降,腹式呼吸渐弱,胸式呼吸增强。

2.异常呼吸的护理

(1)观察:密切观察呼吸状态及相关症状、体征的变化。

(2)吸氧:酌情给予氧气吸入,必要时可用呼吸机辅助呼吸。

(3)心理护理:根据患者的反应,有针对性地对患者做好患者的心理护理,合理解释及安慰患者,以消除患者的紧张、恐惧心理,有安全感,主动配合治疗和护理。

（4）卧床休息：调节室内温度和湿度，保持空气清新，禁止吸烟；根据病情安置舒适体位，以保证患者的休息，减少耗氧量。

（5）保持呼吸道通畅：及时清除呼吸道分泌物，必要时给予吸痰。

（6）给药治疗：根据医嘱给药治疗，注意观察疗效及变态反应。

（7）健康教育：讲解有效咳嗽和正确呼吸方法，指导患者戒烟。

**（三）呼吸测量技术**

1.目的

（1）测量患者每分钟的呼吸次数。

（2）协助临床诊断，为预防、治疗、护理提供依据。

（3）观察呼吸的变化，了解患者疾病的发生、发展规律。

2.评估

（1）患者的病情、治疗情况及合作程度。

（2）患者在30分钟内有无活动、情绪激动等影响呼吸的因素存在。

3.操作前准备

（1）用物准备：有秒针的表、记录本和笔。

（2）患者准备：情绪稳定，保持自然的呼吸状态。

（3）护士准备：着装整洁，修剪指甲，洗手，戴口罩。

（4）环境准备：安静、整洁、光线充足。

4.操作步骤

见表1-2。

表1-2　呼吸测量技术操作步骤

| 流程 | 步骤 | 要点说明 |
| --- | --- | --- |
| 核对 | 携用物到床旁，核对床号、姓名 | 确定患者 |
| 取体位 | 测量脉搏后，护士仍保持诊脉手势 | 分散患者的注意力 |
| 测量呼吸 | 观察患者胸部或腹部的起伏（一起一伏为一次呼吸），一般情况测30秒，将所测数值乘以2即为呼吸频率，如患者呼吸不规则或婴儿应测1分钟<br>如患者呼吸微弱不易观察时，可用少许棉花放于患者鼻孔前，观察棉花纤维被吹动的次数，计数1分钟 | 男性多为腹式呼吸，女性多为胸式呼吸，同时应观察呼吸的节律、深浅度、音响及呼吸困难的症状 |
| 记录 | 记录呼吸值：次/分，洗手 | |

5.注意事项

测量患者呼吸时，患者应处于自然呼吸的状态，以保证测量数值的准确性。

## 四、血压

血压是指血液在血管内流动时对血管壁的侧压力。一般指动脉血压，如无特别注明均指肱动脉的血压。当心脏收缩时，主动脉压急剧升高，至收缩中期达最高值，此时的动脉血压称收缩压。当心室舒张时，主动脉压下降，至心舒末期达动脉血压的最低值，此时的动脉血压称舒张压。

**(一)正常血压及生理性变化**

1.正常血压

在安静状态下,正常成人的血压范围为(12.0～18.5)/(8.0～11.9)kPa,脉压为4.0～5.3 kPa。血压的计量单位,过去多用 mmHg(毫米汞柱),后改用国际统一单位 kPa(千帕斯卡)。目前仍用 mmHg(毫米汞柱)。两者换算公式:1 kPa＝7.5 mmHg、1 mmHg＝0.1 kPa。

2.生理性变化

在各种生理情况下,动脉血压可发生各种变化,影响血压的生理因素有以下几种。

(1)年龄:随着年龄的增长血压逐渐增高,以收缩压增高较显著。儿童血压的计算公式如下。

$$收缩压＝80＋年龄\times2$$
$$舒张压＝收缩压\times2/3$$

(2)性别:青春期前的男女血压差别不显著。成年男子的血压比女性高 0.7 kPa(5 mmHg);绝经期后的女性血压又逐渐升高,与男性差不多。

(3)昼夜和睡眠:血压在上午 8～10 时达全天最高峰,之后逐渐降低;午饭后又逐渐升高,下午 4～6 时出现全天次高值,然后又逐渐降低;至入睡后 2 小时,血压降至全天最低值;早晨醒来又迅速升高。睡眠欠佳时,血压稍增高。

(4)环境:寒冷时血管收缩,血压升高;气温高时血管扩张,血压下降。

(5)部位:一般右上肢血压常高于左上肢,下肢血压高于上肢。

(6)情绪:紧张、恐惧、兴奋及疼痛均可引起血压升高。

(7)体重:血压正常的人发生高血压的危险性与体重增加呈正比。

(8)其他:吸烟、劳累、饮酒、药物等都对血压有一定的影响。

**(二)异常血压的观察**

1.高血压

目前基本上采用 1999 年世界卫生组织和国际抗高血压联盟高血压治疗指南的高血压定义:在未服抗高血压药的情况下,成人收缩压≥18.7 kPa(140 mmHg)和/或舒张压≥12.0 kPa(90 mmHg)者。95％的患者为病因不明的原发性高血压,多见于动脉硬化、肾炎、颅内压增高等,最易受损的部位是心、脑、肾、视网膜。

2.低血压

一般认为血压低于正常范围且有明显的血容量不足表现如脉搏细速、心悸、头晕等,即可诊断为低血压。常见于休克、大出血等。

3.脉压异常

脉压增大多见于主动脉瓣关闭不全、主动脉硬化等;脉压减小多见于心包积液、缩窄性心包炎等。

**(三)血压的测量**

1.血压计的种类和构造

(1)水银血压计,分立式和台式两种,其基本结构都包括输气球、调节空气的阀门、袖带、能充水银的玻璃管、水银槽几部分。袖带的长度和宽度应符合标准:宽度比被测肢体的直径宽 20％,长度应能包绕整个肢体。充水银的玻璃管上标有刻度,范围为 0～40.0 kPa(0～300 mmHg),每小格表示 0.3 kPa(2 mmHg);玻璃管上端和大气相通,下端和水银槽相通。当输气球送入空气后,水银由玻璃管底部上升,水银柱顶端的中央凸起可指出压力的刻度。水银血压计测得的数值相当准确。

（2）弹簧表式血压计：由一袖带与有刻度 2.7～4.0 kPa（20～30 mmHg）的圆盘表相连而成，表上的指针指示压力。此种血压计携带方便，但欠准确。

（3）电子血压计：袖带内有一换能器，可将信号经数字处理，在显示屏上直接显示收缩压、舒张压和脉搏的数值。此种血压计操作方便，清晰直观，不需听诊器，使用方便、简单，但欠准确。

2.测血压的方法

（1）目的：通过测量血压，了解循环系统的功能状况，为诊断、治疗提供依据。

（2）准备：听诊器、血压计、记录纸、笔。

（3）操作步骤：①测量前，让患者休息片刻，以消除活动或紧张因素对血压的影响；检查血压计，如袖带的宽窄是否适合患者、玻璃管有无裂缝、橡胶管和输气球是否漏气等。②向患者解释，以取得合作。患者取坐位或仰卧，被侧肢体的肘臂伸直、掌心向上，肱动脉与心脏在同一水平。坐位时，肱动脉平第 4 软骨；卧位时，肱动脉平腋中线。如手臂低于心脏水平，血压会偏高；手臂高于心脏水平，血压会偏低。③放平血压计于上臂旁，打开水银槽开关，将袖带平整地缠于上臂中部，袖带的松紧以能放入一指为宜，袖带下缘距肘窝 2～3 cm。如测下肢血压。袖带下缘距腘窝 3～5 cm。将听诊器胸件置于腘动脉搏动处，记录时注明下肢血压。④戴上听诊器，关闭输气球气门，触及肱动脉搏动。听诊器胸件放在肱动脉搏动最明显的地方，但勿塞入袖带内，以一手稍加固定。⑤挤压输气球囊打气至肱动脉搏动音消失，水银柱又升高 2.7～4.0 kPa（20～30 mmHg）后，以每秒 0.5 kPa（4 mmHg）左右的速度放气，使水银柱缓慢下降，视线与水银柱所指刻度平行。⑥在听诊器中听到第一声动脉音时，水银柱所指刻度即为收缩压；当搏动音突然变弱或消失时，水银柱所指的刻度即为舒张压。当变音与消失音之间有差异时，或危重者应记录两个读数。⑦测量后，除尽袖带内的空气，解开袖带。安置患者于舒适卧位。⑧将血压计右倾 45°，关闭气门，气球放在固定的位置，以免压碎玻璃管；关闭血压计盒盖。⑨用分数式（收缩压/舒张压 mmHg）记录测得的血压值，如 15.3/9.3 kPa（110/70 mmHg）。

（4）注意事项：①测血压前，要求安静休息 20～30 分钟，如运动、情绪激动、吸烟、进食等可导致血压偏高。②血压计要定期检查和校正，以保证其准确性，切勿倒置或震动。③打气不可过猛、过高，如水银柱里出现气泡，应调节或检修，不可带着气泡测量。④降至"0"，稍等片刻再行第二次测量。⑤对偏瘫、一侧肢体外伤或手术后患者，应在健侧手臂上测量。⑥排除影响血压值的外界因素，如袖带太窄、袖带过松、放气速度太慢测得的血压值偏高，反之则血压值偏低。⑦长期测血压应做到四定，即定部位、定体位、定血压计、定时间。

（高亚萍）

# 第三节　休息与睡眠护理

　　休息与睡眠是人类最基本的生理需要。良好的休息和睡眠如同充分的营养和适度的运动一样，对保持和促进健康起着重要作用。作为护士，必须了解睡眠的分期、影响睡眠的因素及患者的睡眠习惯，切实解决患者的睡眠问题，帮助患者达到可能的最佳睡眠状态。

## 一、休息

休息是指在一段时间内,通过相对地减少机体活动,使身心放松,处于一种没有紧张和焦虑的松弛状态。休息包括身体和心理两方面的放松,通过休息,可以减轻疲劳和缓解精神紧张。

### (一)休息的意义和方式

**1.休息的意义**

对健康人来说,充足的休息是维持机体身心健康的必要条件;对患者来说,充足的休息是促进疾病康复的重要措施。休息对维护健康具有重要的意义,具体表现为:①休息可以减轻或消除疲劳,缓解精神紧张和压力。②休息可以维持机体生理调节的规律性。③休息可以促进机体正常的生长发育。④休息可以减少能量的消耗。⑤休息可以促进蛋白质的合成及组织修复。

**2.休息的方式**

休息的方式是因人而异的,取决于个体的年龄、健康状况、工作性质和生活方式等因素。对不同的人而言,休息有着不同的含义。例如,对从事脑力劳动的人而言,他的休息方式可以是散步、打球、游泳等;而对于从事这些活动的运动员来讲,他的休息反而是读书、看报、听音乐。无论采取何种方式,只要达到缓解疲劳、减轻压力、促进身心舒适和精力恢复的目的,就是有效的休息。在休息的各种形式中,睡眠是最常见也是最重要的一种。

### (二)休息的条件

要想得到充足的休息,应满足以下三个条件,即充足的睡眠、生理上的舒适和心理上的放松。

**1.充足的睡眠**

休息的最基本的先决条件是充足的睡眠。充足的睡眠可以促进个体精力和体力的恢复。虽然每个人所需要的睡眠时间有较大的区别,但都有最低限度的睡眠时数,满足了一定的睡眠时数,才能得到充足的休息。护理人员要尽量使患者有足够的睡眠时间和建立良好的睡眠习惯。

**2.生理上的舒适**

生理上的舒适也就是身体放松,是保证有效休息的前提。因此,在休息之前必须将身体上的不适降至最低程度。护理人员应为患者提供各种舒适服务,包括祛除或控制疼痛、提供舒适的体位或姿势、协助患者搞好个人卫生、保持适宜的温湿度、调节睡眠时所需要的光线等。

**3.心理上的放松**

要得到良好的休息,必须有效地控制和减少紧张和焦虑,心理上才能得到放松。患者由于生病、住院时个体无法满足社会上、职业上或个人角色在义务上的需要,加之住院时对医院环境及医护人员感到陌生,对自身疾病的担忧等,患者常常会出现紧张和焦虑。因此,护理人员应耐心与患者沟通,恰当地运用其知识和技能,提供及时、准确的服务,尽量满足患者的各种需要,才能帮助患者减少紧张和焦虑。

## 二、睡眠

睡眠是各种休息中最自然、最重要的方式。人的一生中有 1/3 的时间要用在睡眠上。任何人都需要睡眠,通过睡眠可以使人的精力和体力得到恢复,可以保持良好的觉醒状态,这样人才能精力充沛地从事劳动或其他活动。睡眠对于维持人的健康,尤其是促进疾病的康复,具有重要的意义。

**（一）睡眠的定义**

现代医学界普遍认为睡眠是一种主动过程，是一种知觉的特殊状态。睡眠时，人脑并没有停止工作，只是换了模式，虽然对周围环境的反应能力降低，但并未完全消失。通过睡眠，人的精力和体力得到恢复，睡眠后可保持良好的觉醒状态。

由此，可将睡眠定义为周期性发生的持续一定时间的知觉的特殊状态，具有不同的时相，睡眠时可相对地不做出反应。

**（二）睡眠原理**

睡眠是与较长时间的觉醒交替循环的生理过程。目前认为，睡眠由睡眠中枢控制。睡眠中枢位于脑干尾端，它向上传导冲动，作用于大脑皮质（也称上行抑制系统），与控制觉醒状态的脑干网状结构上行激动系统的作用相拮抗，引起睡眠和脑电波同步化，从而调节睡眠与觉醒的相互转化。

**（三）睡眠分期**

通过脑电图（EEG）测量大脑皮质的电活动，眼电图（EOG）测量眼睛的运动，肌电图（EMG）测量肌肉的状况，发现睡眠的不同阶段脑、眼睛、肌肉的活动处于不同的水平。正常的睡眠周期可分为两个相互交替的不同时相状态，即慢波睡眠和快波睡眠。成人进入睡眠后，首先是慢波睡眠，持续80～120分钟后转入快波睡眠，维持20～30分钟后，又转入慢波睡眠。整个睡眠过程中有四或五次交替，越近睡眠的后期，快波睡眠持续时间越长。两种睡眠时相状态均可直接转为觉醒状态，但在觉醒状态下，一般只能进入慢波睡眠，而不能进入快波睡眠。

1.慢波睡眠

脑电波呈现同步化慢波时相，伴有慢眼球运动，肌肉松弛但仍有一定张力，亦称正相睡眠或非快速眼球运动睡眠（non-rapid eye movement sleep，NREM sleep）。在这段睡眠期间，大脑的活动下降到最低，使得人体能够得到完全的舒缓。此阶段又可分为四期。

（1）第Ⅰ期：为入睡期，是所有睡眠时相中睡得最浅的一期，常被认为是清醒与睡眠的过渡阶段，仅维持几分钟，很容易被唤醒。此期眼球有着缓慢的运动，生理活动开始减少，同时生命体征和新陈代谢逐渐减缓，在此阶段的人们仍然认为自己是清醒的。

（2）第Ⅱ期：为浅睡期。此阶段的人们已经进入无意识阶段，不过仍可听到声音，仍然容易被唤醒。此期持续10～20分钟，眼球不再运动，机体功能继续变慢，肌肉逐渐放松，脑电图偶尔会产生较快的宽大的梭状波。

（3）第Ⅲ期：为中度睡眠期。持续15～30分钟。此期肌肉完全放松，心搏缓慢，血压下降，但仍保持正常，难以唤醒并且身体很少移动，脑电图显示梭状波与δ波（大而低频的慢波）交替出现。

（4）第Ⅳ期：为深度睡眠期。持续15～30分钟。全身松弛，无任何活动，极难唤醒，生命体征比觉醒时明显下降，体内生长激素大量分泌，人体组织愈合加快，遗尿和梦游可能发生，脑电波为慢而高的δ波。

2.快波睡眠

快波睡眠亦称异相睡眠或快速眼球运动睡眠（rapid eye movement sleep，REM sleep）。此期的睡眠特点是眼球转动很快，脑电波活跃，与觉醒时很难区分。其表现与慢波睡眠相比，是各种感觉功能进一步减退，唤醒阈值提高，极难唤醒，同时骨骼肌张力消失，肌肉几乎完全松弛。此外，这一阶段还会有间断的阵发性表现，如眼球快速运动、部分躯体抽动，同时有心排血量增加、血压上升、心率加快、呼吸加快而不规则等交感神经兴奋的表现。多数在醒来后能够回忆的生动、逼真的梦境都是在此期发生的。

睡眠中的一些时相对人体具有特殊的意义,如在 NREM 第Ⅳ期的睡眠中,机体会释放大量的生长激素来修复和更新上皮细胞和某些特殊细胞,如脑细胞,故慢波睡眠有利于促进生长和体力的恢复。而 REM 睡眠则对于学习记忆和精力恢复似乎很重要。因为在快波睡眠中,脑耗氧量增加,脑血流量增多,且脑内蛋白质合成加快,有利于建立新的突触联系,可加快幼儿神经系统成熟。同时快波睡眠对保持精神和情绪上的平衡最为重要。因为这一时期的梦境都是生动的、充满感情色彩的,此梦境可减轻、缓解精神压力,使人将忧虑的事情从记忆中消除。非快速眼球运动睡眠与快速眼球运动睡眠的比较见表 1-3。

表 1-3　非快速眼球运动睡眠与快速眼球运动睡眠的比较

| 项目 | 非快速眼球运动睡眠 | 快速眼球运动睡眠 |
| --- | --- | --- |
| 脑电图 | 第Ⅰ期:低电压 α 节律 8～12 次/秒<br>第Ⅱ期:宽大的梭状波 14～16 次/秒<br>第Ⅲ期:梭状波与 δ 波交替<br>第Ⅳ期:慢而高的 δ 波 1～2 次/秒 | 去同步化快波 |
| 眼球运动 | 慢的眼球转动或没有 | 阵发性的眼球快速运动 |
| 生理变化 | 呼吸、心率减慢且规则<br>血压、体温下降<br>肌肉渐松弛<br>感觉功能减退 | 感觉功能进一步减退<br>肌张力进一步减弱<br>有间断的阵发性表现:心排血量增加,血压升高,呼吸加快且不规则,心率加快 |
| 合成代谢 | 人体组织愈合加快 | 脑内蛋白质合成加快 |
| 生长激素 | 分泌增加 | 分泌减少 |
| 其他 | 第Ⅳ期发生夜尿和梦游 | 做梦且为充满感情色彩、稀奇古怪的梦 |
| 优点 | 有利于个体体力的恢复 | 有利于个体精力的恢复 |

**(四)睡眠周期**

对大多数成人而言,睡眠是每 24 小时循环一次的周期性程序。一旦入睡,成人平均每晚经历 4～6 个完整的睡眠周期,每个睡眠周期由不同的睡眠时相构成,分别是 NREM 睡眠的四个时相和 REM 睡眠,持续 60～120 分钟,平均为 90 分钟。睡眠周期各时相按一定的顺序重复出现。这一模式总是从 NREM 第Ⅰ期开始,依次经过第Ⅱ期、第Ⅲ期、第Ⅳ期之后,返回 NREM 的第Ⅲ期然后到第Ⅱ期,再进入 REM 期,当 REM 期完成后,再回到 NREM 的第Ⅱ期(图 1-3),如此周而复始。在睡眠时相周期的任一阶段醒而复睡时,都需要从头开始依次经过各期。

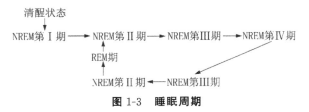

图 1-3　睡眠周期

在睡眠周期中,每一时相所占的时间比例随睡眠的进行而有所改变。一般刚入睡时,个体进入睡眠周期约 90 分钟后才进入 REM 睡眠,随睡眠周期的进展,NREM 第Ⅲ、Ⅳ时相缩短,REM

阶段时间延长。在最后一个睡眠周期中,REM 睡眠可达到 60 分钟。因此,大部分 NREM 睡眠发生在上半夜,REM 睡眠则多在下半夜。

**(五)影响睡眠的因素**

1.生理因素

(1)年龄:通常人睡眠的需要量与其年龄成反比,但有个体差异。新生儿期每天睡眠时间最长,可达 16～20 小时,成人 7～8 小时。

(2)疲劳:适度的疲劳,有助于入睡,但过度的精力耗竭反而会使入睡发生困难。

(3)昼夜节律:"睡眠-觉醒"周期具有生物钟式的节律性,如果长时间频繁地夜间工作或航空时差,就会造成该节律失调,从而影响入睡及睡眠质量。

(4)内分泌变化:妇女月经前期和月经期常出现嗜睡现象,绝经期妇女常失眠,与内分泌变化有关。

(5)寝前习惯:睡前的一些行为习惯,如看报纸杂志、听音乐、喝牛奶、洗热水澡或泡脚等,当这些习惯突然改变或被阻碍进行时,可能使睡眠发生障碍。

(6)食物因素:含有较多 L-色氨酸的食物,如肉类、乳制品和豆类都能促进入睡、缩短入睡时间,是天然的催眠剂;少量饮酒能促进放松和睡眠,但大量饮酒会干扰睡眠,使睡眠变浅;含有咖啡因的浓茶、咖啡及可乐饮用后使人兴奋,即使入睡也容易中途醒来,且总睡眠时间缩短。

2.病理因素

(1)疾病影响:几乎所有疾病都会影响睡眠。例如,各种原因引起的疼痛未能及时缓解时严重影响睡眠,精神分裂症、强迫性神经症等患者常处于过度觉醒状态。生病的人需要更多时间的睡眠来促进机体康复,却往往因为多种症状困扰或特殊的治疗限制而无法获得正常的睡眠。

(2)身体不适:身体的舒适是获得休息与安睡的先决条件,饥饿、腹胀、呼吸困难、憋闷、身体不洁、皮肤瘙痒、体位不适等都是常见的影响睡眠的原因。

3.环境因素

睡眠环境影响睡眠状况,适宜的温湿度,安静、整洁、舒适、空气清新的环境常可增进睡眠,反之则会对睡眠产生干扰。

4.心理因素

焦虑不安、强烈的情绪反应(如恐惧、悲哀、激动、喜悦)、家庭或人际关系紧张等常常影响患者的睡眠。

5.其他

食物摄入多少、体育锻炼情况、某些药物等也会影响睡眠形态。

**(六)促进睡眠的护理措施**

1.增进舒适

人们在感觉舒适和放松时才能入睡。为了使患者放松,应对一些遭受病痛折磨的患者采用有效的镇痛方法;做好就寝前的晚间护理,如协助患者洗漱、排便;帮助患者处于正确的睡眠姿势,妥善安置身体各部位的导管、引流管,以及牵引、固定等特殊治疗措施。

2.环境控制

人们睡眠时需要的环境条件包括适宜的室温和通风、最低限度的声音、舒适的床和适当的照明。一般冬季室温 18～22 ℃、夏季 25 ℃左右、相对湿度以 50%～60% 为宜;根据患者需要,睡前开窗通风,清除病房内异味,使空气清新;保持病区尽可能的安静,尽量减少晚间交谈;提供清洁、干燥的卧具和舒适的枕头、被服;夜间调节住院单元的灯光。

3.重视心理护理

多与患者沟通交流,找出影响患者休息与睡眠的心理-社会因素,通过鼓励倾诉、正确指导,消除患者紧张和焦虑情绪,恢复平静、稳定的状态,提高休息和睡眠质量。

4.建立休息和睡眠周期

针对患者的不同情况,帮助患者建立适宜的休息和睡眠周期。患者入院后,原有的休息和睡眠规律被打乱,护士应在患者醒时进行评估、治疗和常规护理工作,避免因一些非必需任务而唤醒患者,同时鼓励患者合理安排日间活动,适当锻炼。

5.尊重患者的睡眠习惯

病情允许的情况下,护理人员应尽可能根据患者就寝前的一些个人习惯,选择如提供温热饮料,允许短时间的阅读、听音乐,协助沐浴或泡脚等方式促进睡眠。

6.健康教育

使患者了解睡眠对健康与康复的重要作用,身心放松的重要意义和一些促进睡眠的常用技巧。与患者一起讨论有关休息和睡眠的知识,分析困扰患者睡眠的因素,针对具体情况给予相应指导,帮助患者建立有规律的生活方式,养成良好的睡眠习惯。

（赵月英）

# 第四节　无　菌　技　术

无菌技术是医疗护理操作中防止发生感染和交叉感染的一项重要的基本操作,执行无菌技术可以减少以至杜绝患者因诊断、治疗和护理所引起的意外感染。因此,医务人员必须加强无菌操作的观念,正确熟练地掌握无菌技术,严密遵守操作规程,以保证患者的安全,防止医源性感染。

## 一、相关概念

### （一）无菌技术

无菌技术指在医疗、护理操作过程中防止一切微生物侵入人体和防止无菌物品、无菌区域被污染的操作技术。

### （二）无菌物品

无菌物品指经过物理或化学方法灭菌后保持无菌状态的物品。

### （三）非无菌区

非无菌区指未经过灭菌处理或虽经过灭菌处理但又被污染的区域。

## 二、无菌技术操作原则

### （一）环境清洁

操作区域要宽敞,无菌操作前 30 分钟通风,停止清扫工作,减少走动,防止尘埃飞扬。

**(二)工作人员准备**

修剪指甲,洗手,戴好帽子、口罩(4～8 小时更换,一次性的少于 4 小时更换),必要时穿无菌衣,戴无菌手套。

**(三)物品妥善保管**

(1)无菌物品与非无菌物品应分别放置。

(2)无菌物品须存放在无菌容器或无菌包内。

(3)无菌包外注明品名、时间,按有效期先后安放。

(4)未被污染下保存期 7～14 天。

(5)过期或受潮均应重新灭菌。

**(四)取无菌物注意事项**

(1)面向无菌区域,用无菌钳钳取,手臂须保持在腰部水平以上,注意不可跨越无菌区。

(2)无菌物品一经取出,即使未使用,也不可放回。

(3)未经消毒的用物不可触及无菌物品。

**(五)操作时要保持无菌**

不可面对无菌区讲话、咳嗽、打喷嚏,疑有无菌物品被污染,不可使用。

**(六)一人一物**

一套无菌物品,仅供一人使用,防止交叉感染。

## 三、无菌技术基本操作

无菌技术及操作规程是根据科学原则制定的,任何一个环节都不可违反,每个医务人员都必须遵守,以保证患者的安全。

**(一)取用无菌物持钳法**

使用无菌物持钳取用和传递无菌物品,以维持无菌物品及无菌区的无菌状态。

1.类别

(1)三叉钳:夹取较重物品,如盆、盒、瓶、罐等,不能夹取细的物品。

(2)卵圆钳:夹取镊、剪、刀、治疗碗及盘等,不能夹取较重物品。

(3)镊子:夹取棉球、棉签、针、注射器等。

2.无菌持物钳(镊)的使用法

(1)无菌持物钳(镊)应浸泡在盛有消毒溶液的无菌广口容器内,液面需超过轴节以上 2～3 cm或镊子1/2 处。容器底部应垫无菌纱布,容器口上加盖。每个容器内只能放一把无菌持物钳(镊)(图 1-4)。

(2)取放无菌持物钳(镊)时,尖端闭合,不可触及容器口缘及溶液面以上的容器内壁。手指不可触摸浸泡部位。使用时保持尖端向下,不可倒转向上,以免消毒液倒流污染尖端。用后立即放回容器内,并将轴节打开。如取远处无菌物品时,无菌持物钳(镊)应连同容器移至无菌物品旁使用。

(3)无菌持物钳(镊)不能触碰未经灭菌的物品,也不可用于换药或消毒皮肤。如被污染或可疑污染时,应重新消毒灭菌。

(4)无菌持物钳(镊)及其浸泡容器,每周消毒灭菌 1 次,并更换消毒溶液及纱布。外科病室每周 2 次,手术室、门诊换药室或其他使用较多的部门,应每天灭菌 1 次。

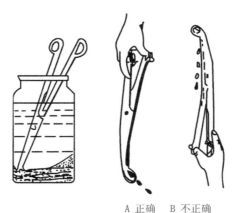

A 正确　B 不正确

**图 1-4　无菌持物钳(镊)的使用**

(5)不能用无菌持物钳夹取油纱布,因黏于钳端的油污可形成保护层,影响消毒液渗透而降低消毒效果。

**(二)无菌容器的使用法**

无菌容器用以保存无菌物品,使其处于无菌状态以备使用(图 1-5)。

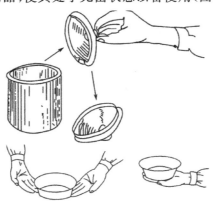

**图 1-5　无菌容器使用**

(1)取无菌容器内的物品,打开时将盖内面(无菌面)向上置于稳妥处或内面向下拿在手中,手不可触及容器壁的内面,取后即将容器盖盖严,避免容器内无菌物品在空气中暴露过久。

(2)无菌容器应托住容器底部,手指不可触及容器边缘及内面。

**(三)取用无菌溶液法**

目的是维持无菌溶液在无菌状态下使用。

1.核对

药名、剂量、浓度、有效期。

2.检查

有无裂缝、瓶盖有无松动、溶液的澄清度、质量。

3.倒用密封瓶溶液法

擦净瓶外灰尘,用启瓶器撬开铝盖,用双手拇指将橡胶塞边缘向上翻起,再用示指和中指套住橡胶塞拉出,先倒出少量溶液冲洗瓶口,倒液时标签朝上,倒后立即将橡胶塞塞好,常规消毒后将塞翻下,记录开瓶日期、时间,有效期24小时,不可将无菌物品或非无菌物品伸入无菌溶液内蘸取或直接接触瓶口倒液,以免污染瓶内的溶液,已倒出的溶液不可再倒回瓶内(图1-6)。

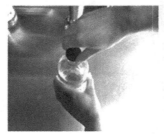
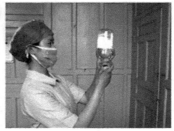

核对、检查

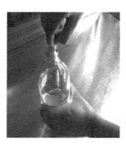
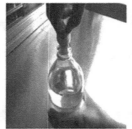
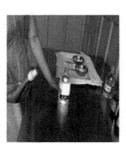

开瓶

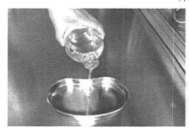
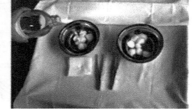

冲洗瓶口　　　　　　　　　　　　手持标签倒液

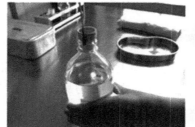
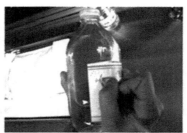

消毒瓶口　　　　　　　　　　　　注明开瓶时间

**图1-6　无菌溶液的取用**

4.倒用烧瓶液法

先检查后解系带,倒液同密封法。

**(四)无菌包使用法**

目的是保持无菌包内无菌物品处于无菌状态,以备使用。

1.包扎法

将物品放在包布中央,最后一角折盖后用化学指示胶带粘贴,封包胶带上可书写记录,或用带包扎"+"。

2.开包法

(1)三查:名称、日期、化学指示胶带。

(2)撕开粘贴或解开系带,系带卷放在包布边下,先外角再两角,后内角,注意手不可触及内面,放在事先备好的无菌区域内,将包布按原折痕包起,将带以"一"字形包扎,记录,24小时有效(图1-7)。

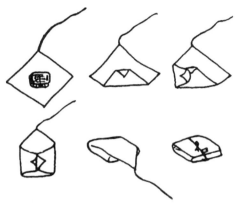

图1-7　无菌包的使用

3.小包打开法

托在手上打开,另一手将包布四角抓住,稳妥地将包内物品放入无菌区域内。

4.一次性无菌物品

注射器或输液条,敷料或导管。

**(五)铺无菌盘法**

目的是维持无菌物品处于无菌状态,以备使用。

将无菌治疗巾铺在清洁、干燥的治疗盘内,使其内面为无菌区,可放置无菌物品,以供治疗和护理操作使用。有效期限不超过4小时。

(1)无菌治疗巾的折叠法:将双层棉布治疗巾横折2次,再向内对折,将开口边分别向外翻折对齐。

(2)无菌治疗巾的铺法:手持治疗巾两开口外角呈双层展开,由远端向近端铺于治疗盘内。两手捏住治疗巾上层下边两外角向上呈扇形折叠三层,内面向外。

(3)取所需无菌物品放入无菌区内,覆盖上层无菌巾,使上、下层边缘对齐,多余部分向上反折。

**(六)戴、脱无菌手套法**

目的是防止患者在手术与治疗过程中受到感染,处理无菌物品过程中确保物品无菌(图1-8)。

(1)洗净擦干双手,核对号码及日期。

(2)打开手套袋,取出滑石粉擦双手。

(3)掀起手套袋开口处,取出手套,对准戴上。

(4)双手调手套位置,扣套在工作衣袖外面。

(5)脱手套,外面翻转脱下。

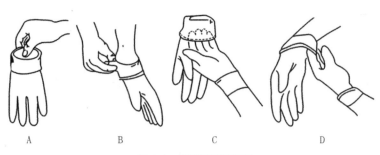

图 1-8　戴脱无菌手套

(6)注意：①未戴手套的手不可触及手套的外面；②已戴手套的手不可触及未戴手套的手或另一手套内面；③发现手套有破洞立即更换。

**(七)取用消毒棉签法**

目的是保持无菌棉签处于无菌状态下使用。

1.无菌棉签使用法

(1)检查棉签有效作用期及包装的完整程度，有破损时不能使用。

(2)左手握棉签棍端，右手捏住塑料包装袋上部，依靠棉棍的支撑向后稍用力撕开前面的包装袋。

(3)将包装袋抽后折盖左手示指，以中指压住。

(4)右手拇指顶出所用棉签并取出。

2.复合碘医用消毒棉签使用法

(1)取复合碘医用消毒棉签 1 包，检查有效期，注明开启时间。

(2)将包内消毒棉签推至包的右下端，并分离 1 根留置包内左侧。

(3)左手拇、示指持复合碘医用消毒棉签包的窗口缘，右手拇指、示指捏住窗翼，揭开窗口。

(4)将窗翼拉向右下方，以左手拇指按压窗翼，固定窗盖。

(5)右手从包的后方将包左上角向后反折，夹于左手示指与中指之间，露出棉签手柄部。

(6)以右手取出棉签。

(7)松开左手拇指和中指，拇指顺势将窗口封好，放回盘内备用。

（王　　慧）

# 第五节　导　尿　术

## 一、目的

(1)为尿潴留患者解除痛苦，使尿失禁患者保持会阴清洁干燥。

(2)收集无菌尿标本，做细菌培养。

(3)避免盆腔手术时误伤膀胱，为危重、休克患者正确记录尿量，测尿比重提供依据。

(4)检查膀胱功能，测膀胱容量、压力及残余尿量。

(5)鉴别尿闭和尿潴留,以明确肾功能不全或排尿功能障碍。

(6)诊断及治疗膀胱和尿道的疾病,如进行膀胱造影或对膀胱肿瘤患者进行化学治疗(简称化疗)等。

## 二、准备

### (一)物品准备

**1.治疗盘内**

橡皮圈 1 个,别针 1 枚,备皮用物 1 套,一次性无菌导尿包 1 套(治疗碗两个、弯盘、双腔气囊导尿管、弯血管钳 1 把、镊子 1 把、小药杯内置棉球若干个,液状石蜡棉球瓶 1 个,洞巾 1 块),弯盘 1 个,一次性手套 1 双,治疗碗 1 个(内盛棉球若干个),弯血管钳 1 把、镊子 2 把、无菌手套 1 双,常用消毒溶液如 0.1%苯扎溴铵、0.1%氯己定等,无菌持物钳及容器 1 套,男患者导尿另备无菌纱布 2 块。

**2.治疗盘外**

小橡胶单和治疗巾 1 套(或一次性治疗巾),便盆及便盆巾。

### (二)患者、护理人员及环境准备

患者了解导尿目的、方法、注意事项及配合要点。取仰卧屈膝位,调整情绪,指导或协助患者清洗外阴,备便盆。护理人员应衣帽整齐,修剪指甲,洗手,戴口罩。环境安静、整洁、光线、温湿度适宜,关闭门窗,备屏风或隔帘。

## 三、评估

(1)评估患者病情、治疗情况、意识、心理状态及合作度。

(2)患者排尿功能异常的程度,膀胱充盈度及会阴部皮肤、黏膜的完整性。

(3)向患者解释导尿的目的、方法、注意事项及配合要点。

## 四、操作步骤

将用物推至患者处,核对患者床号、姓名,向患者解释导尿的目的、方法、注意事项及配合要点。消除患者紧张和窘迫的心理,以取得合作。①用屏风或隔帘遮挡患者,保护患者的隐私,使患者精神放松。②帮助患者清洗外阴部,减少逆行尿路感染的机会。③检查导尿包的日期,是否严密干燥,确保物品无菌性,防止尿路感染。④根据男女性尿道解剖特点执行不同的导尿术。

### (一)男性患者导尿术操作步骤

(1)操作者位于患者右侧,帮助患者取仰卧屈膝位,脱去对侧裤腿,盖在近侧腿上,对侧下肢和上身用盖被盖好,两腿略外展,暴露外阴部。

(2)将一次性橡胶单和治疗巾垫于患者臀下,弯盘放于患者臀部,治疗碗内盛棉球若干个。

(3)左手戴手套,用纱布裹住阴茎前 1/3,将阴茎提起,另一手持镊子夹消毒棉球按顺序消毒,阴茎后 2/3 部-阴阜-阴囊暴露面。

(4)用无菌纱布包裹消毒过的阴茎后 2/3 部-阴阜-阴囊暴露面,消毒阴茎前 1/3,并将包皮向后推,换另一把镊子夹消毒棉球消毒尿道口,向外螺旋式擦拭龟头-冠状沟-尿道口数次,包皮和冠状沟易藏污,应彻底消毒,预防感染。污棉球置于弯盘内移至床尾。

(5)在患者两腿间打开无菌导尿包,用持物钳夹浸消毒液的棉球于药杯内。

（6）戴无菌手套，铺洞巾，使洞巾与包布内面形成无菌区域。嘱患者勿移动肢体保持体位，以免污染无菌区。

（7）按操作顺序排列好用物，用镊子取液状石蜡棉球，润滑导尿管前端。

（8）左手用纱布裹住阴茎并提起，使之与腹壁呈60°，使耻骨前弯消失，便于插管。将包皮向后推，右手用镊子夹取浸消毒液的棉球，按顺序消毒尿道口、螺旋消毒龟头、冠状沟、尿道口数遍，每个棉球只可用一次，禁止重复使用，确保消毒部位不受污染，污棉球置于弯盘内，右手将弯盘移至靠近床尾无菌区域边沿，便于操作。

（9）左手固定阴茎，右手将治疗碗置于洞巾口旁，男性尿道长而且又有3个狭窄处，当插管受阻时，应稍停片刻嘱患者深呼吸，减轻尿道括约肌紧张，再徐徐插入导尿管，切忌用力过猛而损伤尿道。

（10）用另一只血管钳夹持导尿管前端，对准尿道口轻轻插入20～22 cm，见尿液流出后，再插入约2 cm，将尿液引流入治疗碗（第一次放尿不超过1 000 mL，防止大量放尿，腹腔内压力急剧下降，血液大量滞留腹腔血管内，血压下降虚脱及膀胱内压突然降低，导致膀胱黏膜急剧充血，发生血尿）。

（11）治疗碗内尿液盛2/3满后，可用血管钳夹住导尿管末端，将尿液导入便器内，再打开导尿管继续放尿。注意询问患者的感觉，观察患者的反应。

（12）导尿毕，夹住导尿管末端，轻轻拔出导尿管，避免损伤尿道黏膜。撤下洞巾，擦净外阴，脱去手套置弯盘内，撤出臀部一次性橡胶单和治疗巾置治疗车下层。协助患者穿好裤子，整理床单位。

（13）整理用物。

（14）洗手，记录。

**（二）女性患者导尿术操作步骤**

（1）操作者位于患者右侧，帮助患者取仰卧屈膝位，脱去对侧裤腿，盖在近侧腿上，对侧下肢和上身用盖被盖好，两腿略外展，暴露外阴部。

（2）将一次性橡胶单和治疗巾垫于患者臀下，弯盘放于患者臀部，治疗碗内盛棉球若干个。

（3）左手戴手套，右手持血管钳夹取消毒棉球做外阴初步消毒，按由外向内，自上而下，依次消毒阴阜、两侧大阴唇。

（4）左手分开大阴唇，换另一把镊子按顺序消毒大小阴唇之间—小阴唇—尿道口—自尿道口至肛门，减少逆行感染的机会。污棉球置于弯盘内，消毒完毕，脱下手套置于治疗碗内，污物放置治疗车下层。

（5）在患者两腿间打开无菌导尿包，用持物钳夹浸消毒液的棉球于药杯内。

（6）戴无菌手套，铺洞巾，使洞巾与包布内面形成无菌区域。嘱患者勿移动肢体保持体位，以免污染无菌区。

（7）按操作顺序排列好用物，用镊子取液状石蜡棉球，润滑导尿管前端。

（8）左手拇指、食指分开并固定小阴唇，右手持弯持物钳夹取消毒棉球，按由内向外，自上而下顺序消毒尿道口、两侧小阴唇、尿道口，尿道口处要重复消毒一次，污棉球及弯血管钳置于弯盘内，右手将弯盘移至靠近床尾无菌区域边沿，便于操作。

（9）右手将无菌治疗碗移至洞巾旁，嘱患者张口呼吸，用另一只弯血管钳夹持导尿管对准导尿口轻轻插入尿道4～6 cm，见尿液后再插入1～2 cm。

（10）左手松开小阴唇，下移固定导尿管，将尿液引入治疗碗。注意询问患者的感觉，观察患者的反应。

（11）导尿毕，夹住导管末端，轻轻拔出导尿管，避免损伤尿道黏膜。撤下洞巾，擦净外阴，脱去手套置弯盘内，撤出臀部一次性橡胶单和治疗巾置治疗车下层。协助患者穿好裤子，整理床单位。

（12）整理用物。

（13）洗手，记录。

## 五、注意事项

（1）向患者及其家属解释留置导尿管的目的和护理方法，使其认识到预防泌尿道感染的重要性，并主动参与护理。

（2）保持引流通畅，避免导尿管扭曲堵塞，造成引流不畅。

（3）防止泌尿系统逆行感染。

（4）患者每天摄入足够的液体，每天尿量维持在 2 000 mL 以上，达到自然冲洗尿路的目的，以减少尿路感染和结石的发生。

（5）保持尿道口清洁，女患者用消毒棉球擦拭外阴及尿道口，如分泌物过多，可用 0.02% 高锰酸钾溶液冲洗，再用消毒棉球擦拭外阴及尿道口。男患者用消毒棉球擦拭尿道口、阴茎头及包皮，1～2 次/天。

（6）每周定时更换集尿袋 1 次，定时排空集尿袋，并记录尿量。

（7）每月定时更换导尿管 1 次。

（8）采用间歇性夹管方式，训练膀胱反射功能。关闭导尿管，每 4 小时开放 1 次，使膀胱定时充盈和排空，促进膀胱功能的回复。

（9）离床活动时，应用胶布将导尿管远端固定在大腿上，集尿袋不得超过膀胱高度，防止尿液逆流。

（10）协助患者更换体位，倾听患者主诉，并观察尿液性状、颜色和量，尿常规每周检查一次，若发现尿液混浊、沉淀、有结晶，应做膀胱冲洗。

（杨园媛）

# 第六节　膀胱冲洗术

## 一、目的

（1）对留置导尿管的患者，保持其尿液引流通畅。

（2）清除膀胱内的血凝块、黏液、细菌等异物，预防感染的发生。

（3）治疗某些膀胱疾病，如膀胱炎、膀胱肿瘤。

## 二、准备

**(一)用物准备**

治疗盘(消毒物品)1套、无菌膀胱冲洗装置1套、冲洗液按医嘱备、弯血管钳1把、输液调节器1个、必要时备启瓶器、输液架各1个。

**(二)患者、护理人员及环境准备**

患者了解膀胱冲洗目的、方法、注意事项及配合要点。护理人员应衣帽整齐,修剪指甲,洗手,戴口罩。环境安静、整洁、光线、温湿度适宜,关闭门窗。

## 三、操作步骤

(1)准备物品和冲洗溶液(生理盐水、0.02%呋喃西林溶液、3%硼酸溶液、0.2%氯己定溶液、0.1%新霉素溶液、0.1%雷夫奴尔溶液、2.5%醋酸等),仔细检查冲洗液有无浑浊、沉淀或絮状物;备齐用物,携至患者床边。

(2)核对患者床号、姓名,向患者解释操作目的和过程。

(3)按医嘱取冲洗液,冬季冲洗液应加温至38～40 ℃,以防低温刺激膀胱,常规消毒瓶塞,打开膀胱冲洗装置,将冲洗导管针头插入瓶塞,严格执行无菌操作技术,将冲洗液瓶倒挂于输液架上,瓶内液面距床面60 cm,以便产生一定的压力使液体能够顺利滴入膀胱,排气后用弯血管钳夹导管。

(4)打开引流管夹子,排空膀胱,降低膀胱内压,便于冲洗液顺利滴入膀胱。

(5)夹毕引流管,开放冲洗管,使溶液滴入膀胱,调节滴速,滴速一般为60～80滴/分,以免患者尿意强烈,膀胱收缩,迫使冲洗液从导尿管侧溢出尿道外。

(6)待患者有尿意或滴入溶液200～300 mL后,夹毕冲洗管,放开引流管,将冲洗液全部引流出来后,再夹毕引流管。

(7)按需要量,如此反复冲洗,一般每天冲洗2次,每次500～1 000 mL,冲洗过程中,经常询问患者感受,观察患者反应及引流液性状。

(8)冲洗完毕,取下冲洗管,清洁外阴部,固定好导尿管。

(9)协助患者取舒适卧位,整理床单位,清理物品。

(10)洗手记录冲洗液名称、冲洗量、引流量、引流液性质,冲洗过程中患者的反应。

## 四、注意事项

(1)严格遵医嘱并根据病情准备冲洗液。

(2)根据膀胱冲洗"微温、低压、少量、多次"的原则进行冲洗。

(3)保持冲洗管及引流管的无菌,冲洗过程中注意无菌原则。

(4)冲洗过程若患者出现不适或有出血情况,应立即停止冲洗,并与医师联系。

(5)如滴入治疗用药,须在膀胱内保留30分钟后再引流出体外,有利于药液与膀胱内液充分接触,并保持有效浓度。

(6)冲洗时不宜按压膀胱。

(杨园媛)

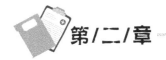

# 第/二/章

# 神经内科护理

## 第一节 神经内科常见症状与体征的护理

### 一、头痛

头痛主要是指额部、顶部、枕部和颞部的疼痛。颅内的血管、神经和脑膜以及颅外的骨膜、血管、头皮、颈肌、韧带等均为疼痛的敏感结构,凡这些敏感结构受挤压、牵拉、移位、炎症、血管的扩张或痉挛、肌肉的紧张性收缩等均可引起头痛。头痛大多无特异性,但反复发作或持续性头痛可能是某些器质性疾病的信号,应提高警惕,认真检查,及时治疗。

**(一)护理评估**

1.病因

病因主要包括:①颅脑病变,如脑肿瘤、脑出血、脑水肿、脑脓肿、脑囊肿、脑膜炎等;②颅外病变,如颅骨疾病(颅骨骨折)、颈部疾病(颈椎病)、神经痛(疱疹后)等;③全身性疾病,如急性感染、心血管疾病、中毒等;④神经症,如神经衰弱。

2.健康史

(1)了解患者头痛的部位、性质、程度、规律、起始与持续时间,头痛发生的方式与经过,加重、减轻或诱发头痛的因素,以及伴随症状;仔细询问患者头痛是否与紧张、饥饿、精神压力、噪声、强光刺激、月经前期或经期、气候变化,以及进食某些食物如巧克力、红酒等因素有关;是否因情绪紧张、咳嗽、大笑以及用力性动作而加剧;头痛的性质是胀痛、跳痛、刺痛、抑或搏动性痛,是否伴有恶心、呕吐等。

(2)了解患者有无发热、头部外伤、高血压及家族史等。

3.身体评估

(1)观察头部是否有外伤,监测生命体征,观察瞳孔的变化。

(2)重点检查有无神经系统阳性体征,如有无颈项强直、克尼格(Kernig)征阳性等。

4.实验室及其他检查

头颅计算机体层扫描或磁共振成像检查有无颅内病灶;脑脊液检查有无压力增高,是否为血性。

5.心理-社会评估

评估患者是否因长期反复头痛而出现恐惧、忧郁或焦虑心理。有无活动程度减少、工作能力下降、精神状态不佳,是否非常在意疼痛的症状;心理上是否潜在地依赖止痛剂;家属及周围的人是否理解和支持患者。

**(二)护理诊断**

头痛与颅内外血管收缩或舒张功能障碍或颅内占位性病变等因素有关。

**(三)护理目标**

患者疼痛减轻或消失,能说出诱发或加重头痛的因素,并能运用有效的方法缓解疼痛。

**(四)护理措施**

1.避免诱发因素

告知患者可能诱发或加重头痛的因素,如情绪紧张、进食导致血管扩张的某些食物如巧克力、饮酒、月经来潮、睡眠不足、环境吵闹、压力过大等。

2.病情观察

重点观察患者头痛性质、部位、持续时间、频率及程度,了解患者头痛是否伴有其他症状或体征,老年人注意观察血压变化。如头痛伴有呕吐、视力降低、神志变化、肢体抽搐或瘫痪等多为器质性头痛,应及时与医师联系,针对病因进行处理。

3.减轻头痛的方法

器质性病变引起的头痛应积极检查,对因治疗。保持环境安静、光线柔和,使患者充分休息;指导患者缓慢深呼吸、听轻音乐、引导式想象、冷敷或热敷、理疗、按摩及指压止痛等方法减轻头痛。

4.用药护理

指导患者按医嘱服药,告知药物作用、用药方法,让患者了解药物的依赖性及成瘾性的特点及长期用药的不良反应,如大量长期使用止痛剂等可致药物依赖。

5.心理护理

对于出现焦虑、紧张心理的患者,医护人员应及时向患者解释头痛的原因及治疗护理措施,消除紧张情绪,理解、同情患者的痛苦,教会患者保持身心放松的方法,鼓励患者树立信心,积极配合治疗。

**(五)护理评价**

患者能正确地说出诱发头痛的因素,并能有效地运用减轻头痛的方法,头痛减轻或消失。

## 二、意识障碍

意识障碍是指人对周围环境及自身状态的识别和觉察能力出现障碍的一种精神状态。大脑皮质、皮质下结构、脑干网状上行激活系统等部位的损害或功能抑制,均可出现意识障碍。意识障碍按其程度可表现为嗜睡、昏睡和昏迷,昏迷又可分为浅昏迷、中昏迷和深昏迷。临床上通过患者的言语反应,对针刺的痛觉反应、瞳孔对光反射、吞咽反射、角膜反射等来判断意识障碍的程度。

**(一)临床类型**

1.嗜睡

患者表现为持续睡眠状态,但能被叫醒,醒后能勉强回答问题及配合检查,停止刺激后又立即入睡。

2.昏睡

患者处于沉睡状态,高声呼唤可叫醒,并能做含糊、简单而不完全的答话,停止刺激后又沉睡。对疼痛刺激有痛苦表情和躲避反应。

**3.浅昏迷**

意识丧失,仍有较少的无意识自发动作。对周围事物及声光刺激均无反应,但对强烈的疼痛刺激有反应。各种反射都存在,生命体征无明显改变。

**4.中度昏迷**

对各种刺激均无反应,自发动作很少。对强烈刺激的防御反射、角膜和瞳孔对光反射均减弱,生命体征均有改变,大小便失禁或潴留。

**5.深昏迷**

全身肌肉松弛,处于完全不动姿势。各种反射消失,生命体征已有明显改变。

**(二)护理评估**

**1.病因**

(1)颅内疾病:主要包括中枢神经系统炎症如脑炎、脑膜炎等,脑血管性疾病如脑出血、脑梗死等,颅内占位性病变如脑肿瘤等。

(2)全身感染性疾病:如败血症、中毒性肺炎等。

(3)心血管疾病:如高血压脑病、肺性脑病等。

(4)代谢性疾病:如糖尿病酮症酸中毒、肝昏迷、尿毒症等。

(5)中毒性疾病:安眠药中毒、一氧化碳中毒等。

**2.健康史**

详细了解患者的发病经过,根据意识障碍程度判断病情。如昏迷发生急骤且为疾病首发症状并伴有偏瘫,考虑可能是颅脑损伤、脑血管意外等;如昏迷前有头痛或伴呕吐,可能是颅内占位性病变。

**3.身体评估**

做疼痛的刺激、瞳孔对光反射、角膜反射、病理反射等的检查来评估意识障碍程度,判断病情。

**4.实验室及其他检查**

血液生化检查如血糖、血脂、电解质及血常规是否正常;头颅计算机体层扫描(CT)或磁共振成像(MRI)检查有无异常发现;脑电图是否提示脑功能受损等。

**5.心理-社会评估**

评估时注意患者的家庭背景,经济状况,家属的心理状态及对患者的关注程度等。意识障碍常给家属带来不安及恐惧,同时也给家属增添精神和经济负担,可能产生不耐心的言行和厌烦心态。

**(三)护理诊断**

意识障碍与脑实质病变有关。

**(四)护理目标**

(1)患者意识障碍减轻或神志清醒。

(2)不发生长期卧床引起的各种并发症。

**(五)护理措施**

**1.一般护理**

患者取平卧头侧位或侧卧位,以免呕吐物误入气管,痰液较多者及时吸痰,保持呼吸道通畅并给予氧气吸入;防止舌后坠、窒息与肺部感染。

2.生活护理

保持床单整洁、干燥,定时给予翻身、叩背,并按摩骨突受压处;做好大小便的护理,保持会阴部皮肤清洁。

3.安全护理

谵妄躁动者加床栏,防止坠床,必要时做适当的约束;慎用热水袋,防止烫伤。

4.饮食护理

给予高维生素、高热量饮食,补充足够的水分;鼻饲流质者应定时喂食,保证足够的营养供给。注意口腔卫生,不能自口进食者应每天口腔护理2～3次。

5.病情监测

严密观察生命体征及瞳孔变化,观察有无呕吐及呕吐物的性状与量,预防消化道出血和脑疝的发生。

**(六)护理评价**

(1)患者意识障碍减轻,神志较前清楚。

(2)生活需要得到满足,未出现压疮、感染及营养失调等。

## 三、言语障碍

言语障碍分为失语症和构音障碍。失语症是由于大脑皮质与语言功能有关的区域受损害所致,是优势大脑半球损害的重要症状之一。构音障碍是纯口语语音障碍,由于发音器官神经肌肉病变导致运动不能或不协调,使言语形成障碍,表现为发音困难、语音不清、音调及语速异常等。

**(一)护理评估**

1.健康史

评估患者有无言语交流方面的困难,注意语言是否含混不清或错语;了解患者的文化水平与语言背景,如出生地、生长地及有无方言等的心理状态,能否理解他人的语言,并能与人对话;能否看明白一个物体,并能将其正确的表达。

2.身体评估

注意有无音调、语速及韵律的改变。评估意识水平、精神状态及行为表现,检查有无定向力、注意力、记忆力和计算力的异常;观察患者有无面部表情改变、流涎或口腔滞留食物等。能否理解他人语言,按照检查者指令执行有目的的动作;能否自发书写姓名、地址和辨词朗读。由于病变部位的不同,失语可分为以下几种类型。

(1)Broca失语:又称运动性失语或表达性失语。突出的临床特点为口语表达障碍。患者不能说话,或者只能讲一两个简单的字,且不流畅,常用错词,自己也知道,对别人的语言能理解;对书写的词语、句子也能理解,但读出来有困难。

(2)Wernicke失语:又称感觉性失语或听觉性失语。口语理解严重障碍为其突出特点。患者发音清晰,语言流畅,但内容不正常;无听力障碍,却不能理解别人和自己所说的话。在用词方面有错误,严重时说出的话,别人完全听不懂。

(3)命名性失语:又称遗忘性失语。患者不能说出物件的名称及人名,但可说该物件的用途及如何使用,当别人提示物件的名称时,他能辨别是否正确。

(4)传导性失语:复述不成比例受损为其最大特点。患者口语清晰能自发讲出语义完整的句子,但不能复述出自发谈话时较易说出的词句或错语复述。

(5)完全性失语:又称混合性失语,特点是所有语言功能均有明显障碍。听理解、复述、命名、阅读和书写均严重障碍,预后差。

3.实验室及其他检查

头颅 CT 或 MRI 检查有无异常等。

4.心理-社会评估

评估患者的心理状态,观察有无因无法进行正常语言交流而感到孤独、烦躁甚至悲观失望;是否能够得到家属、朋友的体贴、关心、尊重和鼓励;患者是否处于一种和谐的亲情氛围和语言学习环境之中。是否存在不利于患者语言康复的不利因素。

**(二)护理诊断**

语言沟通障碍与大脑语言中枢或发音器官的神经肌肉受损有关。

**(三)护理目标**

患者能说简单的词和句子,言语障碍有所减轻;能有效地进行交流,自信心增强。

**(四)护理措施**

1.心理护理

患有失语症的患者多表现为抑郁或躁狂易怒,心理异常脆弱和敏感。需要医护人员给予更多的心理支持。

(1)应多与患者交谈,能正确理解患者的问题并及时、耐心的解释,直至患者理解为止。

(2)护理过程中给患者列举治疗效果好的病例,使患者树立战胜疾病的信心。

(3)体贴、关心、尊重患者,避免挫伤患者自尊心的言行。

(4)鼓励家属、朋友多与患者交谈,营造一种和谐的亲情氛围和语言学习环境。

2.语言康复训练

语言训练是一个漫长而艰苦的过程,需要患者及家属积极配合,和医护人员共同制订语言康复计划,根据病情选择适当的训练方法。

(1)鼓励患者大声说话:选择感兴趣的话题,激发患者进行语言交流的欲望,患者进行尝试和获取成功时给予鼓励。

(2)选择适当时机和训练方法:可以在散步时、做家务时或休闲娱乐时进行,以实物为教具,寓教于乐。对不能很好地理解语言的患者,配以手势或实物一起交谈,通过语言与逻辑性的结合,训练患者理解语言的能力;对说话有困难的患者可以借书写方式来表达;对失去阅读能力的患者应将日常用语、短语、短句写在卡片上,由简到繁、由易到难、由短到长教其朗读。原则上是轻症者以直接改善其功能为目标,而重症者则重点放在活化其残存功能或进行试验性的治疗。

(3)要持之以恒:告知家属在对患者进行语言训练时要耐心,由浅入深,循序渐进,切不可急于求成,应逐渐丰富其内容,增加刺激量,才能达到语言逐渐恢复的目的。

**(五)护理评价**

(1)患者自我感觉言语障碍减轻,听、说、写及表达能力增强。

(2)能借助书写或手势等体态语言与他人进行有效沟通。

## 四、感觉障碍

感觉障碍是指机体对各种形式(痛、温度、触、压、位置、震动等)刺激的无感知、感知减退或异常的综合征。解剖学上将感觉分为内脏感觉(由自主神经支配)、特殊感觉(包括视、听、嗅和味觉,由脑神经支配)和一般感觉。一般感觉由浅感觉(痛、温度及触觉)、深感觉(运动觉、位置觉和振动觉)和复合感觉(实体觉、图形觉及两点辨别觉等)所组成。

**(一)护理评估**

1.病因

感觉障碍常见于脑血管病,如脑出血、脑梗死等,还可见于脑外伤、脑实质感染和脑肿瘤等。

2.健康史

询问患者引起感觉障碍的病因,评估感觉障碍的部位、类型、范围、性质及程度;了解感觉障碍出现的时间,发展的过程,加重或缓解的因素;是立即出现还是缓慢出现并逐渐加重,如外伤、感染、血管病变所引起者立即出现;肿瘤、药物及毒物中毒等引起者出现较缓。在没有任何外界刺激下,了解患者是否有麻木感、冷热感、潮湿感、震动感或出现自发痛;有无其他伴随症状,如瘫痪、不同程度的意识障碍、肌营养障碍等。

3.身体评估

患者在意识清楚的情况下是否对刺激不能感知,或感受力低下,对弱刺激是否出现强烈反应,或对刺激产生错误反应,在刺激一侧肢体时,对侧肢体是否发生强烈反应。注意评估患者感觉障碍是刺激性症状或抑制性症状,同时区分其临床表现类型。评估患者的意识状态与精神状况;观察患者的全身情况及伴随症状,注意相应区域的皮肤颜色、毛发分布,有无烫伤或外伤疤痕及皮疹、出汗等情况。

(1)感觉障碍的分类:临床上将感觉障碍分为抑制性症状和刺激性症状两大类。①抑制性症状,即感觉传导通路受到破坏或功能受到抑制时,出现感觉缺失或感觉减退。②刺激性症状,即感觉传导通路受刺激或兴奋性增高时出现刺激性症状。常见的刺激性症状如下。a.感觉过敏指轻微刺激引起强烈的感觉,如用针轻刺皮肤引起强烈的疼痛感受。b.感觉过度多发生在感觉障碍的基础上,感觉的刺激阈增高,反应剧烈、时间延长。c.感觉异常指没有外界任何刺激而出现的感觉。常见的感觉异常有麻木感、痒感、发重感、针刺感、蚁行感、电击感、紧束感、冷热感、肿胀感等。感觉异常出现的范围也有定位的价值。d.感觉倒错指热觉刺激引起冷感觉,非疼痛刺激而出现疼痛感觉。e.疼痛为临床上最常见的症状,可分为局部疼痛、放射性疼痛、扩散性疼痛、灼性神经痛、牵涉性疼痛等。不同部位的损害产生不同类型的感觉障碍,典型的感觉障碍的类型具有特殊的定位诊断价值。如末梢型感觉障碍表现为袜子或手套型痛觉、温度觉、触觉减退,见于多发性周围神经病。

(2)感觉障碍的类型和临床特点:因病变部位不同,临床表现多样化。①末梢型。肢体远端对称性完全性感觉缺失,表现为手套、袜套型痛,如多发性神经病。②周围神经型。可表现某一周围神经支配区感觉障碍,如尺神经损伤累及前臂尺侧及第4、5指。③节段型。a.后根型表现为单侧阶段性完全性感觉障碍,如髓外肿瘤压迫脊神经根;b.后角型表现为单侧阶段性分离性感觉障碍,如脊髓空洞症;c.前连合型表现为双侧对称性阶段性分离性感觉障碍,如脊髓空洞症。当脊髓的某些节段的神经根病变可产生受累节段的感觉缺失,如脊髓空洞症导致的节段性痛觉缺失、触觉存在,称为分离性感觉障碍。④传导束型。a.脊髓半切综合征,病变平面以下对侧痛、温觉缺失,同侧深感觉缺失,如髓外肿瘤早期、脊髓外伤;b.脊髓横贯性损害,病变平面以下完全性传导束性感觉障碍,如急性脊髓炎、脊髓压迫症后期。⑤交叉型。脑干病变如延髓外侧和脑桥病变时,致病侧面部和对侧躯体痛温觉减退或缺失。⑥偏身型。丘脑及内囊等处病变时,致对侧偏身

(包括面部)感觉减退或缺失。⑦单肢型。病损对侧上肢或下肢感觉缺失,可伴复合感觉障碍。

4.实验室及其他检查

肌电图、诱发电位及 MRI 检查,可以帮助诊断。

5.心理-社会评估

患者是否因自己的感觉异常而感到烦闷、忧虑或失眠,甚至悲观厌世。有无认知、情感或意识行为方面的异常;是否有疲劳感或注意力不集中;家属是否能给予及时的呵护与关爱。

**(二)护理诊断**

感知改变与脑、脊髓病变及周围神经受损有关。

**(三)护理目标**

(1)患者感觉障碍减轻或逐渐消失。

(2)情绪稳定,学会使用其他方法感知事物。

(3)感觉障碍部位未发生损伤。

**(四)护理措施**

1.生活护理

保持床单整洁,防止感觉障碍部位受压或机械性刺激;慎用热水袋或冰袋,防烫伤和冻伤,如保暖需用热水袋时,水温不宜超过 50 ℃;感觉过敏者,尽量减少不必要的刺激;对感觉异常者应避免搔抓,以防皮肤损伤。

2.安全护理

对深感觉障碍的患者,在活动过程中应注意保证患者的安全,如病床要低,室内、走廊、卫生间都要有扶手,光线要充足,预防跌倒及外伤的发生。

3.知觉训练

每天用温水擦洗感觉障碍的身体部位,以促进血液循环和刺激感觉恢复;同时可进行肢体的被动运动、按摩、理疗及针灸,有利于机体的康复。

4.心理护理

根据患者感觉障碍的程度、类型,有针对性地向患者讲述其病情变化,安慰患者,同时让家属了解护理中的注意事项。

**(五)护理评价**

(1)患者感觉障碍减轻或消失,情绪稳定。

(2)未发生冻伤、烫伤、抓伤、碰伤、压伤。

(穆　娟)

# 第二节　短暂性脑缺血发作

短暂性脑缺血发作(TIA)是局灶性脑缺血导致突发短暂性可逆性神经功能障碍。症状通常在几分钟内达到高峰,发作持续 5～30 分钟后可完全恢复,但反复发作。传统的 TIA 定义时限为 24 小时内恢复。TIA 是公认的缺血性卒中最重要的独立危险因素。近期频繁发作的 TIA 是脑梗死的特级警报,应予高度重视。

### 一、护理评估

#### （一）病因及发病机制

TIA 病因尚不完全清楚。基础病因是动脉粥样硬化，这种反复发作主要是供应脑部的大动脉痉挛、缺血，小动脉发生微栓塞所致；也可能由于血流动力学的改变、血液成分的异常等引起局部脑缺血症状。治疗上以祛除病因、减少和预防复发、保护脑功能为主，对由明确的颈部血管动脉硬化斑块引起明显狭窄或闭塞者可选用手术治疗。

#### （二）健康史

了解发病的诱因、症状及持续时间。一般 TIA 多发于 50～70 岁中老年人，男性较多。突然起病，迅速出现局限性神经功能缺失的症状与体征，数分钟达到高峰，持续数分钟或十余分钟缓解，不遗留后遗症；可反复发作，每次发作症状相似。

#### （三）身体评估

1.了解分型与临床表现

临床上常将 TIA 分为颈内动脉系统和椎-基底动脉系统两大类。

（1）颈内动脉系统 TIA：持续时间短，发作频率低，较易发生脑梗死。常见症状有对侧单肢无力或轻度偏瘫，感觉异常或减退、病变侧单眼一过性黑是颈内动脉分支眼动脉缺血的特征性症状，优势半球受累可出现失语症。

（2）椎-基底动脉系统 TIA：持续时间长，发作频率高，进展至脑梗死机会少。常见症状有阵发性眩晕、平衡障碍，一般不伴耳鸣。其特征性症状为跌倒发作和短暂性全面性遗忘症。还可出现复视、眼震、构音障碍、共济失调、吞咽困难等。

跌倒发作是指患者转头或仰头时下肢突然失去张力而跌倒，发作时无意识丧失。短暂性全面性遗忘症是指发作性短时间记忆丧失，持续数分至数十分钟。

2.了解既往史和用药情况

既往是否有原发性高血压、心脏病、高脂血症和糖尿病病史，并且了解用药情况，血压血糖控制情况。

3.了解患者的饮食习惯和家族史

了解患者是否长期摄入高胆固醇饮食，是否偏食、嗜食，是否吸烟、饮酒，了解其长辈及家属有无脑血管病的患病情况。

#### （四）实验室及其他检查

数字减影血管造影（DSA）可见颈内动脉粥样硬化斑块、狭窄等；彩色经颅多普勒（TCI）脑血流检查可显示血管狭窄、动脉粥样硬化斑块。

#### （五）心理-社会评估

突然发病引起患者的恐惧、焦虑。

### 二、护理诊断

#### （一）知识缺乏

缺乏本病防治知识。

#### （二）有受伤的危险

与突发眩晕、平衡失调及一过性失明等有关。

**（三）潜在并发症**

脑卒中。

## 三、护理目标

能够对疾病的病因和诱发因素有一定的了解,积极治疗相关疾病,患者的焦虑有所减轻。

## 四、护理措施

### （一）祛除危险因素

帮助患者寻找和祛除自身的危险因素,积极治疗原发病,让患者了解肥胖、吸烟、酗酒、饮食结构不合理与本病的关系,改变不良生活方式,养成良好的生活习惯,防止发生高血压和动脉粥样硬化,从而预防 TIA 的发生。

### （二）饮食护理

让患者了解高盐、低钙、高肉类、高动物脂肪饮食以及吸烟、酗酒等与本病的关系;指导患者进食低脂、低胆固醇、低盐、低糖、充足蛋白质和丰富维生素饮食,戒除烟酒,忌刺激性及辛辣食物,避免暴饮暴食。

### （三）用药护理

TIA 治疗目的是消除病因、减少及预防复发、保护脑功能,对短时间内反复发作者,应采取有效治疗,防止脑梗死发生。病因明确者应针对病因进行治疗。目前对短暂性脑缺血发作的治疗性和预防性用药主要是抗血小板聚集药和抗凝药物两大类。抗血小板聚集药可减少微栓子及TIA 复发。常见药物有阿司匹林和噻氯匹定;而抗凝治疗适用于发作次数多,症状较重,持续时间长,且每次发作症状逐渐加重,又无明显禁忌证的患者,常见药物有肝素和华法林。还可给予钙通道阻滞剂、脑保护治疗和中医中药。抗凝治疗首选肝素。

按医嘱服药,在用抗凝药治疗时,应密切观察有无出血倾向。抗血小板聚集药如阿司匹林宜饭后服,以防胃肠道刺激,并注意观察有无上消化道出血征象。详细告知药物的作用机制、不良反应及用药注意事项,并注意观察药物的疗效情况。

### （四）健康指导

(1)疾病知识指导:详细告知患者本病的病因、常见症状、预防及治疗知识。帮助患者消除恐惧心理,同时强调本病的危害性。

(2)适当运动:坚持适当的体育锻炼和运动,注意劳逸结合。鼓励患者坚持慢跑、快走、打太极拳、练气功等,促进心血管功能,改善脑血液循环。对频繁发作的患者应尽量减少独处时间,避免发生意外。

(3)用药指导:嘱患者按医嘱服药,不要随意更改药物及停药;告知患者药物的作用、不良反应及用药注意事项。如发现 TIA 反复发作,症状加重,应及时就医。

(4)保持心情愉快,情绪稳定,避免精神紧张和过度疲劳。

### （五）心理护理

帮助患者了解本病治疗和预后的关系,消除患者的紧张、恐惧心理,保持乐观心态,积极配合治疗,并自觉改变不良生活方式,建立良好生活习惯。

## 五、护理评价

患者对疾病相关知识有了一定的认识,知道如何服用药物和自我监测病情,学会积极地配合治疗,患者的焦虑减轻或消失,有效地预防了并发症的发生。　　　　　　　　**（穆　娟）**

# 第三节 脑 梗 死

脑梗死(CI)或称缺血性卒中,是脑血液供应障碍引起缺血缺氧,导致局限性脑组织缺血性坏死或脑软化,约占全部脑卒中的70%,临床最常见的类型为脑血栓形成和脑栓塞。

脑血栓形成(CT)是脑血管疾病中最常见的一种,是脑动脉主干或皮质支动脉粥样硬化导致血管增厚、管腔狭窄闭塞和血栓形成,造成脑局部血流减少或供血中断,脑组织缺血缺氧导致软化坏死,出现相应的神经系统症状体征。

脑栓塞是由于各种栓子(血流中异常的固体、液体、气体)沿血液循环进入脑动脉,造成血流中断而引起相应供血区的脑功能障碍。

## 一、护理评估

### (一)病因及发病机制

1.脑血栓形成

在脑血管壁病变的基础上,动脉内膜损害破裂或形成溃疡。当血流缓慢、血压下降时,胆固醇易于沉积在内膜下层,引起血管壁脂肪透明变性、纤维增生、动脉变硬、血小板及纤维素沉着,血栓形成。血栓逐渐扩大,使动脉管腔狭窄,最终完全闭塞。缺血区的脑组织出现不同程度、不同范围的梗死。常见部位见图2-1。

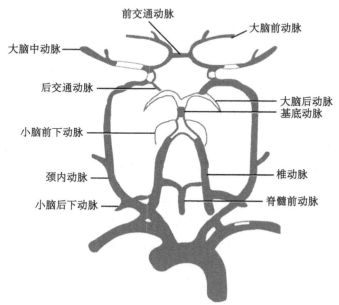

**图 2-1 脑各动脉分支示意图**
白色区域是颅内动脉粥样硬化好发部位

脑血栓形成的病因:①血管病变,最常见的为脑动脉粥样硬化,常伴高血压病,与动脉粥样硬化互为因果,糖尿病和高脂血症也可加速动脉粥样硬化的进程。其次为脑动脉炎(如结缔组织病和细菌、病毒、螺旋体感染等）。②血液成分的改变如真性红细胞增多症、血小板增多症、血栓栓塞性血小板减少性紫癜、弥漫性血管内凝血等疾病均使血栓形成易于发生。③血液速度的改变，血压改变是影响局部血流量的重要因素。

2.脑栓塞

（1）心源性原因为脑栓塞最常见的原因。有一半以上为风湿性心脏病二尖瓣狭窄合并心房颤动，另外心肌梗死或心肌病时心内膜病变形成的附壁血栓脱落形成的栓子，以及心脏手术、心脏导管等也可发生脑栓塞。

（2）非心源性原因常见的是主动脉弓及其发出的大血管的动脉粥样硬化斑块和附着物脱落引起栓塞。

（3）其他如败血症的脓栓、长骨骨折的脂肪栓子等。

**（二）健康史**

1.年龄

好发于中老年人，多见于 60 岁以上患有动脉粥样硬化者，多伴有高血压、冠心病或糖尿病。脑栓塞起病年龄不一，因多数与风湿性心脏病有关，所以发病年龄以中青年居多，冠心病引起者多为中老年。

2.发病情况

脑血栓形成常在安静休息时发病，或睡眠中发生，于次晨起床时发现不能说话，一侧肢体瘫痪。最初可有头痛、头昏、肢体麻木、无力等，约有 1/4 的患者曾有 TIA 史。病情通常在 1～2 天达到高峰。脑栓塞的主要特征是起病急骤，在数秒或很短的时间内症状达高峰，常见的症状为局限性抽搐、偏盲、偏瘫、偏身感觉障碍、失语等，如有意识障碍症状较轻且很快恢复。严重者可突然昏迷、全身抽搐，因脑水肿或颅内出血发生脑疝而死亡。

3.了解既往史和用药情况

询问患者的身体状况，了解既往有无脑动脉硬化、原发性高血压及糖尿病病史。询问患者是否进行过治疗，目前用药情况怎样。

4.了解生活方式和饮食习惯

有无不良生活方式及饮食习惯，有无烟酒等嗜好。

**（三）身体评估**

（1）观察神志、瞳孔和生命体征情况：患者意识清楚或有轻度意识障碍，生命体征一般无明显改变。

（2）评估有无神经功能受损：神经系统体征视脑血管闭塞的部位及梗死的范围而定，常见为各种类型的偏瘫、失语。

脑卒中的临床类型：①完全型，神经功能缺失症状体征较严重、较完全，进展较迅速，常于 6 小时内病情达高峰。②进展型，神经功能缺失症状较轻，但呈渐进性加重，在 48 小时内仍不断进展，直至出现较严重的神经功能缺损。③可逆性缺血性神经功能缺失，神经功能缺失症状较轻，但持续存在，可在 3 周内恢复。

**（四）实验室及其他检查**

脑血栓形成患者应常规进行 CT 检查，发病 24 小时后梗死区出现低密度梗死灶；MRI 可清晰显示梗死区；脑血管造影可发现血管狭窄及闭塞部位。

### (五)心理-社会评估

是否因偏瘫、失语等影响工作、生活而出现焦虑、自卑、依赖、悲观失望等心理反应。有无患者长期住院而加重家庭经济负担,或由于长期照顾患者而致家属身心疲惫。

## 二、护理诊断

### (一)躯体移动障碍

与偏瘫或平衡能力降低有关。

### (二)语言沟通障碍

与语言中枢功能受损有关。

### (三)有废用综合征的危险

与意识障碍、偏瘫、长期卧床有关。

### (四)吞咽障碍

与意识障碍或延髓麻痹有关。

### (五)焦虑

与偏瘫、失语有关。

### (六)有皮肤完整性受损的危险

与长期卧床有关。

### (七)潜在并发症

肺内感染、脑疝。

## 三、护理目标

患者能掌握各种运动锻炼及语言康复训练方法,躯体活动能力和语言表达能力逐步增强;防止肌肉萎缩、关节畸形;不发生误吸、受伤、压疮等;情绪稳定。

## 四、护理措施

### (一)一般护理

1.体位

患者宜采取平卧位,以便较多血液供给脑部,禁用冰袋等冷敷头部以免血管收缩、血流减少而加重病情。

2.饮食护理

给予低盐低脂饮食,如有吞咽困难、饮水呛咳时,可给予糊状流食或半流食,从健侧小口慢慢喂食,必要时给予鼻饲流质饮食,并按鼻饲要求做好相关护理。苹果、香蕉等高纤维素食物可以减少便秘。肥肉、蛋类、动物内脏等含胆固醇高的食物要少吃或不吃。

3.生活护理

指导和协助卧床患者完成日常生活(如穿衣、洗漱、沐浴、大小便等),及时更换衣服、床单,定时翻身、叩背,以免发生压疮。恢复期尽量要求患者独立完成生活自理活动,如鼓励患者用健侧手进食、洗漱等。指导患者保持口腔清洁,保持大小便通畅和会阴部清洁。

4.安全护理

对有意识障碍和躁动不安的患者,床周应加护栏,以防坠床;对步行困难、步态不稳等运动障碍的患者,地面应保持干燥平整,以防跌倒;走道和卫生间等患者活动场所均应设置扶手。

### (二)病情观察

密切观察病情变化,如患者再次出现偏瘫或原有症状加重等,应考虑是否为梗死灶扩大及合并颅内出血,立即报告医师。

(1)注意监测患者的意识状态、瞳孔及生命体征的变化。

(2)注意有无呼吸障碍、发绀及气管分泌物增加等现象。必要时协助医师行气管内插管及使用呼吸器来辅助患者呼吸。及时吸痰保持呼吸道通畅。

(3)做好出入量记录,限制液体的摄入量,以预防脑水肿加剧。

### (三)用药护理

急性卒中是神经内科的急症。治疗以挽救生命、降低病残、预防复发为目的,除应及时进行病因治疗外,临床超早期治疗非常重要,可选用尿激酶、链激酶等药物溶栓治疗,其目的是溶解血栓,迅速恢复梗死区血流灌注,挽救尚未完全死亡的脑细胞,力争超早期恢复脑血流。尽快使用溶栓药是治疗成功的关键。根据病情适当采用脑保护治疗、抗凝治疗,必要时外科手术治疗。因血管扩张剂可加重脑水肿或使病灶区的血流量降低,故一般不主张使用。

护理人员应了解各类药物的作用、不良反应及注意事项。如静脉滴注扩血管药物时,滴速宜慢,并随时观察血压的变化,根据血压情况调整滴速;甘露醇用量不当、持续时间过长易出现肾损害、水电解质紊乱,应注意尿常规及肾功检查;用溶栓、抗凝药物时,严格注意药物剂量,监测出凝血时间、凝血酶原时间,发现皮疹、皮下瘀斑、牙龈出血等立即报告医师处理。

### (四)康复护理

康复治疗应早期进行,主要目的是促进神经功能的恢复,包括患肢运动和语言功能等的训练和康复治疗,应从起病到恢复期,贯穿于医疗和护理各个环节和全过程。

(1)在病情稳定,心功能良好,无出血倾向时及早进行。一般是在发病1周后即开始。

(2)教会患者及家属保持关节功能位置,教会患者及家属锻炼和翻身技巧,训练患者平衡和协调能力,在训练时保持环境安静,使患者注意力集中。

(3)鼓励患者做力所能及的活动,锻炼患者日常生活活动能力,训练时不可操之过急,要循序渐进,被动与主动运动、床上与床下运动相结合,语言训练与肢体锻炼相结合。

### (五)心理护理

脑血栓形成的患者因偏瘫、失语、生活不能自理,常常产生自卑、消极的不良情绪,甚至变得性情急躁,好发脾气,这样会使血压升高,病情加重。护理人员应主动关心体贴患者,同时嘱家属给予患者物质和精神上的支持,树立患者战胜疾病的信心。增强患者自我照顾的能力。

## 五、健康指导

### (一)疾病知识指导

向患者和家属介绍脑血栓形成的基本知识,说明积极治疗原发病、祛除诱因、养成良好的生活习惯是干预危险因素、防止脑血栓形成的重要环节。使患者及家属了解超早期治疗的重要性和必要性,发病后立即就诊。

### (二)康复护理

教会家属及患者康复训练的基本方法,积极进行被动和主动锻炼,鼓励患者做力所能及的事情,不要过度依赖别人。

**（三）饮食指导**

平时生活起居要有规律，克服不良嗜好。饮食宜低盐、低脂、低胆固醇、高维生素，忌烟酒，忌暴饮暴食或过分饥饿。

**（四）适当锻炼**

根据病情，适当参加体育活动，以促进血液循环。

**（五）注意安全**

老年人晨间睡醒时不要急于起床，最好安静 10 分钟后缓慢起床，以防直立性低血压致脑血栓形成；外出时要防摔倒，注意保暖，防止感冒。

## 六、护理评价

患者能按要求进行适当的肢体和语言功能康复训练，肢体活动及言语功能逐渐恢复，具有一定的生活自理能力；无肌肉萎缩、关节畸形；未发生各种并发症；情绪稳定，积极配合治疗及护理。

（穆 娟）

# 第四节 脑 出 血

脑出血（ICH）是指原发性非外伤性脑实质内的出血，好发于 50～70 岁中老年人。占全部脑卒中的 10％～30％，出血多在基底节、内囊和丘脑附近，脑水肿、颅内压增高和脑疝形成是导致患者死亡的主要原因。脑出血病死率高、致残率高。

## 一、护理评估

**（一）病因及发病机制**

1.病因

高血压合并小动脉硬化是脑出血最常见的病因，脑出血的其他病因还有血液病、脑淀粉样血管病、动脉瘤、动静脉畸形、烟雾病、脑动脉炎、夹层动脉瘤、原发性或转移性肿瘤、抗凝及溶栓治疗不良反应等。

2.发病机制

（1）长期高血压导致脑内小动脉或深穿支动脉壁纤维素样坏死或脂质透明变性、小动脉瘤或微夹层动脉瘤形成，当情绪激动、活动用力时，使血压进一步升高，病变血管易于破裂而发生脑出血。

（2）高血压引起脑小动脉痉挛，造成其远端脑组织缺氧、坏死而出血。

（3）脑动脉壁薄弱，肌层和外膜结缔组织较少，缺乏外弹力层，易破裂出血。

（4）大脑中动脉与其所发出的深穿支——豆纹动脉呈直角，后者是由动脉主干直接发出一个小分支，故豆纹动脉所受的压力高，且此处也是微动脉瘤多发部位，受高压血流冲击最大，是脑出血最好发部位（图 2-2）。

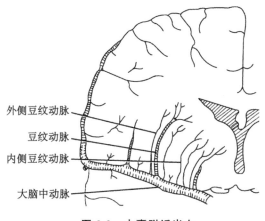

外侧豆纹动脉

豆纹动脉

内侧豆纹动脉

大脑中动脉

图 2-2　内囊附近出血

**(二)健康史**

(1)了解发病时间与发病情况:是否正在活动或者情绪激动、劳累、用力排便时骤然起病。临床症状常在数分钟至数小时达到高峰。

(2)询问患者有无明显的头痛、头晕等前驱症状。大多数脑出血患者病前无预兆。

(3)了解有无头痛、恶心、呕吐等伴随症状。

(4)了解患者的既往史和用药情况:询问患者的身体状况,了解既往有无原发性高血压、动脉粥样硬化、高脂血症病史。询问患者是否进行过治疗,目前用药情况怎样。

(5)了解生活方式和饮食习惯:①询问患者工作与生活情况,是否长期处于紧张忙碌状态,是否缺乏适宜的体育锻炼和休息时间。②询问患者是否长期摄取高盐、高胆固醇饮食。③询问患者是否有嗜烟、酗酒等不良习惯以及家族卒中病史。

**(三)身体评估**

(1)观察神志是否清楚,有无意识障碍及其类型。

(2)观察瞳孔大小及对光反射是否正常。

(3)观察生命体征的情况。脑出血患者呼吸深沉带有鼾声,重则呈潮式呼吸或不规则呼吸,脉搏缓慢有力,血压升高。

(4)观察有无三偏征。脑出血患者常出现偏瘫、偏身感觉障碍和偏盲。

(5)了解有无失语及失语类型。脑出血累及优势半球时常出现失语症。

(6)有无眼球运动及视力障碍。

(7)检查有无肢体瘫痪和瘫痪类型。

**(四)实验室及其他检查**

CT 检查是临床确诊脑出血的首选检查,可显示边界清楚的均匀高密度血肿,可早期发现脑出血的部位、范围和出血量,以及是否破入脑室。MRI 检查可发现 CT 不能确定的出血。

**(五)心理-社会评估**

脑出血患者急性期后常因留有后遗症,肢体功能和语言功能恢复慢,而易产生烦躁、抑郁情绪,从而影响治疗、护理及患者的生活质量。

## 二、护理诊断

### (一)意识障碍
与脑出血、脑水肿有关。

### (二)语言障碍
与语言中枢功能受损有关。

### (三)有皮肤完整性受损的危险
与长期卧床有关。

### (四)躯体移动障碍
与意识障碍、肢体运动障碍有关。

### (五)自理能力缺陷
与肢体运动功能障碍有关。

### (六)潜在并发症
脑疝、消化道出血、坠积性肺炎、泌尿系统感染。

## 三、护理目标

(1)患者意识障碍无加重,或神志逐渐清醒。
(2)能说出逐步进行功能锻炼的方法,能使用合适的器具增加活动量。
(3)生活自理能力逐渐增强,能满足基本生活需求。
(4)能说出训练语言功能的方法,语言功能好转或恢复。
(5)能说出引起患者受伤的危险因素,未发生外伤。
(6)生命体征稳定,不发生脑疝、消化道出血、感染及压疮等并发症。

## 四、护理措施

### (一)一般护理
1.休息

急性期应绝对卧床休息,发病 24～48 小时内避免搬动,同时抬高床头 15°～30°,以促进脑部静脉回流,减轻脑水肿;取侧卧位,防止呕吐物反流引起误吸;头置冰袋或冰帽,以减少脑细胞耗氧量;保持环境安静,保持情绪稳定,避免各种刺激,避免咳嗽和用力排便,进行各项护理操作均需动作轻柔,以免加重出血。

2.饮食护理

给予高蛋白、高维生素、高热量饮食,并且限制钠盐摄入。有意识障碍、消化道出血的患者禁食 24～48 小时,发病 3 天后,如不能进食者,鼻饲流质,以保证营养供给。恢复期患者应给予清淡、低盐、低脂、适量蛋白质、高维生素食物,戒烟酒。

3.二便护理

便秘者可用缓泻剂,排便时避免屏气用力,以免颅内压增高。尿潴留者,应及时导尿,给予膀胱冲洗防止泌尿系统感染。

4.生活护理

同脑血栓形成患者护理。

**(二)病情观察**

**1.脑疝的观察**

脑疝是脑出血的主要死亡原因之一,因此应严密观察神志、瞳孔和生命体征的变化。如发现烦躁不安、频繁呕吐、意识障碍进行性加重、两侧瞳孔大小不等、血压进行性升高、脉搏加快、呼吸不规则等脑疝前驱症状时,应立即与医师联系,迅速采取措施降低颅内压。

**2.上消化道出血的观察**

急性期还应注意观察患者有无呕血、便血,及时发现有无发生消化道出血。每次鼻饲前要抽吸胃液,若胃液呈咖啡色或患者大便呈黑色,应立即协助医师处理。

**3.迅速出现的持续高热**

常由于脑出血累及下丘脑体温调节中枢所致,应给予物理降温,头部置冰袋或冰帽,并予以氧气吸入,提高脑组织对缺氧的耐受性。

**4.随时给患者吸痰、翻身拍背**

做好口腔护理,清除呼吸道分泌物,以防误吸。

**(三)用药护理**

遵医嘱快速给予脱水剂等药物。甘露醇应在 15~30 分钟内滴完,注意防止药液外渗,注意尿量与电解质的变化,尤其应注意有无低血钾发生。

**(四)康复护理**

急性期患者绝对卧床休息,每 2 小时翻身 1 次,以免局部皮肤长时间受压,翻身后保持肢体于功能位置。神经系统症状稳定 48~72 小时后,患者即应开始早期康复训练,包括肢体功能康复训练、语言功能康复训练等。

**(五)心理护理**

应鼓励患者增强生活的信心,消除不良心理反应。在康复护理时向患者及家属说明早期锻炼的重要性,告知患者病情稳定后即尽早锻炼,越早疗效越好。告诉患者只要坚持功能锻炼,许多症状体征可在 1~3 年内逐渐改善,以免因心理压力而影响脑功能的恢复。

## 五、健康指导

**(一)避免诱发因素**

告知患者避免情绪激动和不良刺激,勿用力大便。生活规律,保证充足睡眠,适当锻炼,劳逸结合。

**(二)饮食指导**

饮食以清淡为主,多吃蔬菜和水果,戒烟、忌酒。

**(三)积极治疗原发病**

如高血压病、糖尿病、心脏病等;按医嘱服药,将血压控制在适当水平,以防脑出血再发。

**(四)坚持康复训练**

教会家属有关护理知识和改善后遗症的方法,尽量使患者做到日常生活自理,康复训练时注意克服急于求成的心理,做到循序渐进,持之以恒。

**(五)向患者及家属介绍**

脑出血的先兆症状,如出现严重头痛、眩晕、肢体麻木、活动不灵、口齿不清时,应及时就诊,教会家属再次发生脑出血时现场急救处理措施。

### (六)教会患者家属测量血压的方法

每天定时监测血压,发现血压异常波动及时就诊。

## 六、护理评价

患者意识障碍减轻,或神志渐清醒;未发生或控制减轻脑和上消化道出血,无感染、压疮发生;积极配合和坚持肢体功能康复训练和语言康复训练,肢体功能和语言功能逐步增强。

**(穆 娟)**

# 第五节 蛛网膜下腔出血

蛛网膜下腔出血(SAH)通常为脑底部动脉瘤或脑动静脉畸形破裂,血液直接流入蛛网膜下腔所致。临床表现为急骤起病的剧烈头痛、呕吐、意识障碍、脑膜刺激征、血性脑脊液等。SAH约占急性脑卒中的10%,占出血性卒中的20%。

## 一、护理评估

### (一)病因及发病机制

最常见的病因是粟粒样动脉瘤,约占75%,可能与遗传和先天性发育缺陷有关,其次有动静脉畸形,约占10%。多见于青年人,当重体力劳动或情绪变化、血压突然升高、酗酒或重体力劳动时,畸形血管团破裂出血。脑动脉炎也可造成血管壁病变导致血管破裂出血,肿瘤可直接侵蚀血管而造成出血。

### (二)健康史

1.询问患者起病的形式

是否在用力或情绪激动等情况时急性起病。

2.了解既往病史和用药情况

了解是否有动脉硬化、高血压、动静脉畸形等病史。询问患者过去和现在的用药情况,是否进行过抗凝治疗。

3.了解有无明显诱因和前驱症状

询问患者起病前数天内是否有头痛、恶心、呕吐等前驱症状。

4.了解起病有无伴随症状

多见的有短暂意识障碍、项背部或下肢疼痛、畏光等伴随症状。

### (三)身体评估

1.观察神志、瞳孔及生命体征的情况

询问患者病情,了解患者有无神志障碍。少数患者神志清醒,半数以上患者有不同程度的意识障碍,轻者出现神志模糊,重者昏迷逐渐加深。监测生命体征的变化。

2.评估有无神经功能受损

多数患者来求诊时都有头痛、恶心、呕吐,常有颈项强直等脑膜刺激征。评估患者有无肢体功能障碍和失语,有无眼睑下垂等一侧动眼神经麻痹的表现。

**（四）实验室及其他检查**

脑脊液检查压力增高，外观呈均匀一致血性，CT检查是确诊蛛网膜下腔出血的首选诊断方法，可见蛛网膜下腔高密度出血灶，并可显示出血部位、出血量、血液分布、脑室大小和有无再出血。

**（五）心理-社会评估**

发病后神志清楚时可能存在焦虑、紧张、恐惧、绝望的心理。

## 二、护理诊断

**（一）疼痛**

疼痛与颅内压增高、血液刺激脑膜或继发性脑血管痉挛有关。

**（二）恐惧**

恐惧与剧烈疼痛、担心再次出血有关。

**（三）潜在并发症**

再出血、脑疝。

## 三、护理目标

患者的头痛减轻或消失；患者未发生严重并发症；患者的基本生活需要得到满足。

## 四、护理措施

与脑出血护理相似，主要是防止再出血。

**（一）一般护理**

应绝对卧床休息4~6周，抬高床头15°~30°，避免搬动和过早离床活动，保持环境安静，严格限制探视，避免各种刺激。

**（二）饮食护理**

多食蔬菜、水果，保持大便通畅，避免过度用力排便；避免辛辣刺激性强的食物，戒烟酒。

**（三）保持乐观情绪**

避免精神刺激和情绪激动。防止咳嗽和打喷嚏，对剧烈头痛和躁动不安者，可应用止痛剂、镇静剂。

**（四）密切观察病情**

初次发病第2周最易发生再出血。如患者再次出现剧烈头痛、呕吐、昏迷、脑膜刺激征等情况，及时报告医师并处理。

## 五、护理评价

患者头痛逐渐得到缓解。患者情绪稳定，未发生严重并发症。

（穆　娟）

# 第六节　神　经　梅　毒

梅毒是由梅毒螺旋体感染引起的慢性传染性疾病,累及全身各脏器组织,中枢神经系统(包括大脑、脑膜或脊髓)受累称为神经梅毒。梅毒的病原体是苍白密螺旋体。梅毒螺旋体体外存活能力差,普通消毒剂或热肥皂水可将其杀死,干燥或阳光下极易死亡。梅毒的传染源是人,主要通过性交传播,皮肤黏膜病损传染性强;还可通过接吻、哺乳等传播。传播途径还有母婴传播或共用注射器等引起的血源性传播。

我国人群中梅毒发病率尚不清楚,近年来发病率增高。国外资料显示早期未治疗的梅毒患者约10%最终发展为神经梅毒。根据病程可分为第一期、第二期和第三期梅毒。第一期梅毒主要表现为硬性下疳,多在感染后3周左右发生。第二期梅毒以梅毒疹为特征,病程2～3个月,如未彻底治愈可复发。在2年以上复发者呈第三期梅毒。一期和二期梅毒称为早期梅毒。三期梅毒称晚期梅毒。神经梅毒多发生在三期梅毒阶段。

## 一、病因和发病机制

神经梅毒的病因为感染了苍白密螺旋体,感染途径有两种,后天感染主要传播方式是不正当的性行为,男同性恋者是神经梅毒的高发人群。先天梅毒则是通过胎盘由患病母亲传染给胎儿。约10%未经治疗的早期梅毒患者最终发展为神经梅毒。感染后脑膜炎改变可导致蛛网膜粘连,从而引起脑神经受累或循环受阻发生阻塞性脑积水。增生性动脉内膜炎可导致血管腔闭塞,脑组织的缺血、软化,神经细胞的变性、坏死和神经纤维的脱髓鞘。

## 二、临床表现

根据病变部位,神经梅毒分为脑脊膜血管型梅毒和脑实质型梅毒。

### (一)脑脊膜血管型神经梅毒

病变主要累及脑膜、脊膜和血管内膜。脑膜受累为主时表现为无菌性脑膜炎,多为慢性起病,全身不适,间歇性头痛,头晕,记忆减退,有时可出现急性梅毒性脑膜炎,患者持续低热,头痛、畏光、颈强直、意识障碍及癫痫发作等,脑脊液通路梗阻时出现颅内压增高的表现。无临床定位体征或出现脑神经麻痹(如双侧面神经麻痹)、瘫痪、视力减退或听力丧失。多在原发感染后1年内出现。血管病变以动脉炎为常见,可导致脑梗死,出现相应的临床表现。血管性梅毒损害多发生于原发感染后5～30年。脊髓的脊膜血管梅毒比较少见,主要为梅毒性脊膜炎和急性梅毒性横贯性脊髓炎。临床上患者出现进展的肢体无力,感觉障碍(位置觉和振动觉突出)、二便障碍或急性迟缓性瘫痪。疾病后期为痉挛性瘫痪。

### (二)脑、脊髓实质型梅毒

它是由梅毒螺旋体直接侵袭神经组织所致。原发感染后15～20年起病,多伴有脑膜血管梅毒。临床上主要有两种类型:麻痹性痴呆和脊髓痨。

#### 1.麻痹性痴呆

麻痹性痴呆亦称梅毒性脑膜炎,发生于未经正确治疗的患者中。慢性起病,缓缓进展,患者出现神经精神症状,以精神异常症状突出,情绪不稳,人格改变,淡漠,幻觉,妄想,虚构,记忆、学习能力下降,定向力障碍,言语不清,呈进行性痴呆。神经症状可见偏瘫,眼肌麻痹,失语,意识障碍及癫痫发作等。查体见瞳孔对光反射迟钝,发展为阿-罗瞳孔。如不治疗,可在 3～15 年内死亡。

2.脊髓痨

脊髓后索受累。临床表现为特征的"肢体远端的闪电样疼痛",症状剧烈,呈刺痛、放射痛、撕裂痛。患者步基宽,摇摆步态,Charcot 关节,营养障碍所致无痛性足底溃疡,阳痿,二便障碍,可伴有脑神经损害,如视神经萎缩、阿-罗瞳孔、动眼神经麻痹等。某些患者出现自主神经功能紊乱。

**(三)其他**

临床上可见梅毒感染后无神经系统症状,仅依靠实验室检查诊断为无症状性梅毒的患者。无症状性梅毒可有脑脊液异常,头颅 MRI 示脑膜有增强效应。先天性神经梅毒罕见。由梅毒螺旋体经母体传播至胎儿,出现类似成人梅毒的临床表现。脊髓痨少见,其他表现还有脑积水、间质性角膜炎、牙齿畸形和听力丧失等。

## 三、辅助检查

**(一)脑脊液检查**

轻中度淋巴细胞增加,蛋白升高,糖含量降低或正常,IgG 升高,寡克隆区带常阳性,对判断疾病活动性有一定作用。

**(二)免疫学检查**

梅毒血清与脑脊液免疫学检查是重要的诊断方法。性病研究实验在血清中可以产生假阳性,但脑脊液中极少假阳性,不过敏感性较低。快速血浆反应抗体试验曾用于筛选检查,但脑脊液中假阳性率高。血清荧光螺旋体抗体吸附试验阳性常提示梅毒的诊断,但仅仅是定性试验,无法了解滴度。脑脊液 FTA-IgM 可确定诊断。苍白密螺旋体血细胞凝集素检测也可确立诊断。

**(三)影像学**

头颅 CT、MRI 对发现病变部位有一定帮助。MRI 优于 CT。脑膜受累时可见脑膜增强效应。

**(四)病原学检查**

可在脑脊液中分离螺旋体,但受条件限制,仅有限的实验室能进行。

## 四、治疗原则

**(一)早期梅毒**

正规治疗早期梅毒,有助于预防神经梅毒的发生。苯甲青霉素 G $2.4 \times 10^6$ U,肌内注射,单剂治疗。治疗后患者定期回院重复检测至血清学阴性。少数患者通常在早期梅毒治疗 2 年后脑脊液正常时才能预防神经梅毒。治疗后仍出现梅毒应重复治疗。对青霉素过敏患者可使用四环素,每次 500 mg,每天 4 次,口服 14 天;多西环素,每次 100 mg,每天 2 次,口服 14 天。药物不良反应:过敏等。应注意治疗初期出现的雅-赫反应,由治疗早期大量梅毒螺旋体进入循环引起,突然发病,寒战,颜面潮红,呼吸困难,血压下降,通常出现在选用青霉素治疗的病例。首次使用后2 小时内出现,7 小时达高峰,24 小时后缓解。一般在首次运用抗生素治疗 24 小时内常规予皮质激素预防。

**(二)无症状性梅毒**

水溶性青霉素治疗,$1.2\times10^7\sim2.4\times10^7$ U/d,持续 14 天。

**(三)晚期梅毒**

疗效尚有争论。

**1.水溶性青霉素**

每 4 小时 $2.0\times10^6\sim4\times10^6$ U,每天 $1.2\times10^7\sim2.4\times10^7$ U,连续用 10~14 天。

**2.氨苄西林**

每次 $2.4\times10^6$ U,每周 1 次,连续治疗 3 周。

**3.青霉素过敏使用四环素**

每次 500 mg,每天 4 次,连续 30 天。

**4.头孢曲松**

每次 1.0~2.0 g,肌内注射或静脉滴注,每天 1 次,连续 14 天。

**(四)先天性梅毒**

水溶性青霉素治疗,每天 $2.5\times10^5$ U/kg,静脉滴注,连续使用 10 天以上。

## 五、护理评估

**(一)健康史**

不洁性病史,性取向,先天性患者母亲梅毒感染史。

**(二)症状**

**1.无症状型神经梅毒**

无症状,脑脊液呈轻度炎性反应,梅毒血清反应阳性。

**2.梅毒性脑膜炎**

梅毒性脑膜炎多发生在梅毒感染未经治疗的 2 期,主要为青年男性,发热、头痛和颈强等症状颇似急性病毒性脑炎。

**3.血管性梅毒**

血管性梅毒可见偏瘫、偏身感觉障碍、偏盲失语等,偶可有局限性癫痫、脑积水和脑神经麻痹;脊髓血管梅毒可表现为横贯性脊髓炎,运动、感觉及排尿障碍。

**4.脊髓痨**

下肢脊神经根支配区域短促、阵发、电击样疼痛,可有感觉异常,随病情进展,可出现深感觉障碍、感觉性共济失调。部分患者可有内脏危象,如胃及膀胱危象。

**5.麻痹性痴呆**

于初期感染后 10~30 年发病,主要为进行性痴呆合并神经损害征象为主。

**(三)身体状况**

**1.生命体征及意识**

有无发热,意识不清,瞳孔大小及对光反射。

**2.疼痛**

有无头痛、肌肉痛。

**3.肢体活动障碍**

有无肢体活动障碍、偏瘫,肌力、肌张力是否正常,有无共济失调,步态是否正常。

4.视力障碍

有无视力下降、丧失,偏盲,视野改变。

5.语言障碍

有无失语,失语类型。

6.排尿障碍

有无排尿障碍,尿频。

7.吞咽障碍

有无吞咽障碍、饮水呛咳,洼田饮水试验分级。

**(四)心理状况**

(1)有无焦虑、恐惧、抑郁等情绪。

(2)疾病对生活、工作有无影响。

## 六、护理诊断/问题

**(一)有误吸的危险**

误吸与病变引起的吞咽困难有关。

**(二)意识障碍**

意识障碍与病变所致神经精神症状有关。

**(三)生活自理能力缺陷**

生活自理能力缺陷与病变所致肢体功能障碍有关。

**(四)有受伤的危险**

受伤与病变所致肢体功能障碍有关。

**(五)语言沟通障碍**

语言沟通障碍与病变引起的失语、精神障碍有关。

**(六)知识缺乏**

缺乏与疾病相关的知识。

## 七、护理措施

(1)环境与休息:保持病室安静舒适,病房内空气清新,温湿度适宜。患者疾病早期不限制活动,但应预防跌倒、坠床的发生。病情危重并有意识障碍的患者卧床休息,长期卧床者应防压疮。

(2)饮食护理:指导患者进高热量、易消化、高维生素饮食。有意识障碍无法进食者应根据医嘱放置胃管,给予鼻饲饮食,保证营养供应,促进疾病康复。

(3)严密观察病情变化,生命体征是否平稳,有无突发肌力下降、偏瘫、癫痫发作,急性意识障碍,及时通知主管医师,给予对症处理。

(4)病情危重卧床期间注意协助患者更换体位,预防压疮的发生。躁动者必要时遵医嘱使用保护性约束措施。

(5)做好消毒隔离工作,预防交叉感染。有创操作注意防护,避免职业暴露。

(6)肢体活动障碍者注意做好跌倒评估,预防跌倒。

(7)尿失禁的患者定时给予便器,锻炼自主排尿功能。留置导尿管的患者保持会阴部皮肤及尿管清洁,观察尿液的颜色、性质、量。每月在无菌操作下更换尿管,使用抗反流尿袋,根据患者不同情况定时规律地夹闭、开放尿管,以维持膀胱收缩、充盈功能。注意保护患者隐私。

(8)使用大剂量青霉素等抗生素,进行驱梅治疗原则为及时、足量、足疗程。应向患者做好用药宣教,包括注意事项及不良反应,保证患者院外治疗足疗程。定期抽血,监测血常规及肝功能、肾功能。首次应用抗生素时,注意预防雅-赫反应。

(9)护士应加强患者的心理护理,及时了解患者的心理变化,对不同时期的心理变化给予患者不同的心理支持。同时做好疾病知识宣教,帮助患者树立战胜疾病的信心,减轻心理负担。同时也应做好患者家属的心理工作,使患者能够获得更多的心理支持。

### 八、健康指导

(1)做好疾病知识宣教,患者在相应治疗完成后,还须进行长期临床及血清学的观察,患者应了解定期复查复治的重要性,按照医嘱规定时间复诊。

(2)讲明梅毒的传染方式和对个人及社会的危害,早发现、早正规治疗的重要性。

(3)患者治疗期间禁止性生活,伴侣也应进行检查或治疗。

(4)嘱患者做好个人卫生,彻底治愈前不要到公共浴池洗澡或泳池游泳,内衣裤单独清洗,预防交叉感染。

(穆　娟)

# 第七节　多发性硬化

多发性硬化(multiple sclerosis,MS)是中枢神经系统白质脱髓鞘疾病,其病因不清,病理特征为中枢神经系统白质区域多个部位的炎症、脱髓鞘及胶质增生病灶。临床上多为青壮年起病,症状和体征提示中枢神经系统多部位受累,病程有复发缓解的特征。

### 一、病因及发病机制

病因及发病机制尚未完全清楚。有研究认为该病与病毒感染有关,但尚未从患者的脑组织中发现和分离出病毒;亦有认为 MS 可能是中枢神经系统病毒感染引起的自身免疫性疾病。MS 还具有明显的家族性倾向,MS 患者的一级亲属中患病的危险比一般人群要高得多,其遗传易感性可能是多基因产物相互作用的结果。环境、种族、免疫接种、外伤、怀孕等因素均可能与该病的发病或复发有关。

### 二、临床表现

#### (一)发病年龄
发病通常在青壮年,20~30 岁是发病的高峰年龄。10 岁以前或 60 岁以后很少发病。但有 3 岁和67 岁发病的报道。

#### (二)发病形式
起病快慢不一,通常急性或亚急性起病。病程有加重与缓解交替。临床病程会由数年至数十年,亦有极少数重症患者在发病后数月内死亡。部分患者首次发作症状可以完全缓解,但随着复发,缓解会不完全。

**(三)症状和体征**

可出现中枢神经系统各部位受累的症状和体征。其特征是症状和体征复杂,且随着时间变化,其性质和严重程度也发生着变化。

(1)视觉症状包括复视、视觉模糊、视力下降、视野缺损。眼底检查可见有视神经炎的改变,晚期可出现视神经萎缩。内侧纵束病变可造成核间性眼肌麻痹,是多发性硬化的重要体征。其特征表现为内直肌麻痹而造成一侧眼球不能内收,并有对侧外直肌无力和眼震。

(2)某些患者三叉神经根部可能会损害,表现为面部感觉异常,角膜反射消失。三叉神经痛应考虑多发性硬化的可能。

(3)其他如眩晕、面瘫、构音障碍、假性延髓性麻痹均可以出现。

(4)肢体无力是最常见的体征。单瘫、轻偏瘫、四肢瘫均能见到,还可能有不对称性四肢瘫。肌力常与步行困难不成比例。某些患者,特别是晚发性患者,会表现为慢性进行性截瘫,可能只出现锥体束征及较轻的本体感觉异常。

(5)小脑及其与脑干的联系纤维常常受累,引起构音障碍、共济失调、震颤及肢体协调不能,其语言具有特征性的扫描式语言,系腭和唇肌的小脑性协调不能加上皮质脑干束受累所致,出现所谓夏科三联征:构音不全、震颤及共济失调。

(6)排尿障碍症状包括尿失禁、尿急、尿频等。排便障碍少于排尿障碍。男性患者可以出现性欲减低和阳痿。女性性功能障碍亦不少见。

(7)感觉异常较常见。颈部被动或主动屈曲时会出现背部向下放射的闪电样疼痛,即Lhermitte征,提示颈髓后柱的受累。各种疼痛除 Lhermitte 征外,还有三叉神经痛、咽喉部疼痛、肢体的痛性痉挛、肢体的局部疼痛及头痛等。

(8)精神症状亦不少见,常见有抑郁、欣快,亦有可能合并情感性精神病。认知、思维、记忆等均可受累。

## 三、辅助检查

**(一)影像学检查**

磁共振是最有用的诊断手段。90%以上的患者可以通过 MRI 发现白质多发病灶,因而是诊断多发性硬化的首选检查。$T_2$ 加权相是常规检查,质子相或压水相能提高检查的正确率。典型改变应在白质区域有 4 处直径大于 3 mm 的病灶,或 3 处病灶至少有一处在脑室旁。

**(二)脑脊液检查**

对于诊断可以提供支持证据。脑脊液 γ 球蛋白改变及出现寡克隆区带,提示鞘内有免疫球蛋白合成,这是 MS 的脑脊液改变之一。

**(三)电生理检查**

视觉诱发电位及脑干诱发电位对发现临床病灶有重要意义。视觉诱发电位对视神经、视交叉、视束病灶非常敏感。

## 四、治疗原则

治疗原则包括针对病因和对症治疗。

### (一)激素治疗

糖皮质激素具有抗炎和免疫抑制作用,用于治疗 MS 可以缩短病程和减少复发。急性发作较严重,可给予甲泼尼龙 1 000 mg,加入 5％葡萄糖 500 mL 中静脉滴注,3～4 小时滴完,连续 3 天,然后口服泼尼松治疗:80 mg/d,10～14 天,以后可根据病情调整剂量和用药时间,逐渐减量。亦可予地塞米松 10～20 mg/d,或氢化可的松 200～300 mg/d,静脉滴注,一般使用 10～14 天后改服泼尼松。从对照研究来看,激素治疗可加速急性发作的缓解,但对于最终预后的影响尚不清楚。促皮质激素多数人认为不宜使用。

### (二)干扰素

目前认为可能改变 MS 病程和病情。有两种制剂,β-1a、β-1b。这些药物治疗可能降低复发缓解期的发作次数 30％,也可降低症状的严重程度。β-干扰素治疗的不良反应较小,有些患者可能产生肝功能异常及骨髓抑制。

### (三)免疫抑制剂

1.环磷酰胺

成人剂量一般 0.2～0.4 g 加入 0.9％生理盐水 20 mL 中静脉注射,隔天一次,累计总量 8～10 g 为 1 个疗程。

2.硫唑嘌呤

口服剂量 1～2 mg/kg,累积剂量 8～10 g 为 1 个疗程。

3.甲氨蝶呤

对于进展性 MS 可能有效,剂量为 7.5～15.0 mg,每周 1 次。使用免疫抑制剂时应注意其毒性反应。

### (四)Copolymer-1

Copolymer-1 是一种由 L-丙氨酸、L-谷氨酸、L-赖氨酸和 L-酪氨酸按比例合成的一种多肽混合物。它在免疫化学特性上模拟多发性硬化的推测抗原,可清除自身抗原分子,对早期复发缓解性多发性硬化患者可减少复发次数,但对重症患者无效。用法为每天皮下注射 120 mg。

### (五)对症治疗

减轻痉挛,可用巴氯芬 40～80 mg/d,分数次给予,地西泮和其他肌松药也可给予。尿失禁患者应注意预防泌尿道感染。有痛性强直性痉挛发作或其他发作性症状,可予卡马西平 0.1～0.2 g,每天 3 次口服,应注意该药对血液系统和肝功能的不良反应。功能障碍患者应进行康复训练,加强营养。注意预防肺部感染。感冒、妊娠、劳累可能诱发复发,应注意避免。

## 五、护理评估

### (一)健康史

有无家族史;有无病毒感染史。

### (二)症状

1.视力障碍

表现为急性视神经炎或球后视神经炎,常伴眼球疼痛。部分有眼肌麻痹和复视。

2.运动障碍

四肢瘫、偏瘫、截瘫或单瘫,以不对称瘫痪最常见。易疲劳,可为疾病首发症状。

**3.感觉异常**

浅感觉障碍,肢体、躯干或面部针刺麻木感,异常的肢体发冷、蚁走感、瘙痒感或尖锐、烧灼样疼痛及定位不明确的感觉异常。

**4.共济失调**

不同程度的共济运动障碍。

**5.自主神经功能障碍**

尿频、尿失禁、便秘,或便秘与腹泻交替出现,性欲减退、半身多汗和流涎等。

**6.精神症状和认知功能障碍**

抑郁、易怒、脾气暴躁,也可表现为淡漠、嗜睡、强哭强笑等。

**7.发作性症状**

发作性症状指持续时间短暂、可被特殊因素诱发的感觉或运动异常。如构音障碍、共济失调、单肢痛性发作及感觉迟钝、面肌痉挛、阵发性瘙痒和强直性发作等。

**(三)身体状况**

(1)生命体征,尤其是呼吸、血氧饱和度。

(2)肢体活动障碍:肌力分级、肌力有无下降。

(3)二便障碍:有无尿失禁、尿潴留,有无尿管,有无便秘。

(4)呼吸:有无呼吸困难、咳嗽咳痰费力。

(5)视力:有无视力障碍、复视。

**(四)心理状况**

(1)有无焦虑、恐惧、抑郁等情绪。

(2)疾病对生活、工作有无影响。

## 六、护理诊断/问题

**(一)生活自理能力缺陷**

与肢体无力有关。

**(二)躯体移动障碍**

与脊髓受损有关。

**(三)有受伤的危险**

与视神经受损有关。

**(四)有皮肤完整性受损的危险**

与瘫痪及大小便失禁有关。

**(五)便秘**

与脊髓受累有关。

**(六)潜在并发症——感染**

与长期应用激素导致机体抵抗力下降有关。

## 七、护理措施

(1)环境与休息:保持病室安静舒适,病房内空气清新,温湿度适宜。病情危重患者应卧床休息。病情平稳时应鼓励患者下床活动,预防跌倒、坠床等不良事件的发生。

(2)饮食护理:指导患者进高热量、易消化、高维生素的食物,少食多餐,多吃新鲜蔬菜和水果。出现吞咽困难等症状时,进食应抬高床头,速度宜慢,并观察进食情况,避免呛咳,必要时遵医嘱留置胃管,并进行吞咽康复锻炼。

(3)严密观察病情变化,保持呼吸道通畅,出现咳嗽无力、呼吸困难症状给予吸氧、吸痰,并观察缺氧的程度,备好抢救物品。

(4)视力下降、视野缺损的患者要注意用眼卫生,不用手揉眼,保持室内光线良好,环境简洁整齐。将呼叫器、水杯等必需品放在患者视力范围内,暖瓶等危险物品远离患者。复视患者活动时建议戴眼罩遮挡一侧眼部,以减轻头晕症状。

(5)感觉异常的患者,指导其选择宽松、棉质衣裤,以减轻束带感。洗漱时,以温水为宜,可以缓解疲劳。禁止给予患者使用热水袋,避免泡热水澡。避免因过热而导致症状波动。

(6)排泄异常的患者嘱其养成良好的排便习惯,定时排便。每天做腹部按摩,促进肠蠕动,排便困难时可使用开塞露等缓泻药物。平时多食含粗纤维食物,以保证大便通畅。留置尿管的患者,保持会阴部清洁、干燥。定时夹闭尿管,协助患者每天做膀胱、盆底肌肉训练,帮助患者控制膀胱功能。

(7)卧床患者加强基础护理。保持床单位清洁、干燥,保证患者"六洁四无"。定时翻身、拍背、吸痰,保持呼吸道通畅,保持皮肤完好。肢体处于功能位,每天进行肢体的被动活动及伸展运动训练。能行走的患者,鼓励进行主动锻炼。锻炼要适度,并保证患者安全,避免外伤。

(8)注射干扰素时,选择正确的注射方式,避免重复注射同一部位,选择注射部位轮流注射。注射前15～30分钟将药物从冰箱取出,置室温环境复温,以减少注射部位反应。注射前冰敷注射部位1～2分钟,以缓解疼痛。注射部位在注射后先轻柔按摩1分钟再冰敷(勿大于5分钟),以降低红肿及硬块的发生。

(9)使用激素时要注意观察生命体征、血糖变化。保护胃黏膜,避免进食坚硬、有刺激的食物。长期应用者,要注意预防感染。

(10)要做好患者心理护理,介绍有关疾病知识,鼓励患者配合医护人员的治疗,树立战胜疾病的信心,减轻恐惧、焦虑、抑郁等不良情绪,以促进疾病康复。

## 八、健康指导

(1)合理安排工作、学习,生活有规律。
(2)保证充足睡眠,保持积极乐观的精神状态,增加自我照顾能力和应对疾病的信心。
(3)避免紧张和焦虑。
(4)进行康复锻炼,以保持活动能力,强度要适度。
(5)避免诱发因素,如感冒、发热、外伤、过劳、手术、疫苗接种。控制感染。
(6)正确用药,合理饮食。
(7)女性患者首次发作后2年内避免妊娠。

**(穆　娟)**

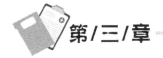

# 呼吸内科护理

## 第一节　急性上呼吸道感染

急性上呼吸道感染是鼻腔、咽或喉部急性炎症的总称。常见病原体为病毒,仅有少数由细菌引起。本病全年皆可发病,但冬春季节多发,具有一定的传染性,有时引起严重的并发症,应积极防治。

### 一、护理评估

#### (一)病因及发病机制

急性上呼吸道感染有 70%～80% 由病毒引起。其中主要包括流感病毒、副流感病毒、呼吸道合胞病毒、腺病毒、鼻病毒等。由于感染病毒类型较多,又无交叉免疫,人体产生的免疫力较弱且短暂,同时在健康人群中有病毒携带者,故一个人可有多次发病。细菌感染占 20%～30%,可直接或继病毒感染之后发生,以溶血性链球菌最为多见,其次为流感嗜血杆菌、肺炎球菌和葡萄球菌等。偶见革兰阴性杆菌。当全身或呼吸道局部防御功能降低时,尤其是年老体弱或有慢性呼吸道疾病者更易患病,原先存于上呼吸道或外界侵入的病毒和细菌迅速繁殖,引起本病。通过含有病毒的飞沫或被污染的用具传播,引起发病。

#### (二)健康史

有无受凉、淋雨、过度疲劳等使机体抵抗力降低等情况,应注意询问本次起病情况,既往健康情况,有无呼吸道慢性疾病史等。

#### (三)身体状况

急性上呼吸道感染主要症状和体征个体差异大,根据病因不同可有不同类型,各型症状、体征之间无明显界定,也可互相转化。

**1.普通感冒**

普通感冒又称急性鼻炎或上呼吸道卡他,以鼻咽部卡他症状为主要表现,俗称"伤风"。成人多为鼻病毒所致,起病较急,初期有咽干、咽痒或咽痛,同时或数小时后有打喷嚏、鼻塞、流清水样鼻涕,2～3 天后分泌物变稠,伴咽鼓管炎可引起听力减退,伴流泪、味觉迟钝、声嘶、少量咳嗽、低热不适、轻度畏寒和头痛。检查可见鼻腔黏膜充血、水肿、有分泌物,咽部轻度充血。如无并发症,一般经 5～7 天痊愈。

### 2.流行性感冒

流行性感冒(简称流感)则由流感病毒引起,起病急,鼻咽部症状较轻,但全身症状较重,伴高热、全身酸痛和眼结膜炎症状,而且常有较大或大范围的流行。

流行性感冒应及早应用抗流感病毒药物,起病1~2天内应用抗流感病毒药物治疗,才能取得最佳疗效。目前抗流感病毒药物包括离子通道 $M_2$ 阻滞剂和神经氨酸酶抑制剂两类。①离子通道 $M_2$ 阻滞剂:包括金刚烷胺和金刚乙胺,主要对甲型流感病毒有效。金刚烷胺类药物是治疗甲型流感的首选药物,有效率达70%~90%。金刚烷胺的有神经质、焦虑、注意力不集中和轻微头痛等中枢神经系统不良反应,一般在用药后几小时出现,金刚乙胺的毒副作用较小。胃肠道反应主要为恶心和呕吐,停药后可迅速消失。肾功能不全的患者需要调整金刚烷胺的剂量,对于老年人或肾功能不全者需要密切监测不良反应。②神经氨酸酶抑制剂:奥司他韦(商品名达菲),作用机制是通过干扰病毒神经氨酸酶保守的唾液酸结合位点,从而抑制病毒的复制,对A(包括H5N1)和B不同亚型流感病毒均有效。奥司他韦成人每次口服75 mg,每天2次,连服5天,但须在症状出现2天内开始用药。奥司他韦不良反应少,一般为恶心、呕吐等消化道症状,也有腹痛、头痛、头晕、失眠、咳嗽、乏力等不良反应的报道。

### 3.病毒性咽炎和喉炎

临床特征为咽部发痒、不适和灼热感、声嘶、讲话困难、咳嗽、咳嗽时咽喉疼痛,无痰或痰呈黏液性,有发热和乏力,伴有咽下疼痛时,常提示有链球菌感染,体检发现咽部明显充血和水肿、局部淋巴结肿大且触痛,提示流感病毒和腺病毒感染,腺病毒咽炎可伴有眼结膜炎。

### 4.疱疹性咽峡炎

主要由柯萨奇病毒A引起,夏季好发。有明显咽痛、常伴有发热,病程约一周。体检可见咽充血,软腭、腭垂、咽和扁桃体表面有灰白色疱疹及浅表溃疡,周围有红晕。多见儿童,偶见于成人。

### 5.咽结膜热

常为柯萨奇病毒、腺病毒等引起。夏季好发,游泳传播为主,儿童多见。表现为发热、咽痛、畏光、流泪、咽及结膜明显充血。病程4~6天。

### 6.细菌性咽-扁桃体炎

多由溶血性链球菌感染所致,其次为流感嗜血杆菌、肺炎球菌、葡萄球菌等引起。起病急,咽痛明显、伴畏寒、发热,体温超过39 ℃。检查可见咽部明显充血,扁桃体充血肿大,其表面有黄色点状渗出物,颌下淋巴结肿大伴压痛,肺部无异常体征。

本病如不及时治疗可并发急性鼻窦炎、中耳炎、急性气管-支气管炎。部分患者可继发病毒性心肌炎、肾炎、风湿热等。

### (四)实验室及其他检查

#### 1.血常规

病毒感染者白细胞正常或偏低,淋巴细胞比例升高;细菌感染者白细胞计数和中性粒细胞增高,可有核左移现象。

#### 2.病原学检查

可做病毒分离和病毒抗原的血清学检查,确定病毒类型,以区别病毒和细菌感染。细菌培养及药物敏感试验,可判断细菌类型,并可指导临床用药。

#### 3.X线检查

胸部X线多无异常改变。

## 二、主要护理诊断及医护合作性问题

### (一)舒适受损

鼻塞、流涕、咽痛、头痛与病毒和/或细菌感染有关。

### (二)潜在并发症

鼻窦炎、中耳炎、心肌炎、肾炎、风湿性关节炎。

## 三、护理目标

患者躯体不适缓解,日常生活不受影响;体温恢复正常;呼吸道通畅;睡眠改善;无并发症发生或并发症被及时控制。

## 四、护理措施

### (一)一般护理

注意隔离患者,减少探视,避免交叉感染。患者咳嗽或打喷嚏时应避免对着他人。患者使用的餐具、痰盂等用具应按规定消毒,或用一次性器具,回收后焚烧弃去。多饮水,补充足够的热量,给予清淡易消化、高热量、丰富维生素、富含营养的食物。避免刺激性食物,戒烟、酒。患者以休息为主,特别是在发热期间。部分患者往往因剧烈咳嗽而影响正常的睡眠,可给患者提供容易入睡的休息环境,保持病室适宜温度、湿度和空气流通。保证周围环境安静,关闭门窗。指导患者运用促进睡眠的方式,如睡前泡脚、听音乐等。必要时可遵医嘱给予镇咳、祛痰或镇静药物。

### (二)病情观察

关注疾病流行情况、鼻咽部发生的症状、体征及血常规和 X 线胸片改变。注意并发症,如耳痛、耳鸣、听力减退、外耳道流脓等提示中耳炎;如头痛剧烈、发热、伴脓涕、鼻窦有压痛等提示鼻窦炎;如在恢复期出现胸闷、心悸、眼睑水肿、腰酸和关节痛等提示心肌炎、肾炎或风湿性关节炎,应及时就诊。

### (三)对症护理

1.高热护理

体温超过 37.5 ℃,应每 4 小时测体温 1 次,观察体温过高的早期症状和体征,体温突然升高或骤降时,应随时测量和记录,并及时报告医师。体温＞39 ℃时,要采取物理降温。降温效果不好可遵照医嘱选用适当的解热剂进行降温。患者出汗后应及时处理,保持皮肤的清洁和干燥,并注意保暖。鼓励多饮水。

2.保持呼吸道通畅

清除气管、支气管内分泌物,减少痰液在气管、支气管内的聚积。指导患者采取舒适的体位进行有效咳嗽。观察咳痰情况,如痰液较多且黏稠,可嘱患者多饮水,或遵照医嘱给予雾化吸入治疗,以湿润气道、利于痰液排出。

### (四)用药护理

1.对症治疗

选用抗感冒复合剂或中成药减轻发热、头痛,减少鼻、咽充血和分泌物,如对乙酰氨基酚、银翘解毒片等。干咳者可选用右美沙芬、喷托维林等;咳嗽有痰可选用复方氯化铵合剂、溴己新,或雾化祛痰。咽痛者可含服喉片或草珊瑚片等。气喘者可用平喘药,如特布他林、氨茶碱等。

2.抗病毒药物

早期应用抗病毒药有一定疗效,可选用利巴韦林、奥司他韦、金刚烷胺、吗啉胍和抗病毒中成药等。

3.抗生素

如有细菌感染,最好根据药物敏感试验选择有效抗生素治疗,常可选用大环内酯类、青霉素类、氟喹诺酮类及头孢菌素类。

根据医嘱选用药物,告知患者药物的作用、可能发生的不良反应和服药的注意事项,如按时服药;应用抗生素者,注意观察有无迟发变态反应发生;对于应用解热镇痛药者注意避免大量出汗引起虚脱等。发现异常及时就诊等。

**(五)心理护理**

急性呼吸道感染预后良好,多数患者于一周内康复,仅少数患者可因咳嗽迁延不愈而发展为慢性支气管炎,患者一般无明显心理负担。但如果咳嗽较剧烈,加之伴有发热,可能会影响患者的休息、睡眠,进而影响工作和学习,个别患者产生急于缓解咳嗽等症状的焦虑情绪。护理人员应与患者进行耐心、细致的沟通,通过对病情的客观评价,解除患者的心理顾虑,建立治疗疾病的信心。

**(六)健康指导**

1.疾病知识指导

帮助患者和家属掌握急性呼吸道感染的诱发因素及本病的相关知识,避免受凉、过度疲劳,注意保暖;外出时可戴口罩,避免寒冷空气对气管、支气管的刺激。积极预防和治疗上呼吸道感染,症状改变或加重时应及时就诊。

2.生活指导

平时应加强耐寒锻炼,增强体质,提高机体免疫力。有规律生活,避免过度劳累。室内空气保持新鲜、阳光充足。少去人群密集的公共场所。戒烟、酒。

## 五、护理评价

患者舒适度改善;睡眠质量提高;未发生并发症或发生后被及时控制。

(杨　雯)

# 第二节　急性气管-支气管炎

急性气管-支气管炎是由生物、物理、化学刺激或变态反应等因素引起的气管-支气管黏膜的急性炎症。临床主要症状有咳嗽和咳痰。本病常见于寒冷季节或气候突变时,可以由病毒、细菌直接感染,也可由病毒或细菌引发的急性上呼吸道感染慢性迁延不愈所致。

## 一、病因

**(一)生物性因素**

急性气管-支气管炎生物性病因中最重要的是病毒感染,包括腺病毒、冠状病毒、流感病毒甲和乙、副流感病毒、呼吸道合胞病毒、柯萨奇病毒 A21、鼻病毒等。肺炎支原体、肺炎衣原体和百日咳杆菌，也可以是本病的病原体，常见于年轻人。呼吸道感染的常见病原菌有肺炎球菌、流感嗜血杆菌，金黄色葡萄球菌和卡他莫拉菌也常怀疑为本病的致病菌，但除新生儿、人工气道或免疫抑制患者外，至今没有"细菌性支气管炎"的确切证据。

**(二)非生物性因素**

非生物性致病因子有矿、植物粉尘、刺激性气体(强酸、氨、某些挥发性溶液、氯、硫化氢、二氧化硫和溴化物等)，环境刺激物包括臭氧、二氧化氮、香烟和烟雾等。

## 二、诊断要点

(1)常见症状有鼻塞、流涕、咽痛、畏寒、发热、声嘶和肌肉酸痛等。

(2)咳嗽为主要症状。开始为干咳、胸骨下刺痒或闷痛感。1~2 天后有白色黏痰，以后可变脓性，甚至伴血丝。

(3)胸部听诊呼吸音粗糙，并有干、湿性啰音。用力咳嗽后，啰音性质可改变或消失。

(4)外周血常规正常或偏低，细菌感染时外周血白细胞升高。痰培养如检出病原菌，则可确诊病因。

(5)X 线胸部检查正常或仅有肺纹理增粗。

## 三、鉴别要点

(1)流行性感冒起病急骤，发热较高，有全身酸痛、头痛、乏力的全身中毒症状，有流行病史。

(2)急性上呼吸道感染一般鼻部症状明显，无咳嗽、咳痰。肺部无异常体征。

(3)其他如支气管肺炎、肺结核、肺癌、肺脓肿、麻疹、百日咳等多种肺部疾病可伴有急性支气管的症状，通过详细询问病史、体格检查，多能做出诊断。

## 四、治疗

**(一)一般治疗**

休息、保暖、多饮水、补充足够的热量。

**(二)对症治疗**

一般可根据患者的症状予以对症治疗。

1.干咳无痰者

可用喷托维林 25 mg，每天 3 次，口服；或可卡因 15~30 mg，每天 3 次，口服。

2.咳嗽有痰不易咳出者

可选用氨溴素 30 mg，每天 3 次，口服；也可服用棕色合剂 10 mL，每天 3 次，口服。

3.伴喘息发生支气管痉挛

可用平喘药如氨茶碱 100 mg 或沙丁胺醇 2~4 mg，每天 3 次，口服。

4.发热

可用解热镇痛药，如复方阿司匹林片，每次 1 片，每天 3~4 次。口服。

**(三)抗感染治疗**

根据感染的病原体及药物敏感试验选择抗生素治疗。如有明显发热或痰转为脓性者，应选用适当抗生素治疗。常用青霉素 $8 \times 10^5$ U，每天 2 次，肌内注射，或酌情选用大环内酯类及头孢类抗生素。退热1～3天后即可停药。

## 五、护理措施

### (一)保持心身舒适

(1)保持室内空气新鲜,通风1～2次/天,室内湿度在60％～65％,温度在20～25 ℃。

(2)鼓励患者多饮水,高热时每天摄入量应为3 000～4 000 mL,心、肾功能障碍时,每天饮水量应在1 500～2 000 mL。

(3)指导患者选择高维生素、清淡易消化的食物,如瘦肉、豆腐、蛋、鱼、水果、新鲜蔬菜等。

(4)急性期应绝对卧床休息,治疗和护理操作尽量集中在同一时间内,使患者有充足的时间休息。

### (二)病情观察

(1)观察咳嗽、咳痰、喘息的症状及诱发因素,尤其是痰液的性质和量。

(2)有无胸闷、发绀、呼吸困难等症状。

### (三)保持呼吸道通畅

(1)对痰多黏稠、较难咳出的患者,指导采取有效的咳嗽方式,协助翻身、叩背和体位引流,嘱其多饮水,遵医嘱雾化吸入。

(2)根据患者的缺氧程度、血气分析结果调节氧流量。

（杨　雯）

# 第三节　慢性支气管炎

慢性支气管炎是由于感染或非感染因素引起气管、支气管黏膜及其周围组织的慢性非特异性炎症。临床以咳嗽、咳痰或伴有喘息反复发作为特征,每年持续3个月以上,且连续2年以上。

## 一、病因和发病机制

慢性支气管炎的病因极为复杂,迄今尚有许多因素还不够明确,往往是多种因素长期相互作用的综合结果。

### (一)感染

病毒、支原体和细菌感染是本病急性发作的主要原因。病毒感染以流感病毒、鼻病毒、腺毒和呼吸道合胞病毒常见;细菌感染以肺炎链球菌、流感嗜血杆菌和卡他莫拉菌及葡萄球菌常见。

### (二)大气污染

化学气体如氯气、二氧化氮、二氧化硫等刺激性烟雾,空气中的粉尘等均可刺激支气管黏膜,使呼吸道清除功能受损,为细菌入侵创造条件。

### (三)吸烟

吸烟为本病发病的主要因素。吸烟时间的长短与吸烟量决定发病率的高低,吸烟者的患病率较不吸烟者高2～8倍。

**（四）变态反应因素**

喘息型支气管患者，多有过敏史。患者痰中嗜酸性粒细胞和组胺的含量及血中 IgE 明显高于正常。此类患者实际上应属慢性支气管炎合并哮喘。

**（五）其他因素**

气候变化，特别是寒冷空气对慢支的病情加重有密切关系。自主神经功能失调，副交感神经功能亢进，老年人肾上腺皮质功能减退，慢性支气管炎的发病率增加。维生素 C 缺乏，维生素 A 缺乏，易患慢性支气管炎。

## 二、临床表现

**（一）症状**

患者常在寒冷季节发病，出现咳嗽、咳痰，尤以晨起显著，白天多于夜间。病毒感染痰液为白色黏液泡沫状，继发细菌感染，痰液转为黄色或黄绿色黏液脓性，偶可带血。慢性支气管炎反复发作后，支气管黏膜的迷走神经感受器反应性增高，副交感神经功能亢进，可出现变态反应现象而发生喘息。

**（二）体征**

早期多无体征。急性发作期可有肺底部闻及干、湿性啰音。喘息型支气管炎在咳嗽或深吸气后可闻及哮鸣音，发作时，有广泛哮鸣音。

**（三）并发症**

（1）阻塞性肺气肿：为慢性支气管炎最常见的并发症。

（2）支气管肺炎：慢性支气管炎蔓延至支气管周围肺组织中，患者表现寒战、发热、咳嗽加剧、痰量增多且呈脓性；白细胞总数及中性粒细胞增多；X 线胸片显示双下肺野有斑点状或小片阴影。

（3）支气管扩张症。

## 三、诊断

**（一）辅助检查**

1.血常规

白细胞总数及中性粒细胞数可升高。

2.胸部 X 线

单纯型慢性支气管炎，X 线片检查阴性或仅见双下肺纹理增多、增粗、模糊、呈条索状或网状。继发感染时为支气管周围炎症改变，表现为不规则斑点状阴影，重叠于肺纹理之上。

3.肺功能检查

早期病变多在小气道，常规肺功能检查多无异常。

**（二）诊断要点**

凡咳嗽、咳痰或伴有喘息，每年发作持续 3 个月，连续 2 年或 2 年以上者，并排除其他心、肺疾病（如肺结核、肺尘埃沉着病、支气管哮喘、支气管扩张症、肺癌、肺脓肿、心脏病、心功能不全等）、慢性鼻咽疾病后，即可诊断。如每年发病不足 3 个月，但有明确的客观检查依据（如胸部 X 线片、肺功能等）亦可诊断。

### (三)鉴别诊断

**1.支气管扩张**

多于儿童或青年期发病,常继发于麻疹、肺炎或百日咳后,并有咳嗽、咳痰反复发作的病史,合并感染时痰量增多,并呈脓性或伴有发热,病程中常反复咯血。在肺下部周围可闻及不易消散的湿性啰音。晚期重症患者可出现杵状指(趾)。胸部 X 线上可见双肺下野纹理粗乱或呈卷发状。薄层高分辨 CT(HRCT)检查有助于确诊。

**2.肺结核**

活动性肺结核患者多有午后低热、消瘦、乏力、盗汗等中毒症状。咳嗽痰量不多,常有咯血。老年肺结核的中毒症状多不明显,常被慢性支气管炎的症状所掩盖而误诊。胸部 X 线上可发现结核病灶,部分患者痰结核菌检查可获阳性。

**3.支气管哮喘**

支气管哮喘常为特质性患者或有变态反应性疾病家族史,多于幼年发病。一般无慢性咳嗽、咳痰史。哮喘多突然发作,且有季节性,血和痰中嗜酸性粒细胞常增多,治疗后可迅速缓解。发作时双肺布满哮鸣音,呼气延长,缓解后可消失,且无症状,但气道反应性仍增高。慢性支气管炎合并哮喘的患者,病史中咳嗽、咳痰多发生在喘息之前,迁延不愈较长时间后伴有喘息,且咳嗽、咳痰的症状多较喘息更为突出,平喘药物疗效不如哮喘。

**4.肺癌**

肺癌多发生于 40 岁以上男性,并有多年吸烟史的患者,刺激性咳嗽常伴痰中带血和胸痛。X 线胸片检查肺部常有块影或反复发作的阻塞性肺炎。痰脱落细胞及支气管镜等检查,可明确诊断。

**5.慢性肺间质纤维化**

慢性咳嗽,咳少量黏液性非脓性痰,进行性呼吸困难,双肺底可闻及爆裂音(Velcro 啰音),严重者发绀并有杵状指。X 线胸片见中下肺野及肺周边部纹理增多紊乱呈网状结构,其间见弥漫性细小斑点阴影。肺功能检查呈限制性通气功能障碍,弥散功能降低,$PaO_2$ 下降。肺活检是确诊的手段。

## 四、治疗

### (一)急性发作期及慢性迁延期的治疗

以控制感染、祛痰、镇咳为主,同时解痉平喘。

**1.抗感染药物**

及时、有效、足量,感染控制后及时停用,以免产生细菌耐药或二重感染。一般患者可按常见致病菌用药。可选用青霉素 G $8\times10^5$ U 肌内注射;复方磺胺甲噁唑(SMZ),每次 2 片,2 次/天;阿莫西林 2~4 g/d,3~4 次口服;氨苄西林 2~4 g/d,分 4 次口服;头孢氨苄 2~4 g/d 或头孢拉定1~2 g/d,分 4 次口服;头孢呋辛 2 g/d 或头孢克洛 0.5~1.0 g/d,分 2~3 次口服。亦可选择新一代大环内酯类抗生素,如罗红霉素,0.3 g/d,2 次口服。抗菌治疗疗程一般 7~10 天,反复感染病例可适当延长。严重感染时,可选用氨苄西林、环丙沙星、氧氟沙星、阿米卡星、奈替米星或头孢菌素类联合静脉滴注给药。

**2.祛痰镇咳药**

刺激性干咳者不宜单用镇咳药物,否则痰液不易咳出。可给盐酸溴环己胺醇 30 mg 或羧甲基半胱氨酸 500 mg,3 次/天口服。乙酰半胱氨酸及氯化铵甘草合剂均有一定的疗效。α-糜蛋白酶雾化吸入亦有消炎祛痰的作用。

3.解痉平喘

解痉平喘主要为解除支气管痉挛,利于痰液排出。常用药物为氨茶碱 0.1～0.2 g,8 次/小时口服;丙卡特罗 50 mg,2 次/天;特布他林 2.5 mg,2～3 次/天。慢性支气管炎有可逆性气道阻塞者应常规应用支气管舒张剂,如异丙托溴铵气雾剂、特布他林等吸入治疗。阵发性咳嗽常伴不同程度的支气管痉挛,应用支气管扩张药后可改善症状,并有利于痰液的排出。

### (二)缓解期的治疗

应以增强体质,提高机体抗病能力和预防发作为主。

### (三)中药治疗

采取扶正固本原则,按肺、脾、肾的虚实辨证施治。

## 五、护理措施

### (一)常规护理

1.环境

保持室内空气新鲜,流通,安静,舒适,温湿度适宜。

2.休息

急性发作期应卧床休息,取半卧位。

3.给氧

持续低流量吸氧。

4.饮食

给予高热量、高蛋白、高维生素易消化饮食。

### (二)专科护理

1.解除气道阻塞,改善肺泡通气。

及时清除痰液,神志清醒患者应鼓励咳嗽,痰稠不易咯出时,给予雾化吸入或雾化泵药物喷入,减少局部淤血水肿,以利痰液排出。危重体弱患者,定时更换体位,叩击背部,使痰易于咯出,餐前应给予胸部叩击或胸壁震荡。

方法:患者取侧卧位,护士两手手指并拢,手背隆起,指关节微屈,自肺底由下向上,由外向内叩拍胸壁,震动气管,边拍边鼓励患者咳嗽,以促进痰液的排出,每侧肺叶叩击 3～5 分钟。对神志不清者,可进行机械吸痰,需注意无菌操作,抽吸压力要适当,动作轻柔,每次抽吸时间不超过 15 秒,以免加重缺氧。

2.合理用氧减轻呼吸困难。

根据缺氧和二氧化碳潴留的程度不同,合理用氧,一般给予低流量、低浓度、持续吸氧,如病情需要提高氧浓度,应辅以呼吸兴奋剂刺激通气或使用呼吸机改善通气,吸氧后如呼吸困难缓解、呼吸频率减慢、节律正常、血压上升、心率减慢、心律正常、发绀减轻、皮肤转暖、神志转清、尿量增加等,表示氧疗有效。若呼吸过缓,意识障碍加深,需考虑二氧化碳潴留加重,必要时采取增加通气量措施。

（杨　雯）

# 第四节  慢性阻塞性肺疾病

慢性阻塞性肺疾病(chronic obstructive pulmonary disease,COPD)是一种以不完全可逆性气流受限为特征,呈进行性发展的肺部疾病。COPD是呼吸系统疾病中的常见病和多发病,由于患者数多,病死率高,社会经济负担重,已成为一个重要的公共卫生问题。在世界范围内,COPD的死亡率居所有死因的第四位。根据世界银行/世界卫生组织发表的研究,至2020年COPD成为世界疾病经济负担的第五位。在我国,COPD同样是严重危害人民群体健康的重要慢性呼吸系统疾病,1992年对我国北部及中部地区农村102 230名成人调查显示,COPD约占15岁以上人群的3%,近年来对我国7个地区20 245名成年人进行调查,COPD的患病率占40岁以上人群的8.2%,患病率之高是十分惊人的。

COPD与慢性支气管炎及肺气肿密切相关。慢性支气管炎(简称慢支)是指气管、支气管黏膜及其周围组织的慢性、非特异性炎症。如患者每年咳嗽、咳痰达3个月以上,连续两年或以上,并排除其他已知原因的慢性咳嗽,即可诊断为慢性支气管炎。阻塞性肺气肿(简称肺气肿)是指肺部终末细支气管远端气腔出现异常持久的扩张,并伴有肺泡壁和细支气管的破坏而无明显肺纤维化。当慢性支气管炎和/或肺气肿患者肺功能检查出现气流受限并且不能完全可逆时,可视为COPD。如患者只有慢性支气管炎和/或肺气肿,而无气流受限,则不能视为COPD,而视为COPD的高危期。支气管哮喘也具有气流受限。但支气管哮喘是一种特殊的气道炎症性疾病,其气流受限具有可逆性,它不属于COPD。

## 一、护理评估

### (一)病因及发病机制
确切的病因不清,可能与下列因素有关。

1.吸烟

吸烟是最危险的因素。国内外的研究均证明吸烟与慢支的发生有密切关系,吸烟者慢性支气管炎的患病率比不吸烟者高2~8倍,吸烟时间越长,量越大,COPD患病率越高。烟草中的多种有害化学成分,可损伤气道上皮细胞使巨噬细胞吞噬功能降低和纤毛运动减退;黏液分泌增加,使气道净化能力减弱;支气管黏膜充血水肿、黏液积聚,而易引起感染。慢性炎症及吸烟刺激黏膜下感受器,引起支气管平滑肌收缩,气流受限。烟草、烟雾还可使氧自由基增多,诱导中性粒细胞释放蛋白酶,抑制抗蛋白酶系统,使肺弹力纤维受到破坏,诱发肺气肿形成。

2.职业性粉尘和化学物质

职业性粉尘及化学物质,如烟雾、变应原、工业废气及室内污染空气等,浓度过大或接触时间过长,均可导致与吸烟无关的COPD。

3.空气污染

大气污染中的有害气体(如二氧化硫、二氧化氮、氯气等)可损伤气道黏膜,并有细胞毒作用,使纤毛清除功能下降,黏液分泌增多,为细菌感染创造条件。

4.感染

感染是 COPD 发生发展的重要因素之一。长期、反复感染可破坏气道正常的防御功能,损伤细支气管和肺泡。主要病毒为流感病毒、鼻病毒和呼吸道合胞病毒等;细菌感染以肺炎链球菌、流感嗜血杆菌、卡他莫拉菌及葡萄球菌为多见,支原体感染也是重要因素之一。

5.蛋白酶-抗蛋白酶失衡

蛋白酶对组织有损伤和破坏作用;抗蛋白酶对弹性蛋白酶等多种蛋白酶有抑制功能。在正常情况下,弹性蛋白酶与其抑制因子处于平衡状态。其中 $\alpha_1$-抗胰蛋白酶($\alpha_1$-AT)是活性最强的一种。蛋白酶增多和抗蛋白酶不足均可导致组织结构破坏产生肺气肿。

6.其他

机体内在因素如呼吸道防御功能及免疫功能降低、自主神经功能失调、营养、气温的突变等都可能参与 COPD 的发生、发展。

**(二)病理生理**

COPD 的病理改变主要为慢性支气管炎和肺气肿的病理改变。COPD 对呼吸功能的影响,早期病变仅局限于细小气道,表现为闭合容积增大。病变侵入大气道时,肺通气功能明显障碍;随肺气肿的日益加重,大量肺泡周围的毛细血管受膨胀的肺泡挤压而退化,使毛细血管大量减少,肺泡间的血流量减少,导致通气与血流比例失调,使换气功能障碍。由通气和换气功能障碍引起缺氧和二氧化碳潴留,进而发展为呼吸衰竭。

**(三)健康史**

询问患者是否存在引起慢支的各种因素如感染、吸烟、大气污染、职业性粉尘和有害气体的长期吸入、变态反应等;是否有呼吸道防御功能及免疫功能降低、自主神经功能失调等。

**(四)身体状况**

1.主要症状

(1)慢性咳嗽:晨间起床时咳嗽明显,白天较轻,睡眠时有阵咳或排痰。随病程发展可终生不愈。

(2)咳痰:一般为白色黏液或浆液性泡沫痰,偶可带血丝,清晨排痰较多。急性发作伴有细菌感染时,痰量增多,可有脓性痰。

(3)气短或呼吸困难:早期仅在体力劳动或上楼等活动时出现,随着病情发展逐渐加重,日常活动甚至休息时也感到气短,是 COPD 的标志性症状。

(4)喘息和胸闷:重度患者或急性加重时出现喘息,甚至静息状态下也感气促。

(5)其他:晚期患者有体重下降,食欲减退等全身症状。

2.护理体检

早期可无异常,随疾病进展慢性支气管炎病例可闻及干啰音或少量湿啰音。有喘息症状者可在小范围内出现轻度哮鸣音。肺气肿早期体征不明显,随疾病进展出现桶状胸,呼吸活动减弱,触觉语颤减弱或消失;叩诊呈过清音,心浊音界缩小或不易叩出,肺下界和肝浊音界下移,听诊心音遥远,两肺呼吸音普遍减弱,呼气延长,并发感染时,可闻及湿啰音。

3.COPD 严重程度分级

根据第一秒用力呼气容积占用力肺活量的百分比($FEV_1/FVC\%$)、第一秒用力呼气容积占预计值百分比($FEV_1\%$预计值)和症状对 COPD 的严重程度做出分级。

(1)Ⅰ级:轻度,$FEV_1/FVC<70\%$、$FEV_1\geqslant80\%$预计值,有或无慢性咳嗽、咳痰症状。

(2)Ⅱ级：中度，$FEV_1/FVC<70\%$、$50\%$预计值$\leqslant FEV_1<80\%$预计值，有或无慢性咳嗽、咳痰症状。

(3)Ⅲ级：重度，$FEV_1/FVC<70\%$、$30\%$预计值$\leqslant FEV_1<50\%$预计值，有或无慢性咳嗽、咳痰症状。

(4)Ⅳ级：极重度，$FEV_1/FVC<70\%$、$FEV_1<30\%$预计值或 $FEV_1<50\%$预计值，伴慢性呼吸衰竭。

4.COPD病程分期

COPD按病程可分为急性加重期和稳定期，前者指在短期内咳嗽、咳痰、气短和/或喘息加重、脓痰量增多，可伴发热等症状；稳定期指咳嗽、咳痰、气短症状稳定或轻微。

5.并发症

COPD可并发慢性呼吸衰竭、自发性气胸、慢性肺源性心脏病。

**(五)实验室及其他检查**

1.肺功能检查

肺功能检查是判断气流受限的主要客观指标，对COPD诊断、严重程度评价、疾病进展、预后及治疗反应等有重要意义。第一秒用力呼气容积（$FEV_1$）占用力肺活量（FVC）的百分比（$FEV_1/FVC\%$）是评价气流受限的敏感指标。第一秒用力呼气容积（$FEV_1$）占预计值百分比（$FEV_1\%$预计值），是评估COPD严重程度的良好指标。当 $FEV_1/FVC<70\%$ 及 $FEV_1<80\%$预计值者，可确定为不能完全可逆的气流受限。$FEV_1$ 的逐渐减少，大致提示肺部疾病的严重程度和疾病进展的阶段。

肺气肿呼吸功能检查示残气量增加，残气量占肺总量的百分比增大，最大通气量低于预计值的 $80\%$；第一秒时间肺活量常低于 $60\%$；残气量占肺总量的百分比增大，往往超过 $40\%$；对阻塞性肺气肿的诊断有重要意义。

2.胸部X线检查

早期胸片可无变化，可逐渐出现肺纹理增粗、紊乱等非特异性改变，肺气肿的典型X线表现为胸廓前后径增大，肋间隙增宽，肋骨平行，膈低平。两肺透亮度增加，肺血管纹理减少或有肺大泡征象。X线检查对COPD诊断特异性不高。

3.动脉血气分析

早期无异常，随病情进展可出现低氧血症、高碳酸血症、酸碱平衡失调等，用于判断呼吸衰竭的类型。

4.其他

COPD合并细菌感染时，血白细胞增高，核左移。痰培养可能检出病原菌。

**(六)心理-社会评估**

COPD由于病程长、反复发作，每况愈下，给患者带来较重的精神和经济负担，病现焦虑、悲观、沮丧等心理反应，甚至对治疗丧失信心。病情一旦发展到影响工作和生活，会导致患者心理压力增加，生活方式发生改变，甚至因缺乏社会化而感到孤独。

## 二、主要护理诊断及医护合作性问题

### **(一)气体交换受损**

气体交换受损与气道阻塞、通气不足、呼吸肌疲劳、分泌物过多和肺泡呼吸有关。

## (二)清理呼吸道无效

清理呼吸道无效与分泌物增多而黏稠、气道湿度降低和无效咳嗽有关。

## (三)低效性呼吸形态

低效性呼吸形态与气道阻塞、膈肌变平以及能量不足有关。

## (四)活动无耐力

活动无耐力与疲劳、呼吸困难、氧供与氧耗失衡有关。

## (五)营养失调,低于机体需要量

营养失调,低于机体需要量与食欲降低、摄入减少、腹胀、呼吸困难、痰液增多关。

## (六)焦虑

焦虑与健康状况的改变、病情危重、经济状况有关。

# 三、护理目标

患者痰能咳出,喘息缓解;活动耐力增强;营养得到改善;焦虑减轻。

# 四、护理措施

## (一)一般护理

### 1.休息和活动

患者采取舒适的体位,晚期患者宜采取身体前倾位,使辅助呼吸肌参与呼吸。发热、咳喘时应卧床休息,视病情安排适当的活动量,活动以不感到疲劳、不加重症状为宜。室内保持合适的温湿度,冬季注意保暖,避免直接吸入冷空气。

### 2.饮食护理

呼吸功的增加可使热量和蛋白质消耗增多,导致营养不良。应制订出高热量、高蛋白、高维生素的饮食计划。正餐进食量不足时,应安排少量多餐,避免餐前和进餐时过多饮水。餐后避免平卧,有利于消化。为减少呼吸困难,保存能量,患者饭前至少休息 30 分钟。每天正餐应安排在患者最饥饿、休息最好的时间。指导患者采用缩唇呼吸和腹式呼吸减轻呼吸困难。为促进食欲,提供给患者舒适的就餐环境和喜爱的食物,餐前及咳痰后漱口,保持口腔清洁;腹胀的患者应进软食,细嚼慢咽。避免进食产气的食物,如汽水、啤酒、豆类、马铃薯和胡萝卜等;避免易引起便秘的食物,如油煎食物、干果、坚果等。如果患者通过进食不能吸收足够的营养,可应用管喂饮食或全胃肠外营养。

## (二)病情观察

观察咳嗽、咳痰的情况,痰液的颜色、量及性状,咳痰是否顺畅;呼吸困难的程度,能否平卧,与活动的关系,有无进行性加重;患者的营养状况、肺部体征及有无慢性呼吸衰竭、自发性气胸、慢性肺源性心脏病等并发症产生。监测动脉血气分析和水、电解质、酸碱平衡情况。

## (三)氧疗的护理

呼吸困难伴低氧血症者,遵医嘱给予氧疗。一般采用鼻导管持续低流量吸氧,氧流量 $1\sim2$ L/min。对 COPD 慢性呼吸衰竭者提倡进行长期家庭氧疗(LTOT)。LTOT 为持续低流量吸氧它能改变疾病的自然病程,改善生活质量。LTOT 是指一昼夜吸入低浓度氧 15 小时以上,并持续较长时间,使 $PaO_2\geq8.0$ kPa(60 mmHg),或 $SaO_2$ 升至 $90\%$ 的一种氧疗方法。LTOT 指征:①$PaO_2\leq7.3$ kPa(55 mmHg)或 $SaO_2\leq88\%$,有或没有高碳酸血症。②$PaO_2$ $7.9\sim7.3$ kPa

(55～60 mmHg)或$SaO_2$＜88％,并有肺动脉高压、心力衰竭所致的水肿或红细胞增多症(血细胞比容＞0.55)。LTOT 对血流动力学、运动耐力、肺生理和精神状态均会产生有益的影响,从而提高 COPD 患者的生活质量和生存率。

COPD 患者因长期二氧化碳潴留,主要靠缺氧刺激呼吸中枢,如果吸入高浓度的氧,反而会导致呼吸频率和幅度降低,引起二氧化碳潴留。而持续低流量吸氧维持 $PaO_2$≥7.9 kPa(60 mmHg),既能改善组织缺氧,也可防止因缺氧状态解除而抑制呼吸中枢。护理人员应密切注意患者吸氧后的变化,如观察患者的意识状态、呼吸的频率及幅度、有无窒息或呼吸停止和动脉血气复查结果。氧疗有效指标:患者呼吸困难减轻、呼吸频率减慢、发绀减轻、心率减慢、活动耐力增加。

**(四)用药护理**

1.稳定期治疗用药

(1)支气管舒张药:短期应用以缓解症状,长期规律应用预防和减轻症状。常选用 $\beta_2$ 肾上腺素受体激动剂、抗胆碱药、氨茶碱或其缓(控)释片。

(2)祛痰药:对痰不易咳出者可选用盐酸氨溴索或羧甲司坦。

2.急性加重期的治疗用药

使用支气管舒张药及对低氧血症者进行吸氧外,应根据病原菌类型及药物敏感情况合理选用抗生素治疗。如给予 β-内酰胺类/β-内酰胺酶抑制剂;第二代头孢菌素、大环内酯类或喹诺酮类。如出现持续气道阻塞,可使用糖皮质激素。

3.遵医嘱用药

遵医嘱应用抗生素,支气管舒张药,祛痰药物,注意观察疗效及不良反应。

**(五)呼吸功能锻炼**

COPD 患者需要增加呼吸频率来代偿呼吸困难,这种代偿多数是依赖于辅助呼吸肌参与呼吸,即胸式呼吸,而非腹式呼吸。然而胸式呼吸的有效性要低于腹式呼吸,患者容易疲劳。因此,护理人员应指导患者进行缩唇呼气、腹式呼吸、膈肌起搏(体外膈神经电刺激)、吸气阻力器等呼吸锻炼,以加强胸、膈呼吸肌肌力和耐力,改善呼吸功能。

1.缩唇呼吸

缩唇呼吸的技巧是通过缩唇形成的微弱阻力来延长呼气时间,增加气道压力,延缓气道塌陷。患者闭嘴经鼻吸气,然后通过缩唇(吹口哨样)缓慢呼气,同时收缩腹部。吸气与呼气时间比为 1:2 或 1:3。缩唇大小程度与呼气流量,以能使距口唇 15～20 cm 处,与口唇等高点水平的蜡烛火焰随气流倾斜又不至于熄灭为宜。

2.膈式或腹式呼吸

患者可取立位、平卧位或半卧位,两手分别放于前胸部和上腹部。用鼻缓慢吸气时,膈肌最大程度下降,腹肌松弛,腹部凸出,手感到腹部向上抬起。呼气时用口呼出,腹肌收缩,膈肌松弛,膈肌随腹腔内压增加而上抬,推动肺部气体排出,手感到腹部下降。

另外,可以在腹部放置小枕头、杂志或书锻炼腹式呼吸。如果吸气时,物体上升,证明是腹式呼吸。缩唇呼吸和腹式呼吸每天训练 3～4 次,每次重复 8～10 次。腹式呼吸需要增加能量消耗,因此指导患者只能在疾病恢复期如出院前进行训练。

**(六)心理护理**

COPD 患者因长期患病,社会活动减少、经济收入降低等方面发生的变化,容易形成焦虑和压抑的心理状态,失去自信,躲避生活。也可由于经济原因,患者可能无法按医嘱常规使用某些药物,只能在病情加重时应用。医护人员应详细了解患者及其家庭对疾病的态度,关心体贴患者,了解患者心理、性格、生活方式等方面发生的变化,与患者和家属共同制订和实施康复计划,定期进行呼吸肌功能锻炼、合理用药等,减轻症状,增强患者战胜疾病的信心;对表现焦虑的患者,教会患者缓解焦虑的方法,如听轻音乐、下棋、做游戏等娱乐活动,以分散注意力,减轻焦虑。

### (七)健康指导

1.疾病知识指导

使患者了解 COPD 的相关知识,识别和消除使疾病恶化的因素,戒烟是预防 COPD 的重要且简单易行的措施,应劝导患者戒烟;避免粉尘和刺激性气体的吸入;避免和呼吸道感染患者接触,在呼吸道传染病流行期间,尽量避免去人群密集的公共场所。指导患者要根据气候变化,及时增减衣物,避免受凉感冒。学会识别感染或病情加重的早期症状,尽早就医。

2.康复锻炼

使患者理解康复锻炼的意义,充分发挥患者进行康复的主观能动性,制订个体化的锻炼计划,选择空气新鲜、安静的环境,进行步行、慢跑、气功等体育锻炼。在潮湿、大风、严寒气候时,避免室外活动。教会患者和家属依据呼吸困难与活动之间的关系,判断呼吸困难的严重程度,以便合理的安排工作和生活。

3.家庭氧疗

对实施家庭氧疗的患者,护理人员应指导患者和家属做到以下几点。

(1)了解氧疗的目的、必要性及注意事项;注意安全,供氧装置周围严禁烟火,防止氧气燃烧爆炸;吸氧鼻导管需每天更换,以防堵塞,防止感染;氧疗装置定期更换、清洁、消毒。

(2)告诉患者和家属宜采取低流量(氧流量 $1\sim2$ L/min 或氧浓度 $25\%\sim29\%$)吸氧,且每天吸氧的时间不宜少于 10 小时,因夜间睡眠时,部分患者低氧血症更为明显,故夜间吸氧不宜间断;监测氧流量,防止随意调高氧流量。

4.心理指导

引导患者适应慢性病并以积极的心态对待疾病,培养生活乐趣,如听音乐、培养养花种草等爱好,以分散注意力,减少孤独感,缓解焦虑、紧张的精神状态。

## 五、护理评价

氧分压和二氧化碳分压维持在正常范围内;能坚持药物治疗;能演示缩唇呼吸和腹式呼吸技术;呼吸困难发作时能采取正确体位,使用节能法;清除过多痰液,保持呼吸道通畅;使用控制咳嗽方法;增加体液摄入;减轻症状恶化;根据身高和年龄维持正常体重;减少急诊就诊和入院的次数。

(杨　雯)

# 第五节　肺　炎

## 一、概述

肺炎是指终末气道、肺泡和肺间质的炎症,可由病原微生物、理化因素、免疫损伤、过敏及药物所致。细菌性肺炎是最常见的肺炎。也是最常见的感染性疾病之一。尽管新的强效抗生素不断投入应用,但其发病率和病死率仍很高,其原因可能有社会人口老龄化、吸烟人群的低龄化、伴有基础疾病、免疫功能低下,加之病原体变迁、医院获得性肺炎发病率增加、病原学诊断困难、抗生素的不合理使用导致细菌耐药性增加和部分人群贫困化加剧等因素有关。

**(一)分类**

肺炎可按解剖、病因或患病环境加以分类。

1.解剖分类

(1)大叶性(肺泡性)肺炎:为肺实质炎症,通常并不累及支气管。病原体先在肺泡引起炎症,经肺泡间孔向其他肺泡扩散,导致部分或整个肺段、肺叶发生炎症改变。致病菌多为肺炎链球菌。

(2)小叶性(支气管)肺炎:指病原体经支气管入侵,引起细支气管、终末细支气管和肺泡的炎症。病原体有肺炎链球菌、葡萄球菌、病毒、肺炎支原体以及军团菌等。常继发于其他疾病,如支气管炎、支气管扩张、上呼吸道病毒感染以及长期卧床的危重患者。

(3)间质性肺炎:以肺间质炎症为主,病变累及支气管壁及其周围组织,有肺泡壁增生及间质水肿。可由细菌、支原体、衣原体、病毒或肺孢子菌等引起。

2.病因分类

(1)细菌性肺炎:如肺炎链球菌、金黄色葡萄球菌、甲型溶血性链球菌、肺炎克雷伯菌、流感嗜血杆菌、铜绿假单胞菌、棒状杆菌、梭形杆菌等引起的肺炎。

(2)非典型病原体所致肺炎:如支原体、军团菌和衣原体等。

(3)病毒性肺炎:如冠状病毒、腺病毒、呼吸道合胞病毒、流感病毒、麻疹病毒、巨细胞病毒、单纯疱疹病毒等。

(4)真菌性肺炎:如白念珠菌、曲霉、放射菌等。

(5)其他病原体所致的肺炎:如立克次体(如 Q 热立克次体)、弓形虫(如鼠弓形虫)、寄生虫(如肺棘球蚴、肺吸虫、肺血吸虫)等。

(6)理化因素所致的肺炎:如放射性损伤引起的放射性肺炎、胃酸吸入、药物等引起的化学性肺炎等。

3.患病环境分类

由于病原学检查阳性率低,培养结果滞后,病因分类在临床上应用较为困难,目前多按肺炎的获得环境分成两类,有利于指导经验治疗。

(1)社区获得性肺炎(community acquired pneumonia,CAP)是指在医院外罹患的感染性肺实质炎症,也称院外肺炎,包括具有明确潜伏期的病原体感染而在入院后平均潜伏期内发病的肺炎。常见致病菌为肺炎链球菌、流感嗜血杆菌、卡他莫拉菌和非典型病原体。

(2)医院获得性肺炎(hospital acquired pneumonia,HAP)简称医院内肺炎,是指患者入院时既不存在、也不处于潜伏期,而于入院 48 小时后在医院(包括老年护理院、康复院等)内发生的肺炎,也包括出院后 48 小时内发生的肺炎。无感染高危因素患者的常见病原体依次为肺炎链球菌、流感嗜血杆菌、金黄色葡萄球菌、铜绿假单胞菌、大肠埃希菌、肺炎克雷伯菌等;有感染高危因素患者的常见病原体依次为金黄色葡萄球菌、铜绿假单胞菌、肠杆菌属、肺炎克雷伯菌等。

**(二)病因及发病机制**

正常的呼吸道免疫防御机制(支气管内黏液-纤毛运载系统、肺泡巨噬细胞防御的完整性等)

使气管隆凸以下的呼吸道保持无菌。肺炎的发生主要由病原体和宿主两个因素决定。如果病原体数量多、毒力强和/或宿主呼吸道局部和全身免疫防御系统损害,即可发生肺炎。病原体可通过空气吸入、血行播散、邻近感染部位蔓延、上呼吸道定植菌的误吸引起社区获得性肺炎。医院获得性肺炎还可通过误吸胃肠道的定植菌(胃食管反流)和通过人工气道吸入环境中的致病菌引起。

## 二、肺炎链球菌肺炎

肺炎链球菌肺炎或称肺炎球菌肺炎,是由肺炎链球菌或称肺炎球菌所引起的肺炎,占社区获得性肺炎的半数以上。通常急骤起病,以高热、寒战、咳嗽、血痰及胸痛为特征。X线胸片呈肺段或肺叶急性炎性实变,近年来因抗生素的广泛使用,致使本病的起病方式、症状及 X 线改变均不典型。

肺炎链球菌为革兰染色阳性球菌,多成双排列或短链排列。有荚膜,其毒力大小与荚膜中的多糖结构及含量有关。根据荚膜多糖的抗原特性,肺炎链球菌可分为 86 个血清型。成人致病菌多属 1～9 及12 型,以第 3 型毒力最强,儿童则多为 6、14、19 及 23 型。肺炎链球菌在干燥痰中能存活数月,但在阳光直射 1 小时,或加热至 52 ℃ 10 分钟即可杀灭,对石炭酸等消毒剂亦甚敏感。机体免疫功能正常时,肺炎链球菌是寄居在口腔及鼻咽部的一种正常菌群,其带菌率常随年龄、季节及免疫状态的变化而有差异。机体免疫功能受损时,有毒力的肺炎链球菌入侵人体而致病。肺炎链球菌除引起肺炎外,少数可发生菌血症或感染性休克,老年人及婴幼儿的病情尤为严重。

本病以冬季与初春多见,常与呼吸道病毒感染相伴行。患者常为原先健康的青壮年或老年与婴幼儿,男性较多见。吸烟者、痴呆者、慢性支气管炎、支气管扩张、充血性心力衰竭、慢性病患者以及免疫抑制宿主均易受肺炎链球菌侵袭。肺炎链球菌不产生毒素,不引起原发性组织坏死或形成空洞。其致病力是由于有高分子多糖体的荚膜对组织的侵袭作用,首先引起肺泡壁水肿,出现白细胞与红细胞渗出,含菌的渗出液经肺泡间孔(Cohn)向肺的中央部分扩展,甚至累及几个肺段或整个肺叶,因病变开始于肺的外周,故叶间分界清楚,易累及胸膜,引起渗出性胸膜炎。

病理改变有充血期、红肝变期、灰肝变期及消散期。表现为肺组织充血水肿,肺泡内浆液渗出及红、白细胞浸润,白细胞吞噬细菌,继而纤维蛋白渗出物溶解、吸收、肺泡重新充气。在肝变期病理阶段实际上并无确切分界,经早期应用抗生素治疗,此种典型的病理分期已很少见。病变消散后肺组织结构多无损坏,不留纤维瘢痕。极个别患者肺泡内纤维蛋白吸收不完全,甚至有成纤维细胞形成,形成机化性肺炎。老年人及婴幼儿感染可沿支气管分布(支气管肺炎)。若未及时使用抗生素,5％～10％的患者可并发脓胸,10％～20％的患者因细菌经淋巴管、胸导管进入血循环,可引起脑膜炎、心包炎、心内膜炎、关节炎和中耳炎等肺外感染。

**(一)护理评估**

1.健康史

肺炎的发生与细菌的侵入和机体防御能力的下降有关。吸入口咽部的分泌物或空气中的细菌、周围组织感染的直接蔓延、菌血症等均可成为细菌入侵的途径;吸烟、酗酒、年老体弱、长期卧床、意识不清、吞咽和咳嗽反射障碍、慢性或重症患者、长期使用糖皮质激素或免疫抑制剂、接受机械通气及大手术者均可因机体防御机制降低而继发肺炎。注意询问患者起病前是否存在机体抵抗力下降、呼吸道防御功能受损的因素,了解患者既往的健康状况。

**2.身体状况**

发病前常有受凉、淋雨、疲劳、醉酒、病毒感染史,多有上呼吸道感染的前驱症状。

(1)主要症状:起病多急骤,高热、寒战,全身肌肉酸痛,体温通常在数小时内升至39～40 ℃,高峰在下午或傍晚,或呈稽留热,脉率随之增速。可有患侧胸部疼痛,放射到肩部或腹部,咳嗽或深呼吸时加剧。痰少,可带血或呈铁锈色,食欲锐减,偶有恶心、呕吐、腹痛或腹泻,易被误诊为急腹症。

(2)护理体检:患者呈急性病容,面颊绯红,鼻翼翕动,皮肤灼热、干燥,口角及鼻周有单纯疱疹;病变广泛时可出现发绀。有败血症者,可出现皮肤、黏膜出血点,巩膜黄染。早期肺部体征无明显异常,仅有胸廓呼吸运动幅度减小,叩诊稍浊,听诊可有呼吸音降低及胸膜摩擦音。肺实变时叩诊浊音、触觉语颤增强并可闻及支气管呼吸音。消散期可闻及湿啰音。心率增快,有时心律不齐。重症患者有肠胀气,上腹部压痛多与炎症累及膈胸膜有关。重症感染时可伴休克、急性呼吸窘迫综合征及神经精神症状,表现为神志模糊、烦躁、呼吸困难、嗜睡、谵妄、昏迷等。累及脑膜时有颈抵抗及出现病理性反射。

本病自然病程大致1～2周。发病5～10天,体温可自行骤降或逐渐消退;使用有效的抗生素后可使体温在1～3天内恢复正常。患者的其他症状与体征亦随之逐渐消失。

(3)并发症:肺炎链球菌肺炎的并发症近年来已很少见。严重败血症或毒血症患者易发生感染性休克,尤其是老年人。表现为血压降低、四肢厥冷、多汗、发绀、心动过速、心律失常等,而高热、胸痛、咳嗽等症状并不突出。其他并发症有胸膜炎、脓胸、心包炎、脑膜炎和关节炎等。

**3.实验室及其他检查**

(1)血常规检查:血白细胞计数(10～20)×$10^9$/L,中性粒细胞多在80%以上,并有核左移,细胞内可见中毒颗粒。年老体弱、酗酒、免疫功能低下者的白细胞计数可不增高,但中性粒细胞的百分比仍增高。

(2)痰直接涂片:做革兰染色及荚膜染色镜检发现典型的革兰染色阳性、带荚膜的双球菌或链球菌,即可初步做出病原诊断。

(3)痰培养:24～48小时可以确定病原体。痰标本送检应注意器皿洁净无菌,在抗生素应用之前漱口后采集,取深部咳出的脓性或铁锈色痰。

(4)聚合酶链反应(PCR)检测及荧光标记抗体检测:可提高病原学诊断率。

(5)血培养:10%～20%患者合并菌血症,故重症肺炎应做血培养。

(6)细菌培养:如合并胸腔积液,应积极抽取积液进行细菌培养。

(7)X线检查:早期仅见肺纹理增粗,或受累的肺段、肺叶稍模糊。随着病情进展,肺泡内充满炎性渗出物,表现为大片炎症浸润阴影或实变影,在实变阴影中可见支气管充气征,肋膈角可有少量胸腔积液。在消散期,X线显示炎性浸润逐渐吸收,可有片状区域吸收较快,呈现"假空洞"征,多数病例在起病3～4周后才完全消散。老年患者肺炎病灶消散较慢,容易出现吸收不完全而成为机化性肺炎。

**4.心理-社会评估**

肺炎起病多急骤,短期内病情严重,加之高热和全身中毒症状明显,患者及家属常深感不安。当出现严重并发症时,患者会表现出忧虑和恐惧。

**(二)主要护理诊断及医护合作性问题**

**1.体温过高**

体温过高与肺部感染有关。

2.气体交换受损

气体交换受损与肺部炎症、痰液黏稠等引起呼吸面积减少有关。

3.清理呼吸道无效

清理呼吸道无效与胸痛、气管、支气管分泌物增多、黏稠及疲乏有关。

4.疼痛

胸痛与肺部炎症累及胸膜有关。

5.潜在并发症

感染性休克。

**(三)护理目标**

体温恢复正常范围;患者呼吸平稳,发绀消失;症状减轻呼吸道通畅;疼痛减轻,感染控制未发生休克。

**(四)护理措施**

1.一般护理

(1)休息与环境:保持室内空气清新,病室保持适宜的温、湿度,环境安静、清洁、舒适。限制患者活动,限制探视,避免因谈话过多影响体力。要集中安排治疗和护理活动,保证足够的休息,减少氧耗量,缓解头痛、肌肉酸痛、胸痛等症状。

(2)体位:协助或指导患者采取合适的体位。对有意识障碍患者,如病情允许可取半卧位,增加肺通气量;或侧卧位,以预防或减少分泌物吸入肺内。为促进肺扩张,每2小时变换体位1次,减少分泌物淤积在肺部而引起并发症。

(3)饮食与补充水分:给予高热量、高蛋白质、高维生素、易消化的流质或半流质饮食,以补充高热引起的营养物质消耗。宜少食多餐,避免压迫膈肌。若有明显麻痹性肠梗阻或胃扩张,应暂时禁食,遵医嘱给予胃肠减压,直至肠蠕动恢复。鼓励患者多饮水(1~2 L/d),来补充发热、出汗和呼吸急促所丢失的水分,并利于痰液排出。轻症者无须静脉补液,脱水严重者可遵医嘱补液,补液有利于加快毒素排泄和热量散发,尤其是食欲差或不能进食者。心脏病或老年人应注意补液速度,过快过多易导致急性肺水肿。

2.病情观察

监测患者神志、体温、呼吸、脉搏、血压和尿量,并做好记录。尤其应注意密切观察体温的变化。观察有无呼吸困难及发绀,及时适宜给氧。重点观察儿童、老年人、久病体弱者的病情变化,注意是否伴有感染性休克的表现。观察痰液颜色、性状和量,如肺炎球菌肺炎呈铁锈色,葡萄球菌肺炎呈粉红色乳状,厌氧菌感染者痰液多有恶臭等。

3.对症护理

(1)高热的护理。

(2)咳嗽、咳痰的护理:协助和鼓励患者有效咳嗽、排痰,及时清除口腔和呼吸道内痰液、呕吐物。痰液黏稠不易咳出时,在病情允许情况下可扶患者坐起,给予拍背,协助咳痰,遵医嘱应用祛痰药以及超声雾化吸入,稀释痰液,促进痰的排出。必要时吸痰,预防窒息。吸痰前,注意告知病情。

(3)气急发绀的护理:监测动脉血气分析值,给予吸氧,提高血氧饱和度,改善发绀,增加患者的舒适度。氧流量一般为每分钟4~6 L,若为COPD患者,应给予低流量低浓度持续吸氧。注意观察患者呼吸频率、节律、深度等变化,皮肤色泽和意识状态有无改变,如果病情恶化,准备气管插管和呼吸机辅助通气。

(4)胸痛的护理:维持患者舒适的体位。患者胸痛时,常随呼吸、咳嗽加重,可采取患侧卧位,在咳嗽时可用枕头等物夹紧胸部,必要时用宽胶布固定胸廓,以降低胸廓活动度,减轻疼痛。疼痛剧烈者,遵医嘱应用镇痛、止咳药,缓解疼痛和改善肺通气,如口服可卡因。此外可用物理止痛和中药止痛擦剂。物理止痛,如按摩、针灸、经皮肤电刺激止痛穴位或局部冷敷等,可降低疼痛的敏感性。中药经皮肤吸收,无创伤,且发挥药效快,对轻度疼痛效果好。中药止痛擦剂具有操作简便、安全、毒副作用小、无药物依赖现象等优点。

(5)其他:鼓励患者经常漱口,做好口腔护理。口唇疱疹者局部涂液体石蜡或抗病毒软膏,防止继发感染。烦躁不安、谵妄、失眠者酌情使用地西泮或水合氯醛,禁用抑制呼吸的镇静药。

**4.感染性休克的护理**

(1)观察休克的征象:密切观察生命体征、实验室检查和病情的变化。发现患者神志模糊、烦躁、发绀、四肢湿冷、脉搏细数、脉压变小、呼吸浅快、面色苍白、尿量减少(每小时少于 30 mL)等休克早期症状时,及时报告医师,采取救治措施。

(2)环境与体位:应将感染性休克的患者安置在重症监护室,注意保暖和安全。取仰卧中凹位,抬高头胸部 20°,抬高下肢约 30°,有利于呼吸和静脉回流,增加心排血量。尽量减少搬动。

(3)吸氧:应给高流量吸氧,维持动脉氧分压在 8.0 kPa(60 mmHg)以上,改善缺氧状况。

(4)补充血容量:快速建立两条静脉通路,遵医嘱给予右旋糖酐或平衡液以维持有效血容量,降低血液的黏稠度,防止弥散性血管内凝血。随时监测患者一般情况、血压、尿量、尿比重、血细胞比容等;监测中心静脉压,作为调整补液速度的指标,中心静脉压<5 cmH$_2$O(0.49 kPa)可放心输液,达到10 cmH$_2$O(0.98 kPa)应慎重。以中心静脉压不超过 10 cmH$_2$O(0.98 kPa)、尿量每小时在 30 mL 以上为宜。补液不宜过多过快,以免引起心力衰竭和肺水肿。若血容量已补足而24 小时尿量仍<400 mL,尿比重<1.018 时,应及时报告医师,注意是否合并急性肾衰竭。

(5)纠正酸中毒:有明显酸中毒可静脉滴注 5%的碳酸氢钠,因其配伍禁忌较多,宜单独输入。随时监测和纠正电解质和酸碱失衡等。

(6)应用血管活性药物的护理:遵医嘱在应用血管活性药物,如多巴胺、间羟胺时,滴注过程中应注意防止液体溢出血管外,引起局部组织坏死和影响疗效。可应用输液泵单独静脉输入血管活性药物,根据血压随时调整滴速,维持收缩压在 12.0～13.3 kPa(90～100 mmHg),保证重要器官的血液供应,改善微循环。

(7)对因治疗:应联合、足量应用强有力的广谱抗生素控制感染。

(8)病情转归观察:随时监测和评估者意识、血压、脉搏、呼吸、体温、皮肤、黏膜、尿量的变化,判断病情转归。如患者神志逐渐清醒、皮肤及肢体变暖、脉搏有力、呼吸平稳规则、血压回升、尿量增多,预示病情已好转。

**5.用药护理**

遵医嘱及时使用有效抗感染药物,注意观察药物疗效及不良反应。

(1)抗生素治疗:一经诊断即应给予抗生素治疗,不必等待细菌培养结果。首选青霉素 G,用药途径及剂量视病情轻重及有无并发症而定。对于成年轻症患者,可用 $2.4 \times 10^6$ U/d,分3 次肌内注射,或用普鲁卡因青霉素每 12 小时肌内注射 $6 \times 10^5$ U。病情稍重者,宜用青霉素 G $2.4 \times 10^6 \sim 4.8 \times 10^6$ U/d,分次静脉滴注,每 6～8 小时 1 次;重症及并发脑膜炎者,可增至 $1 \times 10^7 \sim 3 \times 10^7$ U/d,分 4 次静脉滴注。对青霉素过敏者或耐青霉素或多重耐药菌株感染者,可用呼吸氟喹诺酮类、头孢噻肟或头孢曲松等药物,多重耐药菌株感染者可用万古霉素、替考拉宁等。药物治疗 48～72 小时后应对病情进行评价,治疗有效表现为体温下降、症状改善、白细胞计数逐渐降低或恢复正常等。如用药 72 小时后病情仍无改善,需及时报告医师并做相应处理。

(2)支持疗法:患者应卧床休息,注意补充足够蛋白质、热量及维生素。密切监测病情变化,注意防止休克。剧烈胸痛者,可酌情用少量镇痛药,如可卡因 15 mg。不用阿司匹林或其他解热药,以免过度出汗、脱水及干扰真实热型,导致临床判断错误。鼓励饮水每天 1～2 L,轻症患者无须常规静脉输液,确有失水者可输液,保持尿比重在 1.020 以下,血清钠保持在 145 mmol/L 以下。中等或重症患者[$PaO_2$<8.0 kPa(60 mmHg)或有发绀]应给氧。若有明显麻痹性肠梗阻或胃扩张,应暂时禁食、禁饮和胃肠减压,直至肠蠕动恢复。烦躁不安、谵妄、失眠者酌用地西泮 5 mg 或水合氯醛 1～1.5 g,禁用抑制呼吸的镇静药。

(3)并发症的处理:经抗生素治疗后,高热常在 24 小时内消退,或数天内逐渐下降。若体温降而复升或 3 天后仍不降者,应考虑肺炎链球菌的肺外感染,如脓胸、心包炎或关节炎等。持续发热的其他原因尚有耐青霉素的肺炎链球菌或混合细菌感染、药物热或并存其他疾病。肿瘤或异物阻塞支气管时,经治疗后肺炎虽可消散,但阻塞因素未除,肺炎可再次出现。10%～20%肺炎链球菌肺炎伴发胸腔积液者,应酌情取胸液检查及培养以确定其性质。若治疗不当,约 5%并发脓胸,应积极排脓引流。

6.心理护理

患病前健康状态良好的患者会因突然患病而焦虑不安;病情严重或患有慢性基础疾病的患者则可能出现消极、悲观和恐慌的心理反应。要耐心给患者讲解疾病的有关知识,解释各种症状和不适的原因,讲解各项诊疗、护理操作目的、操作程序和配合要点,使患者清楚大部分肺炎治疗、预后良好。询问和关心患者的需要,鼓励患者说出内心感受,与患者进行有效的沟通。帮助患者祛除不良心理反应,树立治愈疾病的信心。

7.健康指导

(1)疾病知识指导:让患者及家属了解肺炎的病因和诱因,有皮肤疖、痈、伤口感染、毛囊炎、蜂窝织炎时应及时治疗。避免受凉、淋雨、酗酒和过度疲劳,特别是年老体弱和免疫功能低下者,如糖尿病、慢性肺病、慢性肝病、血液病、营养不良、艾滋病等。天气变化时随时增减衣服,预防上呼吸道感染。可注射流感或肺炎免疫疫苗,使之产生免疫力。

(2)生活指导:劝导患者要注意休息,劳逸结合,生活有规律。保证摄取足够的营养物质,适当参加体育锻炼,增强机体抗病能力。对有意识障碍、慢性病、长期卧床者,应教会家属注意帮助患者经常改变体位、翻身、拍背,协助并鼓励患者咳出痰液,有感染征象时及时就诊。

(3)出院指导:出院后需继续用药者,应指导患者遵医嘱按时服药,向患者介绍所服药物的疗效、用法、疗程、不良反应,不能自行停药或减量。教会患者观察疾病复发症状,如出现发热、咳嗽、呼吸困难等不适表现时,应及时就诊。告知患者随诊的时间及需要准备的有关资料,如 X 线胸片等。

**(五)护理评价**

患者体温恢复正常;能进行有效咳嗽,痰容易咳出,显示咳嗽次数减少或消失;痰量减少;休克发生时及时发现并给予及时的处理。

### 三、其他类型肺炎

#### (一)葡萄球菌肺炎评估

葡萄球菌肺炎是由葡萄球菌引起的急性肺部化脓性炎症。葡萄球菌的致病物质主要是毒素与酶,具有溶血、坏死、杀白细胞和致血管痉挛等作用。其致病力可用血浆凝固酶来测定,阳性者致病力较强,是化脓性感染的主要原因。但其他凝固酶阴性的葡萄球菌亦可引起感染。随着医院内感染的增多,由凝固酶阴性葡萄球菌引起的肺炎也不断增多。

医院获得性肺炎中,葡萄球菌感染占11%～25%。常发生于有糖尿病、血液病、艾滋病、肝病或慢性阻塞性肺疾病等原有基础疾病者。若治疗不及时或不当,病死率甚高。

1.临床表现

起病多急骤,寒战、高热,体温高达39～40℃,胸痛,咳大量脓性痰,带血丝或呈脓血状。全身肌肉和关节酸痛,精神萎靡,病情严重者可出现周围循环衰竭。院内感染者常起病隐袭,体温逐渐上升,咳少量脓痰。老年人症状可不明显。

早期可无体征,晚期可有双肺散在湿啰音。病变较大或融合时可出现肺实变体征。但体征与严重的中毒症状和呼吸道症状不平行。

2.实验室及其他检查

(1)血常规:白细胞计数及中性粒细胞显著增加,核左移,有中毒颗粒。

(2)细菌学检查:痰涂片可见大量葡萄球菌和脓细胞,血、痰培养多为阳性。

(3)X线检查:胸部X线显示短期内迅速多变的特征,肺段或肺叶实变,可形成空洞,或呈小叶状浸润,可有单个或多个液气囊腔,2～4周后完全消失,偶可遗留少许条索状阴影或肺纹理增多等。

3.治疗要点

为早期清除原发病灶,强有力的抗感染治疗,加强支持疗法,预防并发症。通常首选耐青霉素酶的半合成青霉素或头孢菌素,如苯唑西林、头孢呋辛等。对甲氧西林耐药株(MRSA)可用万古霉素、替考拉宁等治疗。疗程为2～3周,有并发症者需4～6周。

#### (二)肺炎支原体肺炎评估

肺炎支原体肺炎是由肺炎支原体引起的呼吸道和肺部的急性炎症。常同时有咽炎、支气管炎和肺炎。肺炎支原体是介于细菌和病毒之间,兼性厌氧、能独立生活的最小微生物。健康人吸入患者咳嗽、打喷嚏时喷出的口鼻分泌物可感染,即通过呼吸道传播。病原体通常吸附宿主呼吸道纤毛上皮细胞表面,不侵入肺实质,抑制纤毛活动和破坏上皮细胞。其致病性可能与患者对病原体及其代谢产物的变态反应有关。

支原体肺炎占非细菌性肺炎的1/3以上,或各种原因引起的肺炎的10%。以秋冬季发病较多,可散发或小流行,患者以儿童和青年人居多,婴儿间质性肺炎亦应考虑本病的可能。

1.临床表现

通常起病缓慢,潜伏期2～3周,症状主要为乏力、咽痛、头痛、咳嗽、发热、食欲缺乏、肌肉酸痛等。多为刺激性咳嗽,咳少量黏液痰,发热可持续2～3周,体温恢复正常后可仍有咳嗽。偶伴有胸骨后疼痛。

可见咽部充血、颈部淋巴结肿大等体征。肺部可无明显体征,与肺部病变的严重程度不相称。

2.实验室及其他检查

(1)血常规:血白细胞计数正常或略增高,以中性粒细胞为主。

(2)免疫学检查:起病2周后,约2/3的患者冷凝集试验阳性,滴度效价大于1∶32,尤以滴度逐渐升高更有价值。约半数患者对链球菌MG凝集试验阳性。还可评估肺炎支原体直接检测、支原体IgM抗体、免疫印迹法和聚合酶链反应(PCR)等检查结果。

(3)X线检查:肺部可呈多种形态的浸润影,呈节段性分布,以肺下野为多见,有的从肺门附近向外伸展。3~4周后病变可自行消失。

3.治疗要点

肺炎支原体肺炎首选大环内酯类抗生素,如红霉素。疗程一般为2~3周。

**(三)病毒性肺炎评估**

病毒性肺炎评估是由上呼吸道病毒感染,向下蔓延所致的肺部炎症。常见病毒为甲、乙型流感病毒、腺病毒、副流感病毒、呼吸道合胞病毒和冠状病毒等。患者可同时受一种以上病毒感染,气道防御功能降低,常继发细菌感染。病毒性肺炎为吸入性感染,常有气管-支气管炎。呼吸道病毒通过飞沫与直接接触而迅速传播,可暴发或散发流行。

病毒性肺炎约占需住院的社区获得性肺炎的8%,大多发生于冬春季节。密切接触的人群或有心肺疾病者、老年人等易受感染。

1.临床表现

一般临床症状较轻,与支原体肺炎症状相似。起病较急,发热、头痛、全身酸痛、乏力等较突出。有咳嗽、少痰或白色黏液痰、咽痛等症状。老年人或免疫功能受损的重症患者,可表现为呼吸困难、发绀、嗜睡、精神萎靡,甚至并发休克、心力衰竭和呼吸衰竭,严重者可发生急性呼吸窘迫综合征。

本病常无显著的胸部体征,病情严重者有呼吸浅速、心率增快、发绀、肺部干湿性啰音。

2.实验室及其他检查

(1)血常规:白细胞计数正常、略增高或偏低。

(2)病原体检查:呼吸道分泌物中细胞核内的包涵体可提示病毒感染,但并非一定来自肺部。需进一步评估下呼吸道分泌物或肺活检标本培养是否分离出病毒。

(3)X线检查:可见肺纹理增多,小片状或广泛浸润。病情严重者,显示双肺呈弥漫性结节浸润,而大叶实变及胸腔积液者不多见。

3.治疗要点

病毒性肺炎以对症治疗为主,板蓝根、黄芪、金银花、连翘等中药有一定的抗病毒作用。对某些重症病毒性肺炎应采用抗病毒药物,如选用利巴韦林、阿昔洛韦等。

**(四)真菌性肺炎评估**

肺部真菌感染是最常见的深部真菌病。真菌感染的发生是机体与真菌相互作用的结果,最终取决于真菌的致病性、机体的免疫状态及环境条件对机体与真菌之间关系的影响。广谱抗生素、糖皮质激素、细胞毒药物及免疫抑制剂的广泛使用,人免疫缺陷病毒(HIV)感染和艾滋病增多使肺部真菌感染的机会增加。

真菌多在土壤中生长,孢子飞扬于空气中,极易被人体吸入而引起肺真菌感染(外源性),或使机体致敏,引起表现为支气管哮喘的过敏性肺泡炎。有些真菌为寄生菌,如念珠菌和放线菌,当机体免疫力降低时可引起感染。静脉营养疗法的中心静脉插管如留置时间过长,白念珠菌能在高浓度葡萄糖中生长,引起念珠菌感染中毒症。空气中到处有曲霉属孢子,在秋冬及阴雨季节,储藏的谷草发热霉变时更多,若大量吸入可能引起急性气管-支气管炎或肺炎。

1.临床表现

真菌性肺炎多继发于长期应用抗生素、糖皮质激素、免疫抑制剂、细胞毒药物或因长期留置导管、插管等诱发,其症状和体征无特征性变化。

2.实验室及其他检查

(1)真菌培养:其形态学辨认有助于早期诊断。

(2)X线检查:可表现为支气管肺炎、大叶性肺炎、弥漫性小结节及肿块状阴影和空洞。

3.治疗要点

真菌性肺炎目前尚无理想的药物,两性霉素B对多数肺部真菌仍为有效药物,但由于其不良反应较多,使其应用受到限制。其他药物尚有氟胞嘧啶、米康唑、酮康唑、制霉菌素等也可选用。

(杨 雯)

# 第六节 支气管哮喘

支气管哮喘是一种慢性气管炎症性疾病,其支气管壁存在以肥大细胞、嗜酸性粒细胞和T淋巴细胞为主的炎性细胞浸润,可经治疗缓解或自然缓解。本病多发于青少年,儿童多于成人,城市多于农村。近年的流行病学显示,哮喘的发病率或病死率均有所增加,我国哮喘发病率为1‰~2‰。支气管哮喘的病因较为复杂,大多在遗传因素的基础上,受到体内外多种因素激发而发病,并反复发作。

## 一、临床表现

### (一)症状和体征

典型的支气管哮喘,发作前多有鼻痒、打喷嚏、流涕、咳嗽、胸闷等先兆症状,进而出现呼气性的呼吸困难伴喘鸣,患者被迫呈端坐呼吸,咳嗽、咳痰。发作持续几十分钟至数小时后自行或经治疗缓解。此为速发性哮喘反应。迟发性哮喘反应时,患者气管呈持续高反应性状态,上述表现更为明显,较难控制。

少数患者可出现哮喘重度或危重度发作,表现为重度呼气性呼吸困难、焦虑,烦躁、端坐呼吸、大汗淋漓、嗜睡或意识模糊,经应用一般支气管扩张药物不能缓解。此类患者不及时救治,可危及生命。

### (二)辅助检查

1.血液检查

嗜酸性粒细胞、血清总免疫球蛋白E(IgE)及特异性免疫球蛋白E均可增高。

2.胸部X线检查

哮喘发作期由于肺脏充气过度,肺部透亮度增高,合并感染时可见肺纹理增多及炎症阴影。

3.肺功能检查

哮喘发作期有关呼气流速的各项指标,如第一秒用力呼气容积(FEV)、最大呼气流速峰值

(PEF)等均降低。

## 二、治疗原则

本病的防治原则是去除病因,控制发作和预防发作。控制发作应根据患者发作的轻重程度,抓住解痉、抗炎两个主要环节,迅速控制症状。

### (一)解痉

哮喘轻、中度发作时,常用氨茶碱稀释后静脉注射或加入液体中静脉滴注。根据病情吸入或口服 $\beta_2$ 受体激动剂。常用的 $\beta_2$ 受体激动剂气雾吸入剂有特布他林、沙丁胺醇等。

哮喘重度发作时,应及早静脉给予足量氨茶碱及琥珀酸氢化可的松或甲泼尼龙琥珀酸钠,待病情得到控制后再逐渐减量,改为口服泼尼松龙,或根据病情吸入糖皮质激素,应注意不宜骤然停药,以免复发。

### (二)抗感染

肺部感染的患者,应根据细菌培养及药敏结果选择应用有效抗生素。

### (三)稳定内环境

及时纠正水、电解质及酸碱失衡。

### (四)保证气管通畅

痰多而黏稠不易咳出或有严重缺氧及二氧化碳潴留者,应及时行气管插管吸出痰液,必要时行机械通气。

## 三、护理

### (一)一般护理

(1)将患者安置在清洁、安静、空气新鲜、阳光充足的房间,避免接触变应原,如花粉、皮毛、油烟等。护理操作时防止灰尘飞扬。喷洒灭蚊蝇剂或某些消毒剂时要转移患者。

(2)患者哮喘发作呼吸困难时应给予适宜的靠背架或过床桌,让患者伏桌而坐,以帮助呼吸,减少疲劳。

(3)给予营养丰富的易消化的饮食,多食蔬菜、水果,多饮水。同时注意保持大便通畅,减少因用力排便所致的疲劳。严禁食用与患者发病有关的食物,如鱼、虾、蟹等,并协助患者寻找变应原。

(4)危重期患者应保持皮肤清洁干燥,定时翻身,防止压疮发生。因大剂量使用糖皮质激素,应做好口腔护理,防止发生口腔炎。

(5)哮喘重度发作时,由于大汗淋漓,呼吸困难甚至有窒息感,所以患者极度紧张、烦躁、疲倦。要耐心安慰患者,及时满足患者需求,缓解紧张情绪。

### (二)观察要点

1.观察哮喘发作先兆

如患者主诉有鼻、咽、眼部发痒及咳嗽、流鼻涕等黏膜变态反应症状时,应及时报告医师采取措施,减轻发作症状,尽快控制病情。

2.观察药物毒副作用

氨茶碱 0.25 g 加入 25%～50% 葡萄糖注射液 20 mL 中静脉推注,时间要在 5 分钟以上,因浓度过高或推注过快可使心肌过度兴奋而产生心悸、惊厥、血压骤降等严重反应。使用时要现配现用,静脉滴注时,不宜和维生素C、促皮质激素、去甲肾上腺素、四环素类等配伍。糖皮质激素类药物久用可引起钠潴留、血钾降低、消化道溃疡病、高血压、糖尿病、骨质疏松、停药反跳等,须加强观察。

**3.根据患者缺氧情况调整氧流量**

一般为3～5 L/min。保持气体充分湿化,氧气湿化瓶每天更换、消毒,防止医源性感染。

**4.观察痰液黏稠度**

哮喘发作患者由于过度通气,出汗过多,因而身体丢失水分增多,致使痰液黏稠形成痰栓,阻塞小支气管,导致呼吸不畅,感染难以控制。应通过静脉补液和饮水补足水分和电解质。

**5.严密观察有无并发症**

如自发性气胸、肺不张、脱水、酸碱失衡、电解质紊乱、呼吸衰竭、肺性脑病等并发症。监测动脉血气、生化指标,如发现异常需及时对症处理。

**6.注意呼吸频率、深浅幅度和节律**

重度发作患者喘鸣音减弱乃至消失,呼吸变浅,神志改变,常提示病情危急,应及时处理。

**(三)家庭护理**

**1.增强体质,积极防治感染**

平时注意增加营养,根据病情做适量体力活动,如散步、做简易操、打太极拳等,以提高机体免疫力。当感染发生时应及时就诊。

**2.注意防寒避暑**

寒冷可引起支气管痉挛,分泌物增加,同时感冒易致支气管及肺部感染。因此,冬季应适当提高居室温度,秋季进行耐寒锻炼防治感冒,夏季避免大汗,防止痰液过稠不易咳出。

**3.尽量避免接触变应原**

患者应戒烟,尽量避免到人员众多、空气污浊的公共场所。保持居室空气清新,室内可安装空气净化器。

**4.防止呼吸肌疲劳**

坚持进行呼吸锻炼。

**5.稳定情绪**

一旦哮喘发作,应控制情绪,保持镇静,及时吸入支气管扩张气雾剂。

**6.家庭氧疗**

家庭氧疗又称缓解期氧疗,对于患者的病情控制,存活期的延长和生活质量的提高有着重要意义。家庭氧疗时应注意氧流量的调节,严禁烟火,防止火灾。

**7.缓解期处理**

哮喘缓解期的防治非常重要,对于防止哮喘发作及恶化,维持正常肺功能,提高生活质量,保持正常活动量等均具有重要意义。哮喘缓解期患者,应坚持吸入糖皮质激素,可有效控制哮喘发作,吸入色甘酸钠和口服酮替酚亦有一定的预防哮喘发作的作用。

（杨　雯）

# 第七节 支气管扩张

支气管扩张是指直径大于 2 mm 的支气管由于管壁的肌肉和弹性组织破坏引起的慢性异常扩张。临床特点为慢性咳嗽、咳大量脓性痰和/或反复咯血。患者常有童年麻疹、百日咳或支气管肺炎等病史。随着人民生活条件的改善,麻疹、百日咳疫苗的预防接种,以及抗生素的应用,本病发病率已明显降低。

## 一、病因及发病机制

### (一)支气管-肺组织感染和支气管阻塞

它是支气管扩张的主要病因。感染和阻塞症状相互影响,促使支气管扩张的发生和发展。其中婴幼儿期支气管-肺组织感染是最常见的病因,如婴幼儿麻疹、百日咳、支气管肺炎等。

由于儿童支气管较细,易阻塞,且管壁薄弱,反复感染破坏支气管壁各层结构,尤其是平滑肌和弹性纤维的破坏削弱了对管壁的支撑作用。支气管炎使支气管黏膜充血、水肿、分泌物阻塞管腔,导致引流不畅而加重感染。支气管内膜结核、肿瘤、异物引起管腔狭窄、阻塞,也是导致支气管扩张的原因之一。由于左下叶支气管细长,且受心脏血管压迫引流不畅,容易发生感染,故支气管扩张左下叶比右下叶多见。肺结核引起的支气管扩张多发生在上叶。

### (二)支气管先天性发育缺陷和遗传因素

此类支气管扩张较少见,如巨大气管-支气管症、Kartagener 综合征(支气管扩张、鼻窦炎和内脏转位)、肺囊性纤维化、先天性丙种球蛋白缺乏症等。

### (三)全身性疾病

目前已发现类风湿关节炎、Crohn 病、溃疡性结肠炎、系统性红斑狼疮、支气管哮喘等疾病可同时伴有支气管扩张;有些不明原因的支气管扩张患者,其体液免疫和/或细胞免疫功能有不同程度的异常,提示支气管扩张可能与机体免疫功能失调有关。

## 二、临床表现

### (一)症状

1.慢性咳嗽、大量脓痰

痰量与体位变化有关。晨起或夜间卧床改变体位时,咳嗽加剧、痰量增多。痰量多少可估计病情严重程度。感染急性发作时,痰量明显增多,每天可达数百毫升,外观呈黄绿色脓性痰,痰液静置后出现分层的特征:上层为泡沫;中层为脓性黏液;下层为坏死组织沉淀物。合并厌氧菌感染时痰有臭味。

2.反复咯血

50%～70%的患者有程度不等的反复咯血,咯血量与病情严重程度和病变范围不完全一致。大量咯血最主要的危险是窒息,应紧急处理。部分发生于上叶的支气管扩张,引流较好,痰量不多或无痰,以反复咯血为唯一症状,称为"干性支气管扩张"。

3.反复肺部感染

其特点是同一肺段反复发生肺炎并迁延不愈。

4.慢性感染中毒症状

反复感染者可出现发热、乏力、食欲减退、消瘦、贫血等，儿童可影响发育。

**(二)体征**

早期或干性支气管扩张多无明显体征，病情变重或继发感染时在下胸部、背部常可闻及局限性、固定性湿啰音，有时可闻及哮鸣音；部分慢性患者伴有杵状指(趾)。

## 三、辅助检查

**(一)胸部 X 线检查**

早期无异常或仅见患侧肺纹理增多、增粗现象。典型表现是轨道征和卷发样阴影，感染时阴影内出现液平面。

**(二)胸部 CT 检查**

管壁增厚的柱状扩张或成串成簇的囊状改变。

**(三)纤维支气管镜检查**

有助于发现患者出血的部位，鉴别腔内异物、肿瘤或其他支气管阻塞原因。

## 四、诊断要点

根据患者有慢性咳嗽、大量脓痰、反复咯血的典型临床特征，以及肺部闻及固定而局限性的湿啰音，结合儿童时期有诱发支气管扩张的呼吸道病史，一般可做出初步临床诊断。胸部影像学检查和纤维支气管镜检查可进一步明确诊断。

## 五、治疗要点

治疗原则是保持呼吸道引流通畅，控制感染，处理咯血，必要时手术治疗。

**(一)保持呼吸道通畅**

1.药物治疗

祛痰药及支气管舒张药具有稀释痰液、促进排痰作用。

2.体位引流

对痰多且黏稠者作用尤其重要。

3.经纤维支气管镜吸痰

若体位引流排痰效果不理想，可经纤维支气管镜吸痰及生理盐水冲洗痰液，也可局部注入抗生素。

**(二)控制感染**

它是支气管扩张急性感染期的主要治疗措施。应根据症状、体征、痰液性状，必要时参考细菌培养及药物敏感试验结果选用抗生素。

**(三)手术治疗**

对反复呼吸道急性感染或大咯血，病变局限在一叶或一侧肺组织，经药物治疗无效，全身况良好的患者，可考虑手术切除病变肺段或肺叶。

## 六、常用护理诊断

### (一)清理呼吸道无效
咳嗽、大量脓痰、肺部湿啰音与痰液黏稠和无效咳嗽有关。

### (二)有窒息的危险
有窒息的危险与痰多、痰液黏稠或大咯血造成气道阻塞有关。

### (三)营养失调
乏力、消瘦、贫血、发育迟缓与反复感染导致机体消耗增加以及患者食欲缺乏、营养物质摄入不足有关。

### (四)恐惧
精神紧张、面色苍白、出冷汗与突然或反复大咯血有关。

## 七、护理措施

### (一)一般护理
1.休息与环境

急性感染或咯血时应卧床休息,大咯血患者需绝对卧床,取患侧卧位。病室内保持空气流通,维持适宜的温、湿度,注意保暖。

2.饮食护理

提供高热量、高蛋白、高维生素饮食,发热患者给予高热量流质或半流质饮食,避免冰冷、油腻、辛辣食物诱发咳嗽。鼓励患者多饮水,每天 1 500 mL 以上,以稀释痰液。指导患者在咳痰后及进食前后用清水或漱口液漱口,保持口腔清洁,促进食欲。

### (二)病情观察
观察痰液量、颜色、性质、气味和与体位的关系,记录 24 小时痰液排出量;定期测量生命体征,记录咯血量,观察咯血的颜色、性质及量;病情严重者需观察有无窒息前症状,发现窒息先兆,立即向汇报并配合处理。

### (三)对症护理
1.促进排痰

(1)指导有效咳嗽和正确的排痰方法。

(2)采取体位引流者需依据病变部位选择引流体位,使病肺居上,引流支气管开口向下,利于痰液流出。一般于饭前 1 小时进行。引流时可配合胸部叩击,提高引流效果。

(3)必要时遵医嘱选用祛痰剂或 $\beta_2$ 受体激动剂喷雾吸入,扩张支气管、促进排痰。

2.预防窒息

(1)痰液排除困难者,鼓励多饮水或雾化吸入,协助患者翻身、拍背或体位引流,以促进痰液排除,减少窒息发生的危险。

(2)密切观察患者的表情、神志、生命体征,观察并记录痰液的颜色、量与性质,及时发现和判断患者有无发生窒息的可能。如患者突然出现烦躁不安、神志不清,面色苍白或发绀、出冷汗、呼吸急促、咽喉部明显的痰鸣音,应警惕窒息的发生,并及时通知。

(3)对意识障碍、年老体弱、咳嗽咳痰无力、咽喉部明显的痰鸣音、神志不清者、突然大量呕吐物涌出等高危患者,立即做好抢救准备,如迅速备好吸引器、气管插管或气管切开等用物,积极配合抢救工作。

**(四)心理护理**

病程较长，咳嗽、咳痰、咯血反复发作或逐渐加重时，患者易产生焦虑、沮丧情绪。护士应多与其交谈，讲明支气管扩张反复发作的原因及治疗进展，帮助患者树立战胜疾病的信心，缓解焦虑不安情绪。咯血时医护人员应陪伴、安慰患者，帮助情绪稳定，避免因情绪波动加重出血。

**(五)健康教育**

1.疾病知识指导

帮助患者及家属了解疾病发生、发展与治疗、护理过程。与其共同制订长期防治计划。宣传防治百日咳、麻疹、支气管肺炎、肺结核等呼吸道感染的重要性；及时治疗上呼吸道慢性病灶；避免受凉，预防感冒；戒烟、减少刺激性气体吸入，防止病情恶化。

2.生活指导

讲明加强营养对机体康复的作用，使患者能主动摄取必需的营养素，以增强机体抗病能力。鼓励患者参加体育锻炼，建立良好的生活习惯，劳逸结合，以维护心、肺功能状态。

3.用药指导

向患者介绍常用药物的用法和注意事项，观察疗效及不良反应。指导患者及家属学习和掌握有效咳嗽、胸部叩击、雾化吸入和体位引流的方法，以利于长期坚持，控制病情的发展；了解抗生素的作用、用法和不良反应。

4.自我监测指导

定期复查。嘱患者按医嘱服药，教患者学会观察药物的不良反应。教会患者识别病情变化的征象，观察痰液量、颜色、性质、气味和与体位的关系，并记录 24 小时痰液排出量。如有咯血、窒息先兆，立即前往医院就诊。

（杨　雯）

# 第八节　肺　脓　肿

肺脓肿是由多种病原菌引起肺实质坏死的肺部化脓性感染。早期为肺组织的化脓性炎症，继而坏死、液化，由肉芽组织包绕形成脓肿。高热、咳嗽和咳大量脓臭痰为其临床特征。本病可见于任何年龄，青壮年男性及年老体弱有基础疾病者多见。自抗生素广泛应用以来，发病率有明显降低。

## 一、护理评估

**(一)病因及发病机制**

急性肺脓肿的主要病原体是细菌，常为上呼吸道、口腔的定植菌，包括需氧、厌氧和兼性厌氧菌。厌氧菌感染占主要地位，较重要的厌氧菌有核粒梭形杆菌、消化球菌等。常见的需氧和兼性厌氧菌为金黄色葡萄球菌、化脓链球菌（A 组溶血性链球菌）、肺炎克雷伯菌和铜绿假单胞菌等。免疫力低下者，如接受化疗、白血病或艾滋病患者其病原菌也可为真菌。根据不同病因和感染途径，肺脓肿可分为以下三种类型。

1.吸入性肺脓肿

吸入性肺脓肿是临床上最多见的类型,病原体经口、鼻、咽吸入致病,误吸为最主要的发病原因。正常情况下,吸入物可由呼吸道迅速清除,但当由于受凉、劳累等诱因导致全身或局部免疫力下降时;在有意识障碍,如全身麻醉或气管插管、醉酒、脑血管意外时,吸入的病原菌即可致病。此外,也可由上呼吸道的慢性化脓性病灶,如扁桃体炎、鼻窦炎、牙槽脓肿等脓性分泌物经气管被吸入肺内致病。吸入性肺脓肿发病部位与解剖结构有关,常为单发性,由于右主支气管较陡直,且管径较粗大,因而右侧多发。病原体多为厌氧菌。

2.继发性肺脓肿

继发性肺脓肿可继发于:①某些肺部疾病如细菌性肺炎、支气管扩张、空洞型肺结核、支气管肺癌、支气管囊肿等感染。②支气管异物堵塞也是肺脓肿尤其是小儿肺脓肿发生的重要因素。③邻近器官的化脓性病变蔓延至肺,如食管穿孔感染、膈下脓肿、肾周围脓肿及脊柱脓肿等波及肺组织引起肺脓肿。阿米巴肝脓肿可穿破膈肌至右肺下叶,形成阿米巴肺脓肿。

3.血源性肺脓肿

因皮肤外伤感染、痈、疖、骨髓炎、静脉吸毒、感染性心内膜炎等肺外感染病灶的细菌或脓毒性栓子经血行播散至肺部引起小血管栓塞,产生化脓性炎症、组织坏死导致肺脓肿。金黄色葡萄球菌、表皮葡萄球菌及链球菌为常见致病菌。

**(二)病理**

肺脓肿早期为含致病菌的污染物阻塞细支气管,继而形成小血管炎性栓塞,进而致病菌繁殖引起肺组织化脓性炎症、坏死,形成肺脓肿,继而肺坏死组织液化破溃经支气管部分排出,形成有气液平的脓腔。另因病变累及部位不同,可并发支气管扩张、局限性纤维蛋白性胸膜炎、脓胸、脓气胸、支气管胸膜瘘等。急性肺脓肿经积极治疗或充分引流,脓腔缩小甚至消失,或仅剩少量纤维瘢痕。如治疗不彻底,或支气管引流不畅,炎症持续存在,超过 3 个月称为慢性肺脓肿。

**(三)健康史**

多数吸入性肺脓肿患者有齿、口咽部的感染灶,故要了解患者是否有口腔、上呼吸道慢性感染病灶如龋齿、化脓性扁桃体炎、鼻窦炎、牙周溢脓等;或手术、劳累、受凉等;是否应用了大量抗生素。

**(四)身体状况**

1.症状

急性肺脓肿患者,起病急,寒战、高热,体温高达 39～40 ℃,伴有咳嗽、咳少量黏液痰或黏液脓性痰,典型痰液呈黄绿色、脓性,有时带血。炎症累及胸膜可引起胸痛。伴精神不振、全身乏力、食欲减退等全身毒性症状。如感染未能及时控制,于发病后 10～14 天可突然咳出大量脓臭痰及坏死组织,痰量可达300～500 mL/d,痰静置后分三层。厌氧菌感染时痰带腥臭味。一般在咳出大量脓痰后,体温明显下降,全身毒性症状随之减轻。约 1/3 患者有不同程度的咯血,偶有中、大量咯血而突然窒息死亡者。部分患者发病缓慢,仅有一般的呼吸道感染症状。血源性肺脓肿多先有原发病灶引起的畏寒、高热等全身脓毒血症的表现,经数天或数周后出现咳嗽、咳痰,痰量不多,极少咯血。慢性肺脓肿患者除咳嗽、咳脓痰、不规则发热、咯血外,还有贫血、消瘦等慢性消耗症状。

2.体征

肺部体征与肺脓肿的大小、部位有关。早期病变较小或位于肺深部,多无阳性体征;病变发展较大时可出现肺实变体征,有时可闻及异常支气管呼吸音;病变累及胸膜时,可闻及胸膜摩擦音或胸腔积液体征。慢性肺脓肿常有杵状指(趾)、消瘦、贫血等。血源性肺脓肿多无阳性体征。

**(五)实验室及其他检查**

**1.实验室检查**

急性肺脓肿患者血常规白细胞计数明显增高,中性粒细胞在90%以上,多有核左移和中毒颗粒。慢性肺脓肿血白细胞可稍升高或正常,红细胞和血红蛋白减少。血源性肺脓肿患者的血培养可发现致病菌。并发脓胸时,可做胸腔脓液培养及药物敏感试验。

**2.痰细菌学检查**

气道深部痰标本细菌培养可有厌氧菌和/或需氧菌存在。血培养有助于确定病原体和选择有效的抗生素。

**3.影像学检查**

X线胸片早期可见肺部炎性阴影,肺脓肿形成后,脓液排出,脓腔出现圆形透亮区和气液平面,四周有浓密炎症浸润。炎症吸收后遗留有纤维条索状阴影。慢性肺脓肿呈厚壁空洞,周围有纤维组织增生及邻近胸膜增厚。CT能更准确定位及发现体积较小的脓肿。

**4.纤维支气管镜检查**

纤维支气管镜检查有助于明确病因、病原学诊断及治疗。

**(六)心理、社会评估**

部分肺脓肿患者起病多急骤,畏寒、高热伴全身中毒症状明显,厌氧菌感染时痰有腥臭味等,使患者及家属常深感不安。患者会表现出忧虑、悲观、抑郁和恐惧。

## 二、主要护理诊断及医护合作性问题

**(一)体温过高**

体温过高与肺组织炎症性坏死有关。

**(二)清理呼吸道无效**

清理呼吸道无效与脓痰聚积有关。

**(三)营养失调,低于机体需要量**

营养失调,低于机体需要量与肺部感染导致机体消耗增加有关。

**(四)气体交换受损**

气体交换受损与气道内痰液积聚、肺部感染有关。

**(五)潜在并发症**

咯血、窒息、脓气胸、支气管胸膜瘘。

## 三、护理目标

体温降至正常,营养改善,呼吸系统症状减轻或消失,未发生并发症。

## 四、护理措施

**(一)一般护理**

保持室内空气流通、适宜温湿度、阳光充足。晨起、饭后、体位引流后及睡前协助患者漱口,做好口腔护理。鼓励患者多饮水,进食高热量、高蛋白、高维生素等营养丰富的食物。

## (二)病情观察

观察痰的颜色、性状、气味和静置后是否分层。准确记录 24 小时排痰量。当大量痰液排出时,要注意观察患者咳痰是否顺畅,咳嗽是否有力,避免脓痰引起窒息;当痰液减少时,要观察患者中毒症状是否好转,若中毒症状严重,提示痰液引流不畅,做好脓液引流的护理,以保持呼吸道通畅。若发现血痰,应及时报告医师,咯血量较多时,应严密观察体温、脉搏、呼吸、血压以及神志的变化,准备好抢救药品和用品,嘱患者患侧卧位,头偏向一侧,警惕大咯血或窒息的突然发生。

## (三)用药及体位引流护理

肺脓肿治疗原则是抗生素治疗和痰液引流。

### 1.抗生素治疗

吸入性肺脓肿一般选用青霉素,对青霉素过敏或不敏感者可用林可霉素、克林霉素或甲硝唑等药物。开始给药采用静脉滴注,体温通常在治疗后 3~10 天降至正常,然后改为肌内注射或口服。如抗生素有效,宜持续 8~12 周,直至胸片上空洞和炎症完全消失,或仅有少量稳定的残留纤维化。若疗效不佳,要注意根据细菌培养和药物敏感试验结果选用有效抗生素。遵医嘱使用抗生素、祛痰药、支气管扩张剂等药物,注意观察疗效及不良反应。

### 2.痰液引流

痰液引流可缩短病程,提高疗效。无大咯血、中毒症状轻者可进行体位引流排痰,每天 2~3 次,每次 10~15 分钟。痰黏稠者可用祛痰药、支气管舒张药或生理盐水雾化吸入以利脓液引流。有条件应尽早应用纤维支气管镜冲洗及吸引治疗,脓腔内还可注入抗生素,加强局部治疗。

### 3.手术治疗

内科积极治疗 3 个月以上效果不好,或有并发症可考虑手术治疗。

## (四)心理护理

向患者及家属及时介绍病情,解释各种症状和不适的原因,说明各项诊疗、护理操作目的、操作程序和配合要点。由于疾病带来口腔脓臭气味使患者害怕与人接近,在帮助患者口腔护理的同时消除患者的紧张心理。主动关心并询问患者的需要,使患者增加治疗的依从性和信心,指导患者正确对待本病,使其勇于说出内心感受,并积极进行疏导。教育患者家属配合医护人员做好患者的心理指导,使患者树立治愈疾病的信心,以促进疾病早日康复。

## (五)健康指导

### 1.疾病知识指导

指导患者及家属了解肺脓肿发生、发展、治疗和有效预防方面的知识。积极治疗肺炎、皮肤疖、痈或肺外化脓性等原发病灶。教会患者练习深呼吸,鼓励患者咳嗽并采取有效的咳嗽方式进行排痰,保持呼吸道的通畅,促进病变的愈合。对重症患者做好监护,教育家属及时发现病情变化,并及时向医师报告。

### 2.生活指导

指导患者生活要有规律,注意休息,劳逸结合,应增加营养物质的摄入。提倡健康的生活方式,重视口腔护理,在晨起、饭后、体位引流后、晚睡前要漱口、刷牙,防止污染分泌物误吸入下呼吸道。鼓励平日多饮水、戒烟、酒。保持环境整洁、舒适,维持适宜的室温与湿度,注意保暖,避免受凉。

### 3.用药指导

抗生素治疗非常重要,但需要时间较长,为防止病情反复,应遵从治疗计划。指导患者及家属根据医嘱服药,向患者讲解抗生素等药物的用药疗程、方法、不良反应,发现异常及时向医师报告。

**4.加强易感人群护理**

对意识障碍、慢性病、长期卧床者,应注意指导家属协助患者经常变换体位、翻身、拍背促进痰液排出,疑有异物吸入时要及时清除。有感染征象时应及时就诊。

## 五、护理评价

患者体温平稳,呼吸系统症状消失,营养改善,无并发症发生或发生后及时得到处理。

**(毛丽燕)**

# 第九节 肺 结 核

肺结核是由结核分枝杆菌感染引起的肺部慢性传染性疾病。排菌患者为重要传染源,病原菌通过呼吸道传播感染,当机体抵抗力降低时发病。可累及全身多个脏器,以肺部感染最为常见。发病以青壮年居多,男性多于女性。结核病为全球流行的传染病之一,为传染疾病的主要死因,在我国仍属于需要高度重视的公共卫生问题。

## 一、病因及发病机制

### (一)结核菌

肺炎致病菌为结核分枝杆菌,又称抗酸杆菌。可分为人型、牛型、非洲型和鼠型4类,引起人类感染的为人型结核分枝杆菌,少数为牛型菌感染。结核菌抵抗力强,在阴湿处能生存5个月以上,但在烈日暴晒下2小时,5%～12%甲酚(来苏水)接触2～12小时,70%乙醇接触2分钟,或煮沸1分钟,即被杀死。该病原菌有较强的耐药性,最简单灭菌方法是将痰吐在纸上直接焚烧。

### (二)感染途径

肺结核通过呼吸道传播,患者随地吐痰,痰液干燥后随尘埃飞扬;病原菌也可通过飞沫传播,免疫力低下者吸入传染源喷出的带菌飞沫可发病。少数患者可经饮用未消毒的带菌牛奶引起消化道传播。其他感染途径少见。

### (三)人体反应性

机体对入侵结核菌的反应有两种。

1.免疫力

机体对结核菌的免疫力分非特异性和特异性免疫力两种。后者通过接种卡介苗或感染结核菌后获得免疫力。机体免疫力强可不发病或病情较轻,免疫力低下者易感染发病,或引发原病灶重新发病。

2.变态反应

结核菌入侵4～8周后,机体针对致病菌及其代谢产物所发生的变态反应,属Ⅳ型(迟发型)变态反应。

### (四)结核感染及肺结核的发生发展

1.原发性结核

初次感染结核,病菌毒力强、机体抵抗力弱,病原菌在体内存活并大量繁殖引起局部炎性病变,称原发病灶。可经淋巴引起血行播散。

2.继发性结核

原发病灶遗留的结核分枝杆菌重新活动引起结核病,属内源性感染;由结核分枝杆菌再次感染而发病,由于机体具备特异性免疫力,一般不引起局部淋巴结肿大和全身播散,但可导致空洞形成和干酪性坏死。

### (五)临床类型

1.Ⅰ型肺结核(原发性肺结核)

Ⅰ型肺结核多发生于儿童或边远山区、农村初次进入城市的成人。初次感染肺结核即发病,以上叶底部、中叶或下叶上部多见,X线典型征象为哑铃型阴影。通常病灶逐渐自行吸收或钙化。

2.Ⅱ型肺结核(血行播散型肺结核)

Ⅱ型肺结核分急性、慢性或亚急性血行播散型肺结核。成人多见,结核病灶破溃,致病菌短时间内大量进入血液循环可引起肺内广泛播散引起急性病征,X线显示肺内病灶细如粟米、均匀散布于两肺。若机体免疫力强,少量致病菌经血分批侵入肺部,形成亚急性或慢性血行性播散型肺结核。

3.Ⅲ型肺结核(浸润型肺结核)

Ⅲ型肺结核包括干酪性肺炎和结核球两种特殊类型。以成人多见,抵抗力降低时,原发病灶重新活动,引起渗出和细胞浸润,是最常见的继发性肺结核。病灶多位于上肺野,X线显示渗出和浸润征象,可有不同程度的干酪样病变和空洞形成。

4.Ⅳ型肺结核(慢性纤维空洞型肺结核)

Ⅳ型肺结核为各种原因使肺结核迁延不愈,症状起伏所致,属于肺结核晚期,痰中常有结核菌,为结核病的重要传染源。X线显示单或双侧肺有厚壁空洞,伴明显胸膜肥厚。由于肺组织纤维收缩,肺门向上牵拉,肺纹理呈垂柳状阴影,纵隔向患侧移位,健侧呈代偿性肺气肿。

5.Ⅴ型肺结核(结核性胸膜炎)

Ⅴ型肺结核多见于青少年,结核菌累及胸膜引起渗出性胸膜炎。X线显示病变部位均匀致密阴影,可随体位变换而改变。

## 二、临床表现

### (一)症状与体征

1.全身症状

起病缓慢,病程长。常有午后低热、面颊潮红、乏力、食欲缺乏、体重减轻、盗汗等结核毒性症状。当肺部病灶急剧进展播散时,可出现持续高热。妇女可有月经失调、结节性红斑。

2.呼吸系统症状

干咳或有少量黏液痰。继发感染时,痰呈黏液性或脓性。痰中偶有干酪样物,约1/3患者有痰血或不同程度咯血。少数患者可出现大量咯血。胸痛、干酪样肺炎或大量胸腔积液者,可有发绀和渐进性呼吸困难。病灶范围大而表浅者可有实变体征,叩诊呈浊音。大量胸腔积液局部叩诊浊音或实音。锁骨上下及肩胛间区可闻及湿啰音。慢性纤维空洞型肺结核及胸膜增厚者可有胸廓内陷,肋间变窄,气管偏移等。

### (二)并发症

可并发自发性气胸、脓气胸、支气管扩张、慢性肺源性心脏病等。

## 三、辅助检查

### (一)血常规检查

活动性肺结核有轻度白细胞计数升高,红细胞沉降率增快,急性粟粒型肺结核时白细胞计数可减少,有时出现类白血病反应的血象。

### (二)结核菌检查

痰中查到结核菌是确诊肺结核的主要依据。涂片抗酸染色镜检快捷方便,痰菌量较少可用集菌法。痰培养、聚合酶链反应(PCR)检查更为敏感。痰菌检查阳性,提示病灶为开放性有传染性。

### (三)影像学检查

胸部 X 线检查可早期发现肺结核。常见肺结核 X 线检查表现:有纤维钙化的硬结病灶者呈高密度、边缘清晰的斑点、条索或结节;浸润性病灶则呈现出低密度、边缘模糊的云雾状阴影; X 线征象呈现出较高密度、浓淡不一、有环形边界的透光空洞者,提示干酪样病灶。胸部 CT 检查可发现微小、隐蔽性病变。

### (四)结核菌素(简称结素)试验

用于测定人体是否感染过结核菌。常用 PPD 试验,方法为取 0.1 mL 纯结素(5 U)稀释液,常规消毒后于左前臂屈侧中、上 1/3 交界处行皮内注射,48～72 小时后观察皮肤硬结的直径,<5 mm 为阴性,5～9 mm 为弱阳性,10～19 mm 为阳性反应,超过 20 mm 或局部发生水疱与坏死者为强阳性反应。

我国城镇居民的结核感染率高,5 U 阳性表示已有结核感染,若 1 U 皮试强阳性提示体内有活动性结核病灶。成人结素试验阳性表示曾感染过结核菌或接种过卡介苗,并不一定患病;反之,则提示未感染过结核菌,或感染初期机体变态反应尚未建立。机体免疫功能低下或受抑制,可显示结素试验阴性。

### (五)其他检查

纤维支气管镜检查对诊断有重要价值。

### (六)诊治结果的描述和记录

描述内容包括肺结核类型、病变范围、痰菌检查、治疗史等。

1.肺结核类型的记录

血行播散型肺结核应注明"急性"或"慢性";继发性肺结核应注明"浸润型"或"纤维空洞"。

2.病变范围的描述

按左、右侧,以第 2 肋和第 4 肋下缘内侧端为分界线又分为上、中、下肺野。

3.痰菌检查结果的描记

分别用"(一)"或"(十)"描述;痰涂片、痰集菌和痰培养检查分别用"涂""集""培"表示,患者无痰或未查痰,应注明"无痰"或"未查"。

4.治疗史的描记

可分为"初治""复治"。初治指未开始抗结核治疗;正进行标准化疗疗程未满;不规则化疗未满1个月者。复治则指初治失败;规则满疗程用药后痰菌复阳性;不规范化疗超过1个月;慢性排菌者。

以上条件符合其中任何1条即为初治或复治。

5.并发症或手术情况描述

并发症如"自发性气胸、肺不张"等;并存病如"糖尿病"等以及手术情况。

描述举例:右侧浸润型肺结核涂(+),初治,支气管扩张、糖尿病。

## 四、诊断要点

根据患者症状体征和病史,结合体格检查、痰结核菌检查及胸部X线检查结果可做出诊断。确诊后应进一步明确肺结核是否处于活动期,有无排菌等,以确定是否属于传染源。

(1)经确定为活动性病变必须给予治疗。活动性病变胸片可显示有中心溶解和空洞或播散病灶。无活动性肺结核胸片显示钙化、硬结或纤维化,痰检查不排菌,无肺结核症状。

(2)肺结核的转归的综合判断。①进展期:新发现的活动性病变;病变较前增多、恶化;新出现空洞或空洞增大;痰菌转阳性。凡有其中任何1条,即属进展期。②好转期:病变较前吸收好转;空洞缩小或闭合;痰菌减少或转阴。凡具备其中1条,即为好转期。③稳定期:病变无活动性,空洞关闭,痰菌连续6个月均为阴性者(每月至少查1次),若有空洞存在者,则痰菌连续阴性1年以上。

## 五、治疗要点

治疗原则为监督患者全程化疗,加强支持疗法,根治病灶,达痊愈目的。

### (一)抗结核化学药物治疗(简称化疗)

化疗对疾病控制起关键作用,凡为活动性肺结核患者均需化疗。

(1)化疗原则:治疗强调早期、规律、全程、联合和适量用药,即肺结核一经确诊立即给予化疗,根据病情及药物特点,联合使用两种以上的药物,以增强疗效,减少耐药性的产生。严格遵医嘱按时按量用药,指导患者执行治疗方案,途中无遗漏或间断,坚持完成规定疗程,以达彻底杀菌和减少疾病复发的目的。

(2)常规用药见表3-1。

表 3-1  常用抗结核药物剂量、不良反应和注意事项

| 药名 | 每天剂量(g) | 间歇疗法(g/d) | 主要不良反应 | 注意事项 |
|---|---|---|---|---|
| 异烟肼<br>(H,INH) | 0.3<br>空腹顿服 | 0.6~0.8<br>2~3次/周 | 周围神经炎、偶有肝功能损害、精神异常、皮疹、发热 | 避免与抗酸药同服,注意消化道反应,肢体远端感觉及精神状态,定期查肝功能 |
| 利福平<br>(R,REP) | 0.45~0.6<br>空腹顿服 | 0.6~0.9<br>2~3次/周 | 肝、肾功能损害、胃肠不适、腹泻 | 体液及分泌物呈橘黄色,监测肝脏毒性及变态反应,会加速口服避孕药、茶碱等药物的排泄,降低药效 |
| 链霉素<br>(S,SM) | 0.75~1.0<br>一次肌内注射 | 0.75~1.0<br>2次/周 | 听神经损害、眩晕、听力减退、口唇麻木、发热、肝功能损害、痛风 | 进行听力检查,了解有无平衡失调及听力改变,了解尿常规及肾功能变化 |

| 药名 | 每天剂量(g) | 间歇疗法(g/d) | 主要不良反应 | 注意事项 |
|------|------------|--------------|------------|---------|
| 吡嗪酰胺<br>(Z,PZA) | 1.5～2.0<br>顿服 | 2～3<br>2～3次/周 | 可引起发热、黄疸、肝功能损害、痛风 | 警惕肝脏毒性,注意关节疼痛、皮疹反应,定期监测 ALT 及血清尿酸,避免日光过度照射 |
| 乙胺丁醇<br>(E,EMB) | 0.75～1.0<br>顿服 | 1.5～2.0<br>3次/周 | 视神经炎 | 检查视觉灵敏度和颜色的鉴别力 |
| 对氨基水<br>杨酸钠<br>(P,PAS) | 8～12<br>分3次<br>饭后服 | 10～12<br>3次/周 | 胃肠道反应,变态反应,肝功能损害 | 定期查肝功能,监测不良反应的症状和体征 |

(3)化疗方法:两阶段化疗法。开始1～3个月为强化阶段,联合应用2种或2种以上的抗生素,迅速控制病情,至痰菌检查阴性或病灶吸收好转后,维持治疗或称巩固期治疗,疗程为9～15个月。①间歇疗法:有规律用药,每周2～3次,由于用药后结核菌生长受抑制,当致病菌重新生长繁殖时再度高剂量用药,使病菌最终被消灭。此法与每天给药效果相同,其优点在于可减少用药的次数,节约经费,减少药物毒性作用。一般主张在巩固期采用。②顿服:即一次性将全天药物剂量全部服用,使血药浓度维持相对高峰,效果优于分次口服。

(4)化疗方案:应根据病情轻重、痰菌检查和细菌耐药情况,结合药源供应和个人经济条件等,选择化疗方案。分长程和短程化疗。①长程化疗为联合应用异烟肼、链霉素及对氨基水杨酸钠,疗程为12～18个月。常用方案为2HSP/10HP、2HSE/16H₃E₃,即前2个月为强化阶段,后10个月为巩固阶段,$H_3E_3$表示间歇用药,每周3次。其中英文字母为各种药物外文缩写,数字为用药疗程"月",下标数字代表每周用药的次数。②短程化疗总疗程为6～9个月,联合应用2个或2个以上的杀菌剂。常用方案有2SHR/4HR、2HRZ/4HR、2HRZ/4H₃R₃等,短程化疗与标准化疗相比,患者容易接受和执行,因而已在全球推广。

**(二)对症治疗**

1.毒性症状

轻度结核毒性症状会在有效治疗1～3周消退,重症者可酌情加用肾上腺糖皮质激素对症治疗。

2.胸腔积液

胸腔积液过多引起呼吸困难者,可行胸腔穿刺抽液,每次抽液量不超过1 L,抽液速度不宜过快,操作中患者出现头晕、心悸、四肢发凉等胸膜反应时,应立即停止操作,让患者平卧,密切观察血压变化,必要时皮下注射肾上腺素,防止休克。

**(三)手术治疗**

肺结核以内科治疗为主,手术适用于合理化疗无效,多重耐药的厚壁空洞、大块干酪灶、支气管胸膜瘘和大咯血非手术治疗无效者。

# 六、护理评估

**(一)健康史**

患者既往健康状况,有无结核病史,了解患病及治疗经过,有无接受正规治疗,有无传染源接触史,有无接受卡介苗注射,有无长期使用激素或免疫抑制药,居住环境如何,日常活动与休息、饮食情况等。

### (二)身体状况

测量生命体征,了解全身有无盗汗、乏力、午后低热及消瘦等中毒症状,有无咳嗽、咳痰、呼吸困难及咯血,咯血量的大小等。

### (三)心理及社会因素

了解患者及家属对疾病的认知及态度,有无心理障碍,经济状况如何,家庭支持程度如何,需要何种干预。

### (四)实验室及其他检查

痰培养结果,X线胸片及血常规检查是否异常。

## 七、护理诊断及合作性问题

### (一)知识缺乏

缺乏疾病预防及化疗方面的知识。

### (二)营养失调

低于机体需要量,与长期低热消耗增多及摄入不足有关。

### (三)活动无耐力

与长期低热、咳嗽,体重逐渐下降有关。

### (四)社交孤立

与呼吸道隔离沟通受限及健康状况改变有关。

## 八、护理目标

(1)加强相关知识宣教,提高患者及家属对疾病的认知、治疗依从性增加。

(2)患者体重增加,恢复基础水平,清蛋白、血红蛋白值在正常范围内。

(3)进行适当的户外活动,无气促疲乏感。

(4)能描述新的应对行为所带来的积极效果,能尽快恢复健康与人沟通和交流。

## 九、护理措施

### (一)一般护理

室内保持良好的空气流通。肺结核活动期,有咯血、高热等重症者,应卧床休息,症状轻者适当增加户外活动,保证充足的睡眠,做到劳逸结合。盗汗者及时擦汗和更衣,避免受凉。

### (二)饮食护理

供给高热量、高蛋白、高维生素、富含钙质饮食,促进机体康复。成人每天蛋白质为 $1.5\sim2.0$ g/kg,以优质蛋白为主。适量补充矿物质和水分,如铁、钾、钠和水分。注意饮食调配,患者不需忌口,食物应多样化,荤素搭配,色、香、味俱全,刺激患者食欲。患者在化疗期间尤其注意营养的补充。每周测量体重 1 次。

### (三)用药护理

本病疗程长,短期化疗不少于 10 个月。应提供药物治疗知识,强调早期、联合、适量、规律、全程化疗的重要性,告知耐药产生与加重经济负担等不合理用药的后果,使患者理解规范治疗的重要意义,提高用药的依从性。督促患者按时按量用药,告知并密切观察药物疗效及药物不良反应,如有胃肠不适、眩晕、耳鸣、巩膜黄染等症状时,应及时与医师沟通,不可擅自停药。

**(四)咯血的护理**

患者大咯血出现窒息征象时,立即协助其取头低足高位,头偏一侧,快速清除气道和口咽部血块,及时解除呼吸道阻塞。必要时气管插管、气管切开或气管镜直视下吸出血凝块。

**(五)消毒隔离**

痰涂片阳性的肺结核患者住院治疗期间须进行呼吸道隔离,要求病室光线充足,通风良好,定时进行空气消毒。患者衣被要经常清洗,被褥、书籍在烈日下暴晒6小时以上。餐具要专用,经煮沸或消毒液浸泡消毒,剩下饭菜应煮沸后弃掉。注意个人卫生,打喷嚏时应用纸巾遮掩口鼻,纸巾焚烧处理;不要随地吐痰,痰液吐在有盖容器中,患者的排泄物、分泌物应消毒后排放。减少探视,避免患者与健康人频繁接触,探视者应戴口罩。患者外出应戴口罩,口罩要每天煮沸清洗。医护人员与患者接触可戴呼吸面罩、接触患者应穿隔离衣、戴手套。处置前、后应洗手。传染性消失应及时解除隔离措施。

**(六)心理护理**

结核病是慢性传染病,病程长,恢复慢,在工作、生活等方面对患者乃至整个家庭产生不良影响,患者情绪变化呈多样性,护士及家属应主动了解患者的心理状态,应给予良好的心理支持,督促患者按要求用药,告知不规则用药的后果,使患者树立战胜疾病的信心,安心休息,积极配合治疗。一般情况下,痰涂片阴性和经有效抗结核治疗4周以上,无传染性或仅有极低传染性者,鼓励患者回归家庭和社会,以消除隔离感。

## 十、护理评价

(1)患者治疗的依从性是否提高,能否自觉按时按量服药。

(2)营养状况如何,饮食摄入量是否充足,体重有无改变。

(3)日常活动耐受水平是否有改变。

(4)是否有孤独感,与周围环境的关系如何。

## 十一、健康教育

(1)加强疾病传播知识的宣教,普及新生儿接种卡介苗制度,疾病的高危人群应定期到医院体检或进行相应预防性处理。

(2)培养良好的卫生习惯,不随地吐痰和凌空打喷嚏,同桌共餐应使用公筷。

(3)注意营养,忌烟酒,避免疲劳,增强体质,预防呼吸道感染。

(4)处于传染活动期的患者,应进行隔离治疗。

(5)全程督导结核患者坚持化疗,避免复发,定期复查肝功能和胸片。

(杨　雯)

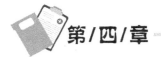

# 第／四／章

# 心内科护理

## 第一节　心　绞　痛

### 一、稳定型心绞痛

稳定型心绞痛是在冠状动脉狭窄的基础上,冠状动脉供血不足引起的心肌急剧的、暂时的缺血缺氧综合征。临床特点为阵发性胸骨后或心前区压榨性疼痛,常发生于劳力性心肌负荷增加时,持续数分钟,休息或用硝酸酯制剂后消失,其临床表现在 1～3 个月内相对稳定。

#### (一)病因与发病机制

最常见的病因为冠状动脉粥样硬化。其他病因最常见为重度主动脉瓣狭窄或关闭不全,肥厚型心肌病、先天性冠状动脉畸形等亦可是本病病因。

心肌能量的产生依赖大量的氧气供应。心肌对氧的依赖性最强,耗氧量为9 mL/(min·100 g),高居人体其他器官之首。生理条件下,心肌细胞从冠状动脉血中摄取氧的能力也最强,可摄取血氧含量的 65%～75%,接近于最大摄取量,因此,当心肌需氧量增加时,心肌细胞很难再从血液中摄取更多的氧,而只能依靠增加冠状动脉血流储备来满足心肌需氧量的增加。正常情况下,冠状循环储备能力很强,如剧烈体力活动时,冠状动脉扩张可使其血流量增加到静息时的 6～7 倍,即使在缺氧状态下,也能使血流量增加 4～5 倍。然而在病理条件下(如冠状动脉狭窄),冠状循环储备能力下降,冠状动脉供血与心肌需血之间就会发生矛盾,即冠状动脉血流量不能满足心肌的代谢需要,此时就会引起心肌缺血缺氧,诱发心绞痛。

动脉粥样硬化斑块导致冠状动脉狭窄,冠状动脉扩张性减弱,血流量减少。当冠状动脉管腔狭窄＜50%时,心肌血供基本不受影响,即血液供应尚能满足心肌平时的需要,则无心肌缺血症状,各种心脏负荷试验也无阳性表现。然而当至少一支主要冠状动脉管腔狭窄＞75%时,静息时尚可代偿,但当心脏负荷突然增加(如劳累、激动、左心衰竭等)时,则心肌氧耗量增加,而病变的冠状动脉不能充分扩张以供应足够的血液和氧气,即可引起心绞痛发作。此种心肌缺血为"需氧增加性心肌缺血",而且粥样硬化斑块稳定,冠状动脉对心肌的供血量相对比较恒定。这是大多数稳定型心绞痛的发病机制。

疼痛产生的原因:直接原因可能是在缺血缺氧的情况下,心肌内积聚过多的代谢产物如乳酸、丙酮酸、磷酸等酸性物质或类激肽多肽类物质,刺激心脏内自主神经的传入纤维末梢,经胸

1～5交感神经节和相应的脊髓段传至大脑,即可产生疼痛感觉。这种痛觉可反映在与自主神经进入水平相同脊髓段的脊神经所分布的区域——胸骨后和两臂的前内侧与小指,尤其是在左侧,而多不在心脏部位。有人认为,在缺血区内富有神经分布的冠状血管的异常牵拉或收缩,也可直接产生疼痛冲动。

**(二)病理生理和病理解剖**

患者在心绞痛发作之前,常有血压升高、心率增快、肺动脉压和肺毛细血管压升高的变化,反映心脏和肺的顺应性降低。发作时可有左心室收缩力和收缩速度降低、射血速度减慢、左心室收缩压下降、心搏量和心排血量降低、左心室舒张末期压和血容量增加等左心室收缩和舒张功能障碍的病理生理变化。左心室壁可呈收缩不协调或部分心室壁有收缩减弱的现象。

粥样硬化可累及冠状动脉任何一支,其中以左前降支受累最为多见,病变也最为严重,其次是右冠状动脉、左回旋支和左主干。血管近端的病变较远端为重,主支病变较分支为重。粥样硬化斑块多分部在分支血管开口处,且常为偏心性,呈新月形。

冠状动脉造影显示,稳定型心绞痛患者中,有1支、2支或3支冠状动脉腔径减少>70%者各占25%左右,左主干狭窄占5%～10%,无明显狭窄者约占15%;而在不稳定型心绞痛患者中,单支血管病变约占10%,2支血管病变占20%,3支血管病变占40%,左主干病变约占20%,无明显血管梗阻者占10%,而且病变常呈高度狭窄、偏心性狭窄、表面毛糙或充盈缺损等。冠状动脉造影未发现异常的心绞痛患者,可能是因为冠状动脉痉挛、冠状动脉内血栓自发性溶解、微循环灌注障碍或造影检查时未识别,也可能与血红蛋白与氧的离解异常、交感神经过度活动、儿茶酚胺分泌过多或心肌代谢异常等有关。

**(三)临床表现**

1.症状

心绞痛以发作性胸痛为主要临床表现,疼痛的特点为以下几点。

(1)部位:典型心绞痛的部位是在胸骨体上中段之后或左前胸,范围有手掌大小甚至横贯前胸,界限不很清楚;可以放射到颈部、咽部、颌部、上腹部、肩背部、左臂及左手指,也可以放射至其他部位。非典型者可以表现在胸部以外的其他部位如上腹部、咽部、颈部等。疼痛每次发作的部位往往是相似的。

(2)性质:常呈紧缩感、绞榨感、压迫感、烧灼感、胸闷或窒息感、沉重感,有的只表现为胸部不适、乏力或气短,主观感觉个体差异较大,但一般不会是针刺样疼痛。疼痛发作时,患者往往被迫停止原来的活动,直至症状缓解。

(3)持续时间:疼痛呈阵发性发作,持续数分钟,一般不会超过10分钟,也不会转瞬即逝或持续数小时。疼痛可数天或数周发作一次,亦可1天内发作多次。

(4)诱因:疼痛常由体力劳动(如快步行走、爬坡等)或情绪激动(如愤怒、焦急、过度兴奋等)所诱发,饱食、寒冷、吸烟、贫血、心动过速和休克等亦可诱发。疼痛多发生于劳力或激动当时而不在其之后。典型的心绞痛常在相似的条件下发生,但有时同样的劳力只在早晨而不在下午引起心绞痛,可能与晨间疼痛阈值较低有关。

(5)缓解方式:一般停止诱发活动后疼痛即可缓解,舌下含硝酸甘油也能在2～5分钟内(很少超过5分钟)使之缓解。

2.体征

体检常无明显异常。心绞痛发作时可有心率增快、血压升高、焦虑、出汗等;有时可闻及第四心音、第三心音或奔马律,心尖部收缩期杂音(系乳头肌缺血性功能失调引起二尖瓣关闭不全所致),第二心音逆分裂;偶闻双肺底湿啰音。

3.分级

参照加拿大心血管学会(CCS)分级标准,将稳定型心绞痛严重程度分为4级。

(1)Ⅰ级:一般体力活动如行走和上楼等不引起心绞痛,但紧张、剧烈或持续用力可引起心绞痛发作。

(2)Ⅱ级:日常体力活动稍受限制,快步行走或上楼、登高、饭后行走或上楼、寒冷或风中行走、情绪激动等可发作心绞痛,或仅在睡醒后数小时内发作,在正常情况下以一般速度平地步行200 m以上或登一层以上的楼梯受限。

(3)Ⅲ级:日常体力活动明显受限,在正常情况下以一般速度平地步行100~200 m或登一层楼梯时可发作心绞痛。

(4)Ⅳ级:轻微活动或休息时即可出现心绞痛症状。

**(四)辅助检查**

1.实验室检查

基本检查包括空腹血糖(必要时查糖耐量试验)、血脂和血红蛋白等;胸痛较明显者需查心肌坏死标志物;冠状动脉造影前还需查尿常规、肝肾功能、电解质、肝炎相关抗原、人类免疫缺陷病毒(HIV)及梅毒血清试验等;必要时检查甲状腺功能。

2.心电图检查

(1)静息心电图:约半数心绞痛患者的心电图在正常范围。可有陈旧性心肌梗死或非特异性ST-T改变,有时出现房室或束支传导阻滞或室性、房性期前收缩等心律失常。不常见的隐匿性的心电图表现为U波倒置。与既往心电图进行比较,可提高心电图的诊断准确率。

(2)心绞痛发作时心电图:95%的患者于心绞痛时出现暂时的缺血性ST段移位。因心内膜下心肌更容易发生缺血,故常见反映心内膜下心肌缺血的导联ST段压低>0.1 mV,发作缓解后恢复;有时出现T波倒置。平时有T波持续倒置者,心绞痛发作时可变为直立(称为"假性正常化")。T波改变反映心肌缺血的特异性不如ST段,但与平时心电图比较则有助于诊断。

(3)心电图负荷试验:运动负荷试验最为常用,运动可增加心脏负荷以激发心肌缺血。运动方式主要有分级踏板或蹬车。

(4)心电图连续监测:常用方法是让患者佩带慢速转动的记录装置,以两个双极胸导联(现可同步12导联)连续记录并自动分析24小时心电图(动态心电图),然后在显示屏上快速回放并进行人机对话选段记录,最后打印综合报告。动态心电图可发现ST-T改变和各种心律失常,出现时间可与患者的活动情况和症状相对照。胸痛发作时心电图显示缺血性ST-T改变有助于心绞痛的诊断。

3.超声心动图

超声心动图可以观察心腔大小、心脏结构、室壁厚度和心肌功能状态,根据室壁运动异常,可判断心肌缺血和陈旧性梗死区域。稳定型心绞痛患者的静息超声心动图大都无异常表现,负荷超声心动图有助于识别心肌缺血的范围和程度。

4.血管内超声和冠状动脉内多普勒血流描记

血管内超声是近年来应用于临床的一种高分辨率检查手段,可作为冠状动脉造影更进一步的确诊手段。

5.多层螺旋 X 线计算机断层显像

多层螺旋 X 线计算机断层显像可进行冠状动脉三维重建,能较好应用于冠心病的诊断。

### (五)内科治疗

**1.一般治疗**

心绞痛发作时立刻休息,症状一般在停止活动后即可消除。平时应尽量避免各种诱发因素如过度体力活动、情绪激动、饱餐、便秘等。调节饮食,特别是进食不宜过饱,避免油腻饮食,忌烟酒。调整日常生活与工作量;减轻精神负担;治疗高血压、糖尿病、贫血、甲状腺功能亢进等相关疾病。

**2.硝酸酯类药物**

该类药物可扩张冠状动脉、降低血流阻力、增加冠状循环血流量;同时能扩张周围血管,减少静脉回流,降低心室容量、心腔内压力、心排血量和血压,降低心脏前后负荷和心肌需氧量,从而缓解心绞痛。患有青光眼、颅内压增高、低血压者不宜应用本类药物。

硝酸甘油:心绞痛发作时应用,0.3~0.6 mg 舌下含化,可迅速被唾液溶解而吸收,1~2 分钟开始起效,作用持续约 30 分钟。对约 92％的患者有效,其中 76％在 3 分钟内见效。

**3.β 受体阻滞剂(美托洛尔)**

阻断拟交感胺类的刺激作用,减慢心率、降低血压,减弱心肌收缩力和降低心肌氧耗量,从而缓解心绞痛发作。

**4.钙通道阻滞剂(盐酸地尔硫䓬片、硝苯地平)**

本类药物能抑制 $Ca^{2+}$ 进入细胞和心肌细胞兴奋-收缩耦联中 $Ca^{2+}$ 的作用,因而可抑制心肌收缩,减少心肌氧耗;扩张冠状动脉,解除冠状动脉痉挛,改善心肌供血。

**5.抗血小板药物**

若无特殊禁忌,所有患者均应服用阿司匹林。

**6.调脂药物**

调脂药物在治疗冠状动脉粥样硬化中起重要作用,他汀类制剂可使动脉粥样硬化斑块消退,并可改善血管内皮细胞功能。

**7.代谢类药物**

曲美他嗪通过调节心肌能源底物,抑制脂肪酸氧化,促进葡萄糖氧化,优化心肌能量代谢,能改善心肌缺血及左心室功能,缓解心绞痛,而不影响血流动力学。

**8.中医中药治疗**

目前以"活血化瘀"法(常用丹参、红花、川芎、蒲黄、郁金、丹参滴丸或脑心通等)"芳香温通"法(常用苏合香丸、苏冰滴丸、宽胸丸或保心丸等)以及"祛痰通络"法(如通心络)最为常用。此外,针刺或穴位按摩治疗也可能有一定疗效。

## 二、不稳定型心绞痛

不稳定型心绞痛是指稳定型劳力性心绞痛以外的缺血性胸痛,包括初发型劳力性心绞痛、恶化型劳力性心绞痛以及各型自发性心绞痛。不稳定型心绞痛通常认为是介于稳定型心绞痛与急性心肌梗死之间的一种临床状态。

### (一)病因与发病机制

与稳定型劳力性心绞痛的差别在于当冠状动脉粥样硬化斑块不稳定时,易发生斑块破裂或出血、血小板聚集或血栓形成或冠状动脉痉挛致冠状动脉内张力增加,均可使心肌的血氧供应突然减少,心肌代谢产物清除障碍,引起心绞痛发作。此种心肌缺血为"供氧减少性心肌缺血",是引起大多数不稳定型心绞痛的原因。虽然这种心绞痛也可因劳力负荷增加而诱发,但劳力终止后胸痛并不能缓解。

**(二)临床表现**

1.症状

不稳定型心绞痛的胸痛部位和性质与稳定型心绞痛相似,但通常程度更重,持续时间较长,患者偶尔从睡眠中痛醒。以下线索有助于不稳定型心绞痛的诊断。

(1)诱发心绞痛的体力活动阈值突然或持久地降低。

(2)心绞痛发生的频率、严重程度和持续时间增加或延长。

(3)出现静息性或夜间性心绞痛。

(4)胸痛放射至附近或新的部位。

(5)发作时伴有新的相关特征,如出汗、恶心、呕吐、心悸或呼吸困难等。

(6)原来能使疼痛缓解的方式只能暂时或不完全性地使疼痛缓解。

2.体征

体征可有一过性第三心音或第四心音,重症者可有肺部啰音或原有啰音增加、心动过缓或心动过速,或因二尖瓣反流引起的收缩期杂音。若疼痛发作期间发生急性充血性心力衰竭和低血压提示预后较差。

3.分级

依据心绞痛严重程度将不稳定型心绞痛分为 3 级。

(1)Ⅰ级:初发性、严重性或加剧性心绞痛,指心绞痛发生在就诊前 2 个月内,无静息时疼痛,每天发作3 次或以上,或稳定型心绞痛的心绞痛发作更频繁或更严重,持续时间更长,或诱发体力活动的阈值降低。

(2)Ⅱ级:静息型亚急性心绞痛,指就诊前 1 个月内发生过 1 次或多次静息型心绞痛,但近48 小时内无发作。

(3)Ⅲ级:静息型急性心绞痛,指在 48 小时内有 1 次或多次静息型心绞痛发作。

**(三)内科治疗**

不稳定型心绞痛是严重的、具有潜在危险性的疾病,随时可能发展为急性心肌梗死,因此应引起高度重视。对疼痛发作频繁或持续不缓解以及高危患者应立即住院治疗。

1.一般治疗

(1)急性期宜卧床休息,消除心理负担,保持环境安静,必要时给予小剂量镇静剂和抗焦虑药物。

(2)有呼吸困难、发绀者应给氧吸入,维持血氧饱和度达到 90% 以上。

(3)积极诊治可能引起心肌耗氧量增加的疾病,如感染、发热、急性胃肠道功能紊乱、甲状腺功能亢进、贫血、心律失常和原有心力衰竭的加重等。

(4)必要时应重复检测心肌坏死标志物,以排除急性心肌梗死。

2.硝酸酯类制剂

在发病最初 24 小时的治疗中,静脉内应用硝酸甘油有利于较恒定地控制心肌缺血发作;对已用硝酸酯药物和 β 受体阻滞剂等作为标准治疗的患者,静脉应用硝酸甘油能减少心绞痛的发作次数。初始用量5～10 μg/min,持续滴注,每3～10分钟增加10 μg/min,直至症状缓解或出现明显不良反应如头痛或低血压[收缩压＜12.0 kPa(90 mmHg)或比用药前下降4.0 kPa(30 mmHg)]。目前推荐静脉用药症状消失24小时后,改用口服制剂或皮肤贴剂。持续静脉应用硝酸甘油24～48小时即可出现药物耐受。

3.β受体阻滞剂

可用于所有无禁忌证的不稳定型心绞痛患者,并应及早开始应用,口服剂量要个体化,使患者安静时心率50～70次/分。

4.钙通道阻滞剂

钙通道阻滞剂能有效地减轻心绞痛症状,尤其用于治疗变异型心绞痛疗效最好。

5.抗凝制剂(肝素和低分子肝素)

静脉注射肝素治疗不稳定型心绞痛是有效的,推荐剂量为先给予肝素80 U/kg静脉注射,然后以18 U/(kg·h)的速度静脉滴注维持,治疗过程中需注意开始用药或调整剂量后6小时测定部分激活凝血酶时间(APTT),并调整用量,使APTT控制在45～70秒。低分子肝素与普通肝素相比,可以只根据体重调节皮下用量,而不需要实验室监测;疗效肯定,使用方便。

6.抗血小板制剂

(1)阿司匹林类制剂:阻断血小板聚集,防止血栓形成,抑制血管痉挛。阿司匹林可降低不稳定型心绞痛患者的病死率和急性心肌梗死的发生率,除了短期效应外,长期服用也是有益的。用量为每天75～325 mg。小剂量阿司匹林的胃肠道不良反应并不常见,对该药过敏、活动性消化性溃疡、局部出血和出血体质者则不宜应用。

(2)二磷酸腺苷(ADP)受体拮抗剂:氯吡格雷是新一代血小板ADP受体抑制剂,可抑制血小板内$Ca^{2+}$活性,抑制血小板之间纤维蛋白原桥的形成,防止血小板聚集,作用强于阿司匹林,既可单用于阿司匹林不能耐受者,也可与阿司匹林联合应用。常用剂量为每天75 mg,必要时先给予负荷量300 mg,2小时后达有效血药浓度。本药不良反应小,作用快,不需要复查血象。

7.血管紧张素转换酶(ACE)抑制剂

冠心病患者均能从ACE抑制剂治疗中获益,合并糖尿病、心力衰竭或左心室收缩功能不全的高危患者应该使用ACE抑制剂。临床常用制剂有卡托普利、依那普利。

8.调脂制剂

他汀类药物能有效降低胆固醇和低密度脂蛋白胆固醇(LDL-C),并因此降低心血管事件;同时他汀类还有延缓斑块进展、稳定斑块和抗炎等有益作用。常用他汀制剂有洛伐他汀、辛伐他汀。在应用他汀类药物时,应严密监测转氨酶及肌酸激酶等生化指标,及时发现药物可能引起的肝脏损害和疾病。

## 三、心绞痛的护理

### (一)一般护理

1.休息与活动

保持适当的体力活动,以不引起心绞痛为度,一般不需卧床休息。但心绞痛发作时立即停止活动,卧床休息,协助患者取舒适体位;不稳定型心绞痛者,应卧床休息。缓解期可逐渐增加活动量,应尽量避免各种诱发因素如过度体力活动、情绪激动、饱餐等,冬天注意保暖。

2.饮食

饮食原则为低盐、低脂、低胆固醇、高维生素、易消化饮食。宣传饮食保健的重要性,进食不宜过饱,保持大便通畅、戒烟酒、肥胖者控制体重。

**(二)对症护理及病情观察护理**

1.缓解疼痛

心绞痛发作时指导患者停止活动,卧床休息;立即舌下含服硝酸甘油,必要时静脉滴注;吸氧;疼痛严重者给予哌替啶50～100 mg肌内注射;护士观察胸痛的部位、性质、程度、持续时间,严密监测血压、心率、心律、脉搏及心电图变化并嘱患者避免引起心绞痛的诱发因素。

2.防止发生急性心肌梗死

指导患者避免心肌梗死的诱发因素,观察心肌梗死的先兆,如心绞痛发作频繁且加重、休息及含服硝酸甘油不能缓解及有无心律失常等。

3.积极去除危险因素

治疗高血压、高血脂、糖尿病等与冠心病有关的疾病。定期复查心电图、血糖、血脂。

**(三)用药观察与护理**

注意药物疗效及不良反应。心绞痛发作给予硝酸甘油舌下含服后1～2分钟起作用,若服药后3～5分钟仍不缓解,可再服1片。不良反应有头晕、头胀痛、头部跳动感、面红、心悸等,偶有血压下降,因此第1次用药患者宜平卧片刻,必要时吸氧。对于心绞痛发作频繁或含服硝酸甘油效果差的患者应警惕心肌梗死的发生,遵医嘱静脉滴注硝酸甘油,监测血压及心率变化及心电图的变化。静脉滴注硝酸酯类掌握好用药浓度和输液速度,并嘱患者及家属切不可擅自行调节滴速,以免造成低血压。部分患者用药后可出现面部潮红、头部胀痛、头昏、心动过速、心悸等不适,应告诉患者是由于药物导致血管扩张造成的,以解除其顾虑。第一次用药时,患者宜平卧片刻。β受体阻滞剂有减慢心率的不良反应,二度或以上房室传导阻滞者不宜应用。

**(四)心理护理**

心绞痛发作时患者常感到焦虑,而焦虑能增强交感神经兴奋性,增加心肌需氧量,加重心绞痛,因此心绞痛发作时专人守护消除紧张、焦虑、恐惧情绪,避免各种诱发因素;指导患者正确使用心绞痛发作期及预防心绞痛的药物;若心绞痛发作较以往频繁、程度加重、用硝酸甘油无效,应立即来医院就诊,警惕急性心肌梗死发生。

**(五)出院指导**

(1)合理安排休息与活动,活动应循序渐进,以不引起心绞痛为原则。避免重体力劳动、精神过度紧张的工作或过度劳累。

(2)指导患者遵医嘱正确用药,学会观察药物的作用和不良反应。

(3)教会心绞痛时的自救护理:立即就地休息,含服随身携带的硝酸甘油,可重复应用;若心绞痛频繁发作或持续不缓解及时到医院就诊。

(4)防止心绞痛再发作应避免各种诱发因素如过度体力活动、情绪激动、饱餐、便秘等,并积极减少危险因素如戒烟,选择低盐、低脂低胆固醇、高维生素、易消化饮食,维持理想体重;治疗高血压、高血脂、糖尿病等与冠心病有关的疾病。

(张雪春)

# 第二节 心 肌 梗 死

心肌梗死包括急性心肌梗死和陈旧性心肌梗死,主要是指心肌的缺血性坏死。其中,急性心肌梗死(AMI)是指在冠状动脉病变的基础上,发生冠状动脉血供急剧的减少或中断,使相应的心肌发生严重、持久的急性缺血而导致的心肌坏死,属冠心病的严重类型。

## 一、病因与发病机制

基本病因主要是冠状动脉粥样硬化造成一支或多支冠状动脉狭窄,导致心肌血供不足,且侧支循环未充分建立。在此基础上,一旦发生粥样斑块破裂等突发情况,就会造成冠状动脉阻塞,使心肌血供急剧减少或中断,若急性缺血严重而持久达1小时以上,即可发生心肌坏死。大量研究证明,绝大多数心肌梗死的发生,是由不稳定粥样斑块的破溃、出血和管腔内血栓形成所致冠状动脉闭塞;少数是由于粥样斑块内或其下出血,或血管持续痉挛;偶为冠状动脉栓塞、炎症或先天性畸形,或主动脉夹层累及冠状动脉开口等造成。

促使粥样斑块破裂出血及血栓形成的诱因有以下几点。

(1)日间6时至12时交感神经活动增加,机体应激反应性增强,心肌收缩力增强,心率和血压升高,冠状动脉张力增加,易致冠状动脉痉挛。

(2)在饱餐特别是进食大量脂肪后,血脂增高,血黏稠度增高,易致血流缓慢,血小板聚集。

(3)重体力活动、情绪过分激动、血压急剧上升或用力大便时,致左心室负荷突然明显加重。

(4)休克、脱水、出血、外科手术或严重心律失常,导致心排血量和冠状动脉灌流量骤减。

(5)夜间睡眠时迷走神经张力增高,冠状动脉容易发生痉挛。

(6)介入治疗或外科手术操作时损伤冠状动脉。

心肌梗死可发生在频发心绞痛的患者,也可发生于原无症状者。心肌梗死后继发的严重心律失常、休克或心力衰竭,均可使冠状动脉灌流量进一步降低,心肌坏死范围扩大。

## 二、病理生理和病理解剖

### (一)左心室功能障碍

冠状动脉发生向前血流中断,阻塞部位以下的心肌丧失收缩能力,无法完成收缩功能,并可依次出现4种异常收缩形式:①运动同步失调,即相邻心肌节段收缩时相不一致。②收缩减弱,即心肌缩短幅度减小。③无收缩,即心肌不运动。④反常收缩,即矛盾运动,表现为梗死区心肌于收缩期膨出。

残余正常心肌在早期出现代偿性收缩增强,但多因矛盾运动而为无效做功。梗死发生后2周内,梗死区的过度运动减弱,收缩功能可有某种程度的恢复(尤其是梗死部位有再灌注使心肌顿抑减轻时)。如果心肌缺血损伤的范围太大,左心室泵功能受到严重损害,则心搏量、心排血量、血压和等容收缩期峰值降低,收缩末期容积增加。在梗死后的数周时间里,左心室舒张末期容积增加,舒张压开始下降而趋于正常。

### (二)心室重构

心肌梗死发生后,左心室腔大小、形态和厚度发生改变,这些改变称为心室重构。重构是左心室扩张和残余非梗死心肌肥厚等因素的综合结果,重构过程反过来影响左心室功能及患者的预后。除了梗死范围以外,影响左心室扩张的重要因素还有左心室负荷状态和梗死相关动脉的通畅程度。左心室压力升高可导致室壁张力增加和梗死扩展,而通畅的梗死区相关动脉可加快瘢痕形成和梗死区组织的修复,减少梗死扩展和心室扩大。

**1.梗死扩展**

梗死扩展指梗死心肌节段随后发生的面积扩大,而梗死心肌量不增加。导致梗死扩展的原因有:①心肌束之间的滑动,致使单位容积内心肌细胞减少。②正常心肌细胞碎裂。③坏死区内组织丧失。梗死扩展的特征为梗死区不成比例的变薄和扩张,形成牢固的纤维化瘢痕。梗死扩展的程度与梗死前室壁厚度有关,即原有的心肌肥大可防止或减轻心室壁变薄。心尖部是心室最薄的部位,也是最容易受到梗死扩展损伤的区域。

**2.心室扩大**

心室存活部分的扩大也与重构有重要关联。心室重构在梗死发生后立即开始,并持续数月甚至数年。在大面积梗死的情况下,为维持心搏量,有功能的心肌增加了额外负荷,可发生代偿性肥厚,但最终也会受损,导致心室的进一步扩张和心脏整体功能的障碍,最后发生心力衰竭。心室扩大还可造成心肌除极和复极异常,易导致致命性心律失常。心室扩大的程度与心肌梗死范围、梗死相关动脉开放迟早以及心室非梗死区局部肾素-血管紧张素系统的激活程度有关。

### (三)心肌梗死形成过程

几乎所有的心肌梗死都是在冠状动脉粥样硬化的基础上发生血栓形成所致。在冠状动脉闭塞后20~30分钟,其所供血心肌即有少量坏死;1~2小时后绝大部分心肌呈凝固性坏死,心肌间质充血、水肿,伴大量炎性细胞浸润。之后,坏死的心肌纤维逐渐溶解,形成肌溶灶,并逐渐形成肉芽组织;坏死组织1~2周后开始吸收,并逐渐纤维化,并于6~8周形成瘢痕愈合,称为陈旧性或愈合性心肌梗死。瘢痕大者可逐渐向外膨出形成室壁瘤。病变可波及心包产生反应性心包炎,也可波及心内膜形成附壁血栓。在心腔压力的作用下,坏死的心壁还可发生破裂。心肌梗死灶分为3型。

**1.透壁性心肌梗死**

此型最常见,心肌坏死累及心室壁的全层或接近全层,病灶较大,直径在2.5 cm以上,常见于冠状动脉完全闭塞者,心电图上有ST段抬高并大都出现异常Q波,因此又叫"Q波性心肌梗死"或"ST段抬高性心肌梗死"。

**2.非透壁性心肌梗死**

此型的心肌坏死累及心内膜下和/或中层心肌,但没有波及整个心室壁到外膜,梗死灶分布常较广泛,严重者可累及左心室壁4个面的心内膜下心肌,常见于冠状动脉严重狭窄但未完全闭塞者,心电图表现为ST段压低,一般无异常Q波,又称"非Q波心肌梗死"或"心内膜下心肌梗死"。

**3.灶性心肌梗死**

心肌梗死范围较小,呈灶性分布于心室壁内,心电图无ST段抬高和异常Q波,临床常易漏诊而为尸检发现,血肌钙蛋白的测定有助于微型心肌梗死的判断。

### 三、临床表现

急性心肌梗死的临床表现与梗死的范围、部位和侧支循环形成等密切相关。

#### (一)先兆

半数以上患者在发病前数天有乏力、胸部不适以及活动时心悸、气急、烦躁、心绞痛等前驱症状,其中以新发心绞痛(初发型心绞痛)或原有心绞痛加重(恶化型心绞痛)最为突出;心绞痛发作较以往频繁、剧烈、持续时间长、硝酸甘油疗效差、诱发因素不明显;心电图示 ST 段一过性明显抬高(变异性心绞痛)或压低,T 波倒置或增高(假性正常化)。此时应警惕近期内发生心肌梗死的可能。发现先兆,及时住院处理,可使部分患者避免发生心肌梗死。

#### (二)症状

1.疼痛

疼痛是最先出现的症状,多发生于清晨,疼痛发生的部位和性质常类似于心绞痛,但多无明显诱因,且常发生于静息或睡眠时,疼痛程度较重,范围较广,持续时间较长(可达数小时或数天),休息和含硝酸甘油多不能缓解。患者常烦躁不安、出汗、恐惧或有濒死感。少数患者(多为糖尿病或老年患者)无疼痛,或一开始即表现为休克或急性心力衰竭。部分患者疼痛位于上腹部,易被误认为胃穿孔或急性胰腺炎等急腹症;部分患者疼痛放射至下颌、颈部或背部上方,易被误认为牙痛或骨关节痛。另有少数患者在整个急性病程中无任何明显症状,而被以后体检或尸检发现曾患过心肌梗死。

2.全身症状

全身症状主要有发热、心动过速、白细胞计数增高和血沉增快等,系由坏死物质吸收所致。发热一般于疼痛发生后 24～48 小时出现,程度与梗死范围常呈正相关,体温一般在 38 ℃左右,很少超过39 ℃,持续 1 周左右。

3.胃肠道症状

约 1/3 的患者在疼痛剧烈时伴有频繁的恶心、呕吐和上腹胀痛,与迷走神经受坏死心肌刺激和心排血量降低致组织灌注不足等有关;肠胀气亦不少见,重症者可发生呃逆(以下壁心肌梗死多见)。

4.心律失常

心律失常见于 75%～95% 的患者,多发生于起病 1～2 周内,而以 24 小时内最为多见,可伴乏力、头晕、晕厥等症状。心律失常以室性心律失常最多见,尤其是室性期前收缩。若室性期前收缩呈频发(>5 次/分)、成对、成串(连发≥3 个)、多源性出现或落在前一心搏的易损期(R 在 T 上)时,常为心室颤动的先兆。房室传导阻滞和束支传导阻滞也较多见,多见于下壁心肌梗死。室上性心律失常则较少,多发生在心力衰竭患者中。前壁心肌梗死易发生室性心律失常,若前壁心肌梗死并发房室传导阻滞或右束支传导阻滞,表明梗死范围广泛,病情严重。

5.低血压和休克

疼痛时血压下降常见,未必是休克,但如疼痛缓解后收缩压仍低于 10.67 kPa(80 mmHg),且伴有烦躁不安、面色苍白、皮肤湿冷、脉细而快、大汗淋漓、尿量减少(<20 mL/h)、神志迟钝甚至昏厥者,则为休克表现。休克多在起病后数小时至 1 周内发生,见于约 20% 的急性心肌梗死患者。休克主要是由心肌广泛(40% 以上)坏死、心排血量急剧下降所致,也与神经反射引起的周围血管扩张或血容量不足等因素有关。休克一般持续数小时至数天,可反复出现,严重者可在数

小时内致死。

6.心力衰竭

心力衰竭主要是急性左心衰竭,可在起病最初几天内发生或在疼痛、休克好转阶段出现,系梗死后心脏舒缩力明显减弱或收缩不协调所致,发生率为 $32\%\sim48\%$ 。表现为呼吸困难、咳嗽、发绀、烦躁等,严重者可发生肺水肿,随后出现颈静脉怒张、肝大、水肿等右心衰竭表现。右心室梗死者可一开始即出现右心衰竭表现,伴血压下降。

**(三)体征**

1.心脏体征

心脏浊音界可有轻至中度增大,心率多增快,少数也可减慢,心尖处和胸骨左缘之间扪及迟缓的收缩期膨出,是由心室壁反常运动所致,可持续几天至几周;心尖区有时可扪及额外的收缩期前的向外冲动,伴有听诊时的第四心音(即房性或收缩期前奔马律),系左心室顺应性减弱使左心室舒张末期压力升高所致。第一、二心音多减弱,可出现第四心音(房性)奔马律,少数有第三心音(室性)奔马律。占 $10\%\sim20\%$ 的患者在发病第 $2\sim3$ 小时出现心包摩擦音,系反应性纤维蛋白性心包炎所致。乳头肌功能障碍或断裂引起二尖瓣关闭不全时,心尖区可出现粗糙的收缩期杂音或伴收缩中晚期喀喇音。发生室间隔穿孔者,胸骨左下缘出现响亮的收缩期杂音,常伴震颤。右心室梗死较重者可出现颈静脉怒张,深吸气时更为明显。

2.血压

除发病极早期可出现一过性血压升高外,几乎所有患者在病程中都会有血压降低。起病前有高血压者,血压可降至正常;起病前无高血压者,血压可降至正常以下,且可能不再恢复到发病前的水平。

3.其他

另外可有与心律失常、休克或心力衰竭有关的其他体征。

# 四、辅助检查

**(一)心电图检查**

心电图常有进行性改变,对急性心肌梗死的诊断、定位、定范围、估计病情演变和预后都有帮助。

1.特征性改变

(1)急性 ST 段抬高性心肌梗死(STEMI):在面向梗死区的导联上出现下列特征性改变。①宽而深的 Q 波(病理性 Q 波)。②ST 段呈弓背向上型抬高。③T 波倒置,往往宽而深,两肢对称。在背向心肌梗死区的导联上则出现相反的改变,即 R 波增高、ST 段压低和 T 波直立并增高。

(2)急性非 ST 段抬高性心肌梗死(NSTEMI):①不出现病理性 Q 波。②ST 段压低≥0.1 mV,但 aVR(有时还有 $V_1$)导联 ST 段抬高。③对称性 T 波倒置。

2.动态性改变

(1)STEMI。①超急性期改变:起病数小时内,可无异常,或出现异常高大、两肢不对称的T 波。②急性期改变:数小时后,ST 段明显抬高呈弓背向上,与直立的 T 波相连形成单向曲线;数小时到 2 天内出现病理性 Q 波,同时 R 波降低,Q 波在 $3\sim4$ 天内稳定不变,以后 $70\%\sim80\%$ 者永久存在。③亚急性期改变:如未进行治疗干预,ST 段抬高持续数天至 2 周左右并逐渐回到基线水平;T 波则变为平坦或倒置。④慢性期改变:数周至数月以后,T 波呈 V 形倒置,两肢对称,波谷尖锐,T 波倒置可永久存在,也可在数月到数年内逐渐恢复。

(2)NSTEMI:ST 段普遍压低(除 aVR 或 V₁ 导联外)或轻度抬高,继而 T 波倒置,但始终不出现Q波,但相应导联的 R 波电压进行性降低。ST-T 改变可持续数天、数周或数月。

3.定位和定范围

STEMI 的定位和定范围可根据出现特征性改变的心电图导联数来判断(表 4-1)。

表 4-1　急性 ST 段抬高性心肌梗死的心电图定位诊断

| 导联 | 前间壁 | 前壁 | 前侧壁 | 广泛前壁 | 下壁① | 高侧壁② | 正后壁③ |
|---|---|---|---|---|---|---|---|
| $V_1$ | + | + | | + | | | − |
| $V_2$ | + | + | | + | | | − |
| $V_3$ | + | + | | + | | | |
| $V_4$ | | + | | + | | | |
| $V_5$ | | ± | + | + | | | |
| $V_6$ | | ± | + | ± | | | |
| $V_7$ | | | + | | | | + |
| $V_8$ | | | | | | | + |
| $V_9$ | | | | | | | ± |
| aVR | | | | | | | |
| aVL | | | + | ± | − | + | |
| aVF | | | … | … | + | | |
| Ⅰ | | | + | ± | − | + | |
| Ⅱ | | | … | … | + | − | |
| Ⅲ | | | … | … | + | | |

注:①即膈面。右心室心肌梗死不易从心电图得到诊断,但 CR₄ 或 V₄R 导联的 ST 段抬高,可作为下壁心肌梗死扩展到右心室的诊断参考指标。②在 V₅、V₆、V₇ 导联高 1~2 肋处可能有正面改变。③在 V₁、V₂、V₃ 导联 R 波增高。同理,在前侧壁梗死时,V₇、V₈ 导联的 R 波也增高。"+"为正面改变,表示典型 ST 段上抬、Q 波及 T 波变化;"−"为反面改变,表示与上述相反的变化;"±"为可能有正面改变;"…"为可能有反面改变。

### (二)超声心动图

超声心动图可以根据室壁运动异常判断心肌缺血和梗死区域,并可将负荷状态下室壁运动异常分为运动减弱、运动消失、矛盾运动及室壁瘤。该技术有助于除外主动脉夹层,评估心脏整体和局部功能、乳头肌功能和室间隔穿孔的发生等。

### (三)放射性核素检查

1.放射性核素扫描

利用坏死心肌细胞中的钙离子能结合放射性锝(Tc)焦磷酸盐或坏死心肌细胞的肌凝蛋白可与其特异性抗体结合的特点,静脉注射$^{99m}$Tc-焦磷酸盐或$^{111}$In-抗肌凝蛋白单克隆抗体进行"热点"扫描或照相;或利用坏死心肌血供断绝和瘢痕组织中无血管以致$^{201}$Tl(铊)或$^{99m}$Tc-MIBI 不能进入细胞的特点,静脉注射这些放射性核素进行"冷点"扫描或照相,均可显示心肌梗死的部位和范围。前者主要用于急性期,后者主要用于慢性期。

**2.放射性核素心腔造影**

静脉内注射焦磷酸亚锡被细胞吸附后,再注射$^{99m}$Tc即可使红细胞或清蛋白被标记上放射性核素,得到心腔内血池显影,可显示室壁局部运动障碍和室壁瘤,测定左心室射血分数,判断心室功能。

**3.正电子发射计算机断层扫描**

利用发射正电子的核素示踪剂如$^{18}$F、$^{11}$C、$^{12}$N等进行心肌显像,既可判断心肌血流灌注,也可了解心肌的代谢情况,准确评估心肌的存活状态。

**(四)实验室检查**

针对急性心肌梗死可做如下实验室检查。

**1.一般实验室检查**

起病24～48小时后,白细胞计数可增至$(10～20)×10^9$/L,中性粒细胞数增多至75%～90%,嗜酸性粒细胞数减少或消失;血沉加快;C反应蛋白(CRP)增高。这些炎症反应可持续1～3周。起病数小时至2天血中游离脂肪酸增高,明显增高者易发生严重室性心律失常。血糖可应激性增高,糖耐量可下降,2～3周后恢复。

**2.血心肌坏死标志物增高**

(1)肌红蛋白:起病后2小时内升高,12小时内达高峰,24～48小时内恢复正常。

(2)肌钙蛋白I(cTnI)或T(cTnT):均于起病3～4小时后升高,其中cTnI于11～24小时达高峰,7～10天降至正常;cTnT于24～48小时达高峰,10～14天降至正常。

(3)肌酸激酶同工酶(CK-MB):起病后4小时内增高,16～24小时达高峰,3～4天恢复正常。

对心肌坏死标志物的测定应进行综合评价,如肌红蛋白在急性心肌梗死后出现最早,也十分敏感,但特异性不强;cTnT和cTnI出现稍延迟,敏感性强,特异性高,在症状出现后6小时内测定为阴性者,则6小时后应再复查,其缺点是持续时间可长达10～14天,对在此期间出现胸痛者,不利于判断是否为出现新的梗死;CK-MB虽不如cTn敏感,但对急性心肌梗死早期(起病<4小时)诊断有较重要价值,其增高程度能较准确地反映梗死范围,其高峰出现时间是否提前有助于判断溶栓治疗是否成功。

以往沿用多年的急性心肌梗死心肌酶谱测定,包括肌酸激酶(CK)、天门冬酸氨基转移酶(AST)和乳酸脱氢酶(LDH),其特异性及敏感性均远不如上述心肌坏死标志物高,但仍有一定的参考价值。三者在急性心肌梗死发病后6～10小时开始升高,分别于12小时、24小时和2～3天内达高峰,并分别于3～4天、3～6天和1～2周内回降至正常。

# 五、治疗

急性心肌梗死是临床最急危重症之一,"时间就是心肌,心肌就是生命"。因此必须争分夺秒地进行抢救和治疗。

**(一)内科治疗**

强调及早发现,及早住院,并加强住院前的就地处理。

治疗原则:尽快恢复心肌血液再灌注,挽救濒死心肌,防止梗死范围扩大,缩小心肌缺血范围,保护和维持心脏功能;及时处理严重心律失常、泵衰竭和各种并发症,防止猝死,使患者不但能渡过急性期,且康复后还能保存尽可能多的有功能心肌。

1.监护和一般治疗

(1)休息:急性期宜卧床休息,保持环境安静,减少探视,防止不良刺激,解除焦虑,以减轻心脏负担。

(2)吸氧:吸氧特别用于休克或泵衰竭患者,对一般患者也有利于防止心律失常、改善心肌缺血和缓解疼痛。通常在发病早期给予持续鼻导管或面罩吸氧2～3天,氧流量为3～5 L/min。病情严重者根据氧分压处理。

(3)监测:在冠心病监护室对患者心电、血压和呼吸进行监测,同时观察其神志、出入量和末梢循环,对严重泵衰竭者还需监测肺毛细血管压和静脉压。除颤仪应随时处于备用状态。

2.解除疼痛

选用下列药物尽快解除疼痛。

(1)哌替啶50～100 mg肌内注射,必要时1～2小时后再注射一次,以后每4～6小时可重复应用;吗啡5～10 mg稀释后静脉注射,每次2～3 mL。注意对呼吸功能的抑制。

(2)疼痛较轻者,可用可待因或罂粟碱0.03～0.06 g肌内注射或口服,或再试用硝酸甘油0.3～0.6 mg或硝酸异山梨酯5～10 mg舌下含化或静脉滴注,注意可引起心率增快和血压下降。

3.心肌再灌注治疗

起病后应尽早并最迟在12小时内实施心肌再灌注治疗(如到达医院后30分钟内开始溶栓或90分钟内开始介入治疗),可使闭塞的冠状动脉再通,心肌得到再灌注,濒临坏死的心肌可能得以存活或使坏死范围缩小,可防止或减轻梗死后心肌重塑,改善患者预后,是一种积极的治疗措施。

(1)溶栓疗法:即通过溶解血管中的新鲜血栓而使血管再通,具有简便、经济、易操作等优点,早期应用可改善症状,降低病死率。对无条件施行或估计不能及时(接诊后90分钟之内)实施急症介入治疗的急性STEMI患者,应在接诊后30分钟内行溶栓治疗。

适应证:①发病12小时以内,心电图至少两个相邻导联ST段抬高(胸导联≥0.2 mV,肢导联≥0.1 mV),或新出现或推测新出现的左束支传导阻滞,患者年龄<75岁。②发病12小时以内且12导联心电图符合正后壁的STEMI患者。③急性STEMI发病时间已超过12小时但在24小时之内者,若仍有进行性缺血性胸痛或广泛ST段抬高,仍应给予溶栓治疗。④对年龄>75岁但ST段明显性抬高的急性心肌梗死患者,经慎重权衡利弊后仍可考虑溶栓治疗,但用药剂量宜减少。

绝对禁忌证:①出血性脑卒中史,或3个月(不包括3小时)内有缺血性脑卒中者。②脑血管结构异常(如动静脉畸形)患者。③颅内恶性肿瘤(原发或转移)患者。④可疑主动脉夹层患者。⑤活动性出血或出血体质者(月经者除外)。⑥3个月内有严重头面部闭合性创伤患者。

相对禁忌证:①慢性、严重高血压病史血压控制不良,或目前血压≥24.0/14.7 kPa(180/110 mmHg)者。②3个月之前有缺血性脑卒中、痴呆或已知的其他颅内病变者。③3周内有创伤或大手术史,或较长时间(>10分钟)的心肺复苏史者。④近2～4周有内脏出血者。⑤有不能压迫的血管穿刺处。⑥妊娠。⑦活动性消化性溃疡。⑧目前正在使用治疗剂量的抗凝药或已知有出血倾向者。⑨5天前用过链激酶或对该药有过敏史而计划再使用该药者。

溶栓药物的应用。纤维蛋白溶酶激活剂可激活血栓中纤维蛋白溶酶原,使其转变为纤维蛋白溶酶而溶解冠状动脉内血栓。国内常用的溶栓药物有以下几种。①尿激酶(UK):$1.5×10^6$～

$2\times10^6$ U(或$2.0\times10^4$ U/kg)溶于 100 mL 注射盐水中,于 30~60 分钟内静脉滴入。溶栓结束后继续用普通肝素或低分子肝素 3~5 天。②链激酶(SK)或重组链激酶(rSK):$1.5\times10^6$ U 在 30~60 分钟内静脉滴入,注意可出现寒战、发热等变态反应。③重组组织型纤维蛋白溶酶原激活剂(rt-PA):阿替普酶,全量 100 mg 在 90 分钟内静脉给予,具体用法:先于 2 分钟内静脉注射 15 mg,继而在 30 分钟内静脉滴注 50 mg,之后于 60 分钟内再滴注 35 mg;国内有报道半量给药法也能奏效,即总量 50 mg,先静脉注射 8 mg,再将剩余的 42 mg 于 90 分钟内静脉滴入。瑞替普酶,10 MU 于 2 分钟以上静脉注射,30 分钟后重复上述剂量。注意用 rt-PA 前先静脉注射负荷剂量普通肝素 60 U/kg,随后静脉注射 12 U/kg,调整 APTT 在 50~70 秒,连用 3~5 天。

溶栓再通直接判断指标。根据冠状动脉造影显示的血流情况,采用 TIMI 分级标准,将冠状动脉血流分为 4 级。①TIMI 0 级:梗死相关血管完全闭塞,远端无造影剂通过;②TIMT 1 级:少量造影剂通过冠状动脉闭塞处,但远端血管不显影;③TIMI 2 级:梗死相关血管完全显影,但与正常血管相比血流缓慢;④TIMI 3 级:梗死相关血管完全显影,且血流正常。

溶栓再通间接判断指标,即临床判断标准。具备下列 2 项或以上者视为再通(但②和③组合除外):①心电图抬高的 ST 段于用药开始后 2 小时内回降>50%。②胸痛于用药开始后 2 小时内基本消失。③用药开始后 2 小时内出现再灌注性心律失常,如各种快速、缓慢性心律失常,最常见为一过性非阵发性室性心动过速。④血清 CK-MB 酶峰值提前至 12~14 小时内出现,cTn 峰值提前至 12 小时内。

(2)紧急主动脉-冠状动脉旁路移植术。

4.消除心律失常

心律失常必须及时消除,以免演变为严重心律失常甚至猝死。

(1)室性心律失常。频发室性期前收缩或室性心动过速,立即用以下药物。①利多卡因:50~100 mg 稀释后静脉注射,每 5~10 分钟重复一次,直至期前收缩消失或用药总量达 300 mg,继以 1~3 mg/min 维持静脉滴注。稳定后可用美西律维持口服。②胺碘酮:首剂 75~150 mg(负荷量≤5 mg/kg)生理盐水 20 mL 稀释,10 分钟内静脉注射,有效后继以 0.5~1.0 mg/min 维持静脉滴注,总量<1 200 mg/d,必要时 2~3 天后改为口服,负荷量 600~800 mg/d,7 天后改为维持量 100~400 mg/d。③索他洛尔:首剂 1.0~1.5 mg/kg 葡萄糖 20 mL 稀释,15 分钟内静脉注入,必要时重复 1.5 mg/kg 一次,后可改用口服,每天 160~640 mg。

室性心动过速药物疗效不满意时,尤其是发生持续多形性室性心动过速或心室颤动时,应尽快采用同步或非同步直流电除颤或复律。

(2)缓慢性心律失常:对缓慢性窦性心律失常,可用阿托品 0.5~1.0 mg 反复肌内或静脉注射;若同时伴有低血压,可用异丙肾上腺素;药物无效或不良反应明显时可应用临时心脏起搏治疗。

对房室传导阻滞出现下列情况时,宜安置临时心脏起搏器:①二度Ⅱ型或三度房室传导阻滞伴 QRS 波增宽者。②二度或三度房室传导阻滞出现过心室停搏者。③三度房室传导阻滞心室率<50 次/分,伴有明显低血压或心力衰竭药物治疗效果差者。④二度或三度房室传导阻滞合并频发室性心律失常或伴有血流动力学障碍者。

(3)室上性快速心律失常:可选用 β 受体阻滞剂、洋地黄类制剂(起病 24 小时后)、维拉帕米、胺碘酮等,药物治疗不能控制时,也可考虑用同步直流电转复。

5.控制休克

(1)补充血容量:估计有血容量不足,或中心静脉压和肺动脉楔压(PCWP)低者,用右旋糖酐-40 或 5%~10%葡萄糖静脉滴注,补液后如中心静脉压上升至 1.8 kPa(13.26 mmHg)以上或 PCWP>2.4 kPa(18 mmHg)时,则应停止扩容。右心室梗死时,中心静脉压的升高未必是补充血容量的禁忌。

(2)应用升压药:若补充血容量后血压仍不升,且 PCWP 和心排血量正常时,提示周围血管张力不足,可用多巴胺起始剂量 4.32~7.2 mg/(kg·d)静脉滴注,或去甲肾上腺素 2~8 μg/min 静脉滴注,亦可选用多巴酚丁胺,起始剂量 4.32~14.4 mg/(kg·d)静脉滴注。

(3)应用血管扩张剂:若经上述处理血压仍不上升,且 PCWP 增高,心排血量低或周围血管明显收缩以致四肢厥冷并有发绀时,可用硝普钠静脉滴注,15 μg/min 开始,每 5 分钟逐渐增量,至 PCWP 降至 2.0~2.4 kPa(15~18 mmHg);或硝酸甘油 10~20 μg/min 开始,每 5~10 分钟增加 5~10 μg/min,直至左心室充盈压下降。

(4)其他治疗:措施包括纠正酸中毒、避免脑缺血、保护肾功能以及必要时应用洋地黄制剂等。为了降低心源性休克导致的死亡率,主张有条件的医院用主动脉内气囊反搏(IABP)治疗。

6.治疗心力衰竭

治疗心力衰竭主要是治疗急性左心衰竭,以应用吗啡(或哌替啶)和利尿剂为主,亦可选用血管扩张剂减轻左心室负荷,或用多巴酚丁胺 240 mg/(kg·d)静脉滴注,或用短效血管紧张素转换酶抑制剂。由于最早期出现的心力衰竭主要是坏死心肌间质充血和水肿引起的顺应性下降所致,而左心室舒张末期容量尚不增大,因此在梗死发生后 24 小时内应尽量避免使用洋地黄制剂。右心室梗死患者慎用利尿剂。

7.其他治疗

下列治疗方法可能有助于挽救濒死心肌,防止梗死扩大,缩小缺血范围,加快愈合,但有些治疗方法尚未完全成熟或疗效尚存争议,因此可根据患者具体情况选用。

(1)血管紧张素转换酶抑制剂和血管紧张素Ⅱ受体阻滞剂:若无禁忌证且收缩压>13.3 kPa(100 mmHg)[或较前下降不超过 4.0 kPa(30 mmHg)]者,可在起病早期从低剂量开始应用血管紧张素转换酶抑制剂,有助于改善恢复期心肌重塑,降低心力衰竭发生率和病死率,尤其适用于前壁心肌梗死伴肺充血或 LVEF<40%的患者。常用制剂有卡托普利起始 6.25 mg,然后 12.5~25 mg,每天 2 次;依那普利 2.5 mg,每天 2 次;雷米普利 5~10 mg,每天 1 次;福辛普利 10 mg,每天 1 次。不能耐受血管紧张素转换酶抑制剂者,可选用血管紧张素Ⅱ受体阻滞剂,如氯沙坦、缬沙坦或坎地沙坦等。

(2)抗凝和抗血小板治疗:在梗死范围较广、复发性梗死或有梗死先兆者可考虑应用。其药物治疗包括下述选择。①继续应用阿司匹林。②应用肝素或低分子量肝素,维持凝血时间在正常的两倍左右(试管法 20~30 分钟,APTT 法 60~80 秒,ACT 法 300 秒左右)。③氯吡格雷 75 mg,每天 1 次,维持应用,必要时先给予 300 mg 负荷量。④血小板糖蛋白Ⅱb/Ⅲa 受体阻滞剂,可选择用于血栓形成的高危患者尤其接受 PCI 的高危患者。有出血、出血倾向或出血既往史、严重肝肾功能不全、活动性消化溃疡、血压过高、新近手术而伤口未愈者,应慎用或禁用。

(3)调脂治疗:3-羟基-3-甲基戊二酰辅酶 A(HMG-CoA)还原酶抑制剂可以稳定粥样斑块,改善内皮细胞功能,建议及早应用。如辛伐他汀每天 20~40 mg,普伐他汀每天 10~40 mg,氟伐他汀每天 40~80 mg,阿托伐他汀每天 10~80 mg,或瑞舒伐他汀每天 5~20 mg。

(4)极化液：氯化钾 1.5 g、胰岛素 8～10 U 加入 10％葡萄糖液 500 mL 中静脉滴注,每天 1～2 次,7～14 天为 1 个疗程。极化液可促进心肌摄取和代谢葡萄糖,使钾离子进入细胞内,恢复细胞膜极化状态,有利于心脏正常收缩,减少心律失常,并促使心电图抬高的 ST 段回到等电位线。近年有人建议在上述溶液中加入硫酸镁 5 g,称为改良极化液,但不主张常规应用。

8.右心室梗死的处理

治疗措施与左心室梗死略有不同。右心室心肌梗死引起右心衰竭伴低血压而无左心衰竭表现时,宜扩张血容量治疗。在血流动力学监测下静脉补液,直到低血压得到纠治或肺毛细血管压达 2.0～2.4 kPa(15～18 mmHg);如输液 1～2 L 后低血压未能纠正,可用正性肌力药物如多巴酚丁胺。不宜用利尿药。伴有房室传导阻滞者可予以临时心脏起搏治疗。

9.急性非 ST 段抬高性心肌梗死的处理

无 ST 段抬高的急性心肌梗死住院期病死率较低,但再梗死率、心绞痛再发生率和远期病死率则较高。低危组患者(无并发症、血流动力稳定、不伴反复胸痛)以阿司匹林和肝素尤其是低分子量肝素治疗为主;中危组(伴持续或反复胸痛,心电图无变化或 ST 段压低 1 mV 左右)和高危组(并发心源性休克、肺水肿或持续低血压)患者则以介入治疗为首选。

10.并发症处理

并发栓塞时,用溶栓和/或抗凝疗法。室壁瘤如影响心功能或引起严重心律失常,宜手术切除或同时做冠状动脉旁路移植手术。心脏破裂和乳头肌功能严重失调可考虑手术治疗,但手术死亡率高。心肌梗死后综合征可用糖皮质激素或阿司匹林、吲哚美辛等治疗。

11.恢复期的处理

如病情稳定,体力增进,可考虑出院。主张出院前做症状限制性运动负荷心电图、放射性核素和/或超声显像检查,若显示心肌缺血或心功能较差,宜行冠状动脉造影检查,以决定是否进一步处理。提倡恢复期进行康复治疗,逐步进行适当的体育锻炼,有利于体力和工作能力的提高。如每天 1 次或每周至少 4 次进行≥30 分钟的运动(步行、慢跑、踏车或其他有氧运动),并辅以日常活动的增加(如工作间歇步行、园艺和家务等)。经 2～4 个月的体力活动锻炼后,酌情恢复部分或轻体力工作;部分患者可恢复全天工作,但应避免过重体力劳动或精神过度紧张。

**(二)介入治疗**

PCI 是目前公认的首选的最安全有效的恢复心肌再灌注的治疗手段,因此具备实施介入治疗条件的医院,应尽早对急性心肌梗死患者实施急症介入治疗。

1.直接 PCI

直接 PCI 即不行溶栓治疗,直接实施 PCI。适应证：①ST 段抬高或新出现左束支传导阻滞(影响 ST 段分析)的心肌梗死。②ST 段抬高性心肌梗死并发心源性休克。③适合再灌注治疗而有溶栓禁忌证。④非 ST 段抬高性心肌梗死,梗死相关动脉严重狭窄,血流<TIMI 2 级。

注意事项：①发病 12 小时以上一般不宜施行急症 PCI。②不宜对非梗死相关的动脉施行急症 PCI。③急症 PCI 要由有经验者实施,以避免延误治疗时机和出现不良后果。④对心源性休克者宜先行主动脉内气囊反搏治疗,并待血压稳定后再实施 PCI。

2.补救性 PCI

补救性 PCI 即溶栓治疗后闭塞冠状动脉未再通,再补行 PCI 治疗。溶栓治疗后仍有明显胸痛,抬高的 ST 段无明显降低者,应尽快进行冠状动脉造影,如显示 TIMI 血流 0～2 级,说明相关动脉未再通,宜立即施行 PCI。

**3.溶栓治疗再通者的 PCI**

溶栓治疗成功的患者,如无缺血复发表现,可在 7～10 天后行冠状动脉造影,如残留的狭窄病变适宜 PCI 治疗,则可给予 PCI。

### (三)外科治疗

急性心肌梗死的外科冠状动脉旁路移植手术主要用于:①介入治疗失败或溶栓治疗无效且有手术指征者。②冠状动脉造影显示高危病变(如左主干病变)者。③心肌梗死后合并室壁瘤、室间隔穿孔或乳头肌功能不全所致严重二尖瓣反流者。④非 Q 波性心肌梗死内科治疗效果不佳者。

## 六、护理

### (一)一般护理

**1.休息与活动**

急性期宜卧床休息,保持环境安静,减少探视,防止不良刺激,解除焦虑,以减轻心脏负担。一般主张急性期卧床休息 12～24 小时,对有并发症者,可视病情适当延长卧床休息时间。若无再发心肌缺血、心力衰竭或严重心律失常等并发症,24 小时内应鼓励患者在床上行肢体活动,第 3 天可在病房内走动,第 4～5 天逐步增加活动,直至每天 3 次步行 100～150 m,以不感到疲劳为限,防止静脉血栓形成。

**2.饮食**

第 1 天应给予清淡流质饮食,随后半流质饮食,2～3 天后软食,选择低盐、低脂低胆固醇、高维生素、易消化饮食,少食多餐,不宜过饱。要给予必需的热量和营养。伴心功能不全者应适当限制钠盐。

**3.常规使用缓泻剂**

预防便秘,防止大便用力引起心脏缺血缺氧甚至猝死。

**4.注意劳逸结合**

当病程进入康复期后可适当进行康复锻炼,锻炼过程中应注意观察有否胸痛、呼吸困难、脉搏增快,甚至心律、血压及心电图的改变,一旦出现应停止活动,并及时就诊。

### (二)对症护理及病情观察护理

(1)在冠心病监护室进行心电图、血压、呼吸、神志、出入量、末梢循环的监测,及时发现心律失常、休克、心力衰竭等并发症的早期症状。备好各种急救药品和设备。

(2)疼痛可加重心肌缺血缺氧,使梗死面积扩大,应及早采取有效的止疼措施,给予吸氧,静脉滴注硝酸甘油,严重者可选用吗啡等。

(3)对于有适应证的患者,应配合医师积极做好各项准备工作,进行溶栓疗法和急诊 PTCA,此举可以使闭塞的冠状动脉再通,心肌得到再灌注,是解除疼痛最根本的方法,近年来已在临床推广应用。

(4)积极治疗高血压、高脂血症、糖尿病等疾病。

(5)避免各种诱发因素,如紧张、劳累、情绪激动、便秘、感染等。

(6)并发症的观察及护理:①观察心律失常的发生,急性期患者持续心电监护,观察患者有无晕厥等表现,评估有无电解质紊乱的征象。②防止发生左心衰竭,严密观察患者有无咳嗽、咳痰及呼吸困难表现;避免一切可能加重心脏负担的因素,如饱餐、用力排便等;注意控制液体入量及速度。③休克的观察,监测生命体征及意识状况,如患者血压下降、表情淡漠、心率增快、四肢湿冷应及时通知医师并按休克处理。④观察心电图动态变化,注意室壁瘤的发生。⑤观察肢体活动情况,注意有无下肢静脉血栓的形成和栓塞表现。

**(三)用药观察与护理**

按医嘱服药,随身常备硝酸甘油等扩张冠状动脉的药物,并定期复查、随访。尿激酶等溶栓药主要的不良反应是引起组织或器官出血,使用前应详细询问患者有无出血病史、近期有无出血倾向或潜在的出血危险。用药时应守护在患者身边,严格调节滴速,严密观察心电图情况,备除颤器于患者床旁,用药后注意观察溶栓效果及出血情况,及时配合医师处理。

**(四)心理护理**

在配合医师抢救患者的同时,做好患者及家属的解释安慰工作,关心体贴患者,重视其感受,并有针对性地进行疏导及帮助。保持环境安静,避免不良刺激加重患者心理负担,帮助患者树立战胜疾病的信心。

**(五)出院指导**

1.运动

患者应根据自身情况逐渐增加活动量,出院后3个月内恢复日常生活,选择适合自己的有规律的运动项目,避免剧烈运动,防止疲劳。

2.饮食

选择低盐、低脂低胆固醇、高维生素饮食,避免过饱,戒烟限酒,保持理想体重。

3.避免诱发因素

避免紧张、劳累、情绪激动、便秘、感染等。积极治疗高血压、高脂血症、糖尿病等疾病。

4.用药指导

坚持按医嘱服药,注意药物不良反应,定期复查。

(张雪春)

# 第三节　急性心力衰竭

急性心力衰竭是指因急性心脏病变引起心排血量急剧降低而导致的组织器官灌注不足和急性淤血综合征。临床上以急性左心衰竭较为常见,主要表现为肺水肿或心源性休克,是严重的急危重症,抢救是否及时合理与患者预后密切相关。急性右心衰竭即急性肺源性心脏病,主要由大面积肺梗死所致。

## 一、病因与发病机制

使心排血量急剧降低和肺静脉压突然升高的心脏结构或功能性突发异常,均可导致急性左心衰竭。

**(一)急性弥漫性心肌损害**

急性弥漫性心肌损害引起心肌收缩力急剧下降,如急性广泛心肌梗死、急性重症心肌炎等。

### (二)急性机械性阻塞

急性机械性阻塞引起心脏压力负荷突然加重,排血受阻,如严重的心瓣膜狭窄、心室流出道梗阻、心房内血栓或黏液瘤嵌顿、动脉主干或大分支栓塞等。

### (三)急性心脏容量负荷加重

如外伤、急性心肌梗死或感染性心内膜炎等引起的心瓣膜损害穿孔、腱索断裂致瓣膜急性反流、心室乳头肌功能不全、间隔穿孔,主动脉窦动脉瘤破裂入心腔,以及静脉输血或输液过多或过快等。

### (四)急性心室舒张受限

如急性大量心包积液或积血、快速异位心律等。

### (五)严重的心律失常

严重的心律失常使心脏暂停排血或排血量明显减少,如心室颤动和其他严重的室性心律失常、心室暂停、明显的心动过缓等。

上述原因导致心排血量急剧减少,左室舒张末期压迅速升高,肺静脉回流不畅,肺静脉压快速升高,肺毛细血管压随之升高,使血管内液体渗入到肺间质和肺泡内,形成急性肺水肿。肺水肿早期,可因交感神经激活使血压升高,但随着病情的持续进展,血管反应性减弱,血压将逐步下降。

## 二、临床表现

根据心排血功能减退的程度、速度、持续时间以及代偿程度的不同,急性心力衰竭可表现为晕厥、休克、急性肺水肿和心搏骤停。主要为急性肺水肿,表现为突发严重的呼吸困难,呼吸频率常达 30～40 次/分,患者强迫坐位,面色灰白,发绀,大汗,烦躁,同时频繁咳嗽,咳粉红色泡沫状痰,极重者可因脑缺氧而致神志模糊。发病开始可有一过性血压升高,病情如不缓解,血压则持续下降直至休克;两肺满布湿性啰音和哮鸣音,心率快,心尖部第一心音减弱,可同时伴有舒张早期第三心音奔马律,肺动脉瓣第二心音亢进。

## 三、治疗

急性左心衰竭病情危急,其高度呼吸困难和缺氧是致命性威胁,必须尽快使之缓解。

### (一)体位

患者取坐位或半卧位,两腿下垂,以减少静脉回流,降低心脏前负荷。

### (二)吸氧

立即高流量鼻导管给氧,对病情特别严重者应采用面罩呼吸机持续加压给氧,以增加肺泡内压,加强气体交换并对抗组织液向肺泡内渗透。在吸氧的同时使用抗泡沫剂,可使肺泡内泡沫消失,增加气体交换面积。一般可用 20%～30% 乙醇置于氧气滤瓶中随氧气吸入,若患者不能耐受,可降低乙醇浓度或间断给予。

### (三)镇静

吗啡 3～5 mg 稀释后缓慢静脉注射,必要时每隔 15 分钟重复一次,共 2～3 次。吗啡既可迅速扩张体静脉,减少回心血量,降低左心房压力和心脏前负荷,又可减少躁动和呼吸困难,降低周围小血管阻力,减轻心脏后负荷,增加心排血量。但对老年患者尤其伴有阻塞性肺病、低血压或休克等患者,吗啡易致呼吸抑制,应慎用或禁用,需要时可酌减剂量或改为肌内注射或改用哌替啶。

### (四)快速利尿

呋塞米 20～40 mg 于 2 分钟内静脉注射,10 分钟内可起效,15～30 分钟尿量开始增多,60 分钟药效达高峰,作用持续 3～4 小时,4 小时后可重复一次。除利尿作用外,本药还有静脉扩张作用,有利于肺水肿的缓解。

### (五)血管扩张剂

**1.硝普钠**

动、静脉血管扩张剂,尤其用于高血压性心脏病引起的肺水肿,静脉用药后 2～5 分钟起效。一般初始剂量为 0.5 $\mu$g/min 静脉滴注,然后根据血压调整用量,一般每 5 分钟增加 5～10 $\mu$g/min,直至症状缓解或使收缩压维持在 13.3 kPa(100 mmHg)左右。注意在调整用药剂量的最初阶段,更要密切观察血压变化,以免血压发生极端变化。对原有高血压者,血压降低幅度(绝对值)以不超过 4.0 kPa(30 mmHg)为度。硝普钠含有氰化物,长期连续用药可致氰化物中毒,一般要求连续用药不宜超过 7 天。

**2.硝酸甘油**

硝酸甘油可扩张小静脉,降低回心血量,使左心室舒张期末压及肺血管压降低,大剂量还可扩张小动脉而具有降压作用。可先试用舌下含服,也可直接以 10 $\mu$g/min 开始静脉滴注,然后每 5～10 分钟增加5～10 $\mu$g/min,直至症状缓解或血压达到上述水平。

### (六)其他辅助治疗

**1.氨茶碱**

氨茶碱可解除支气管痉挛,并有一定的正性肌力、扩血管和利尿作用,对缓解症状起辅助作用。

**2.洋地黄制剂**

洋地黄制剂最适合用于室上性快速性心律失常引起的肺水肿。毛花苷 C 首剂 0.4～0.8 mg,稀释后静脉注射,2 小时后可酌情再给予 0.2～0.4 mg;地高辛 0.5～0.75 mg,稀释后静脉注射。注意洋地黄类药物对二尖瓣狭窄所致肺水肿无效,但对伴有心房颤动并快速心室率者,洋地黄可减慢心室率,有利于肺水肿的缓解。

**3.$\alpha_1$ 受体阻滞剂**

$\alpha_1$ 受体阻滞剂以扩张小动脉为主。酚妥拉明以 0.1～1 mg/min 开始静脉滴注,根据血压每 5～10 分钟调整一次剂量,最大剂量可增至 1.5～2 mg/min,注意监测血压。本药可引起心动过速,目前已较少应用。乌拉地尔 25 mg 静脉注射,如血压无明显降低,可重复用药,然后以 0.4～2 mg/min 的速度静脉滴注,并根据血压调整滴速。

**4.低血压患者**

伴有低血压者,宜先用多巴酚丁胺 2.88～14.4 mg/(kg·d)保持收缩压在 13.3 kPa(100 mmHg)以上,再用扩血管药物。

**5.静脉穿刺**

放血 300～500 mL,尤用于血容量负荷过重所致的肺水肿。

**6.重症患者**

重症患者应采用漂浮导管行床边血流动力学监测,以参考动脉血压及肺毛细血管压的变化调整用药。

7.其他

急性症状缓解后,应着手解除诱因和治疗基本病因。

## 四、护理

(1)立即协助患者取坐位,双腿下垂,减少回心血量而减轻肺水肿。

(2)高流量氧气吸入 6～8 L/min,并通过 20％～30％的乙醇湿化,使肺泡内泡沫的表面张力降低而破裂,改善肺泡通气。吸氧时间不宜过长,以免引起乙醇中毒。

(3)严密观察病情变化,注意观察患者的生命体征,判断呼吸困难的程度,观察咳痰的情况、痰的性质和量,肺内啰音的变化,定时给患者叩背,协助患者咳嗽、排痰、保持呼吸道通畅。

(4)迅速建立静脉通道,遵医嘱正确使用药物,观察药物不良反应。使用利尿剂应严格记录尿量;使用血管扩张剂要注意输液速度和血压变化,防止低血压发生。硝普钠要现用现配,避光静脉滴注,防止低血压;洋地黄制剂静脉使用时要注意稀释,速度缓慢、均匀,并注意心率变化。

(5)注意监测尿量、血气分析结果、心电图的变化,对于安置气囊漂浮导管的患者应监测各项指标的变化。

(6)急性心功能不全患者常因严重呼吸困难而烦躁不安,当发生焦虑或恐惧时,应多陪伴患者,向其解释检查和治疗的目的,告诉患者医护人员正在积极采取措施,不适症状会逐渐控制。严重躁动的患者可遵医嘱给予吗啡镇静。

(张雪春)

# 第四节　慢性心力衰竭

慢性心力衰竭也称慢性充血性心力衰竭,是大多数心血管疾病的最终归宿,也是最主要的死亡原因。在西方国家心力衰竭的基础心脏病构成以高血压、冠心病为主,我国过去以心瓣膜病为主,但近年来高血压、冠心病所占比例呈明显上升趋势。

## 一、病因

### (一)基本病因

几乎所有的心脏或大血管病最终均可引起心力衰竭。心力衰竭反映心脏的泵血功能发生障碍,即心肌的舒缩功能不全。引起心力衰竭的最常见病因是心肌本身的病变,也可以是心脏负荷过重,或是心脏舒张受限,或上述因素并存。

1.原发性心肌损害

(1)缺血性心肌损害:心肌缺血和心肌梗死是引起心力衰竭最常见原因之一。

(2)心肌炎和心肌病:心肌炎症、变性或坏死(如风湿性或病毒性心肌炎、白喉性心肌坏死等)以及各种类型的心肌病和结缔组织病心肌损害等,均可引起节段性或弥漫性心肌损害,导致心肌舒缩功能障碍,其中以病毒性心肌炎和原发性扩张型心肌病最为常见。

(3)心肌代谢障碍性疾病:可见于原发心肌病变如冠心病、肺心病等所致的心肌能量代谢障碍,也可见于继发性代谢障碍如糖尿病心肌病、高原病、休克、严重贫血,以及少见的维生素 $B_1$ 缺乏和心肌淀粉样变性等。

2.心脏负荷过重

(1)压力负荷过重:压力负荷即后负荷,是指心脏在收缩时所承受的阻抗负荷。引起左、右心室压力负荷过重的常见疾病包括高血压、主动脉流出道受阻(如主动脉瓣狭窄、主动脉狭窄、梗阻性肥厚型心肌病)以及肺动脉血流受阻(如肺动脉高压、肺动脉瓣狭窄、肺动脉狭窄、阻塞性肺病、肺栓塞)等。

为了克服增高的射血阻力,保证射血量,心室肌早期会发生代偿性肥厚;而持久的负荷过重,会导致心肌发生结构和功能改变,心脏功能代偿失调,最终导致心力衰竭。

(2)容量负荷过重:容量负荷即前负荷,是指心脏在舒张期所承受的容量负荷。容量负荷过重见于以下情况。①心脏瓣膜关闭不全,引起血液反流,加重受血心腔负担,如主动脉瓣、二尖瓣、肺动脉瓣或三尖瓣的关闭不全。②先天性分流性心血管病,包括左向右或右向左分流,如房间隔缺损、室间隔缺损、动脉导管未闭和动-静脉瘘等,可加重供血心腔负担。③伴有全身血容量增多或循环血量增多的疾病,如慢性或严重贫血、甲状腺功能亢进、脚气性心脏病等。

在容量负荷增加早期,心室腔代偿性扩大,心肌收缩功能尚能维持正常,但超过一定限度后,心肌结构和功能将发生改变,即出现心功能失代偿,最终导致心力衰竭。

3.心脏舒张受限

心脏舒张受限见于二尖瓣狭窄、心包缩窄、心脏压塞和原发性限制型心肌病等,可引起心室充盈受限,回心血量下降,导致肺循环或体循环充血。

**(二)诱因**

心力衰竭往往由一些增加心脏负荷的因素所诱发。常见诱发因素有以下几点。

1.感染

呼吸道感染最常见,其他感染如风湿活动、感染性心内膜炎、泌尿系统感染和各种变态反应性炎症等,也可诱发心力衰竭。感染可直接造成心肌损害,也可因其所致发热、代谢亢进和窦性心动过速等增加心脏负荷。

2.心律失常

各种类型的快速性心律失常可导致心排血量下降,增加心肌耗氧量,诱发或加重心肌缺血,其中心房颤动是器质性心脏病最常见的心律失常之一,也是心力衰竭最重要的诱发因素。严重的缓慢性心律失常可直接降低心排血量,诱发心力衰竭。

3.血容量增加

如饮食过度,摄入钠盐过多,输入液体过快,短期内输入液体过多等,均可诱发心力衰竭。

4.过度体力活动或情绪激动

体力活动、情绪激动和气候变化等,可增加心脏负荷,诱发心力衰竭。

5.贫血或出血

慢性贫血可致心排血量和心脏负荷增加,同时血红蛋白摄氧量减少,使心肌缺血缺氧甚至坏死,可导致贫血性心脏病。大量出血使血容量减少,回心血量和心排血量降低,并使心肌供血量减少和反射性心率加快,心肌耗氧量增加,导致心肌缺血缺氧,诱发心力衰竭。

6.其他因素

(1)妊娠和分娩。

(2)肺栓塞。

（3）治疗方法不当，如洋地黄过量或不足，不恰当停用降血压药等。

（4）原有心脏病变加重或并发其他疾病，如心肌缺血进展为心肌梗死、风湿性心瓣膜病风湿活动合并甲状腺功能亢进等。

## 二、病理解剖和病理生理

慢性心力衰竭的病理解剖改变包括以下几种。①心脏改变：如心肌肥厚和心腔扩大等。②器官充血性改变：包括肺循环和体循环充血。③血栓形成：包括心房和心室附壁血栓、动脉或静脉血栓形成及器官梗死。心腔内附壁血栓是心力衰竭较特异的病理改变，常见于左、右心耳和左心室心尖部；左侧心腔附壁血栓脱落，可引起体循环动脉的栓塞，栓塞部位多见于腹主动脉分支和主动脉分叉处，可导致脑、肾、四肢、脾和肠系膜等梗死。静脉血栓形成大都由于长期卧床、血流迟缓引起，多见于下肢静脉，可导致肺栓塞和肺梗死。

心力衰竭时的病理生理改变十分复杂，当心肌舒缩功能发生障碍时，最根本的问题是出现心排血量下降和血流动力学障碍。此时机体可通过多种代偿机制使心功能在一定时期内维持相对正常，但这些代偿机制的作用有限，且过度代偿均有其负性效应，各种代偿机制相互作用，还会衍生出更多反应，因此，最终会发生心功能失代偿，出现心力衰竭。

### （一）代偿机制

**1.Frank-Starling 机制**

正常情况下，心搏量或心排血量与其前负荷（即回心血量）的大小成正比，即增加心脏的前负荷，可使回心血量增多，心室舒张末期容积增加，从而在一定程度上增加心排血量，提高心脏做功，维持心脏功能。但前负荷的增加，同时意味着心室扩张和舒张末期压升高，于是心房压和静脉压也升高，当后者高达一定程度时，就会出现肺静脉或腔静脉系统的充血。因此，前负荷不足或增加过度，均可导致心搏量的减少。对左心室而言，使其心搏量达峰值的舒张末期压为 $2.0\sim2.4$ kPa（$15\sim18$ mmHg）。

**2.心肌肥厚**

心肌肥厚常常是心脏后负荷增高时的主要代偿机制。心肌肥厚可增强心肌收缩力，克服后负荷阻力，使心排血量在相当长的时间内维持正常，患者可无心功能不全的症状。但肥厚的心肌顺应性差，舒张功能降低，心室舒张末期压升高，客观上已存在心功能障碍。心肌肥厚时，心肌细胞数并不增多，而是以心肌纤维增多为主，细胞核及作为供能物质的线粒体也增大、增多，但增大程度和速度均落后于心肌纤维的增多，故整体上表现为心肌能源的不足，最终会导致心肌细胞死亡。

**3.神经体液的改变**

当心排血量不足、心腔压力升高时，机体全面启动神经体液调节机制进行代偿。

（1）交感-肾上腺素能系统（SAS）活性增强：心力衰竭时心搏量和血压降低，通过动脉压力感受器反射性激活 SAS，使肾上腺儿茶酚胺分泌增多，产生一系列改变。①去甲肾上腺素作用于心肌细胞 $\beta_1$ 肾上腺素能受体，增强心肌收缩力并提高心率，在一定程度上增加心排血量。②交感神经兴奋可使外周血管收缩，增加回心血量和提高动脉压，以保证重要脏器的血液供应。然而，交感神经张力的持续和过度增高，其一增加心脏后负荷，加快心率，增加心肌耗氧量；其二引起心脏 $\beta$ 受体下调，使其介导的腺苷酸环化酶活性降低，并激活肾素-血管紧张素-醛固酮系统；其三去甲肾上腺素对心肌细胞有直接的毒性作用，可促使心肌细胞凋亡，参与心脏重构。③交感活性升高,使肾灌注压下降,刺激肾素释放,激活肾素-血管紧张素系统(RAS)。④兴奋心脏 $\alpha_1$ 和 $\beta$ 受体,促进心肌细胞生长。

(2)肾素-血管紧张素-醛固酮系统(RAAS)活性增强:心排血量降低,肾血流量随之减少,RAAS 因此被激活。RAAS 激活后,一方面可使心肌收缩力增强,周围血管收缩,以维持血压,调节血液再分配,保证心、脑等重要脏器的血液供应;另一方面,醛固酮分泌增加,使钠、水潴留,增加总血容量和心脏前负荷,维持心排血量,改善心功能。但血容量的过度增加会加重心力衰竭。

**(二)心肌损害和心室重构**

原发性心肌损害和心脏负荷过重使心脏功能受损,导致上述心室扩大或心室肥厚等各种组织结构性变化,这一病理过程称为心室重构。心室重构包括心肌细胞、细胞外基质、胶原纤维网等一系列改变,临床表现为心肌重量和心室容量的增加,以及心室形态的改变(横径增加呈球形)。大量研究表明,心力衰竭发生和发展的基本机制是心室重构。由于基础心脏病的性质和进展速度不同,各种代偿机制复杂多样,心室扩大及肥厚的程度与心功能状态并不平行,如有些患者心脏扩大或肥厚已十分明显,但临床上可无心力衰竭表现。如果基础心脏病病因不能解除,即使没有新的心肌损害,但随着时间的推移,心室重构自身过程仍可不断发展,最终必然会出现心力衰竭。在心力衰竭发生过程中,除各种代偿机制的负面影响外,心肌细胞的能量供应相对或绝对不足,以及能量利用障碍导致心肌细胞坏死和纤维化,也是一个重要的因素。心肌细胞的减少使心肌整体收缩力下降,纤维化的增加又使心室的顺应性下降,重构更趋明显,心力衰竭更加严重。

**(三)舒张功能不全**

心脏舒张功能不全可分为两种,一种是主动舒张功能障碍,多因心肌细胞能量供应不足,$Ca^{2+}$ 不能及时被肌浆网摄回和泵出胞外所致,如冠心病有明显心肌缺血时,在出现收缩功能障碍前即可出现舒张功能障碍;另一种是由心室肌的顺应性减退及充盈障碍所致,主要见于心室肥厚如高血压和肥厚性心肌病时,这一类病变可明显影响心室的充盈,当左心室舒张末期压过高时,肺循环出现高压和淤血,即舒张性心功能不全,此时心肌的收缩功能尚可保持较好,心排血量也可无明显降低,这种情况多见高血压和冠心病。但需要指出的是,当容量负荷增加、心室扩大时,心室的顺应性是增加的,此时即使有心室肥厚也不致出现此类舒张性心功能不全。

## 三、临床表现

临床上左心衰竭最为常见,单纯右心衰竭较少见。全心衰竭可由左心衰竭后继发右心衰竭而致,但更多见于严重广泛心肌病变而同时波及左心和右心者。

**(一)左心衰竭**

左心衰竭以肺循环淤血及心排血量降低为主要表现。

1.症状

(1)呼吸困难是左心衰竭最主要的症状。①劳力性呼吸困难是左心衰竭最早出现的症状,是指劳力导致的呼吸困难。因为运动可使回心血量增加,左心房压力升高,从而加重肺淤血。引起呼吸困难的运动量随心力衰竭程度的加重而降低。②端坐呼吸:当肺淤血达到一定程度时,患者便不能平卧,而被迫坐位或半卧位呼吸。因平卧时回心血量增多且膈肌上抬,使呼吸更为困难,患者必须呈高枕卧位、半卧位甚至端坐位,方可使憋气减轻。③夜间阵发性呼吸困难又称"心源性哮喘",是左心室衰竭早期的典型表现,患者表现为在入睡后突然因憋气、窒息或恐惧感而惊醒,并被迫迅速采取坐位,以期缓解喘憋症状。发作时可伴有呼吸深快,重者可有肺部哮鸣音。发生机制主要是平卧使血液重新分配,肺血量增加。夜间迷走神经张力增加、小支气管收缩、膈肌上抬和肺活量减少等也是促发因素。④急性肺水肿是"心源性哮喘"的进一步发展,是左心衰竭所致呼吸困难最严重的表现形式。

(2)咳嗽、咳痰、咯血:咳嗽、咳痰是肺泡和支气管黏膜淤血所致,开始常发生于夜间,以白色浆液性泡沫状痰为特点,偶可见痰中带血丝,坐位或立位可使咳嗽减轻。长期慢性淤血性肺静脉压力升高,可促发肺循环与支气管血液循环之间形成侧支,并在支气管黏膜下形成扩张的血管床,这种血管很容易破裂而引起大咯血。

(3)乏力、疲倦、头晕、心慌:这些症状是由心排血量不足致器官、组织灌注不足,以及代偿性心率加快所致。

(4)陈-施呼吸:见于严重心力衰竭患者,示预后不良。表现为呼吸有节律地由暂停逐渐加快、加深,再逐渐减慢、变浅,直至呼吸暂停,0.5~1分钟再呼吸,如此周而复始。发生机制为心力衰竭致脑部缺血缺氧,呼吸中枢敏感性降低,呼吸减弱,二氧化碳潴留;待二氧化碳潴留到一定量时兴奋呼吸中枢,使呼吸加快加深,排出二氧化碳;随着二氧化碳的排出,呼吸中枢又逐渐转入抑制状态,呼吸又减弱直至暂停。严重脑缺氧者,还可伴有嗜睡、烦躁和神智错乱等。

(5)泌尿系统症状:严重的左心衰竭使血液进行再分配时,首先是肾血流量的明显减少,患者可出现少尿。长期慢性肾血流量减少,可有肾功能不全的相应症状。

2.体征

除原有心脏病体征外,还可有以下体征。

(1)一般体征:重症者可出现发绀、黄疸、颧部潮红,以及脉快、脉压减小、收缩压降低等;外周血管收缩,可表现为四肢末梢苍白、发冷和指趾发绀等。

(2)心脏体征:慢性左心衰竭者,一般均有心脏扩大(单纯舒张性左心衰竭除外),肺动脉瓣区第二心音亢进,心尖区可闻及收缩期杂音和舒张期奔马律,可出现交替脉。

(3)肺部体征:肺底部湿啰音是左心衰竭肺部的主要和早期体征,是由肺毛细血管压增高使液体渗出到肺泡所致。随着病情由轻到重,湿啰音可从局限于肺底部逐渐扩展,直至全肺。此种湿啰音有别于炎症性啰音而成"移动性",即啰音较多出现在卧位时朝下一侧的胸部。间质性肺水肿时,肺部无干湿啰音,仅有呼吸音降低。约25%的患者出现胸腔积液。

**(二)右心衰竭**

右心衰竭以体静脉淤血为主要表现。

1.症状

(1)消化道症状:为右心衰竭最常见症状,包括腹胀、食欲减退、恶心、呕吐、便秘和上腹隐痛以及右上腹不适、肝区疼痛等,系胃肠道和肝脏淤血所致。

(2)劳力性呼吸困难:无论是继发于左心衰竭的右心衰竭,还是分流性先天性心脏病或肺部疾病所致的单纯性右心衰竭,均可出现不同程度的呼吸困难。

(3)泌尿系统症状:肾淤血可引起肾功能减退,白天尿少,夜尿增多。

2.体征

除原有心脏病体征外,还可有以下体征。

(1)颈静脉征:颈静脉搏动增强、充盈、怒张是右心衰竭时的早期征象,为静脉压增高所致,常以右侧颈静脉较明显。表现为半卧位或坐位时在锁骨上方见颈外静脉充盈,或充盈最高点距胸骨角水平10 cm以上。肝-颈静脉反流征可呈阳性。

(2)肝大、压痛和腹水:是右心衰竭较早出现和最重要的体征之一。肝脏因淤血肿大常伴压痛,持续慢性右心衰竭可导致心源性肝硬化,晚期可出现黄疸、肝功能损害和大量腹水。

(3)水肿:发生于颈静脉充盈和肝大之后。体静脉压力升高使皮肤等软组织出现水肿,其特征为最先出现于身体最低垂的部位如踝部或骶部,并随病情的加重逐渐向上进展,直至延及全身;水肿发展缓慢,常为对称性和可压陷性。

(4)胸腔和心包积液:由体静脉压力增高所致,因胸膜静脉有一部分回流到肺静脉,故胸腔积液更多见于全心衰竭,以双侧多见,如为单侧则以右侧更为多见,这可能与右膈下肝淤血有关。有时出现少量心包积液,但不会引起心脏压塞。

(5)心脏体征:可因右心室明显扩大而出现相对性三尖瓣关闭不全的反流性杂音,有时在心前区听到舒张早期奔马律。

**(三)全心衰竭**

左心衰竭可继发右心衰竭而形成全心衰竭。当右心衰竭出现之后,右心排血量减少,此时由左心衰竭引起的阵发性呼吸困难等肺淤血症状反而有所减轻。扩张型心肌病等表现为左、右心同时衰竭者,肺淤血症状往往不很严重,左心衰竭的主要表现是心排血量减少的相关症状和体征。

**(四)舒张性心力衰竭**

舒张性心力衰竭是指在心室收缩功能正常的情况下,心室松弛性和顺应性降低使心室充盈量减少和充盈压升高,导致肺循环和体循环淤血的综合征。研究表明,20%~40%的心力衰竭患者左心室收缩功能正常(除外心瓣膜病)而存在心室舒张功能受损,并引起症状,其余为收缩性心力衰竭合并不同程度的舒张性心力衰竭,且后者往往早于前者出现。舒张性心力衰竭的临床表现可从无症状、运动耐力下降到气促、肺水肿。多普勒超声心动图可用于诊断舒张性心力衰竭。

**(五)心功能的判断和分级**

对心力衰竭患者进行心功能分级,可大体上反映病情的严重程度,有助于治疗措施的选择、劳动能力的评定以及患者预后的判断。

NYHA分级即1978年美国纽约心脏病学会(NYHA)提出的分级方案,该分级方法简便易行,几十年来为临床医师所习用。主要是根据患者的自觉症状将心功能分为4级。

(1)Ⅰ级:患有心脏病,但体力活动不受限,日常活动不引起过度乏力、心悸、呼吸困难或心绞痛等症状。

(2)Ⅱ级:患有心脏病,体力活动轻度受限,休息时无症状,但日常活动可出现上述症状。也称Ⅰ度或轻度心力衰竭。

(3)Ⅲ级:患有心脏病,体力活动明显受限,轻于日常的活动即可引起上述症状。也称Ⅱ度或中度心力衰竭。

(4)Ⅳ级:患有心脏病,不能从事任何体力活动,休息状态下也可出现心力衰竭症状,并在任何体力活动后加重。也称Ⅲ度或重度心力衰竭。

## 四、辅助检查

**(一)常规检查**

1.末梢血液检查

检查结果可有贫血、白细胞计数增加及核左移等。

2.尿常规检查

检查结果可有蛋白尿、管型尿等。

3.水电解质检查

检查结果可有低钾血症、低钠血症和代谢性酸中毒等。

4.肝肾功能检查

检查结果可有肝功能异常和血尿素氮、肌酐水平升高等。

**(二)超声心动图检查**

该检查比 X 线能更准确地提供心包、各心腔大小变化、心瓣膜结构及心功能等情况。

1.收缩功能

射血分数(EF)可以反映心室的收缩功能,以心室收缩末及舒张末的容量差值来计算 EF 值,虽不够精确,但方便实用。正常左心室射血分数(LVEF)值>50%,运动时至少增加 5%。

2.舒张功能

超声多普勒是临床上最实用的判断心室舒张功能的方法。若心动周期中舒张早期心室充盈速度最大值为 E 峰,舒张晚期(心房收缩期)心室充盈最大值为 A 峰,则 E/A 值可反映心室舒张功能。正常人 E/A 值≥1.2,中青年应更大。心室舒张功能不全时,E 峰下降,A 峰增高,则 E/A 值降低。如同时记录心音图还可测定心室等容舒张期时间(C-D 值),该指标可反映心室的主动舒张功能。

**(三)X 线检查**

1.心脏扩大

心影的大小及外形不仅为心脏病的病因诊断提供重要的参考资料,还可根据心脏扩大的程度和动态改变间接地反映心脏功能状态。

2.肺淤血

肺淤血的有无及其程度直接反映心功能状态。早期肺静脉压升高时,主要表现为肺静脉扩张,肺门血管影增强,上肺血管影增多,甚至多于下肺。当肺静脉压力超过 4.0 kPa(30 mmHg)时,出现间质性肺水肿,肺野模糊,在肺野外侧还可出现水平线状影 Kerley B 线,提示肺小叶间隔内积液,是慢性肺淤血的特征性表现,严重者可出现胸腔积液。急性肺泡性肺水肿时肺门呈蝴蝶状,肺野可见大片融合阴影。

**(四)放射性核素心室造影及核素心肌灌注显像**

核素心室造影可准确测定左心室容量、LVEF 及室壁运动情况;核素心肌灌注显像可诊断心肌缺血和心肌梗死,对鉴别扩张型心肌病和缺血性心肌病有一定帮助。

**(五)心-肺吸氧运动试验**

本试验仅适用于慢性稳定性心力衰竭患者。在运动状态下测定患者对运动的耐受量,更能说明心脏的功能状态。由于运动时肌肉的耗氧量增高,故所需心排血量也相应地增加。正常人耗氧量每增加100 mL/(min·m²),心排血量需增加 600 mL/(min·m²)。当患者的心排血量不能满足运动的需要时,肌肉组织就需要从流经自身的单位容积的血液中摄取更多的氧,结果使动-静脉血氧差值增大。此时当氧供应绝对不足时,就会出现无氧代谢,乳酸增加,呼气中二氧化碳含量增加。

1.最大耗氧量

该试验中的最大耗氧量($VO_{2max}$)是指即使运动量继续增加,耗氧量也不再增加(已达峰值)时的氧耗量,表明此时心排血量已不能按需要继续增加。心功能正常时,$VO_{2max}>20$ mL/(min·kg),轻至中度心功能受损时为 $16\sim20$ mL/(min·kg),中至重度损害时为 $10\sim15$ mL/(min·kg),极重度损害时低于 10 mL/(min·kg)。

2.无氧阈值

无氧阈值即呼气中二氧化碳的增长超过了氧耗量的增长,标志着无氧代谢的出现。通常用开始出现两者增加不成比例时的氧耗量作为代表值,此值越低,说明心功能越差。

**(六)有创性血流动力学检查**

床边漂浮导管仍然是常用的心功能有创检查方法。方法为经静脉插管直至肺小动脉,测定各部位的压力及血液含氧量,再计算心脏指数(CI)及肺小动脉楔压(PCWP),可直接反映左心功能。正常值:CI$>2.5$ L/(min·m$^2$),PCWP$<12$ mmHg(1.6 kpa)。

# 五、治疗

**(一)治疗原则和目的**

慢性心力衰竭的短期治疗如纠正血流动力学异常、缓解症状等,并不能降低患者病死率和改善长期预后。因此,治疗心力衰竭必须从长计议,采取综合措施,包括治疗病因,调节心力衰竭代偿机制,以及减少其负面效应如拮抗神经体液因子的过分激活等,既要改善症状,又要达到下列目的:①提高运动耐量,改善生活质量。②阻止或延缓心室重构,防止心肌损害进一步加重。③延长寿命,降低病死率。

**(二)治疗方法**

1.病因治疗

(1)治疗基本病因:大多数心力衰竭的病因都有针对性治疗方法,如控制高血压、改善冠心病心肌缺血、手术治疗心瓣膜病以及纠治先天畸形等。但病因治疗的最大障碍是发现和治疗太晚,很多患者常满足于短期治疗缓解症状而拖延时日,最终发展为严重的心力衰竭而失去良好的治疗时机。

(2)消除诱因:最常见诱因为感染,特别是呼吸道感染,应积极选用适当的抗生素治疗;对于发热持续 1 周以上者应警惕感染性心内膜炎的可能。心律失常特别是心房颤动是诱发心力衰竭的常见原因,对于心室率很快的心房颤动,如不能及时复律则应尽快控制心室率。潜在的甲状腺功能亢进、贫血等也可能是心力衰竭加重的原因,应注意诊断和纠正。

2.一般治疗

(1)休息和镇静:包括控制体力和心理活动,必要时可给予镇静剂以保障休息,但对严重心力衰竭患者应慎用镇静剂。休息可以减轻心脏负荷,减慢心率,增加冠状动脉供血,有利于改善心功能。但长期卧床易形成下肢静脉血栓,甚至导致肺栓塞,同时也使消化吸收功能减弱,肌肉萎缩。

(2)控制钠盐摄入:心力衰竭患者体内水钠潴留,血容量增加,因此减少钠盐的摄入,有利于减轻水肿等症状,并降低心脏负荷,改善心功能。但应注意应用强效排钠利尿剂时,过分限盐会导致低钠血症。

3.药物治疗

(1)利尿剂的应用:利尿剂是治疗慢性心力衰竭的基本药物,对有液体潴留证据或原有液体潴留的所有心力衰竭患者,均应给予利尿剂。利尿剂可通过排钠排水减轻心脏容量负荷,改善心功能,对缓解淤血症状和减轻水肿有十分明显的效果。常用利尿剂的作用和剂量见表 4-2。

**表 4-2　常用利尿剂的作用和剂量**

| 种类 | 作用于肾脏位置 | 每天剂量(mg) |
|---|---|---|
| 排钾类 | | |
| 氢氯噻嗪 | 远曲小管 | 25～100,口服 |
| 呋塞米 | Henle 襻上升支 | 20～100,口服,静脉注射 |
| 保钾类 | | |
| 螺内酯 | 集合管醛固酮拮抗剂 | 25～100,口服 |
| 氨苯蝶啶 | 集合管 | 100～300,口服 |
| 阿米洛利 | 集合管 | 5～10,口服 |

(2)血管紧张素转换酶抑制剂的应用:血管紧张素转换酶(ACE)抑制剂是治疗慢性心力衰竭的基本药物,可用于所有左心功能不全者。其主要作用机制是抑制 RAS 系统,包括循环 RAS和心脏组织中的 RAS,从而具有扩张血管、抑制交感神经活性以及改善和延缓心室重构等作用;同时,ACE 抑制剂还可抑制缓激肽降解,使具有血管扩张作用的前列腺素生成增多,并有抗组织增生作用。ACE 抑制剂也可以明显改善其远期预后,降低病死率。因此,及早(如在心功能代偿期)开始应用 ACE 抑制剂进行干预,是慢性心力衰竭药物治疗的重要进展。ACE 抑制剂种类很多,临床常用 ACE 抑制剂有卡托普利、依那普利等。

(3)增加心排血量的药物包括以下几种。①洋地黄制剂:通过抑制心肌细胞膜上的 $Na^+$-$K^+$-ATP 酶,使细胞内 $Na^+$ 浓度升高,$K^+$ 浓度降低;同时 $Na^+$ 与 $Ca^{2+}$ 进行交换,又使细胞内 $Ca^{2+}$ 浓度升高,从而使心肌收缩力增强,增加心脏每搏血量,从而使心脏收缩末期残余血量减少,舒张末期压力下降,有利于缓解各器官淤血,尿量增加。一般治疗剂量下,洋地黄可抑制心脏传导系统,对房室交界区的抑制最为明显,可以减慢窦性心律,减慢心房扑动或颤动时的心室率;但大剂量时可提高心房、交界区及心室的自律性,当血钾过低时,更易发生各种快速性心律失常。常用制剂地高辛是一种安全、有效、使用方便、价格低廉的心力衰竭辅助用药。本制剂0.25 mg/d,适用于中度心力衰竭的维持治疗,但对 70 岁以上或肾功能不良患者宜减量。毛花苷C 为静脉注射用制剂,适用于急性心力衰竭或慢性心力衰竭加重时,特别适用于心力衰竭伴快速心房颤动者。注射后 10 分钟起效,1～2 小时达高峰。每次用量 0.2～0.4 mg,稀释后静脉注射。②非洋地黄类正性肌力药物:多巴胺和多巴酚丁胺只能短期静脉应用;米力农对改善心力衰竭的症状效果肯定,但大型前瞻性研究和其他相关研究均证明,长期应用该类药物治疗重症慢性心力衰竭,其死亡率较不用者更高。

(4)β 受体阻滞剂的应用:β 受体阻滞剂可对抗心力衰竭代偿机制中的"交感神经活性增强"这一重要环节,对心肌产生保护作用,可明显提高其运动耐量,降低死亡率。β 受体阻滞应该用于 NYHA 心功能Ⅱ级或Ⅲ级、LVEF<40% 且病情稳定的所有慢性收缩性心力衰竭患者,但应在 ACE 抑制剂和利尿剂的基础上应用;同时,因其具有负性肌力作用,用药时仍应十分慎重。一般宜待病情稳定后,从小量开始用起,然后根据治疗反应每隔 2～4 周增加一次剂量,直达最大耐受量,并适量长期维持。症状改善常在用药后 2～3 个月出现。长期应用时避免突然停药。临床常用制剂如下。①选择性 $β_1$ 受体阻滞剂,无血管扩张作用,如美托洛尔初始剂量 12.5 mg/d,比索洛尔初始剂量 1.25 mg/d。②非选择性 β 受体阻滞剂,如卡维地洛属第三代 β 受体阻滞剂,

可全面阻滞 $\alpha_1$、$\beta_1$ 和 $\beta_2$ 受体,同时具有扩血管作用,初始剂量 3.125 mg,2 次/天。$\beta$ 受体阻滞剂的禁忌证为支气管痉挛性疾病、心动过缓以及二度或二度以上房室传导阻滞(安装心脏起搏器者除外)。

(5)血管扩张剂的应用:心力衰竭时,由于各种代偿机制的作用,使周围循环阻力增加,心脏的前负荷也增大。扩血管治疗,可以减轻心脏前、后负荷,改善心力衰竭症状。因此心力衰竭时,可考虑应用小静脉扩张剂如硝酸异山梨酯、阻断 $\alpha_1$ 受体的小动脉扩张剂如肼屈嗪以及均衡扩张小动脉和小静脉制剂如硝普钠等静脉滴注。

## 六、预防

### (一)防止初始心肌损伤

冠状动脉性疾病和高血压已逐渐成为心力衰竭的主要病因,积极控制高血压、高血糖、高血脂和戒烟等,可减少发生心力衰竭的危险性;同时,积极控制 A 组 $\beta$ 溶血性链球菌感染,预防风湿热和瓣膜性心脏病,以及戒除酗酒,防止乙醇中毒性心肌病等,亦是防止心肌损伤的重要措施。

### (二)防止心肌进一步损伤

急性心肌梗死再灌注治疗,可以有效再灌注缺血心肌节段,防止缺血性损伤,降低病死率和发生心力衰竭的危险性。对于近期心肌梗死恢复者,应用神经内分泌拮抗剂(如 ACE 抑制剂或 $\beta$ 受体阻滞剂),可降低再梗死或死亡的危险性,特别是对于心肌梗死伴有心力衰竭时。对于急性心肌梗死无心力衰竭患者,应用阿司匹林可降低再梗死危险,有利于防止心力衰竭的发生。

### (三)防止心肌损伤后恶化

众多临床试验已经证实,对已有左心功能不全者,不论是否伴有症状,应用 ACE 抑制剂均可降低其发展为严重心力衰竭的危险性。

## 七、护理

### (一)一般护理

1.休息与活动

休息是减轻心脏负荷的重要方法,包括体力的休息、精神的放松和充足的睡眠。应根据患者心功能分级及患者基本状况决定活动量。

(1)Ⅰ级:不限制一般的体力活动,积极参加体育锻炼,但要避免剧烈运动和重体力劳动。

(2)Ⅱ级:适当限制体力活动,增加午休,强调下午多休息,可不影响轻体力工作和家务劳动。

(3)Ⅲ级:严格限制一般的体力活动,每天有充分的休息时间,但日常生活可以自理或在他人协助下自理。

(4)Ⅳ级:绝对卧床休息,生活由他人照顾。可在床上做肢体被动运动,轻微的屈伸运动和翻身,逐步过渡到坐或下床活动。鼓励患者不要延长卧床时间,当病情好转后,应尽早做适量的活动,因为长期卧床易导致血栓形成、肺栓塞、便秘、虚弱、直立性低血压的发生。

2.饮食

饮食给予低盐、低脂、低热量、高蛋白、高维生素、清淡易消化的饮食,少食多餐。

(1)限制食盐及含钠食物:Ⅰ度心力衰竭患者每天钠摄入量应限制在 2 g(相当于氯化钠 5 g)左右,Ⅱ度心力衰竭患者每天钠摄入量应限制在 1 g(相当于氯化钠 2.5 g)左右,Ⅲ度心力衰竭患者每天钠摄入量应限制在 0.4 g(相当于氯化钠 1 g)左右。但应注意在用强效利尿剂时,可放宽限制,以防发生电解质紊乱。

(2)限制饮水量,高度水肿或伴有腹水者,应限制饮水量,24小时饮水量一般不超过800 mL,应尽量安排在白天间歇饮水,避免大量饮水,以免增加心脏负担。

3.排便的护理

指导患者养成按时排便的习惯,预防便秘。排便时切忌过度用力,以免增加心脏负担,诱发严重心律失常。

**(二)对症护理及病情观察护理**

1.呼吸困难

(1)休息与体位:让患者取半卧位或端坐卧位安静休息,鼓励患者多翻身、咳嗽,尽量做缓慢的深呼吸。

(2)吸氧:根据缺氧程度及病情选择氧流量。

(3)遵医嘱给予强心、利尿、扩血管药物,注意观察药物作用及不良反应,如血管扩张剂可致头痛及血压下降等;血管紧张素转换酶抑制剂的不良反应有直立性低血压、咳嗽等。

(4)病情观察:应观察呼吸困难的程度、发绀情况、肺部啰音的变化、血气分析和血氧饱和度等,以判断药物疗效和病情进展。

2.水肿

(1)观察水肿的消长程度,每天测量体重,准确记录出入液量并适当控制液体摄入量。

(2)限制钠盐摄入,每天食盐摄入量少于5 g,服利尿剂者可适当放宽。限制含钠高的食品、饮料和调味品如发酵面食、腌制品、味精、糖果、番茄酱、啤酒、汽水等。

(3)加强皮肤护理,协助患者经常更换体位,嘱患者穿质地柔软的衣服,经常按摩骨隆突处,预防压疮的发生。

(4)遵医嘱正确使用利尿剂,密切观察其不良反应,主要为水、电解质紊乱。利尿剂的应用时间选择早晨或日间为宜,避免夜间排尿过频而影响患者的休息。

**(三)用药观察与护理**

1.利尿剂

电解质紊乱是利尿剂最易出现的不良反应,应随时注意观察。氢氯噻嗪类排钾利尿剂,作用于肾远曲小管,抑制 $Na^+$ 的重吸收,并可通过 $Na^+$-$K^+$ 交换机制降低 $K^+$ 的吸收易出现低钾血症,应监测血钾浓度,给予含钾丰富的食物,遵医嘱及时补钾;氨苯蝶啶:直接作用于肾远曲小管远端,排钠保钾,利尿作用不强,常与排钾利尿剂合用,起保钾作用。出现高钾血症时,遵医嘱停用保钾利尿剂,嘱患者禁食含钾高的食物,严密观察心电监护变化,必要时予胰岛素等紧急降钾处理。

2.血管紧张素转换酶抑制剂

ACE抑制剂的不良反应有低血压、肾功能一过性恶化、高钾血症、干咳、血管神经性水肿以及少见的皮疹、味觉异常等。对无尿性肾衰竭、妊娠哺乳期妇女和对该类药物过敏者禁止应用,双侧肾动脉狭窄、血肌酐水平明显升高($>225~\mu mol/L$)、高钾血症($>5.5~mmol/L$)、低血压[收缩压$<12.0~kPa(90~mmHg)$]或不能耐受本药者也不宜应用本类药物。

3.洋地黄类药物

洋地黄类药物可以加强心肌收缩力,减慢心率,从而改善心功能不全患者的血流动力学变化。其用药安全范围小,易发生中毒反应。

(1)严格按医嘱给药,教会患者服地高辛时应自测脉搏,如脉搏<60 次/分或节律不规则应暂停服药并告诉医师;毛花苷 C 或毒毛花苷 K 静脉给药时须稀释后缓慢静脉注射,并同时监测心率、心律及心电图变化。

(2)密切观察洋地黄中毒表现。①心律失常:洋地黄中毒最重要的反应是出现各种类型的心律失常,是由心肌兴奋性过强和传导系统传导阻滞所致,最常见者为室性期前收缩(多表现为二联律)、非阵发性交界区心动过速、房性期前收缩、心房颤动以及房室传导阻滞;快速房性心律失常伴房室传导阻滞是洋地黄中毒的特征性表现。洋地黄可引起心电图 ST-T 改变,但不能据此诊断为洋地黄中毒。②消化道症状:食欲减退、恶心、呕吐等(需与心力衰竭本身或其他药物所引起的胃肠道反应相鉴别)。③神经系统症状:头痛、头昏、忧郁、嗜睡、精神改变等。④视觉改变:视力模糊、黄视、绿视等。测定血药浓度有助于洋地黄中毒的诊断。

(3)洋地黄中毒的处理:①发生中毒后应立即停用洋地黄药物及排钾利尿剂。②单发室性期前收缩、一度房室传导阻滞等在停药后常自行消失。③对于快速性心律失常患者,若血钾浓度低则静脉补钾,如血钾不低可用利多卡因或苯妥英钠;有传导阻滞及缓慢性心律失常者,可用阿托品 0.5~1 mg 皮下或静脉注射,需要时安置临时心脏起搏器。

**4.β受体阻滞剂**

必须从极小剂量开始逐渐加大剂量,每次剂量增加的时间梯度不宜短于 7 天,同时严密监测血压、体重、脉搏及心率变化,防止出现传导阻滞和心力衰竭加重。

**5.血管扩张剂**

(1)硝普钠:用药过程中,要严密监测血压,根据血压调节滴速,一般剂量 0.72~4.32 mg/(kg・d),连续用药不超过 7 天,嘱患者不要自行调节滴速,体位改变时动作宜缓慢,防止直立性低血压发生;注意避光,现配现用,液体配制后无论是否用完需 6~8 小时更换;长期用药者,应监测血氰化物浓度,防止氰化物中毒,临床用药过程中发现老年人易出现精神方面的症状,应注意观察。

(2)硝酸甘油:用药过程中可出现头胀、头痛、面色潮红、心率加快等不良反应,改变体位时易出现直立性低血压。用药时从小剂量开始,严格控制输液速度,做好宣教工作,以取得配合。

**(四)心理护理**

(1)护士自身应具备良好的心理素质,沉着、冷静,用积极乐观的态度影响患者及家属,使患者增强战胜疾病的信心。

(2)建立良好的护患关系,关心体贴患者,简要解释使用监测设备的必要性及作用,得到患者的充分信任。

(3)对患者及家属进行适时的健康指导,强调严格遵医嘱服药、不随意增减或撤换药物的重要性,如出现中毒反应,应立即就诊。

**(五)出院指导**

**1.活动指导**

患有慢性心力衰竭的患者,往往过分依赖药物治疗,而忽略运动保健。指导患者合理休息与活动,活动应循序渐进,活动量以不出现心悸、气急为原则。适应一段时间后再逐渐缓慢增加活动量。病情好转,可到室外活动。漫步、体操、太极拳、气功等都是适宜的保健方法。如活动不引起胸闷、气喘,表明活动量适度,以后根据各人的不同情况,逐渐增加活动时间。但必须以轻体力、小活动量、长期坚持为原则。

### 2.饮食指导

坚持合理饮食,进食低盐、低脂、低热量、高蛋白、高维生素、清淡易消化的饮食。适当限制钠盐的摄入,可减轻体液的潴留,减轻心脏负担。一般钠盐(食盐、酱油、黄酱、咸菜等)可限制到每天 5 g 以下,病情严重者限制在每天不超过 3 g。但服用强力利尿剂的患者钠盐的限制不必过严;在严格限制钠摄入时,一般可不必严格限制水分,液体摄入量以每天 1.5～2 L 为宜,但重症心力衰竭的患者应严格限制钠盐及水的摄入。少量多餐,避免过饱。

### 3.疾病知识指导

给患者讲解心力衰竭最常见的诱因有呼吸道感染、过重的体力劳动、心律失常、情绪激动、饮食不当等。因此一定要注意预防感冒,防止受凉,根据气温变化随时增减衣服;保持乐观情绪平时根据心功能情况适当参加体育锻炼,避免过度劳累。

### 4.用药指导

告诉患者及家属强心药、利尿剂等药物的名称、服用方法、剂量、不良反应及注意事项。定期复查,如有不适,及时复诊。

**(张雪春)**

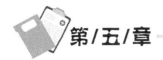

第/五/章

# 消化内科护理

## 第一节 急性胃炎

### 一、概述

急性胃炎指由各种原因引起的急性胃黏膜炎症,其病变可以仅局限于胃底、胃体、胃窦的任何一部分,病变深度大多局限于黏膜层,严重时可达黏膜下层、肌层,甚至达浆膜层。临床表现多种多样,可以有上腹痛、恶心、呕吐、上腹不适、呕血、黑粪,也可无症状,而仅有胃镜下表现。急性胃炎的病因虽然多种多样,但各种类型在临床表现、病变的发展规律和临床诊治等方面有一大共性,大多数患者,通过及时诊治能很快痊愈,也有部分患者,其病变可长期存在并转化为慢性胃炎。

### 二、护理评估

#### (一)健康史

评估患者既往有无胃病史,有无服用对胃有刺激的药物,如阿司匹林、保泰松、洋地黄、铁剂等,评估患者的饮食情况及睡眠。

#### (二)临床症状评估与观察

1.腹痛的评估

患者主要表现为上腹痛、饱胀不适。多数患者无症状,或症状被原发疾病所掩盖。

2.恶心、呕吐的评估

患者可有恶心、呕吐、食欲缺乏等症状,注意观察患者呕吐的次数及呕吐物的性质、量的情况。

3.腹泻的评估

食用沙门菌、嗜盐菌或葡萄球菌毒素污染食物引起的胃炎患者常伴有腹泻。评估患者的大便次数、颜色、性状及量的情况。

4.呕血和/或黑粪的评估

在所有上消化道出血的病例中,急性糜烂出血性胃炎所致的消化道出血占 $10\%\sim30\%$,仅次于消化性溃疡。

### (三)辅助检查的评估

**1.病理**

主要表现为中性粒细胞浸润。

**2.胃镜检查**

可见胃黏膜充血、水肿、糜烂、出血及炎性渗出。

**3.实验室检查**

血常规检查:糜烂性胃炎可有红细胞、血红蛋白减少。大便常规检查:大便潜血阳性。血电解质检查:剧烈腹泻患者可有水、电解质紊乱。

### (四)心理-社会因素评估

**1.生活方式**

评估患者生活是否规律,包括学习或工作、活动、休息与睡眠的规律性,有无烟酒嗜好等。评估患者是否能得到亲人及朋友的关爱。

**2.饮食习惯**

评估患者是否进食过冷、过热、过于粗糙的食物;是否食用刺激性食物如辛辣、过酸或过甜的食物,以及浓茶、浓咖啡、烈酒等;是否注意饮食卫生。

**3.焦虑或恐惧**

是否因出现呕血、黑粪或症状反复发作而产生紧张、焦虑、恐惧心理。

**4.认知程度**

是否了解急性胃炎的病因及诱发因素,以及如何防护。

### (五)腹部体征评估

上腹部压痛是常见体征,有时上腹胀气明显。

## 三、护理问题

### (一)腹痛

由胃黏膜的炎性病变所致。

### (二)营养失调:低于机体需要量

由胃黏膜的炎性病变所致的食物摄入、吸收障碍。

### (三)焦虑

由呕血、黑粪及病情反复所致。

## 四、护理目标

(1)患者腹痛症状减轻或消失。

(2)患者住院期间保证机体所需热量,维持水电解质及酸碱平衡。

(3)患者焦虑程度减轻或消失。

## 五、护理措施

### (一)一般护理

**1.休息**

患者应注意休息,减少活动,对急性应激造成者应卧床休息,同时应做好患者的心理疏导。

**2.饮食**

一般可给予无渣、半流质的温热饮食。如少量出血可给予牛奶、米汤以中和胃酸,有利于黏膜的修复。剧烈呕吐、呕血的患者应禁食,可静脉补充营养。

**3.环境**

为患者创造整洁、舒适、安静的环境,定时开窗通风,保证空气新鲜及温度适宜,使其心情舒畅。

**(二)心理护理**

**1.解释症状出现的原因**

患者因出现呕血、黑粪或症状反复发作而产生紧张、焦虑,恐惧心理,护理人员应向其耐心说明出血原因,并给予解释和安慰。应告知患者,通过有效治疗,出血会很快停止;并通过自我护理和保健,可减少本病的复发次数。

**2.心理疏导**

耐心解答患者及家属提出的问题,向患者解释精神紧张不利于呕吐的缓解,特别是有的呕吐与精神因素有关,紧张、焦虑还会影响食欲和消化能力,而树立信心及情绪稳定则有利于症状的缓解。

**3.应用放松技术**

利用深呼吸、转移注意力等放松技术,减少呕吐的发生。

**(三)治疗配合**

**1.患者腹痛的时候**

遵医嘱给予局部热敷,按摩、针灸,或给予止痛药物等缓解腹痛症状,同时应安慰、陪伴患者以使其精神放松,消除紧张恐惧心理,保持情绪稳定,从而增强患者对疼痛的耐受性;非药物止痛方法还包括分散注意力法,如数数、谈话、深呼吸等;行为疗法,如放松技术、冥想、音乐疗法等。

**2.患者恶心、呕吐、上腹不适**

评估症状是否与精神因素有关,关心和帮助患者消除紧张情绪,观察患者呕吐的次数及呕吐物的性质和量的情况。一般呕吐物为消化液和食物时有酸臭味。混有大量胆汁时呈绿色,混有血液呈鲜红色或棕色残渣。及时为患者清理呕吐物,更换衣物,协助患者采取舒适体位。

**3.患者呕血、黑粪**

排除鼻腔出血及进食大量动物血、铁剂等所致呕吐物呈咖啡色或黑粪的情况。观察患者呕血与黑粪的颜色性状和量的情况,必要时遵医嘱给予输血、补液、补充血容量治疗。

**(四)用药护理**

(1)向患者讲解药物的作用、不良反应、服用时的注意事项,如抑制胃酸的药物多于饭前服用;抗生素类多于饭后服用,并询问患者有无过敏史,严密观察用药后的反应;应用止泻药时应注意观察排便情况,观察大便的颜色、性状、次数及量,腹泻控制时应及时停药;保护胃黏膜的药物大多数是餐前服用,个别药例外;应用解痉止痛药如山莨菪碱或阿托品时,会出现口干等不良反应,并且青光眼及前列腺肥大者禁用。

(2)保证患者每天的液体摄入量,根据患者情况和药物性质调节滴注速度,合理安排所用药物的前后顺序。

**(五)健康教育**

(1)应向患者及家属讲明病因,如是药物引起,应告诫今后禁止用此药;如疾病需要必须用该药,必须遵医嘱配合服用制酸剂以及胃黏膜保护剂。

(2)嗜酒者应劝告戒酒。

(3)嘱患者进食要有规律,避免食生、冷、硬及刺激性食物和饮料。

(4)让患者及家属了解本病为急性病,应及时治疗及预防复发,防止发展为慢性胃炎。

(5)应遵医嘱按时用药,如有不适,及时来院就医。

**(潘素荣)**

# 第二节 慢 性 胃 炎

## 一、概述

慢性胃炎是指不同病因引起的慢性胃黏膜炎性病变,其发病率在各种胃病中居位首。随着年龄增长而逐渐增高,男性稍多于女性。

## 二、护理评估

### (一)健康史

评估患者既往有无其他疾病,是否长期服用 NSAID 类消炎药如阿司匹林、吲哚美辛等,有无烟酒嗜好及饮食、睡眠情况。

### (二)临床症状评估与观察

1.腹痛的评估

评估腹痛发生的原因或诱因,疼痛的部位、性质和程度;与进食、活动、体位等因素的关系,有无伴随症状。慢性胃炎进展缓慢,多无明显症状。部分患者可有上腹部隐痛与饱胀的表现。腹痛无明显节律性,通常进食后较重,空腹时较轻。

2.恶心、呕吐的评估

评估恶心、呕吐发生的时间、频率、原因或诱因,与进食的关系;呕吐的特点及呕吐物的性质、量;有无伴随症状,是否与精神因素有关。慢性胃炎的患者进食硬、冷、辛辣或其他刺激性食物时可引发恶心、反酸、嗳气、上腹不适、食欲缺乏等症状。

3.贫血的评估

慢性胃炎合并胃黏膜糜烂者可出现少量或大量上消化道出血,表现以黑粪为主,持续 3～4 天停止。长期少量出血可引发缺铁性贫血,患者可出现头晕、乏力及消瘦等症状。

### (三)辅助检查的评估

1.胃镜及黏膜活组织检查

这是最可靠的诊断方法,可直接观察黏膜病损。慢性萎缩性胃炎可见黏膜呈颗粒状、黏膜血管显露、色泽灰暗、皱襞细小;慢性浅表性胃炎可见红斑、黏膜粗糙不平、出血点(斑)。两种胃炎皆可见伴有糜烂、胆汁反流。活组织检查可进行病理诊断,同时可检测幽门螺杆菌。

2.胃酸的测定

慢性浅表性胃炎胃酸分泌可正常或轻度降低,而萎缩性胃炎胃酸明显降低,其分泌胃酸功能随胃腺体的萎缩、肠腺化生程度的加重而降低。

**3.血清学检查**

慢性胃体炎患者血清抗壁细胞抗体和内因子抗体呈阳性,血清胃泌素明显升高;慢性胃窦炎患者血清抗壁细胞抗体多呈阴性,血清胃泌素下降或正常。

**4.幽门螺杆菌检测**

通过侵入性和非侵入性方法检测幽门螺杆菌。慢性胃炎患者胃黏膜中幽门螺杆菌阳性率的高低与胃炎活动与否有关,且不同部位的胃黏膜其幽门螺杆菌的检测率亦不相同。幽门螺杆菌的检测对慢性胃炎患者的临床治疗有指导意义。

**(四)心理社会因素评估**

**1.生活方式**

评估患者生活是否有规律;生活或工作负担及承受能力;有无过度紧张、焦虑等负性情绪;睡眠的质量等。

**2.饮食习惯**

评估患者平时饮食习惯及食欲,进食时间是否规律;有无特殊的食物喜好或禁忌,有无食物过敏,有无烟酒嗜好。

**3.心理-社会状况**

评估患者的性格及精神状态;患病对患者日常生活、工作的影响。患者有无焦虑、抑郁、悲观等负性情绪及其程度。评估患者的家庭成员组成,家庭经济、文化、教育背景,对患者的关怀和支持程度;医疗费用来源或支付方式。

**4.认知程度**

评估患者对慢性胃炎的病因、诱因及如何预防的了解程度。

**(五)腹部体征的评估**

慢性胃炎的体征多不明显,少数患者可出现上腹轻压痛。

## 三、护理问题

**(一)疼痛**

由胃黏膜炎性病变所致。

**(二)营养失调:低于机体需要量**

由厌食、消化吸收不良所致。

**(三)焦虑**

由病情反复、病程迁延所致。

**(四)活动无耐力**

由慢性胃炎引起贫血所致。

**(五)知识缺乏**

缺乏对慢性胃炎病因和预防知识的了解。

## 四、护理目标

(1)患者疼痛减轻或消失。

(2)患者住院期间能保证机体所需热量、水分、电解质的摄入。

（3）患者焦虑程度减轻或消失。

（4）患者活动耐力恢复或有所改善。

（5）患者能自述疾病的诱因及预防保健知识。

## 五、护理措施

### （一）一般护理

**1.休息**

指导患者急性发作时应卧床休息，并可用转移注意力、做深呼吸等方法来减轻。

**2.活动**

病情缓解时，进行适当的锻炼，以增强机体抵抗力。嘱患者生活要有规律，避免过度劳累，注意劳逸结合。

**3.饮食**

急性发作时可予少渣半流食，恢复期患者指导其食用富含营养、易消化的食物，避免食用辛辣、生冷等刺激性食物及浓茶、咖啡等饮料。嗜酒患者嘱其戒酒。指导患者加强饮食卫生并养成良好的饮食习惯，定时进餐、少量多餐、细嚼慢咽。如胃酸缺乏者可酌情食用酸性食物如山楂、食醋等。

**4.环境**

为患者创造良好的休息环境，定时开窗通风，保证病室的温湿度适宜。

### （二）心理护理

**1.减轻焦虑**

提供安全舒适的环境，减少患者的不良刺激。避免患者与其他有焦虑情绪的患者或亲属接触。指导其散步、听音乐等转移注意力的方法。

**2.心理疏导**

首先帮助患者分析这次产生焦虑的原因，了解患者内心的期待和要求；然后共同商讨这些要求是否能够实现，以及错误的应对机制所产生的后果。指导患者采取正确的应对机制。

**3.树立信心**

向患者讲解疾病的病因及防治知识，指导患者如何保持合理的生活方式和去除对疾病的不利因素。并可以请有过类似疾病的患者讲解采取正确应对机制所取得的良好效果。

### （三）治疗配合

**1.腹痛**

评估患者疼痛的部位、性质及程度。嘱患者卧床休息，协助患者采取有利于减轻疼痛的体位。可利用局部热敷、针灸等方法来缓解疼痛。必要时遵医嘱给予药物止痛。

**2.活动无耐力**

协助患者进行日常生活活动。指导患者体位改变时动作要慢，以免发生直立性低血压。根据患者病情与患者共同制定每天的活动计划，指导患者逐渐增加活动量。

**3.恶心、呕吐**

协助患者采取正确体位，头偏向一侧，防止误吸。安慰患者，消除患者紧张、焦虑的情绪。呕吐后及时为患者清理，更换床单并协助患者采取舒适体位。观察呕吐物的性质、量及呕吐次数。必要时遵医嘱给予止吐药物治疗。

**（四）用药护理**

（1）向患者讲解药物的作用、不良反应及用药的注意事项,观察患者用药后的反应。

（2）根据患者的情况进行指导,避免使用对胃黏膜有刺激的药物,必须使用时应同时服用抑酸剂或胃黏膜保护剂。

（3）有幽门螺杆菌感染的患者,应向其讲解清除幽门螺杆菌的重要性,嘱其连续服药两周,停药 4 周后再复查。

（4）静脉给药患者,应根据患者的病情、年龄等情况调节滴注速度,保证入量。

**（五）健康教育**

（1）向患者及家属介绍本病的有关病因,指导患者避免诱发因素。

（2）教育患者保持良好的心理状态,平时生活要有规律,合理安排工作和休息时间,注意劳逸结合,积极配合治疗。

（3）强调饮食调理对防止疾病复发的重要性,指导患者加强饮食卫生和饮食营养,养成有规律的饮食习惯。

（4）避免刺激性食物及饮料,嗜酒患者应戒酒。

（5）向患者介绍所用药物的名称、作用、不良反应,以及服用的方法剂量和疗程。

（6）嘱患者定期按时服药,如有不适及时就诊。

## 六、呕吐物性质及特点分析

（1）呕吐不伴恶心呕吐突然发生,无恶心、干呕的先兆,伴明显头痛,且呕吐于头痛剧烈时出现,常见于神经血管头痛、脑震荡、脑出血、脑炎、脑膜炎及脑肿瘤等。

（2）呕吐伴恶心多见于胃源性呕吐,例如胃炎、胃溃疡、胃穿孔、胃癌等,呕吐多与进食、饮酒、服用药物有关,吐后常感轻松。

（3）清晨呕吐多见于妊娠呕吐和酒精性胃炎的呕吐。

（4）食后即恶心、呕吐如果食物尚未到达胃内就发生呕吐,多为食管的疾病,如食管癌、食管贲门失弛缓症。食后即有恶心、呕吐伴腹痛、腹胀者常见于急性胃肠炎、阿米巴痢疾。

（5）呕吐发生于饭后 2～3 小时可见于胃炎、胃溃疡和胃癌。

（6）呕吐发生于饭后 4～6 小时可见于十二指肠溃疡。

（7）呕吐发生在夜间呕吐发生在夜间,且量多有发酵味者,常见于幽门梗阻、胃及十二指肠溃疡、胃癌。

（8）大量呕吐呕吐物如为大量,提示有幽门梗阻、胃潴留或十二指肠淤滞。

（9）少量呕吐呕吐常不费力,每口吐出量不多,可有恶心,进食后可立即发生,吐完后可再进食,多见于神经官能性呕吐。

（10）呕吐物性质辨别。①呕吐物酸臭:呕吐物酸臭或呕吐隔天食物见于幽门梗阻、急性胃炎。②呕吐物中有血:应考虑消化性溃疡、胃癌。③呕吐黄绿苦水:应考虑十二指肠梗阻。④呕吐物带粪便:见于肠梗阻晚期,带有粪臭味见于小肠梗阻。

**（潘素荣）**

# 第三节　胃　　癌

胃癌是人类最常见的恶性肿瘤之一,居消化道肿瘤的首位,在所有肿瘤中居第二位。男性胃癌的发病率与死亡率均高于女性,男女之比约为 2∶1。发病年龄以中老年居多,高发年龄为55～70 岁。一般而言,有色人种比白种人易患本病。我国的发病率以西北地区发病率最高,中南和西南地区则较低。全国平均年死亡率约为 16/10 万。

## 一、病因及发病机制

胃癌的发生是一个多步骤、多因素、进行性发展的过程。正常情况下,胃黏膜上皮细胞的增殖和凋亡之间保持动态平衡。这种平衡的维持有赖于癌基因、抑癌基因及一些生长因子的共同调控。多种因素共同影响上述平衡的维持、参与胃癌的发生,一般认为其产生与以下因素有关。

### (一)环境和饮食因素

不同国家和地区发病率的明显差异,说明本病与环境因素有关。流行病学研究结果表明,长期食用霉变粮食、咸菜、烟熏腌制食品以及过多摄入食盐,可增加胃癌发生的危险性。长期食用含硝酸盐较高的食物后,硝酸盐可在胃内受细菌硝酸盐还原酶的作用形成亚硝酸盐,再与胺结合形成致癌的亚硝胺。高盐饮食致胃癌危险性增加的机制尚不清楚,可能与高浓度盐造成胃黏膜损伤,使黏膜易感性增加而协同致癌作用有关。

### (二)幽门螺杆菌感染

1994 年 WHO 宣布幽门螺杆菌是人类胃癌的 Ⅰ 类致癌原,其诱发胃癌的可能机制有幽门螺杆菌导致的慢性炎症有可能成为一种内源性致突变原;幽门螺杆菌是一种硝酸盐还原剂,具有催化亚硝化作用而起致癌作用;幽门螺杆菌的某些代谢产物促进上皮细胞变异。

### (三)遗传因素

胃癌发病具有明显的家族聚集倾向,家族发病率高于人群 2～3 倍。一般认为遗传因素使致癌物质对易感者更易致癌。

### (四)癌前状态

胃癌的癌前状态分为癌前疾病和癌前病变。前者是指与胃癌相关的胃良性疾病,有发生胃癌的危险性,如慢性萎缩性胃炎、胃息肉、残胃炎、胃溃疡;后者是指较易转变为癌组织的病理学变化,如肠型化生和异型增生。

## 二、病理

胃癌可发生于胃的任何部位,但半数以上发生在胃窦部、胃小弯及前后壁,其次是贲门部,胃体相对少见。根据癌肿侵犯胃壁的程度,可分为早期和进展期胃癌。早期胃癌是指癌组织浸润深度仅限于黏膜或黏膜下层,不论其有无局部淋巴结转移。进展期胃癌深度超过黏膜下层,已侵入肌层者称中期,侵及浆膜层或浆膜层外者称为晚期胃癌。在临床上进展期胃癌较多见,根据其形态类型又分为 4 型,即:Ⅰ 型,又称息肉型,最少见;Ⅱ 型,又称溃疡型,较常见;Ⅲ 型,又称溃疡浸润型,最常见;Ⅳ 型,又称弥漫浸润型,少见。胃癌有直接蔓延、淋巴结转移、血行播散和种植转移四种扩散方式,其中淋巴结转移最常见。

## 三、临床表现

### (一)早期胃癌

早期多无症状和明显体征,或仅有一些非特异性消化道症状。

### (二)进展期胃癌

1.症状

上腹痛为最早出现的症状,同时伴有食欲缺乏、厌食、进行性体重下降。腹痛可急可缓,开始仅有上腹饱胀不适,餐后加重,继之有隐痛不适,偶呈节律性溃疡样疼痛,但不能被进食和服药缓解。患者常有早饱感和软弱无力。早饱感或呕吐是胃壁受累的表现。胃癌可并发出血、贲门或幽门梗阻、穿孔等,当发生并发症或转移时可出现一些特殊症状,例如贲门癌累及食管下段时可出现吞咽困难;并发幽门梗阻时出现严重恶心、呕吐;溃疡型胃癌出血时可引起呕血和/或黑便,继之贫血;转移至肝可引起右上腹痛、黄疸和/或发热;侵及胰腺时则会出现背部放射性疼痛等。

2.体征

主要体征为腹部肿块,多位于上腹部偏右,有压痛。转移至肝时可出现肝大,并扪及坚硬结节,常伴黄疸,至出现腹水。腹膜有转移时也可发生腹水,出现移动性浊音。有远处淋巴结转移时可触到质硬而固定的 Virchow 淋巴结。直肠指诊时在直肠膀胱间凹陷可触及一板样肿块。

3.伴癌综合征

某些胃癌患者可出现伴癌综合征,包括反复发作的表浅性血栓静脉炎(Trousseau 征)及过度色素沉着、黑棘皮病(皮肤皱褶处有色素沉着,尤其在两腋下)和皮肌炎等,可有相应的体征,有时可在胃癌被察觉前出现。

## 四、辅助检查

### (一)血常规

多数患者有缺铁性贫血。

### (二)大便隐血试验

持续阳性有辅助诊断意义。

### (三)X 线钡餐检查

早期胃癌 X 线检查可表现为小的充盈缺损或小的不规则的龛影。进展期胃癌的 X 线诊断率可达 90% 以上。息肉型胃癌表现为较大而不规则的充盈缺损;溃疡型胃癌表现为龛影位于胃轮廓之内,边缘不整齐,周围黏膜僵直,蠕动消失、并见皱襞中断现象;溃疡浸润型胃癌表现为胃壁僵直;弥漫浸润型胃癌表现为蠕动消失,胃腔狭窄。

### (四)纤维胃镜和黏膜活组织检

胃镜直视下可观察病变部位、性质,并取黏膜做活组织检查,是目前最可靠的诊断手段。早期胃癌可表现为小的息肉样隆起或凹陷;进展期胃癌可表现为肿瘤表面多凹凸不平、糜烂,有污秽苔,活检易出血;也可呈深大溃疡,底部覆有污秽灰白苔,溃疡边缘呈结节状隆起,无聚合皱襞,病变处无蠕动。

## 五、处理要点

### (一)手术治疗

外科手术切除加区域淋巴结清扫是目前唯一有可能根治胃癌的方法。对胃癌患者,如无手术禁忌证或远处转移,应尽可能手术切除。

### (二)胃镜下治疗

对早期胃癌可在胃镜下行高频电凝切除术、激光或微波凝固及光动力治疗等,因早期胃癌可能有淋巴结转移,所以胃镜下治疗不如手术可靠。

### (三)化疗

有转移淋巴结癌灶的早期胃癌及全部进展期胃癌均需辅以化疗,在术前、术中及术后使用,以使癌灶局限、消灭残存癌灶及防止复发和转移。晚期胃癌化疗主要是缓解症状,改善生存质量及延长生存期,常用药物有氟尿嘧啶、丝裂霉素、替加氟、阿霉素等。

### (四)支持治疗

应用高能量静脉营养疗法可以增强患者的体质,使其能耐受手术和化疗;使用对胃癌有一定作用的生物制剂,如香菇多糖、沙培林等,可提高患者的免疫力。

## 六、常见护理诊断及医护合作性问题

### (一)疼痛

与癌细胞浸润有关。

### (二)营养失调

低于机体需要量,与胃癌造成吞咽困难、消化吸收障碍等有关。

### (三)有感染的危险

与化疗致白细胞减少、免疫功能降低有关。

### (四)活动无耐力

与疼痛及患者机体消耗有关。

### (五)潜在并发症

出血、梗阻、穿孔。

## 七、护理措施

### (一)一般护理

1.休息与活动

轻症患者可适当参加日常活动、进行身体锻炼,以不感到劳累、腹痛为原则。重症患者应卧床休息,给予适当体位,避免诱发疼痛。

2.饮食护理

供给患者足够的蛋白质、碳水化合物和丰富维生素食品,保证足够热量。以改善患者的营养状况。让患者了解充足的营养支持对机体恢复有重要作用,对能进食者鼓励其尽可能进食易消化、营养丰富的流质或半流质饮食。对食欲缺乏者,应为患者提供清洁的进食环境,选择适合患者口味的食品和烹调方法,并注意变换食物的色、香、味,以增进食欲。定期测量体重,监测人血清蛋白和血红蛋白等营养指标以监测患者的营养状态。

### 3.静脉营养支持

对贲门癌有吞咽困难者和中、晚期患者应遵医嘱静脉输注高营养物质,以维持机体代谢需要,提高患者免疫力。幽门梗阻时,应立即禁食,行胃肠减压,同时遵医嘱静脉补充液体。

### (二)病情观察

#### 1.疼痛的观察与处理

观察疼痛特点,注意评估疼痛的性质、部位,是否伴有严重的恶心和呕吐、吞咽困难、呕血及黑便等症状。如出现剧烈腹痛和腹膜刺激征,应考虑发生穿孔的可能性,及时协助医师进行有关检查或手术治疗。教会患者一些放松和转移注意力的技巧,减少对患者不良的心理和生理刺激,有助于减轻疼痛。疼痛剧烈时,可腹部热敷、针灸止痛,必要时根据医嘱采用药物止痛或患者自控镇痛(PCA)法进行止痛。

#### 2.监测患者的感染征象

密切观察患者的生命体征及血常规检查的改变,询问患者有无咽痛、尿痛等不适,及时发现感染迹象并协助医师进行处理。病房应定期消毒,减少探视,保持室内空气新鲜;严格遵循无菌原则进行各项操作,防止交叉感染。协助患者做好皮肤、口腔护理,注意会阴部及肛门的清洁,减少感染的机会。

### (三)用药护理

#### 1.化疗药物

道医嘱进行化疗,以抑制和杀伤癌细胞,注意观察药物的疗效及不良反应。

#### 2.止痛药物

遵循WHO推荐的三阶梯疗法,遵医嘱给予相应的止痛药。

### (四)心理护理

患者在知晓自己的诊断后,预感疾病的预后不佳而表现愤怒或逃避现实,甚至绝望的心理。护理人员应与患者建立良好的护患关系,利用倾听、解释、安慰等技巧与患者沟通,表示关心与体贴,并及时取得家属的配合,以避免自杀等意外的发生。对于化疗所致的脱发以及疾病晚期的患者,应注意尊重患者,维护患者的尊严,认真听取患者有关自身感受的叙述,并给予支持和鼓励,耐心为患者作处置,以稳定患者的情绪。同时介绍有关胃癌治疗进展信息,提高患者治疗的信心;指导患者保持乐观的生活态度,用积极的心态面对疾病,树立战胜疾病、延缓生命的信心。另外,协助患者取得家庭和社会的支持,对稳定患者的情绪,也有不可忽视的作用。

### (五)健康指导

#### 1.疾病预防指导

开展卫生宣教,提倡多食富含维生素C的新鲜水果、蔬菜,多食肉类、鱼类、豆制品和乳制品;避免高盐饮食,少进咸菜、烟熏和腌制食品;食品贮存要科学,不食霉变食物。有癌前状态者,应定期检查,以便早期诊断及治疗。

#### 2.生活指导

指导患者运用适当的心理防卫机制,保持良好的心理状态,以积极的心态面对疾病。指导患者有规律生活,保证充足的睡眠,根据病情和体力,适量活动、增强机体抵抗力。注意个人卫生,特别是体质衰弱者,应做好口腔、皮肤黏膜的护理,防止继发性感染。

#### 3.疾病及用药指导

教会患者及家属如何早期识别并发症,及时就诊。指导患者合理用药,向患者说明疼痛发作时不能完全依赖止痛药,以免成瘾,而应发挥自身积极的应对能力,定期复诊,以监测病情变化和及时调整治疗方案。

(潘素荣)

# 第四节　消化性溃疡

## 一、概述

消化系统的重要生理功能是将人体所摄取的食物进行消化、吸收,以供全身组织利用。消化器官是由消化道和消化腺组成,包括食管、胃、肠、肝、胆和胰腺等。消化系统疾病主要包括食管、胃、肠、肝、胆、胰等的病变,可为器质性或功能性疾病,病变可局限于消化系统或累及其他系统。全身性疾病也可引起消化系统疾病或症状,引起消化系统疾病的病因复杂,常见的有感染、理化因素、大脑皮质功能失调、营养缺乏、代谢紊乱、吸收障碍、变态反应、自身免疫、遗传和医源性因素等。由于消化系统包含的器官较多,且消化道与外界相通,其黏膜直接接触病原体、毒性物质、致癌物质的机会较多,容易发生感染、炎症和损伤,消化系统肿瘤发病率较高可能与此有关。多数消化系统疾病是慢性病程,易造成严重的消化、吸收功能障碍,消化系统疾病的发生常与患者的心理状态和行为方式关系密切,在护理过程中,尤应强调整体观念,关心患者的精神心理状况,调整不良情绪,指导患者建立良好的生活方式。

消化性溃疡是指发生在胃和十二指肠的慢性溃疡,因溃疡形成与胃酸和胃蛋白酶的消化作用有关,所以称为消化性溃疡,根据发生的部位不同又将消化性溃疡分为胃溃疡和十二指肠溃疡。

本病是全球性常见病,约10%的人一生中患过此病。临床上十二指肠溃疡比胃溃疡多见,两者之比为3:1,男性多于女性,十二指肠溃疡好发于青壮年,胃溃疡发病年龄较十二指肠溃疡约迟10年。

## 二、护理评估

### (一)临床表现

十二指肠溃疡多发生在壶腹部,胃溃疡多发生在胃角和胃窦小弯。典型的消化性溃疡具有三大临床特点:①慢性过程,病程长,病史可达数年或数十年;②周期性发作,发作和缓解期交替出现,每年秋冬季节和第二年的早春季节是好发季节,精神因素和过度疲劳可诱发;③节律性疼痛。

### (二)症状

1.上腹部腹痛

是消化性溃疡的主要症状。胃溃疡疼痛多位于剑突正中或偏左,十二指肠溃疡疼痛在上腹部正中或偏右。性质多为隐痛、胀痛、烧灼痛、钝痛、剧痛或饥饿样不适感。疼痛的范围有手掌大小。此外,疼痛还具有节律性,与饮食关系密切。胃溃疡疼痛常在进餐后0.5~1小时出现,持续1~2小时后逐渐缓解,典型节律为进食—疼痛—缓解。十二指肠溃疡患者疼痛为饥饿痛,空腹痛或夜间痛,节律为疼痛—进食—缓解。

2.其他

患者常有反酸、嗳气、恶心、呕吐等胃肠道症状。可有失眠、多汗、脉缓等自主神经功能失调表现。临床上少数溃疡患者可无症状,这类患者首发症状多为呕血和黑粪。

**(三)并发症**

1.出血

发生率为$10\%\sim15\%$,是消化性溃疡最常见的并发症,其中以十二指肠溃疡并发出血较为常见。出血是由于溃疡侵蚀周围血管所致。出血临床表现视出血的部位、速度和出血量决定,一般可表现为呕血和/或黑粪。

2.穿孔

溃疡病灶向深部发展穿透浆膜层引起穿孔,发生率为$2\%\sim7\%$,多见于十二指肠溃疡,表现为突发上腹部剧烈疼痛,如刀割样,可迅速遍及全腹,大汗淋漓,烦躁不安,服用抑酸剂不能缓解,是外科常见急腹症之一,腹部检查可见腹肌紧张,呈板状腹,压痛及反跳痛,肠鸣音减弱或消失,部分患者出现休克。

3.幽门梗阻

发生率$2\%\sim4\%$,大多由十二指肠溃疡或幽门溃疡引起,分功能性梗阻和器质性梗阻。功能性梗阻是由溃疡周围组织炎性充血水肿或幽门平滑肌痉挛而造成,为暂时性,炎症消退即可好转。器质性梗阻是由溃疡愈合瘢痕收缩或黏膜连造成的,梗阻为持久性,需外科手术治疗。临床上表现为持续性胀痛、嗳气、反酸,且餐后加重、呕吐大量酸腐味的宿食,呕吐后腹部症状减轻,严重者频繁呕吐可致失水或低氯低钾碱性中毒、营养不良等。腹部可见胃型、蠕动波,可闻及振水音。

4.癌变

十二指肠溃疡极少发生癌变。胃溃疡发生癌变的概率为$1\%$以下,临床上对年龄在45岁以上,有长期胃溃疡病史、溃疡顽固不愈者,大便隐血持续阳性者要提高警惕,必要时定期检查。

**(四)辅助检查**

1.胃镜检查及胃黏膜活组织检查

是确诊消化性溃疡的首选方法,是评定溃疡的活动程度、有无恶变以及疗效的最佳方法,并能通过活体组织做病理检查。

2.X线钡餐检查

适用于胃镜检查有禁忌证或者不接受胃镜检查者,发现龛影是诊断溃疡的直接证据,对溃疡有确诊价值;局部压痛、胃大弯侧痉挛性切迹、十二指肠壶腹部激惹合乎腹部变形均为间接征象,仅提示有溃疡的可能。

3.幽门螺杆菌检查

因为此项检查对消化性溃疡治疗方案的选择有指导意义,已将该项检查列为消化性溃疡诊断的常规检查项目。

4.胃液分析

胃溃疡患者胃酸分泌正常或稍低,十二指肠溃疡胃酸分泌过多。

5.大便隐血试验

活动期消化性溃疡常有少量渗血,大便隐血试验呈阳性,但应注意排除假阳性。

## 三、护理问题

### (一)疼痛

上腹痛与消化道黏膜受损有关。

### (二)营养失调

低于机体需要,与疼痛导致摄入量减少、消化吸收障碍有关。

### (三)知识缺乏

缺乏溃疡病防治的知识。

### (四)焦虑

焦虑与疼痛症状反复出现、病程迁延不愈有关。

### (五)潜在并发症

上消化道大出血、胃穿孔。

### (六)活动无耐力

活动无耐力与频繁呕吐导致失水、电解质丢失有关。

## 四、护理措施

### (一)生活护理

1.休息

轻症者适当休息,可参加轻微工作,劳逸结合,避免过度劳累。活动性溃疡大便隐血试验阳性患者应卧床休息1～2周。

2.饮食护理

宜选用营养丰富、清淡、易消化的食物,以利于黏膜修复和提高抵抗力。急性活动期应少食多餐,每天5～6餐,以牛奶、稀饭、面条等偏碱性食物为宜。少食多餐可中和胃酸,减少胃饥饿性蠕动,同时可避免过饱所引起的胃窦扩张增加促胃液素的分泌。忌食辛辣、浓茶、过冷、油炸等刺激性食物和饮料,戒烟酒。

### (二)心理护理

不良的心理因素可诱发和加重病情,而消化性溃疡的患者因疼痛刺激或并发出血,易产生紧张、焦虑等不良情绪,使胃黏膜保护因素减弱,损害因素增加,使病情加重,故应为患者创造安静舒适的环境,减少不良刺激;同时多与患者交流,使患者了解本病的诱发因素、疾病过程和治疗效果,增强治疗信心,克服焦虑、紧张的心理。

### (三)治疗配合——用药的护理

(1)$H_2$受体拮抗剂药物应在餐后或餐中即刻服用,也可一天的剂量夜间顿服。西咪替丁可通过血脑屏障,偶尔引起精神症状,此药可与雄激素受体结合影响性功能,与肝细胞色素 P-450 结合影响华法林、利多卡因等药物的肝内代谢,用药期间注意监测肝、肾功能和血常规检查。雷尼替丁和法莫替丁不良反应较少,患者用药过程中护士要注意观察药物不良反应,发现后应及时报告医师。

(2)质子泵抑制剂不良反应较少,可有头晕。因此,初次应用时应较少活动。

(3)胃黏膜保护药因硫糖铝在酸性环境下有效,所以,应在餐前 1 小时给药。硫糖铝全身不良反应少,常引起便秘;本药含糖量高,糖尿病患者不宜用。胶体铋剂在酸性环境下起作用,故在餐前 0.5 小时服用,短期服用除出现舌苔和粪便变黑外,很少有其他不良反应。长期服用可造成铋在体内大量堆积引起神经毒性,故不宜长期用。米索前列醇的不良反应是腹泻,并可引起子宫收缩,故孕妇禁用。

(4)针对幽门螺杆菌的药物治疗通常采用三联疗法,质子泵抑制剂(如奥美拉唑等选一种)或铋剂(枸橼酸铋钾)+抗生素(阿莫西林、克拉霉素、甲硝唑三种选两种),1～2 周为 1 个疗程。

**(四)健康教育**

1.饮食指导

指导患者定时进餐,不宜过饱,避免进食辛辣、浓茶等刺激性食物和饮料。戒烟酒,因烟雾中的尼古丁可直接损害胃黏膜,使胃酸分泌过多而加重病情。

2.心理指导

指导患者了解紧张焦虑的情绪可增加胃酸分泌,诱发疼痛加重或溃疡复发,所以,平时生活宜身心放松,胸怀宽广,保持乐观主义精神,促进溃疡愈合。

3.活动与休息指导

指导患者生活要有规律,劳逸结合,合理安排休息时间,保证充沛的睡眠,避免精神过度紧张,保持良好的精神状况,在秋冬或冬春气候变化明显的季节要注意保暖。

4.用药指导

嘱咐患者避免应用对胃十二指肠黏膜有损害的药物,遵医嘱按时服药,学会观察药物的不良反应,不要随意停药,避免复发。

5.定期复查

嘱咐患者定期门诊复查,如有疼痛持续不缓解、规律性消失、排黑粪等应立即到门诊检查。

**(潘素荣)**

# 第五节　肠易激综合征

肠易激综合征(IBS)是一种以腹痛或腹部不适伴排便习惯改变为特征的功能性肠病,经检查排除可引起这些症状的器质性疾病。本病是最常见的一种功能性肠道疾病,患者以中青年居多,50 岁以后首次发病少见。男女比例约 1：2。

## 一、常见病因

本病病因尚不清楚,与多种因素有关。目前认为,IBS 的病理生理学基础主要是胃肠动力学异常和内脏感觉异常,而造成这些变化的机制则尚未阐明。肠道感染后和精神心理障碍是 IBS 发病的重要因素。

## 二、临床表现

起病隐匿,症状反复发作或慢性迁延,病程可长达数年至数十年,但全身健康状况却不受影响。精神、饮食等因素常诱使症状复发或加重。最主要的临床表现是腹痛与排便习惯和粪便性状的改变。

### (一)症状

**1.腹痛**

以下腹和左下腹多见,多于排便或排气后缓解,睡眠中痛醒者极少。

**2.腹泻**

一般每天3~5次,少数严重发作期可达十数次。大便多呈稀糊状,也可为成形软便或稀水样,多带有黏液;部分患者粪质少而黏液量很多,但绝无脓血。排便不干扰睡眠。部分患者腹泻与便秘交替发生。

**3.便秘**

排便困难,粪便干结、量少,呈羊粪状或细杆状,表面可附黏液。

**4.其他消化道症状**

多伴腹胀感,可有排便不净感、排便窘迫感。部分患者同时有消化不良症状。

**5.全身症状**

相当部分患者可有失眠、焦虑、抑郁、头晕、头痛等精神症状。

### (二)体征

无明显体征,可在相应部位有轻压痛,部分患者可触及腊肠样肠管,直肠指检可感到肛门痉挛、张力较高,可有触痛。

## 三、治疗原则

主要是积极寻找并去除促发因素和对症治疗,强调综合治疗和个体化的治疗原则。

### (一)一般治疗

详细询问病史以求发现促发因素,并设法予以去除。告知患者IBS的诊断并详细解释疾病的性质,以解除患者顾虑和提高对治疗的信心,是治疗最重要的一步。教育患者建立良好的生活习惯。饮食上避免诱发症状的食物,一般而言宜避免产气的食物如乳制品、大豆等。高纤维食物有助改善便秘。对失眠、焦虑者可适当给予镇静药。

### (二)针对主要症状的药物治疗

(1)胃肠解痉药抗胆碱药物可作为缓解腹痛的短期对症治疗使用。

(2)止泻药洛哌丁胺或地芬诺酯止泻效果好,适用于腹泻症状较重者,但不宜长期使用。

(3)对便秘型患者酌情使用泻药,宜使用作用温和的轻泻剂以减少不良反应和药物依赖性。

(4)抗抑郁药对腹痛症状重、上述治疗无效且精神症状明显者可适用。

(5)其他肠道菌群调节药如双歧杆菌、乳酸杆菌、酪酸菌等制剂,可纠正肠道菌群失调,据报道对腹泻、腹胀有一定疗效,但确切临床疗效尚待证实。

### (三)心理和行为疗法

症状严重而顽固,经一般治疗和药物治疗无效者应考虑予以心理行为治疗,包括心理治疗、认知疗法、催眠疗法和生物反馈疗法等。

## 四、护理

### (一)评估

**1.一般情况**

患者的年龄、性别、职业、婚姻状况、健康史、心理、既往史,饮食习惯等。

**2.身体状况**

主要是评估腹部不适的部位、性状、时间等;了解腹泻的次数、性状、量、色、诱因及便秘的情况。

**（二）护理要点及措施**

**1.饮食的护理**

IBS 不论哪种类型都或多或少与饮食有关,腹泻为主型 IBS 患者 80％的症状发作与饮食有密切的相关性。因此,应避免食用诱发症状的食物,因个人而异,通常应避免产气的食物,如牛奶、大豆等。早期应尽量低纤维素饮食,但便秘型患者可进高纤维素饮食,以改善便秘症状。

**2.排便及肛周皮肤护理**

可以通过人为干预,尽量改变排便习惯。对于腹泻型患者,观察粪便的量、性状、排便次数并记录。多卧床休息,少活动。避免受凉,注意腹部及下肢保暖。做好肛门及周围皮肤护理,便后及时用温水清洗,勤换内裤,保持局部清洁、干燥。如肛周皮肤有淹红、糜烂,可使用抗生素软膏涂擦,或行紫外线理疗。对于便秘型患者可遵医嘱给予开塞露等通便药物。

**3.心理护理**

IBS 多发生于中青年,尤以女性居多。多数患者由于工作、家庭、生活等引起长期而过度的精神紧张,因此应该给予患者更多的关怀,自入院始尽可能给予他们方便,使他们对新的环境产生信任感和归属感。在明确诊断后更要耐心细致的给他们讲解病情,使他们对所患疾病有深刻的认识,避免对疾病产生恐惧,消除紧张情绪。耐心细致的讲解,也会使患者产生信任感和依赖感,有利于病情缓解。

**（三）健康教育**

（1）指导患者应保持良好的精神状态,注意休息,适当运动（如散步、慢跑等）,以增强体质,保持心情舒畅。

（2）纠正不良的饮食及生活习惯,戒除烟酒,作息规律,保证足够的睡眠时间,睡前温水泡足,不饮咖啡、茶等兴奋性的饮料。

（3）如再次复发时应首先通过心理、饮食调整。效果不佳者应到医院就诊治疗。

（潘素荣）

# 第六节　肝　硬　化

## 一、概述

肝硬化是一种全球性常见病,在我国也是多发病,肝硬化在人类主要死亡原因中居第 4～6 位。

肝硬化是由多种病因引起的一种慢性、进行性、弥漫性肝脏疾病,在多种致病因素持续或反复作用下,肝脏细胞呈现弥漫性变性、坏死、凋亡,同时残存肝细胞再生,诱发肝脏广泛的纤维结缔组织增生、正常的肝小叶结构破坏、假小叶形成,纤维间隔包绕再生的肝细胞而使肝脏形成大、小结节。在上述肝脏病理改变的基础上导致肝脏功能的减退,临床上表现为肝功能损害与门静脉高压。

## 二、护理评估

### (一)评估方法

与患者交谈,询问、倾听患者讲述疾病经过、不适主诉、个人对肝硬化的心理感受、愿望;进行体格检查,收集阳性体征和可能出现并发症的阴性体征,收集各种辅助检查阳性结果等;综合分析。

### (二)护理评估内容

1.评估肝硬化病因、疾病进程、病理生理改变程度

肝硬化的病因大部分是非常明确的,只有一小部分原因不明,原因不明的肝硬化通称为隐源性肝硬化。明确的肝硬化原因主要有 7 个方面。

(1)病毒性肝炎:以慢性乙型、丙型肝炎引起的肝炎性肝硬化常见。在我国由病毒性肝炎引起的肝硬化居于首位,据报道占肝硬化的 68%,其中乙型肝炎肝硬化约占全部病例的 2/3。

(2)血吸虫病:血吸虫卵沉积于门静脉小分支中引起肝纤维化的病理改变,晚期发生肝硬化。主要分布于我国血吸虫流行的南方 13 个省。

(3)慢性酒精中毒:每天饮酒量和饮酒年限与酒精性肝硬化有关,而不同酒种对肝是否作用不一,仍在研究。大多饮酒史 10 年以上,通常每天饮酒中酒精含量≥100 g。

(4)遗传代谢性疾病:如肝豆状核变性、血色病等。

(5)慢性胆汁淤积:如原发性胆汁性肝硬化、原发性硬化性胆管炎。

(6)循环障碍性疾病:如慢性心功能不全、缩窄性心包炎等。

(7)其他:药物及毒物引起的肝硬化、自身免疫性肝病等。

肝硬化的病因,世界各地有所不同;其中,美国、欧洲以酒精性肝硬化为多见,亚洲,非洲以病毒性肝炎肝硬化为多见。

不同病因、不同疾病进程(患病时间)导致肝脏损害程度不同。各种肝硬化的病因均能引起肝细胞的炎症、坏死,只有肝细胞的炎症、坏死是持续不断的,才能引起肝硬化。肝细胞对各种炎症、坏死的损伤产生一种高度代偿性反应:肝细胞再生。同时,弥漫性结缔组织增生肝纤维化,形成假小叶。这种病理变化导致肝内血管扭曲、受压、闭塞,造成肝脏血运循环紊乱,形成肝功能减退和门静脉高压。

2.评估肝硬化临床表现

肝硬化常常起病缓慢,症状隐匿。临床上常区别为代偿期肝硬化和失代偿期肝硬化。

(1)代偿期肝硬化:大多数患者缺乏临床症状或症状缺乏特异性,可以因劳累、感染而诱发出现非特异性的乏力及消化道症状,如食欲减退、腹胀、厌油、肝区疼痛等,经适当休息可缓解。

(2)失代偿期肝硬化,主要表现为两类症候,肝功能不全及门静脉高压。①消化系统症候:食欲减退、上腹不适、腹胀、对脂肪耐受性差,易腹泻,甚至会厌食、恶心、呕吐、有肝臭气味。②乏力、体重减轻:乏力与肝功能损害程度相平行;体重减轻与消化功能障碍及营养不良有关。③内分泌失调:男性可有性功能障碍、毛发脱落、乳房肿大等。女性可有月经失调等,部分患者可有面部、颈部色素沉着、面色黝黑(肝病面容)。④贫血及出血:2/3 患者有轻度、中度贫血。常固有出血倾向使皮肤摩擦处易见出血点、鼻出血或齿龈出血、月经过多等。⑤发热:一般为不超过38.5 ℃的不规则低热。⑥皮肤表现:肝病面容为面色灰暗、黝黑。可以出现肝掌、蜘蛛痣、下肢

踝部水肿、黄疸等。⑦腹水：是肝硬化患者失代偿期最突出的表现，腹水呈蛙腹，可有脐痛。部分患者有胸腔积液。⑧脾大、脾亢：大量血液积于脾内，致使脾脏血肿大、功能亢进，破坏血细胞增多。⑨侧支循环开放：食管下段和胃底静脉曲张，可破裂引起上消化道大出血；腹壁和脐周静脉曲张，以脐周为中心向上及向下延伸；痔核形成，破裂时引起便血。⑩肝脏改变：肝脏表面有结节，质地硬而坚实，晚期缩小。

3.评估肝硬化并发症

(1)肝硬化最常见最凶险的并发症是上消化道出血。

(2)肝硬化时肝脏维持人体内、外环境的屏障作用减退，造成各种感染，加重病情。

(3)电解质平衡紊乱：常出现低钾、低钠、低氯血症。

(4)肝性脑病。

(5)肝肾综合征。

(6)肝细胞性肝癌。

(7)肝肺综合征。

(8)门脉血栓形成。

4.评估肝硬化辅助检查结果

(1)实验室检查。①血常规检查：红细胞、白细胞、血小板均减少。②生化检查：血清转氨酶、γ-谷氨酰转肽酶、碱性磷酸酶活性增高；血清胆红素增高；血清蛋白减低；凝血酶原时间延长；血清胆汁酸升高。③病原学检查：如乙肝、丙肝病毒检测。④腹水检查：鉴别漏出性和渗出性腹水。

(2)影像学检查：①超声波检查。②计算机断层扫描、磁共振检查。③肝动脉造影可以发现肝硬化小肝癌。④食管钡餐。

(3)内镜检查：胃镜、腹腔镜等。

(4)肝脏穿刺活组织检查：提示肝硬化的活动性与严重度。

5.评估肝硬化既往治疗情况

(1)病因治疗：如病毒性肝炎肝硬化有病毒复制者，宜采用适宜的抗病毒治疗；酒精性肝硬化应绝对戒断饮酒等。

(2)保肝、支持治疗。

(3)降低门脉高压：如普萘洛尔。

(4)腹水治疗：限制食盐摄入，利尿、排水治疗，如腹水浓缩回输术。

6.评估体格检查阳性结果

肝界缩小、移动性浊音阳性等。

## 三、主要护理诊断

### (一)营养失调

低于机体需要量，与肝硬化有关。

### (二)体液过多

体液过多与肝硬化门脉高压有关。

### (三)活动无耐力

活动无耐力与肝功能减退有关。

### (四)焦虑

焦虑与病程长、经济负担有关。

### (五)皮肤黏膜完整性受损

皮肤黏膜完整性受损与脐痛、腹泻、阴囊水肿等有关。

### (六)医护合作性问题

潜在并发症为上消化道出血、感染、电解质紊乱等。

### (七)知识缺乏

缺乏对各种检查、治疗、护理的目的、方法、过程的认识。

### (八)预感性悲哀

预感性悲哀与疾病久治不愈逐渐加重有关。

### (九)有传染的危险

传染风险与病毒性(乙型、丙型肝炎)肝硬化病毒水平高有关。

## 四、主要护理措施

(1)讲解患者希望了解的和应该了解的肝硬化相关知识,如抗病毒治疗意义、注意事项,腹水回输的过程,戒酒等。

(2)安排高蛋白、高热量、高维生素、易消化、低盐饮食或遵医嘱静脉补充。

(3)每天患者以卧床休息为主,测量并记录出入量、体重、腹围、电解质等。如在家休养宜适当参加家务劳动。

(4)保护皮肤完整、清洁。

(5)腹水浓缩回输护理术前向患者讲解过程及配合要点,测量并记录生命体征、体重,准备腹腔穿刺用品,安装腹水回输管路并冲洗等。术中严格无菌操作,观察回输过程,倾听患者主诉,有问题及时调整。术后测量并记录生命体征、体重,安排患者卧床休息、饮食及记录尿量;用物处理,注意消毒隔离。①操作流程:准备环境→准备用物(机器、管路、滤器、腹穿包)→0.9%生理盐水管路排气→调节机器→患者准备(舒适平卧、测量血压、脉搏)→超声定位→穿刺、连接管路、运行腹水超滤、监测→整理用物、消毒→患者测体重→护理记录等。②注意事项:a.严格无菌操作。b.固定好穿刺部位。c.防止气体进入腹腔。d.生命体征、腹水观察。e.预防污染。

(6)放射导管介入治疗方法的护理如脾功能亢进的脾栓塞术、经颈静脉肝内支架体分流术等。术前向患者讲解脾栓塞治疗方法、过程及配合要点,留取各种相关检查指标的标本,测量并记录生命体征,碘过敏试验、抗生素皮试并记录结果,备皮,物品准备等。术后加压包扎穿刺部位,观察有无出血,24小时穿刺点无血肿可去除压迫;观察生命体征及腹痛情况,观察有无并发症,留取血标本并记录血常规等检查结果。遵医嘱安排患者饮食限制蛋白及服用抗凝血药等。

(7)肝硬化预后判断Child-Pugh肝硬化预后指标计分、评级标准作为门-腔分流术或肝移植选择患者的标准,预测短期存活率的敏感性及特异性约80%。据报道,门-腔分流术患者的死亡率A级为29%,B级为38%,C级为88%。

(8)食管胃底静脉曲张破裂出血抢救护理配合流程。

(9)配合医师了解患者有无肝移植可能性及相关准备。

(10)根据患者情况,做出有针对性的护理评价、出院指导及心理指导。

**(潘素荣)**

# 第七节 原发性肝癌

## 一、概述

原发性肝癌指肝细胞或肝内胆管细胞发生的癌肿。其中肝细胞癌占我国原发性肝癌的绝大多数,胆管细胞癌小于5%。本病死亡率高,远期疗效取决于能否早期诊断及早期治疗,甲胎蛋白及B超、CT检查是肝癌早期诊断的主要辅助手段。病因包括病毒性肝炎,肝硬化,肥胖和糖尿病,环境、化学及物理因素,遗传;除铁代谢异常外,低硒、钼、锰、锌以及高镍、砷也可能与肝癌的发生相关。

## 二、护理评估

### (一)症状和表现

原发性肝癌起病隐匿,早期症状不明显,当出现典型的临床症状和体征时一般已属中、晚期。

1.肝区疼痛

最为常见且出现较早的症状,表现为持续钝痛或胀痛。疼痛是由于癌肿迅速生长使肝包膜被牵拉所致,疼痛部位常与肿瘤位置有关。肿瘤位于肝右叶时,疼痛多在右季肋部;肿瘤位于肝左叶时常表现为上腹痛;当肿瘤位于肝右叶膈顶部时,疼痛可牵涉右肩。癌结节破裂出血可致剧烈腹痛和腹膜刺激征,出血量大时可致休克。如果癌肿远离包膜,疼痛可以不明显。

2.消化道症状

食欲减退、腹胀、恶心、呕吐、腹泻等消化道症状。

3.恶性肿瘤的全身表现

进行性乏力、消瘦、发热、营养不良和恶病质等。

4.伴癌综合征

少数患者由于肿瘤本身代谢异常而导致机体内分泌或代谢异常,呈现特殊的全身表现,称伴癌综合征,以低血糖症、血红蛋白增多症较常见,其他罕见的有高血钙、高血脂等。

5.转移灶症状

发生肝外转移时常伴转移灶症状,肺转移可引起咳嗽、咯血,胸腔转移以右侧多见,可出现胸腔积液,骨骼或脊柱转移,可由局部压痛或神经受压症状,颅内转移癌可有神经定位体征。

### (二)体征

1.肝大

为中晚期肝癌的主要体征、最为常见。质地坚硬,多在肋缘下触及,成局限性隆起,并进行性生长。左叶肝癌则表现为剑突下包块。如肿瘤位于肝实质内,肝表面可光滑,伴或者不伴明显压痛。肝右叶膈面肿瘤可使右侧膈肌明显抬高。

2.脾大

常为合并肝硬化所致。肿瘤压迫或门静脉、脾静脉内癌栓也能引起横向性脾大。

### 3.腹水

腹水为草黄色或血性,多数是肝硬化的基础上合并门静脉或肝静脉癌栓所致。癌浸润腹膜也是腹水的常见原因,血性腹水多为腹膜受侵犯或肿瘤渗血所致。

### 4.黄疸

多为晚期征象,多由于癌肿压迫或侵犯肝门附近的胆管引起胆道梗阻所致,也可因肝细胞广泛损害而引起肝细胞性黄疸。

### 5.其他

由于肿瘤本身血管丰富,再加上癌肿压迫大血管,故可在肝区出现血管杂音。肝区摩擦音提示肿瘤侵犯肝包膜,肝外转移时则有转移部位相应的体征。

### (三)实验室和辅助检查

1.肝癌标志物检查

(1)甲胎蛋白(AFP):甲胎蛋白是肝癌特异性最强且最具有诊断价值的标志物,现已广泛用于肝细胞癌的普查、诊断、判断治疗效果、预测复发。上述症状出现 $8\sim11$ 个月,细胞癌甲胎蛋内阳性率为 $70\%\sim90\%$ 。

(2)$\gamma$-谷氨酰转肽酶同工酶 II:GTT 的同工酶 GTTII 对原发性肝癌的诊断较具特异性,阳性率可达 $90\%$ 、特异性为 $97.1\%$ 。

(3)异常凝血酶原(DCP):此酶在慢性活动性肝炎及肝转移癌阳性率较低,而在 AFP 阳性率可达 $65.5\%$ ,在小肝癌的阳性率可达 $62.2\%$ ,故在肝癌的诊断中有较重要的价值。

(4)$\alpha$-L-岩藻糖苷酶($\alpha$-AFU):肝癌患者血清 $\alpha$-AFU 活性明显升高。

(5)其他:$M_2$ 型丙酮酸激酶同工酶($M_2$-Pyk)、同工铁蛋白(AIF)、$\alpha_1$-抗胰蛋白酶(AAT)、醛缩酶同工酶 A(ALD-A)、碱性磷酸酶(ALP)对肝癌与良性肝病的鉴别也有一定的价值。

2.影像学检查

(1)超声显像:一般可显示直径 $2\,cm$ 以上的肿瘤,除显示肿瘤大小、形态、部位以及与血管的关系外,还有助于判断肝静脉、门静脉有无癌栓等。

(2)电子计算机 X 线断层显像(CT):一般可显示直径 $2\,cm$ 以上的肿瘤,如结合静脉注射碘造影针剂进行扫描,直径 $1\,cm$ 以下肿瘤的检出率可达 $80\%$ 以上,是目前诊断小肝癌的最佳方法。

(3)磁共振成像(MRI):与 CT 相比其优点是能获得横断面、冠状面、矢状面三种图像,对肿瘤与肝内血管的关系显示更佳,而且对展示子瘤和瘤栓有重要价值。

(4)肝动脉造影:是目前诊断小肝癌的最佳方法,可显示直径 $0.5\sim1\,cm$ 的微小肿瘤。

(5)正电子发射型计算机断层扫描。

3.肝穿刺活体组织学检查

若通过上述检查仍不能做出诊断时,可在超声或 CT 引导下用细针穿刺进行活体组织学检查。肝穿刺最常见的并发症为出血,此外穿刺还可造成癌肿破裂和针道转移等。

### (四)预后

预后主要取决于能否早期诊断及早期治疗。肝癌切除术后 5 年生存率为 $30\%\sim50\%$ ,其中小肝癌切除后 5 年生存率为 $50\%\sim60\%$ 。体积小、包膜完整、尚未形成癌栓及转移、肝硬化程度较轻、免疫状态尚好且手术切除彻底者预后较好。中晚期肝癌如经积极综合治疗也能明显延长生存时间。

## （五）护理问题

### 1.肝区疼痛

肝区疼痛与肝癌生长牵拉肝包膜引起张力增加有关。

### 2.腹水

顽固性腹水,与门脉高压、门脉栓子形成、腹膜转移等有关。

### 3.营养失调

低于机体需要量与肿瘤所致高代谢状态及机体摄入减少、吸收障碍,消耗增加有关。

### 4.悲伤、恐惧、焦虑

悲伤、恐惧、焦虑与疾病预后差、面临死亡有关,另与对介入治疗术不了解、担忧癌症预后有关。

### 5.知识缺乏

缺乏对肿瘤防治知识及对介入治疗术和术后注意事项的了解。

### 6.潜在并发症

穿刺部位出血和血肿形成。

## 三、护理措施

### （一）肝区疼痛的护理

#### 1.目标

患者主诉疼痛缓解;患者主诉疼痛次数减少、程度减轻;患者能够运用有效的方法缓解疼痛;患者生活能够自理。

#### 2.护理措施

与患者聊天,引导患者想些美好事物或看书报等,转移注意力,避免患者专注于疼痛的感觉。护士态度温和、动作轻柔、尊重患者,让患者减轻心理压力。预测患者是否需要止痛药或其他止痛措施。对患者主诉疼痛立即给予反应,如表示关心,采取相应的措施,遵医嘱给止痛药,评价止痛效果并观察可能出现的不良反应,如果疼痛不缓解或患者主诉近期疼痛与以往有明显变化,报告医师。为其提供充足的休息时间。

#### 3.评价

患者能忍受疼痛;疼痛缓解。

### （二）腹水

#### 1.目标

患者主诉腹胀减轻;患者 1 周内体重下降 1 kg。

#### 2.护理措施

评估患者腹水的原因及程度、经常巡视患者,认真倾听患者主诉,观察患者有无呼吸运动障碍,协助患者生活护理。嘱患补低盐饮食,每天饮水量小于 1 000 mL,每天记录出入量。必要时,行腹腔穿刺放液术,记录腹水量、性质,标本及时送检。遵医嘱给予清蛋白静脉滴注,普萘洛尔口服降低门静脉压力,监测心率。

#### 3.评价

患者腹胀减轻;体重 1 周内下降 1 kg。

### (三)营养支持

**1.目标**

患者及家属能描述营养丰富的饮食结构;患者体重不低于标准体重的10%;患者体重增加。

**2.护理措施**

肝癌患者应摄取足够的营养,宜采用高蛋白和高热量饮食。选择患者喜爱的食物种类、烹调方式,色香味俱全。若有食欲缺乏、恶心、呕吐现象,可在口腔护理或使用止吐剂后,采取少量多餐形式,并尽可能布置舒适、安静的环境,以促进食欲。如患者已处于恶病质或经口进食不能摄入足够的营养时,应采取胃肠外静脉营养(TPN),维持水、电解质平衡,观察并记录出入量。患者若伴有腹水和水肿,应给予低钠饮食。并监测血中钠、钾浓度,注意体重的变化并记录,每天记录腹围和水肿程度。

**3.评价**

患者食欲增加,营养状况好转。

### (四)心理支持

**1.目标**

患者焦虑、恐惧程度减轻,能正确面对疾病,主动参与治疗和护理。

**2.护理措施**

做好心理护理:首先要掌握患者的基本情况,了解其对治疗、护理、饮食和生活等方面的需求,并了解患者的家庭、工作、经济等各方面的情况。护士应该试着了解患者的心态,并观察他们所处的情绪阶段,适时给予调适。鼓励患者说出心中的感觉,给予心理支持。对危重患者进行任何检查和治疗时需说明目的和不良反应。情绪紧张恐惧或忧虑消极的患者,要避免各种医源性不良刺激,如不在患者面前讨论病情,尤其在病情恶化时应沉着,尽力解除其痛苦。对其家属应讲明病情,取得他们的配合,建立良好的治疗气氛。

**3.评价**

患者悲观、恐惧情绪有所改善;以良好的心态面对疾病。

### (五)术前指导

**1.目标**

患者对肿瘤的介入治疗方法、术后并发症等有所了解,对术后注意事项及康复知识能复述。

**2.护理措施**

肿瘤患者在诊治过程中,心理反应复杂而强烈,既渴望治疗,又惧怕治疗。护士应了解患者的心理和情感变化,鼓励患者说出所担心的问题,向患者耐心地介绍介入治疗的方法、目的效果和可能发生的并发症,讲明介入治疗的重要性、安全性和优越性,告知术前准备、术中配合、术后注意事项。解除患者的顾虑,增强治疗信心,主动配合治疗和护理。改善营养状况,应给予高蛋白、高热量、高维生素、易消化的低脂少渣饮食。应于术前2天训练患者床上排便,以防术后不习惯床上排便引起尿潴留。

**3.评价**

患者对肿瘤的介入治疗方法、术后并发症、术后注意事项及康复知识表示了解。

### (六)术后护理

**1.目标**

出现并发症能及时发现和处理,或无并发症的发生。

2.护理措施

观察生命体征,为防止穿刺动脉出血,患者需绝对卧床 24 小时,穿刺侧肢体平伸制动 12 小时,12 小时后可在床上轻微活动,24 小时后可下床活动,但避免下蹲、增加腹压的动作。穿刺肢体的护理,穿刺处绷带加压包扎 24 小时或沙袋压迫 6 小时,观察穿刺部位有无渗血、出血,有无血肿形成,观察穿刺侧肢体远端血液循环情况,经常触摸穿刺肢体的足背动脉、皮肤温度,双足同时触摸,以便对照。

3.评价

患者术后穿刺肢体未发生出血、血肿。

**(七)健康教育**

1.防治病毒性肝炎、肝硬化

注意食物和饮水卫生,做好粮食保管,防霉去毒,保护水源,防止污染;应用病毒性肝炎疫苗(甲、乙型)预防肝炎;有乙型肝炎肝硬化病史者或在肝癌高发区人群应定期体格检查,做甲胎蛋白测定、B 超检查,以便早期诊断。

2.全面摄取营养素,增强抵抗力

患者多食含蛋白质丰富的食物和新鲜蔬菜、水果。食物以清淡、易消化为宜,如有腹水、水肿,应避免食用过多的盐;防止便秘,为预防血氨升高,可用适量缓泻剂保持排便通畅;戒烟、酒,减轻对肝脏的损害。

3.心理支持

对患者给予情绪上的支持,鼓励患者及家属共同面对疾病、相互扶持,树立战胜疾病的信心,配合治疗。患者应保持乐观情绪,建立积极的生活方式,有条件者可参加社会性抗癌组织活动,增添精神支持力量,以提高机体抗肿瘤功能。

4.及时就诊,定期复查

嘱患者(家属)注意有无水肿、体重减轻、出血倾向、黄疸、疲倦、腹胀等症状。如有,应及时就诊、定期复查,了解疾病发展变化。

5.预防 HBV 和 HCV 感染引起的病毒性肝炎和肝硬化

病毒性肝炎和肝硬化是原发性肝癌诸多致病因素中被公认的最主要因素。通过注射疫苗预防乙型肝炎,采取抗病毒治疗方案中止慢性乙型肝炎和丙型肝炎的进展对预防原发性肝癌有着至关重要的作用。

(潘素荣)

# 第八节　胆道疾病

## 一、胆囊炎

急性胆囊炎是胆囊发生的急性化学性和细菌性炎症反应。发病率女性多于男性。95％的患者合并有胆囊结石、称结石性胆囊炎;未合并胆囊结石者,称非结石性胆囊炎。

**(一)病因和病理**

胆囊炎症和结石互为因果关系,结石引起梗阻,导致胆汁淤积,细菌侵入繁殖,而致胆囊感染;炎症刺激胆囊分泌异常,导致胆汁成分和理化性质改变,促使结石形成。主要致病原因:①胆囊管梗阻;②细菌感染;③其他,创伤、化学性刺激、手术、长时间应用 TPN 等引起炎性反应。

依据胆囊内有无结石嵌顿,其感染严重程度,病理变化也不同。主要病理改变:①单纯性胆囊炎;②化脓性胆囊炎;③坏疽性胆囊炎;④胆囊穿孔;⑤慢性胆囊炎。

**(二)临床表现**

1.症状

(1)腹痛:常在摄入油腻食物后胆囊收缩、结石等引起胆囊管梗阻,胆汁排空受阻,胆囊内压突然增加,表现为突发性右上腹部疼痛。结石引起者,呈阵发性剧烈绞痛;非结石引起者,呈持续性疼痛。疼痛可放射至右肩或右腰背部。慢性胆囊炎常表现为右上腹部和肩背部隐痛,易误诊为胃病。

(2)消化道症状:常有食欲缺乏,腹胀,腹部不适,厌食油腻食物等消化道症状。腹痛的同时常伴有恶心、呕吐。

(3)发热:可有轻度发热,发展至化脓性胆囊炎或合并胆道感染时,出现寒战、高热。慢性胆囊炎体温多正常。

(4)黄疸:10%～25%的患者出现轻度黄疸,为胆色素通过受损的胆囊黏膜进入血液循环,或 Oddi 括约肌痉挛所致。黄疸较重且持续,表明有胆总管梗阻。

2.体征

急性期右上腹部有不同程度、不同范围的腹膜刺激征,Murphy 征阳性,胆囊区叩击痛;胆囊增大时,可扪及肿大而有触痛的胆囊。发生胆囊坏死、穿孔,可出现弥漫性腹膜炎。若病变发展较慢,大网膜黏膜连包裹胆囊,可形成边界不清、固定的压痛性包块。慢性期胆囊区有轻压痛和压之不适感。

**(三)辅助检查**

1.实验室检查

80%的患者有轻度白细胞升高,血清氨基转移酶、AKP 升高较常见;50%的患者血清胆红素升高;30%的患者血清淀粉酶升高。

2.影像学检查

B 超、CT 检查对急性结石性胆囊炎的准确率为 65%～90%。

**(四)治疗原则**

1.非手术治疗

非手术治疗包括禁食、胃肠减压、补液;解痉、止痛;应用抗生素控制感染。胆囊炎症状控制后合并结石者,可行溶石治疗。

2.手术治疗

手术治疗包括胆囊切除术和胆囊造口术。

## 二、胆石症

胆石病指发生于胆囊和胆管的结石,自然人群发病率为 10%左右。随着生活水平的提高,胆结石的发病特点发生了明显变化,发生胆囊结石高于胆管结石、胆固醇结石高于胆色素结石,女性高于男性。

**（一）病因和病理**

胆结石形成因素复杂,多数学者认为主要与胆道感染和代谢异常等因素密切相关。

1.胆道感染

各种原因所致胆汁滞留,细菌或寄生虫侵入胆道而致感染。胆汁内的大肠埃希菌产生的葡萄糖醛酸酶使可溶性的结合胆红素水解为游离胆红素,后者与钙结合形成胆红素钙,促发胆红素结石形成。虫卵(常见为蛔虫、中华睾吸虫)和成虫的尸体,感染脱落的细胞,也可作为核心形成结石。

2.代谢异常

胆汁内的主要成分为胆盐、磷脂酰胆碱和胆固醇,正常情况下,保持相对高的浓度而又呈溶解状态,该三种成分按一定比例组成,三种成分的聚合点均落在胆固醇饱和曲线;其中胆固醇一旦代谢失调,如回肠切除术后、胆盐的肝肠循环被破坏,三种成分聚合点落在 ABC 曲线范围外,既可使胆固醇呈过饱和状态,析出结晶,沉淀而成为胆固醇结石。

胆结石按其化学成分不同分三类。①胆固醇结石:约占 50%,80%发生在胆囊,X 线多不显影;②胆色素结石:约占 37%,几乎均发生于胆囊,X 线常不显影;③混合性结石:约占 6%,60%发生在胆囊内,40%发生在胆管内,X 线常可显影。

结石刺激胆道黏膜,使其分泌大量的黏液糖蛋白;结石形成后引起胆囊收缩能力减低;胆道阻塞使胆汁淤滞;胆汁引流不畅又有利于结石形成。主要病理变化:①胆管梗阻;②继发感染;③胆管梗阻并感染可引起肝细胞损害,甚至发生肝细胞坏死或胆源性肝脓肿;胆管炎症反复发作可致胆汁性肝硬化;④胆石嵌顿于壶腹时可引起急、慢性胰腺炎;⑤胆道长期受结石、炎症及胆汁中致癌物质的刺激,可发生癌变。

**（二）临床表现**

临床表现取决于结石的大小,部位,是否合并感染、梗阻。无症状而在其他检查、手术或尸体解剖时被偶尔发现者,称静止性结石。

1.症状

(1)消化道症状:大多数患者仅在进食后,特别是进食油腻食物后,出现上腹部或右上腹部不适,隐痛、饱胀、暖气、呃逆等,常被误诊为"胃病"。

(2)胆绞痛:为典型症状,当饱餐、进食油腻食物后胆汁分泌增加,胆囊收缩,或睡眠时改变体位,引起结石移位刺激胆道或嵌顿,而发生胆绞痛。疼痛多位于上腹部或右上腹部,呈阵发性,可向右肩胛部和背部放射,常伴有恶心、呕吐。

(3)寒战、高热:胆道梗阻继发感染后内压进一步升高,细菌及毒素经毛细胆管进入肝窦至肝静脉,引起全身性感染。胆管感染时患者寒战、高热明显高于胆囊感染,体温可高达 39~40 ℃。

(4)黄疸:胆管梗阻后即可出现黄疸,其程度和持续时间取决于胆管梗阻的程度、有无并发感染和胆囊等因素有关。胆囊结石形成 Mirizzi 综合征时黄疸明显。黄疸时常有尿色变深,粪色变浅。腹痛,寒战、高热和黄疸的典型临床表现称为 Charcot 三联征。

(5)Mirizzi 综合征:胆囊内较大结石持续嵌顿压迫胆囊壶腹部和颈部时,可引起肝总管狭窄或胆囊胆管瘘,以及反复发作的胆囊炎、胆管炎及梗阻性黄疸,称 Mirizzi 综合征,其发生率占胆囊切除术患者的 0.7%~1.1%。解剖学变异,尤其是胆囊管与肝总管平行是发生本病的重要条件。

（6）胆囊积液：胆囊结石长期嵌顿但未合并感染时，胆汁中的胆色素逐渐被胆囊黏膜吸收，分泌的黏液性物质积存于胆囊形成胆囊积液。积液呈无色透明，故称为"白胆汁"。

（7）肝内胆管结石：肝内胆管结石一般无黄疸，但当双侧胆管均有梗阻或伴有感染时，则出现寒战、高热、黄疸。晚期发生胆汁性肝硬化，可引起门静脉高压症。

（8）其他：①胆囊结石进入胆总管后或胆总管的结石通过 Oddi 括约肌时引起损伤或嵌顿于壶腹部引起的胰腺炎，称为胆源性胰腺炎；②因结石压迫可致胆囊十二指肠瘘；③结石及炎症的反复刺激可诱发胆道癌变。

2.体征

胆道结石未合并感染时，仅有剑突下和右上腹部轻度压痛。如胆管内压过高或合并感染时，则剑突下和右上腹部有明显压痛。严重时如发生胆汁外渗，甚至发生胆管壁坏死者，可出现不同程度和范围的腹膜刺激征，并可出现肝区叩击痛。胆囊肿大时可被触及、并有触痛。

肝内胆管结石主要表现为肝呈不对称性肿大，肝区有压痛及叩击痛。合并感染和并发症时，则出现相应体征。

**（三）辅助检查**

1.实验室检查

（1）血常规：白细胞计数及中性粒细胞升高。

（2）血清学检查：可有血清胆红素值及 1 分钟胆红素比值升高，血清氨基转移酶和/或碱性磷酸酶升高；尿中胆红素升高，尿胆原降低或消失，粪中尿胆原减少。胆囊结石时升高不明显或无，胆总管结石是升高较显著。

2.影像学检查

（1）B 超：为首选方法，对结石的诊断率高达 90％以上，在胆道疾病及黄疸的鉴别诊断中有重要意义。对黄疸原因可进行定位和定性诊断。亦可在手术中检查胆道并引导手术取石。

（2）放射学检查。①腹部 X 线：15％的胆囊结石可在腹部平片中显影。由于其确诊率较低，一般不作为常规检查手段。②口服胆囊造影（OC）：口服碘番酸经肠道吸收后进入肝并随胆汁入胆囊，含有造影剂的胆汁浓缩后使胆囊在 X 线下显影，可了解胆囊有无结石、肿瘤或息肉等。脂肪餐后可观察胆囊的收缩情况。③静脉胆道造影（IVC）：经静脉注射造影剂后随肝分泌的胆汁排入胆道，可使胆道在 X 线下显影，以了解胆道系统有无结石、蛔虫、肿瘤、梗阻等；亦可了解胆囊、胆道形态和功能变化。该方法因受多种因素影响而显影率较低，故现已基本被核素胆道造影、内镜逆行胰胆管造影、PTC 等方法所取代。④经皮肝穿刺胆管造影（PTC）：在 X 线透视或 B 超引导下，利用特制穿刺针经皮肤经肝穿刺胆管，成功后将造影剂直接注入肝内胆管，使整个胆道系统显影，了解胆道梗阻情况及病变部位，必要时置管引流。该法为有创伤检查，有发生胆汁外漏、出血、胆道感染等并发症的可能，故术前应做好充分准备，术后注意观察并发症的发生。⑤内镜逆行胰胆管造影（ERCP）：可了解胆道及胰管有无梗阻、狭窄、受压，钳取组织行病理学检查，收集十二指肠液、胆汁和胰液行理化及细胞学检查，取出胆道结石等。⑥术中及术后胆管造影：胆道手术时，可经胆囊管插管至胆总管做胆道造影。术后拔除 T 形管前，应常规行 T 型管造影，检查胆道有无残余结石、狭窄，了解胆总管下端或胆肠吻合口通畅情况。⑦CT、MRI：能清晰地显示肝、胆、胰的形态和结构，结石、肿瘤或梗阻的情况，准确性较高。主要用于 B 超诊断不清，疑有肿瘤的患者。⑧核素扫描检查：适用于肝内胆管结石、急慢性胆囊炎、胆道畸形、胆道术后观察以及黄疸的鉴别诊断。⑨纤维胆道镜检查：用于协助诊断和治疗胆道结石，了解胆道有无狭窄、畸形、肿瘤、蛔虫等。⑩术中胆道镜(IOC):术中经胆总管切口直接置入胆道镜进行检查和治疗,适用于术前胆道疾病诊断不明;术中发现与术前诊断不符;胆囊造瘘取石术及腹腔镜取石术后。术后胆道镜(POC)适用于胆道术后疑有残余结石、胆道蛔虫、狭窄、肿瘤等;胆道出血。术后单纯胆道镜检查应于术后4周、胆道镜取石于术后6周方可进行。

**(四)治疗原则**

根据临床症状和体征,结合辅助检查,一般可明确诊断。结石直径较小时,可应用药物排石治疗,目前主要以手术治疗为主。

1.胆囊结石

胆囊切除是治疗胆囊结石的首选方法。对于无症状的胆囊结石,一般认为不需立即行胆囊切除,只需观察和随诊。对于老年,有严重疾病不能耐受手术者,可考虑溶石治疗。

2.肝外胆管结石

肝外胆管结石目前以手术治疗为主。常用手术方法有:①胆总管切开取石加T形管引流;②胆肠吻合术;③Oddi括约肌成形术;④经内镜下括约肌切开取石术。

3.肝内胆管结石

肝内胆管结石的治疗采用以手术为主的综合治疗。手术方法:①高位胆管切开取石;②胆肠内引流;③去除肝内感染性病灶。

4.中西医结合治疗

在手术和其他综合治疗的同时,可配合针灸和服用消炎利胆类中药,对控制炎症,排除结石有一定作用。

5.残石的处理

术后T形管造影发现胆道残留结石时,可拔除T形管。经其窦道插入纤维胆道镜取石或经T形管注入接触性溶石药物。

## 三、急性梗阻性化脓性胆管炎

急性胆管炎是细菌感染引起的胆道系统的急性炎症,大多在胆道梗阻的基础上发生。如胆道梗阻未能解除,感染未被控制,病情进一步发展至胆道系统脓液形成,称为急性梗阻性化脓性胆管炎(AOSC),急性胆管炎和AOSC为同疾病的不同发展阶段。

**(一)病因和病理**

最常见原因为胆管结石(76.0%~88.5%),其次为胆道蛔虫(22.6%~26.6%)和胆管狭窄(8.7%~11.0%),胆管及壶腹部肿瘤,原发性硬化性胆管炎,胆肠吻合术后,经T形管造影或PTC术后亦可引起。正常情况下,由肠道经门静脉系进入肝的少量细菌可被肝单核-巨噬细胞系统所吞噬。即使由于正常的防御机制未能防止细菌进入胆汁,或细菌由肠道逆行进入胆道,如胆道系统完整无损,胆汁引流通畅,也足以清除胆汁中的细菌。但当胆管梗阻时,胆汁中的细菌则大量繁殖而导致胆管炎或化脓性变化。

胆道梗阻后,胆管内压升高,梗阻以上胆管扩张,管壁增厚,胆管黏膜充血、水肿,炎性细胞浸润,黏膜上皮糜烂脱落,形成溃疡。肝充血肿大,镜下肝细胞肿胀、变性,汇管区炎性细胞浸润,胆小管胆汁淤积。病变晚期肝细胞发生大片坏死,胆小管可破裂形成胆小管门静脉瘘,可在肝内形成多发性脓肿及引起胆道出血。肝窦扩张,内皮细胞肿胀,内含胆色素颗粒血栓。大量细菌和毒素经肝静脉进入体循环引起全身性化脓性感染和多器官功能损害或衰竭。

## (二)临床表现

患者多有胆道疾病史或胆道手术史,发病急剧,病情进展快,并发症严重。除有一般胆道感染的 Charcot 三联征(腹痛、寒战高热、黄疸)外,可较快出现休克、神经中枢系统受抑制表现,即 Reynolds 五联征。

### 1.症状

(1)发热:起病初期即出现明显寒战、发热,体温持续升高。

(2)疼痛:疼痛依据梗阻部位而异,肝外梗阻者明显,呈上腹部阵发性剧烈绞痛或持续性胀痛,肝内梗阻者较轻或无。

(3)黄疸:多数患者可出现明显黄疸,但如仅为一侧肝胆管梗阻可不出现黄疸,行胆肠内引流术后的患者黄疸较轻或无。

(4)神经系统症状:主要表现为精神淡漠、嗜睡、神志不清,甚至昏迷;合并休克时可表现为躁动、谵妄等。

### 2.体征

体温常持续在 39～40 ℃或更高。脉搏快而弱,可达 120 次/分以上,血压下降,呈急性重病容,可出现皮下斑或全身发紫。剑突下及右上腹部有不同范围和不同程度的压痛或腹膜刺激征;可有肝大及肝区叩击痛,Murphy 征阳性有时可扪及肿大的胆囊。

## (三)辅助检查

### 1.实验室检查

白细胞常大于 $20×10^9/L$,中性粒细胞升高,胞浆内可出现中毒颗粒。血小板计数降低,如小于 $10×10^9/L$ 表示预后严重。凝血酶原时间延长,肝、肾功能受损,低氧血症、脱水、酸中毒、电解质紊乱较常见,特别是老年人或合并休克者。

### 2.影像学检查

以 B 超为主,可床旁检查,能及时了解胆道梗阻的部位和病变性质,以及肝内、外胆管扩张等情况。必要时可行 CT、ERCP 等检查进一步明确诊断。

## (四)治疗原则

### 1.非手术治疗

既是治疗的手段,又可作为术前准备。①联合应用足量有效的广谱抗生素。②纠正水、电解质、酸碱紊乱。③恢复血容量,纠正休克;应用肾上腺糖皮质激素,血管活性剂,改善通气功能。④对症给予解痉、止痛剂、应用维生素 K 等处理。如病情严重或恶化者应立即手术治疗。

### 2.手术治疗

首要目的在于抢救患者生命,手术应力求简单有效。常采用胆总管切开减压、取石、T 形管引流。

### 3.其他方法

经内镜鼻胆管引流术(ENAD);当胆囊肿大时,亦可行胆囊穿刺置管引流。

## 四、胆道蛔虫病

胆道蛔虫病指肠道蛔虫上行钻入胆道后所引起的一系列临床症状。以青少年和儿童多见,农村发病率高于城市。随着卫生条件的改善,近年来本病发生率已有明显下降。

### （一）病因和病理

蛔虫寄生于中下段小肠内，喜碱厌酸。当其寄生环境改变时，如胃肠道功能紊乱、饥饿、发热、驱虫不当等，蛔虫可上行至十二指肠，如有 Oddi 括约肌功能失调，有钻孔习性的蛔虫即可钻入胆道。蛔虫钻入刺激 Oddi 括约肌引起强烈痉挛诱发胆绞痛，亦可诱发急性胰腺炎；虫体带入的细菌可引起胆道感染，甚至引起急性梗阻性化脓性胆管炎、肝脓肿等。蛔虫可经胆囊管钻入胆囊，引起胆囊穿孔。虫体在胆道内死亡后，其残骸及虫卵可成为结石形成的核心。

### （二）临床表现

突发性剑突下阵发性钻顶样剧烈绞痛，可向右肩背部放射，患者多坐卧不安，呻吟不止，大汗淋漓，常伴有恶心、呕吐或呕出蛔虫。疼痛可突然缓解，间歇期宛如正常人，片刻后可突然再次发作。体格检查一般仅有剑突下或稍右方有轻度深压痛。若合并胆道系统感染、胰腺炎时，出现相应的症状和体征。

### （三）辅助检查

B 超为本病首选检查方法，可见胆管内有平行强光带，偶见活虫体蠕动。ERCP 偶见胆管开口处有蛔虫，并可行取虫、胆道引流治疗。

### （四）处理原则

剧烈的腹部绞痛与腹部体征轻微不相称是本病的特点，结合 B 超或 ERCP 检查，一般可明确诊断。以非手术治疗为主，仅在非手术治疗无效或出现严重并发症时才考虑手术治疗。

1.非手术治疗

解痉止痛；利胆驱虫；抗感染治疗；ERCP 取虫。

2.手术治疗方法

无合并症者可采用胆总管探查取虫及 T 形管引流；有合并症时选用相应术式。术中和术后均应行驱虫治疗，以防复发。

## 五、护理

### （一）护理评估

1.术前评估

(1)健康史：了解患者年龄、性别、饮食习惯、营养状况、工作环境、妊娠史等。有无反酸、嗳气、饭后饱胀、厌油腻食物、进食后引起腹痛发作或不适感史；有无类似发作史，有无粪便排出蛔虫史。了解有无胆道疾病，胆道手术史。有无慢性疾病和重要器官功能不全史。以及家族中有无类似疾病史。

(2)身体状况：①了解腹痛的诱因、性质、部位、程度，有无放射性痛及疼痛部位的变化。有无伴随消化道症状；局部有无腹膜刺激征，其部位、范围、程度；有无肝大、肝区压痛和叩击痛，有无胆囊肿大，有无压痛性包块、Murphy 阳性等。②有无黄疸，出现的时间、变化过程和程度；有无皮肤瘙痒、尿黄等；有无发热、寒战，其程度及变化；有无表情淡漠、反应迟钝、嗜睡、甚至昏迷；有无休克现象出现或可能、有无脱水及循环血容量不足的表现；重要器官有无功能障碍。③辅助检查 B 超、CT 检查阳性发现，血常规、血清学各项检查结果有无异常及其程度；重要器官功能状态。

(3)心理-社会状况：了解患者及其家属对疾病的发生、发展、治疗及护理措施的了解程度；对术前治疗和护理配合知识的掌握程度。了解患者的心理承受能力，家庭经济承受能力，其家属和社会对患者的关心、支持程度。

2.术后评估

(1)了解麻醉方式,手术名称,术中失液量、补液量及性质,放置引流管的部位、数量、目的,手术经过是否顺利,术中病情变化情况。

(2)了解术后生命体征是否平稳,如原有休克时,休克是否得到控制或好转。

(3)引流管是否通畅,引流液的颜色、性质、量;引流管口有无渗血、渗液。有无并发症发生,重要器官功能状态,患者疼痛是否缓解。

(4)了解患者及其家属对术后各种不适的心理反应,对术后康复知识的掌握程度,是否担心并发症及预后,对患者的支持程度。

(5)了解有无腹腔感染、胆汁性腹膜炎、胆囊管残端炎、胆瘘、结石残留等并发症发生。有无肝功能不全发生或可能。

**(二)护理问题**

1.疼痛

疼痛与炎症反应刺激,胆道梗阻、感染,手术创伤有关。

2.体温升高

体温升高与术前感染、术后炎症反应等有关。

3.营养失调

低于机体需要量,与摄入量不足、消耗增加等有关。

4.体液不足

体液不足与 T 形管引流、呕吐、感染性休克等有关。

5.焦虑、恐惧

焦虑、恐惧与胆道疾病反复发作危重,担心手术及预后有关。

6.潜在并发症

休克、胆瘘、胆道结石残留、腹腔感染、肝功能不全等。

**(三)护理目标**

(1)患者疼痛缓解或减轻。

(2)体温恢复正常,感染未发生或得到控制。

(3)营养状况得到改善,恶心、呕吐消失,消化功能恢复正常。

(4)体液维持正常,休克得到控制、纠正。

(5)焦虑减轻或消失,心情舒畅,能够积极配合治疗和护理。

(6)未发生并发症,或并发症得到预防、被及时发现和处理。

**(四)护理措施**

1.术前护理

(1)一般护理:急性期或准备手术者,应禁食或胃肠减压。积极补充体液、电解质和足够的热量等,以维持患者水、电解质、酸碱平衡和良好营养状态。慢性或非手术治疗病情稳定者,给以低脂肪、低蛋白、高热量、高维生素易消化饮食。体温升高者给以降温处理。

(2)病情观察:胆道疾病多为急、重症,病情变化快,应动态观察患者生命体征,循环血容量,心、肺功能状态变化;定时检查血清学等各项化验指标变化。若出现腹痛加重,腹痛范围扩大等,应考虑病情加重,并及时报告医师,并积极配合处理。

（3）防治休克：建立两条以上有效静脉通路，有条件时应放置中心静脉导管；快速给予补液，恢复有效循环电容量；留置尿管；准确记录 24 小时出入量，保持水、电解质和酸碱平衡。

（4）疼痛护理：根据疼痛的部位、性质、程度、诱因，采取积极护理措施给以缓解。先给予解痉剂扩张胆管，使胆汁得以引流减轻梗阻；抑制胆道收缩，降低胆道内压力，可达到缓解疼痛的目的。明确诊断和治疗方案后或术前给予止痛剂。

（5）防治感染：胆道系统致病菌主要为肠道细菌，以大肠埃希和厌氧菌为主；故选用 2～3 种有效抗生素，遵医嘱联合应用。

（6）术前准备：急诊患者在抢救、治疗的同时，应完善术前各项准备，留置胃肠减压，配血等。需手术治疗的非急诊患者，应行常规术前准备。

（7）心理护理：根据患者及其家属不同的文化层次和病情，耐心倾听患者及其家属的诉说，根据具体情况给予安慰和解释，说明治疗方法的目的、意义、疾病的转归、手术的重要性和必要性，使患者及其家属消除顾虑、能够积极配合治疗和护理。

2.术后护理

（1）一般护理：胃肠功能恢复后给予流质饮食，3～5 天后给以低脂肪、高蛋白、高维生素易消化食物，禁油腻食物及饱餐。

（2）病情观察：注意观测患者生命体征变化，腹部症状和体征，有无腹膜刺激征出现，胃肠功能恢复情况。急性梗阻性化脓性胆管炎患者多在术前已发生休克，手术虽使病情缓解但对重要器官功能仍有损害；术后在严密观察患者生命体征的变化同时，准确记录各项指标。观察引流液的色、量、性质。发现异常及时报告医师，并积极配合医师进行治疗。

（3）防治感染：观察患者体温变化，遵医嘱合理应用抗生素。

（4）维持水、电解质和酸碱平衡：禁食、胃肠减压、胆管引流使消化液和体液丢失较多，应准确记录引流量，及时补充晶体和胶体溶液，以保持内环境稳定。

（5）引流管的护理：术后常放置胃肠减压和腹腔引流管，术后 2～3 天，胃肠功能恢复后可拔除胃管；腹腔引流液小于 10 mL，无腹膜刺激征，可拔除腹腔引流管。若引流液含有胆汁，应考虑胆瘘发生，应妥善固定引流管，通畅，密切观察腹部变化，配合医师行非手术或手术治疗。

3.T 形管引流的护理

胆总管探查或切开取石术后常规放置 T 形管引流。

（1）目的：①引流胆汁；②引流残余结石；③支撑胆道。

（2）固定方法：术后除用缝线将 T 形管固定于腹壁外，还应用胶布将其固定于腹壁皮肤。但不可固定于床上，以防因翻身、活动、搬动时受到牵拉而脱出。对躁动不安的患者应有专人守护或适当加以约束，避免将 T 管拔出。

（3）保持有效引流：平卧时引流袋应低于腋中线，站立或活动时应低于腹部切口，以防胆汁逆流引起感染。若引流袋的位置较低，可使胆汁流出过量，影响脂肪的消化和吸收。避免 T 形管受压、扭曲、折叠，经常给予挤捏，保持引流通畅。若术后 1 周内发现阻塞，可用细硅胶管插入管内行负压吸引；1 周后阻塞，可用生理盐水加庆大霉素 $8 \times 10^4$ U 严格无菌下低压冲洗。

（4）观察并记录引流液的颜色、量和性状：术后 24 小时内引流量较少，常呈淡红色血性或褐色、深绿色，有时可含有少量细小结石和絮状物；以后引流量逐渐增加，呈淡黄色、渐加深呈橘黄色，清亮，随着胆道末端通畅，引流量逐渐减少。若胆汁突然减少甚至无胆汁流出，则可能有受压、扭曲、折叠、阻塞或脱出，应立即检查，并通知医师及时处理。若引流量较多，常提示胆道下端引流不畅或梗阻。

(5)预防感染:长期置管者,每周更换无菌引流袋1～2次。引流管周围皮肤每天75％乙醇消毒,管周垫无菌纱布,防止胆汁浸润皮肤引起红肿、糜烂。行T形管造影后,应立即接好引流袋进行引流,以减少造影对胆道的刺激和继发胆道感染,造影后常规应用抗生素2～3天。

(6)拔管:术后2周以上;患者无腹痛,发热,黄疸已消退;血常规、血清黄疸指数正常;胆汁引流量减少至200 mL,引流液呈黄色清亮无沉渣;胆管造影或胆道镜证实胆管无狭窄、结石、异物、通畅良好;试夹管36小时以上无不适。符合上述情形之一可考虑拔管。拔管前引流管应开放2～3天,使造影剂完全排出。拔除后残留窦道用凡士林纱布填塞,1～2天内可自行闭合。

**(五)护理评价**

(1)患者疼痛是否得到有效控制,有无疼痛的症状和体征。

(2)体温是否恢复正常,感染是否得到有效控制。

(3)营养需求能否维持,体重有无减轻,饮食、消化吸收是否良好。

(4)体液是否维持正常,休克是否被及时发现和纠正。

(5)其家属焦虑是否减轻,情绪是否稳定,能否积极配合治疗和护理。

(6)未发生并发症,或得到预防、被及时发现和处理。

**(六)健康指导**

(1)选择低脂、高糖、高蛋白、高维生素易消化饮食,避免暴饮暴食。养成良好的饮食和休息习惯。

(2)培养良好的卫生习惯,做到餐前、便后洗手,水果等彻底清洗后再食用。有排虫史者及时驱虫,或秋末预防性驱虫。驱虫时宜于清晨空腹或睡前服药。

(3)带管出院的患者告知出院后的注意事项,妥善固定引流管,按时更换引流袋,注意观察引流液的颜色、量和性质,发现异常及时到医院就诊。

**(潘素荣)**

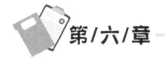

第/六/章

# 肾内科护理

## 第一节 急性肾小球肾炎

急性肾小球肾炎(acute glomerulonephritis,AGN)简称急性肾炎,是以急性肾炎综合征为主要表现的一组疾病。其特点为起病急,患者出现血尿、蛋白尿、水肿和高血压,可伴有一过性氮质血症。本病好发于儿童,男性居多。常有前驱感染,多见于链球菌感染后,其他细菌、病毒和寄生虫感染后也可引起。本部分主要介绍链球菌感染后的急性肾炎。

### 一、病因及发病机制

急性肾小球肾炎常发生于β溶血性链球菌"致肾炎菌株"引起的上呼吸道感染(多为扁桃体炎)或皮肤感染(多为脓疱疮)后,感染导致机体产生免疫反应而引起双侧肾脏弥漫性的炎症反应。目前多认为,链球菌的主要致病抗原是胞质或分泌蛋白的某些成分,抗原刺激机体产生相应抗体,形成免疫复合物沉积于肾小球而致病。同时,肾小球内的免疫复合物可激活补体,引起肾小球内皮细胞及系膜细胞增生,并吸引中性粒细胞及单核细胞浸润,导致肾脏病变。

### 二、临床表现

#### (一)症状与体征

1.尿异常

几乎所有患者均有肾小球源性血尿,约30％出现肉眼血尿,且常为首发症状或患者就诊的原因。可伴有轻、中度蛋白尿,少数(<20％)患者可呈大量蛋白尿。

2.水肿

80％以上患者可出现水肿,常为起病的初发表现,表现为晨起眼睑水肿,呈"肾炎面容",可伴有下肢轻度凹陷性水肿,少数严重者可波及全身。

3.高血压

约80％患者患病初期水钠潴留时,出现一过性轻、中度高血压,经利尿后血压恢复正常。少数患者可出现高血压脑病、急性左心衰竭等。

4.肾功能异常

大部分患者起病时尿量减少(40～700 mL/d),少数为少尿(<400 mL/d)。可出现一过性

轻度氮质血症。一般于 1～2 周后尿量增加,肾功能于利尿后数天恢复正常,极少数出现急性肾衰竭。

### (二)并发症

前驱感染后常有 1～3 周(平均 10 天左右)的潜伏期。呼吸道感染的潜伏期较皮肤感染短。本病起病较急,病情轻重不一,轻者仅尿常规及血清补体 C3 异常,重者可出现急性肾衰竭。大多预后良好,常在数月内临床自愈。

## 三、辅助检查

### (一)尿液检查

均有镜下血尿,呈多形性红细胞。尿蛋白多为(＋)～(＋＋)。尿沉渣中可有红细胞管型、颗粒管型等。早期尿中白细胞、上皮细胞计数稍增多。

### (二)血清 C3 及总补体

发病初期下降,于 8 周内恢复正常,对本病诊断意义很大。血清抗链球菌溶血素"O"滴度可增高,部分患者循环免疫复合物(circulating immune complex,CIC)阳性。

### (三)肾功能检查

内生肌酐清除率(endogenous creatinie clearance rate,CC)降低,血尿素氮(blood urea nitrogen,BUN)、血肌酐(creaitinine,Cr)升高。

## 四、诊断要点

(1)链球菌感染后 1～3 周出现血尿、蛋白尿、水肿、高血压,甚至少尿及氮质血症。

(2)血清补体 C3 降低(8 周内恢复正常),即可临床诊断为急性肾小球肾炎。

(3)若肾小球滤过率进行性下降或病情 1～2 个月尚未完全好转的应及时做肾活检,以明确诊断。

## 五、治疗要点

治疗原则:以休息、对症处理为主,缩短病程,促进痊愈。本病为自限性疾病,不宜用肾上腺糖皮质激素及细胞毒药物。急性肾衰竭患者应予透析。

### (一)对症治疗

利尿治疗可消除水肿,降低血压。利尿后高血压控制不满意时,可加用其他降压药物。

### (二)控制感染灶

以往主张使用青霉素或其他抗生素 10～14 天,现其必要性存在争议。对于反复发作的慢性扁桃体炎,待肾炎病情稳定后,可作扁桃体摘除术,手术前后 2 周应注射青霉素。

### (三)透析治疗

对于少数发生急性肾衰竭者,应予血液透析或腹膜透析治疗,帮助患者度过急性期,一般不需长期维持透析。

## 六、护理评估

### (一)健康史

询问发病前 2 个月有无上呼吸道和皮肤感染史,起病急缓,就诊原因等。既往呼吸道感染史。

**(二)身体状况**

评估水肿的部位、程度、特点,血压增高程度;有无局部感染灶存在。

**(三)心理及社会因素**

因患者多为儿童,对疾病的后果常不能理解,因而不重视疾病,不按医嘱注意休息,家属则往往较急,过分约束患者,年龄较大的患者因休学、长期休息而产生焦虑、悲观情绪。评估患者及家属对疾病的认识,目前的心理状态等。

**(四)辅助检查**

周围血象有无异常,淋巴细胞计数是否升高。

## 七、护理目标

(1)能自觉控制水、盐的摄入,水肿明显消退。

(2)患者能逐步达到正常活动量。

(3)无并发症发生,或能早期发现并发症并积极配合抢救。

## 八、护理措施

**(一)一般护理**

急性期患者应绝对卧床休息,以增加肾血流量和减少肾脏负担。应卧床休息 6 周～2 个月,尿液检查只有蛋白尿和镜下血尿时,方可离床活动。病情稳定后逐渐增加运动量,避免劳累和剧烈活动,坚持1～2 年,待完全康复后才能恢复正常的体力劳动。存在水肿、高血压或心力衰竭时,应严格限制盐的摄入,一般进盐应低于 3 g/d,特别严重的病例应完全禁盐。在急性期,为减少蛋白质的分解代谢,限制蛋白质的摄取量为 0.5～0.8 g/(kg·d)。当血压下降,水肿消退,尿蛋白减少后,即可逐渐增加食盐和蛋白质的量。除限制钠盐外,也应限制液体摄入量,进水量的控制本着宁少勿多的原则。每天进水量应为不显性失水量(约 500 mL)加上 24 小时尿量,此进水量包括饮食、饮水、服药、输液等所含水分的总量。另外,饮食应注意热量充足、易于消化和吸收。

**(二)病情观察**

注意观察水肿的范围、程度,有无胸腔积液、腹水,有无呼吸困难、肺部湿啰音等急性左心衰竭的征象;监测高血压动态变化,监测有无头痛、呕吐、颈项强直等高血压脑病的表现;观察尿的变化及肾功能的变化,及早发现有无肾衰竭的可能。

**(三)用药护理**

在使用降压药的过程中,要注意一定要定时、定量服用,随时监测血压的变化,还要嘱患者服药后在床边坐几分钟,然后缓慢站起,防止眩晕及直立性低血压。

**(四)心理护理**

患者尤其是儿童对长期的卧床会产生忧郁、烦躁等心理反应,加上担心血尿、蛋白尿是否会恶化,会进一步会加重精神负担。故应尽量多关心、巡视患者,随时注意患者的情绪变化和精神需要,按照患者的要求予以尽快解决。关于卧床休息需要持续的时间和病情的变化等,应适当予以说明,并要组织一些有趣的活动活跃患者的精神生活,使患者能以愉快、乐观的态度安心接受治疗。

### 九、护理评价

(1)能否接受限制钠、水的治疗和护理,尿量已恢复正常,水肿有减轻甚至消失。

(2)能正确面对患病现实,说出心理感受,保持乐观情绪。

(3)无并发症发生。

### 十、健康指导

#### (一)预防指导

平时注意加强锻炼,增强体质。注意个人卫生,防止化脓性皮肤感染。有上呼吸道或皮肤感染时,应及时治疗。注意休息和保暖,限制活动量。

#### (二)生活指导

急性期严格卧床休息,按照病情进展调整作息制度。掌握饮食护理的意义及原则,切实遵循饮食计划。指导患者及其家属掌握本病的基本知识和观察护理方法,消除各种不利因素,防止疾病进一步加重。

#### (三)用药指导

遵医嘱正确使用抗生素、利尿药及降压药等,掌握不同药物的名称、剂量、给药方法,观察各种药物的疗效和不良反应。

#### (四)心理指导

增强战胜疾病的信心,保持良好的心境,积极配合诊疗计划。

(刘　娜)

# 第二节　慢性肾小球肾炎

慢性肾小球肾炎简称慢性肾炎,是最常见的一组原发于肾小球的疾病,以蛋白尿、血尿、高血压及水肿为基本表现,可有不同程度的肾功能减退,大多数患者会发展成慢性肾衰竭。本病起病方式各不相同,病情迁延,进展缓慢;可发生于任何年龄,以中青年居多,男性多于女性。

### 一、病因及诊断检查

#### (一)致病因素

慢性肾炎的病因尚不完全清楚,大多数由各种原发性肾小球疾病迁延不愈发展而成。目前认为其发病与感染有明确关系,细菌、原虫、病毒等感染后可引起免疫复合物介导性炎症而导致肾小球肾炎,故认为发病起始因素为免疫介导性炎症。另外,在发病过程中也有非免疫非炎症性因素参与,如高血压、超负荷的蛋白饮食等。仅少数慢性肾炎由急性肾炎演变而来。在发病过程中可因感染、劳累、妊娠和使用肾毒性药物等使病情加重。

#### (二)身体状况

1.症状体征

慢性肾炎多数起病隐匿,大多无急性肾炎病史,病前也无感染史,发病已为慢性肾炎;少数为急性肾炎迁延不愈超过 1 年以上而成为慢性。临床表现差异大,症状轻重不一。主要表现如下。

(1)水肿:多为眼睑水肿和/或轻度至中度下肢水肿,一般无体腔积液,缓解期可完全消失。

(2)高血压:部分患者可以高血压为首发或突出表现,多为持续性中等程度以上高血压。持续血压升高可加速肾小球硬化,使肾功能迅速恶化,预后较差。

(3)全身症状:表现为头晕、乏力、食欲缺乏、腰膝酸痛等,其中贫血较为常见。随着病情进展可出现肾功能减退,最终发展成为慢性肾衰竭。

(4)尿异常:可有尿量减少,偶有肉眼血尿。

2.并发症

(1)感染:易合并呼吸道及泌尿道感染。

(2)心脏损害:心脏扩大、心律失常和心力衰竭。

(3)高血压脑病:因血压骤升所致。

(4)慢性肾衰竭:是慢性肾炎最严重的并发症。

**(三)心理社会状况**

患者常因病程长、反复发作、疗效不佳、药物不良反应大、预后较差等而出现焦虑、恐惧、悲观的情绪。

**(四)实验室及其他检查**

1.尿液检查

尿比重多在 1.020 以下;最具有特征的是蛋白尿,尿蛋白(＋～＋＋＋),尿蛋白定量 1～3 g/24 h;尿沉渣镜检可见红细胞和颗粒管型。

2.血液检查

早期多正常或有轻度贫血,晚期红细胞计数和血红蛋白多明显降低。

3.肾功能检查

慢性肾炎可导致肾功能逐渐减退,表现为肾小球滤过率下降,内生肌酐清除率下降、血肌酐和尿素氮增高。

## 二、护理诊断及医护合作性问题

**(一)体液过多**

体液过多与肾小球滤过率下降及血浆胶体渗透压下降有关。

**(二)营养失调(低于机体需要量)**

营养失调与蛋白丢失、摄入不足及代谢紊乱有关。

**(三)焦虑**

焦虑与担心疾病复发和预后有关。

**(四)潜在并发症**

感染、心脏损害、高血压脑病、慢性肾衰竭。

## 三、治疗及护理措施

**(一)治疗要点**

慢性肾小球肾炎的主要治疗目的是防止或延缓肾功能恶化,改善症状,防止严重并发症。

1.一般治疗

适当休息、合理饮食、防治感染等。

2.对症治疗

(1)利尿:水肿明显的患者可使用利尿药,常用氢氯噻嗪、螺内酯、呋塞米,既可利尿消肿,也可降低血压。

(2)控制血压:高血压可加快肾小球硬化,因此,及时有效地维持适宜的血压是防止病情恶化的重要环节。容量依赖性高血压首选利尿药,肾素依赖性高血压首选血管紧张素转化酶抑制药(卡托普利等)和β受体阻滞药(普萘洛尔等)。

3.抗血小板药物

长期使用抗血小板药物可改善微循环,延缓肾衰竭。常用双嘧达莫和阿司匹林。

4.糖皮质激素和细胞毒性药物

一般不主张应用。可试用于血压不高、肾功能正常、尿蛋白较多者,常选用泼尼松、环磷酰胺等。

**(二)护理措施**

1.病情观察

因高血压易加剧肾功能的损害,故应密切观察患者的血压变化。准确记录24小时出入液量,监测尿量、体重和腹围,观察水肿的消长情况。监测肾功能变化,及时发现肾衰竭。

2.生活护理

(1)适当休息:因卧床休息能增加肾血流量,减轻水肿、蛋白尿及改善肾功能,故慢性肾炎患者宜多卧床休息,避免重体力劳动。特别是有明显水肿、大量蛋白尿、血尿及高血压或合并感染、心力衰竭、肾衰竭及急性发作期的患者,应限制活动,绝对卧床休息。

(2)饮食护理:水肿少尿者应限制钠、水的摄入,食盐摄入量为1~3 g/d,每天进水量不超过1 500 mL,记录24小时出入液量;每天测量腹围、体重,监测水肿消长情况。低蛋白、低磷饮食可减轻肾小球内高压、高灌注及高滤过状态,延缓肾功能减退,宜尽早采用富含必需氨基酸的优质低蛋白饮食(如鸡肉、牛奶、瘦肉等),蛋白质的摄入量为0.5~0.8 g/(kg·d),低蛋白饮食亦可达到低磷饮食的目的。补充多种维生素及锌。适当增加糖类和脂肪的摄入比例,保证足够热量,减少自体蛋白的分解。

3.药物治疗的护理

使用利尿药时应注意有无电解质、酸碱平衡紊乱;服用降压药起床时动作宜缓慢,以防直立性低血压;应用血管紧张素转化酶抑制药时,注意观察患者有无持续性干咳;应用抗血小板药物时,注意观察有无出血倾向等。

4.对症护理

对症护理包括对水肿、高血压、少尿等症状的护理。

5.心理护理

注意观察患者的心理活动,及时发现患者的不良情绪,主动与患者沟通,鼓励患者说出其内心感受,做好疏导工作,帮助患者调整心态,积极配合治疗及护理。

6.健康指导

(1)指导患者严格按照饮食计划进餐。注意休息,保持精神愉快,避免劳累、受凉和使用肾毒性药物,以延缓肾功能减退。

（2）进行适当锻炼,提高机体抵抗力,预防呼吸道感染。

（3）遵医嘱服药,定期复查尿常规和肾功能。

（4）育龄妇女注意避孕,以免因妊娠导致肾炎复发和病情恶化。

（刘　娜）

# 第三节　肾病综合征

肾病综合征(nephrotic syndrome,NS)是肾小球疾病中最常见的一组临床综合征候群。肾病综合征传统上分为原发性和继发性两类。原发性是指原发于肾小球疾病并除外继发于全身性疾病引起的肾小球病变,如系统性红斑狼疮、糖尿病、多发性骨髓瘤、药物、毒物、过敏性紫癜和淀粉样变等。在肾病综合征中,约75%是由原发性肾小球疾病引起,约25%为继发性肾小球疾病引起,因此,它不是一个独立性的疾病。NS临床诊断并不困难,但不同病理改变引起者治疗效果不一,某些病理类型易发展为肾功能不全,但即使预后较好的病理类型,也可因其引起的严重全身水肿(胸腹水、心包积液等)影响到各脏器功能并易出现各种严重并发症如威胁生命的感染和肺动脉栓塞等,因此,强调早期病因和病理类型诊断与整体治疗的重要性。本节仅讨论原发性肾病综合征。

## 一、病理

原发性肾病综合征病理类型在国内以肾小球系膜增生最为常见,占1/4～1/3;其次为膜性肾病,占1/5～1/4,以成人较为多见,微小病变成人约占1/5;再次为膜增生,约为15%,局灶性、节段性肾小球硬化占10%～15%。局灶性、节段性系膜增生较少发生肾病综合征。各病理类型中均可伴有肾间质不同程度炎症改变和/或纤维化,其中以炎症较为明显的类型如系膜增生、膜增生和少部分局灶节段性肾小球硬化常伴有肾间质炎症或纤维化改变;膜性引起者亦不罕见,肾间质炎症程度和纤维化范围对肾小球滤过功能减退有较大影响。

原发性肾病综合征病理类型不同,与临床表现(除均可有肾病综合征外)有一定关联,如微小病变和膜性肾病引起者多表现为单纯性肾病综合征,早期少见血尿、高血压和肾功能损害,但肾病综合征临床表现多较严重、突出,经尿丢失蛋白质多,可高达20 g/d;而系膜增生和膜增生等炎症明显类型尚常伴有血尿、高血压和不同程度肾功能损害,且肾功能损害发生相对较早。局灶、节段性肾小球硬化,常有明显高血压和肾功能损害,出现镜下血尿亦较多见。少数情况病理类型改变与临床表现相关性可不完全一致。

## 二、临床表现及发病机制

### (一)大量蛋白尿

大量蛋白尿是肾病综合征最主要的诊断依据。大量蛋白尿是指每天从尿液中丢失蛋白质多达3～3.5 g,儿童为50 mg/kg;因此,体重为60 kg的成人尿液丢失3 g/d,即可认为大量蛋白尿。大量蛋白尿的产生是由于肾小球滤过膜通透性异常所致。正常肾小球滤过膜对血浆蛋白有选择性滤过作用,能有效阻止绝大部分血浆蛋白从肾小球滤过,只有极小量的血浆蛋白进入肾小球滤液。肾小球病变引起滤过膜对大中分子量蛋白质选择性滤过屏障作用损伤，导致大分子蛋白和中分子量清蛋白等大量漏出。其次，肾小球疾病时，肾小球基膜组织结构功能异常，涎酸成分明显减少，使带负电荷的清蛋白滤过基膜增多，出现蛋白尿。此外，肾小球血流动力学改变也能影响肾小球滤过膜的通透性，血压增高，尿蛋白增多，血压降低，蛋白尿减轻。肾内血管紧张素Ⅱ增加使出球小动脉收缩，肾小球内毛细血管压力增加，亦可增加蛋白质漏出。使用血管紧张素转换酶抑制剂或血管紧张素Ⅱ受体阻滞剂可因降低出球小动脉阻力而降低肾小球毛细血管压力，从而减轻蛋白尿。

临床上对肾病综合征患者不仅要定期进行准确的24小时尿液蛋白定量测定，以了解蛋白尿程度和判断治疗效果，从而调整治疗方案，而且要进行尿液系列蛋白检查，以了解丢失蛋白的成分，从而判断蛋白丢失部位是在肾小球或肾小管间质。尿液蛋白量多寡有时不能说明肾脏病变的广泛程度和严重程度，但蛋白尿成分的测定则可反映肾小球病变的程度，如尿液中出现大量IgG成分，说明大分子量蛋白从尿液中丢失，提示肾小球滤过膜体积屏障结构破坏严重；若尿液中蛋白几乎均为中分子量的清蛋白或转铁蛋白，一般提示病变在肾小球或肾小管间质，此时参考丢失蛋白质多寡甚为重要，一般说来，肾小管性尿蛋白丢失较少超过3 g/d，个别超过3 g/d，后者多数对治疗反应相对较佳；若尿液出现较多小分子量蛋白，则应进一步检查以明确是否轻链蛋白引起大量蛋白尿，故尿蛋白成分检查有时尚有助于病因诊断。

**（二）低清蛋白血症**

低清蛋白血症见于绝大部分肾病综合征患者，即血浆清蛋白水平在30 g/L以下。其主要原因是尿中丢失清蛋白，但两者可不完全平行，因为血浆清蛋白值是清蛋白合成与分解代谢平衡的结果，它主要受以下几种因素影响：①肝脏合成清蛋白增加。在低蛋白血症和清蛋白池体积减小时，清蛋白分解速度是正常的，甚至下降。肝脏代偿性合成清蛋白量增加，如果饮食中能给予足够的蛋白质及热量，正常人肝脏每天可合成清蛋白达20 g以上。体质健壮和摄入高蛋白饮食的患者可不出现低蛋白血症。有人认为，血浆胶体渗透压在调节肝脏合成清蛋白方面可能有重要的作用。②肾小管分解清蛋白的量增加。正常人肝脏合成的清蛋白10%在肾小管内代谢。在肾病综合征时，由于近端小管摄取和分解滤过蛋白明显增加，肾内代谢可增加至16%～30%。③严重水肿时胃肠道吸收能力下降，肾病综合征患者常呈负氮平衡状态。年龄、病程、慢性肝病、营养不良均可影响血浆清蛋白水平。

由于低清蛋白血症，药物与清蛋白的结合会有所减少，因而血中游离药物的水平升高（如激素约90%与血浆蛋白结合而具有生物活性的部分仅占10%左右），此时，即使常规剂量也可产生毒性或不良反应。低蛋白血症时，花生四烯酸和血浆蛋白结合减少，促使血小板聚集和血栓素（$TXA_2$）增加，后者可加重蛋白尿和肾损害。

**（三）水肿**

多较明显，与体位有关，严重者常见头枕部凹陷性水肿、全身水肿、两肋部皮下水肿、胸腔积液和腹水，甚至出现心包积液以及阴囊或会阴部高度水肿，此种情况多见于微小病变或部分膜性肾病患者。一般认为，水肿的出现及其严重程度与低蛋白血症的程度呈正相关，然而也有例外的情况。机体自身具有抗水肿形成能力，其调节机制为：①当血浆清蛋白浓度降低，血浆胶体渗透压下降的同时，从淋巴回流组织液大大增加，从而带走组织液内的蛋白质，使组织液的胶体渗透压同时下降，两者的梯度差值仍保持正常范围。②组织液水分增多，则其静水压上升，可使毛细血管前的小血管收缩，从而使血流灌注下降，减少了毛细血管床的面积，使毛细血管内静水压下降,从而抑制体液从血管内向组织间逸出。③水分逸出血管外,使组织液蛋白浓度下降,而血浆内蛋白浓度上升。鉴于淋巴管引流组织液蛋白质的能力有限,上述体液分布自身平衡能力有一定的限度,当血浆胶体渗透压进一步下降时,组织液的胶体渗透压无法调节至相应的水平,两者间的梯度差值不能维持正常水平,而产生水肿。大多数肾病综合征水肿患者血容量正常,甚至增多,并不一定都减少,血浆肾素正常或处于低水平,提示肾病综合征的钠潴留是由于肾脏调节钠平衡的障碍,而与低血容量激活肾素-血管紧张素-醛固酮系统无关。肾病综合征水肿的发生不能仅以一个机制来解释。血容量的变化,仅在某些患者身上可能是造成水、钠潴留,加重水肿的因素,可能尚与肾内某些调节机制的障碍有关。此外,水肿严重程度虽与病变严重性并无相关,但严重水肿本身如伴有大量胸腔积液、心包积液或肺间质水肿,则会引起呼吸困难和心肺功能不全;若患者长期低钠饮食和大量应用利尿剂,尚可造成有效血容量减少性低血压甚至低血容量性休克。

### (四)高脂血症

肾病综合征时脂代谢异常的特点为血浆中几乎各种脂蛋白成分均增加,如血浆总胆固醇(Ch)和低密度脂蛋白胆固醇(LD-C)明显升高,三酰甘油(TG)和极低密度脂蛋白胆固醇(VLDL-C)升高。高密度脂蛋白胆固醇(HDL-C)浓度可以升高、正常或降低;HDL 亚型的分布异常,即 $HDL_3$ 增加而 $HDL_2$ 减少,表明 $HDL_3$ 的成熟障碍。在疾病过程中各脂质成分的增加出现在不同的时间,一般以 Ch 升高出现最早,其次才为磷脂及 TG。除浓度发生改变外,各脂质的比例也发生改变,各种脂蛋白中胆固醇/磷脂及胆固醇/三酰甘油的比例均升高。载脂蛋白也常有异常,如 ApoB 明显升高,ApoC 和 ApoE 轻度升高。脂质异常的持续时间及严重程度与病程及复发频率明显相关。

肾病综合征时脂质代谢异常的发生机制为:①肝脏合成 Ch、TG 及脂蛋白增加。②脂质调节酶活性改变及 LDL 受体活性或数目改变导致脂质的清除障碍。③尿中丢失 HDL 增加。在肾病综合征时,HDL 的 ApoAⅠ可以有 50%～100%从尿中丢失,而且患者血浆 $HDL_3$ 增加而 $HDL_2$ 减少,说明 $HDL_3$ 在转变为较大的 $HDL_2$ 颗粒之前即在尿中丢失。

肾病综合征患者的高脂血症对心血管疾病发生率的影响主要取决于高脂血症出现时间的长短、LDL 与 HDL 的比例、高血压史及吸烟等因素。长期的高脂血症,尤其是 LDL 上升而 HDL 下降,可加速冠状动脉粥样硬化的发生,增加患者发生急性心肌梗死的危险性。脂质引起肾小球硬化的作用已在内源性高脂血症等的研究中得到证实。脂代谢紊乱所致肾小球损伤的发病机制及影响因素较为复杂,可能与下述因素有关:肾小球内脂蛋白沉积、肾小管间质脂蛋白沉积、LDL 氧化、单核细胞浸润、脂蛋白导致的细胞毒性致内皮细胞损伤、脂类介质的作用和脂质增加基质合成。

### (五)血中其他蛋白浓度改变

肾病综合征时多种血浆蛋白浓度可发生变化。如血清蛋白电泳显示 $\alpha_2$ 和 β 球蛋白水平升高,而 $\alpha_2$ 球蛋白水平可正常或降低,IgG 水平可显著下降,而 IgA、IgM 和 IgE 水平多正常或升高,但免疫球蛋白的变化同原发病有关。补体激活旁路 B 因子的缺乏可损害机体对细菌的调理作用,这是肾病综合征患者易发生感染的原因之一。纤维蛋白原和凝血因子 Ⅴ、Ⅶ、Ⅹ 可升高;血小板也可轻度升高;抗凝血酶Ⅲ可从尿中丢失而导致严重减少;C 蛋白和 S 蛋白浓度多正常或升高,但其活性降低;血小板凝聚力增加和 β 血栓球蛋白的升高,后者可能是潜在的自发性血栓形成的一个征象。

### 三、肾病综合征的常见并发症

#### (一)感染

感染是最常见且严重的并发症。NS 患者对感染抵抗力下降最主要的原因是：①免疫抑制剂的长期使用引起机体免疫损害。②尿中丢失大量 IgG。③B 因子(补体的替代途径成分)的缺乏导致机体对细菌免疫调理作用缺陷。④营养不良时,机体非特异性免疫应答能力减弱,造成机体免疫功能受损。⑤转铁蛋白和锌大量从尿中丢失。转铁蛋白为维持正常淋巴细胞功能所必需,锌离子浓度与胸腺素合成有关。⑥局部因素。胸腔积液、腹水、皮肤高度水肿引起的皮肤破裂和严重水肿使局部体液因子稀释、防御功能减弱,均为肾病综合征患者的易感因素。细菌感染是肾病综合征患者的主要死因之一,严重的感染主要发生在有感染高危因素的患者,如高龄、全身营养状态较差、长期使用激素和/或免疫抑制剂及严重低蛋白血症者。临床上常见的感染有原发性腹膜炎、蜂窝织炎、呼吸道感染和泌尿道感染等。一旦感染诊断成立,应立即予以相应治疗,并根据感染严重程度,减量或停用激素和免疫抑制剂。

#### (二)静脉血栓形成

肾病综合征患者存在高凝状态,主要是由于血中凝血因子的改变。包括Ⅸ、Ⅺ因子下降,Ⅴ、Ⅷ、Ⅹ因子、纤维蛋白原、β 血栓球蛋白和血小板水平增加;血小板的黏附和凝聚力增强;抗凝血酶Ⅲ和抗纤溶酶活力降低。因此,促凝集和促凝血因子的增高,抗凝集和抗凝血因子的下降及纤维蛋白溶解机制的损害,是肾病综合征患者产生高凝状态的原因和静脉血栓形成的基础。激素和利尿剂的应用为静脉血栓形成的加重因素,激素经凝血蛋白发挥作用,而利尿剂则使血液浓缩、血液黏滞度增加,高脂血症亦是引起血浆黏滞度增加的因素。

肾病综合征时,当血浆清蛋白低于 20 g/L 时,肾静脉血栓形成的危险性增加。肾静脉血栓在膜性肾病患者中的发生率可高达 50%,在其他病理类型中,其发生率为 5%～16%。肾静脉血栓形成的急性型患者可表现为突然发作的腰痛、血尿、尿蛋白增加和肾功能减退。慢性型患者则无任何症状,但血栓形成后的肾淤血常使蛋白尿加重,出现血尿或对治疗反应差,有时易误认为激素剂量不足或激素拮抗等而增加激素用量。明确诊断需进行肾静脉造影,Doppler 血管超声、CT、MRI 等无创伤性检查也有助于诊断。血浆 β 血栓蛋白增高提示潜在的血栓形成,血中仅 $\alpha_2$ 抗纤维蛋白溶解酶增加也被认为是肾静脉血栓形成的标志。外周深静脉血栓形成率约为 6%,常见于小腿深静脉,仅 12% 有临床症状,25% 可由 Doppler 超声发现。肺栓塞的发生率为 7%,仍有 12% 无临床症状。其他静脉累及罕见。

#### (三)急性肾损伤

急性肾损伤为肾病综合征最严重的并发症。急性肾损伤系指患者在 48 小时内血清肌酐绝对值升高 26.5 μmol/L(0.3 mg/dL),或较原先值升高 50%,或每小时尿量少于 0.5 mg/kg,且持续 6 小时以上。常见的病因如下。①血流动力学改变:肾病综合征常有低蛋白血症及血管病变,特别是老年患者多伴肾小动脉硬化,对血容量变化及血压下降非常敏感,故当呕吐、腹泻所致体液丢失、腹水、大量利尿及使用抗高血压药物后,都能使血压进一步下降,导致肾灌注骤然减少,进而使肾小球滤过率降低,并因急性缺血后小管上皮细胞肿胀、变性及坏死,导致急性肾损伤。②肾间质水肿:低蛋白血症可引起周围组织水肿,同样也会导致肾间质水肿,肾间质水肿压迫肾小管,使近端小管鲍曼囊静水压增高,GFR 下降。③药物引起的急性间质性肾炎。④双侧肾静脉血栓形成。⑤蛋白管型堵塞远端肾小管,可能是肾病综合征患者发生急性肾衰竭的机制之一。

⑥急进性肾小球肾炎。⑦肾炎活动。⑧心源性因素,特别是老年患者常因感染诱发心力衰竭。一般认为,心排血量减少 1 L/min,即可使肾小球滤过率降低 24 mL/min,故原发性 NS 患者若心力衰竭前血肌酐为 177 $\mu$mol/L,则轻度心力衰竭后血肌酐浓度可能成倍上升,严重者导致少尿。

#### (四)肾小管功能减退

肾病综合征患者的肾小管功能减退,以儿童多见。其机制被认为是肾小管对滤过蛋白的大量重吸收,使小管上皮细胞受到损害。常表现为糖尿、氨基酸尿、高磷酸盐尿、肾小管性失钾和高氯性酸中毒,凡出现多种肾小管功能缺陷者常提示预后不良。但肾小球疾病减少肾小管血供和肾小球疾病合并乙肝病毒感染导致肾小管损伤亦是肾小管功能减退的常见原因。

#### (五)骨和钙代谢异常

肾病综合征时血液循环中的维生素 D 结合蛋白(分子量 65 kD)和维生素 D 复合物从尿中丢失,使血中 1,25-$(OH)_2D_3$ 水平下降,致使肠道钙吸收不良和骨质对 PTH 耐受,因而肾病综合征患者常表现有低钙血症。此外,体内部分钙与清蛋白结合,大量蛋白尿使钙丢失,亦是造成低钙血症的常见原因。

#### (六)内分泌及代谢异常

肾病综合征患者经尿丢失甲状腺结合蛋白(TBG)和皮质激素结合蛋白(CBG)。临床上甲状腺功能可正常,但血清 TBG 和 $T_3$ 常下降,游离 $T_3$ 和 $T_4$、TSH 水平正常。由于血中 CBG 和 17-羟皮质醇都减低,游离和结合皮质醇比值可改变,组织对药理剂量的皮质醇反应也不同于正常。由于铜蓝蛋白(分子量 151 kD)、转铁蛋白(分子量 80 kD)和清蛋白从尿中丢失,肾病综合征常有血清铜、血清铁和血清锌浓度下降。锌缺乏可引起阳痿、味觉障碍、伤口难愈及细胞介导免疫受损等。持续转铁蛋白减少可引起临床上对铁剂治疗有抵抗性的小细胞低色素性贫血。此外,严重低蛋白血症可导致持续性的代谢性碱中毒,因血浆蛋白减少 10 g/L,则血浆重碳酸盐会相应增加 3 mmol/L。

### 四、诊断与鉴别诊断

临床上根据大量蛋白尿(3~3.5 g/d)、低清蛋白血症(<30 g/L)、水肿和高脂血症 4 个特点,即可做出肾病综合征诊断;若仅有大量蛋白尿和低清蛋白血症,而无水肿和高脂血症者也可考虑诊断,因可能为病程早期所致。确定肾病综合征后,应鉴别是原发性或继发性;两者病因各异,治疗方法不一,一般需先排除继发性因素才能考虑原发性;故对常见继发性病因应逐一排除。继发性肾病综合征患者常伴有全身症状(如皮疹、关节痛、各脏器病变等)、血沉增快、血 IgG 增高、血清蛋白电泳 γ-球蛋白增多、血清补体下降等征象,而原发性则罕见。肾组织检查对病理类型诊断十分重要,对指导治疗十分有帮助,多数情况下也可做出病因诊断,但有时相同病理改变如膜性肾病,可由各种病因引起,故临床上必须结合病史、体征、实验室检查和病理形态、免疫荧光及电镜等检查做出综合诊断与鉴别诊断。

### 五、治疗

#### (一)引起肾病综合征的原发疾病治疗

1.糖皮质激素

一般认为,糖皮质激素只有对微小病变性肾病的疗效最为肯定,故首选治疗原发性 NS 中的原发性肾小球肾病(微小病变)。一般对微小病变首治剂量为泼尼松 0.8～1 mg/(kg·d),治疗 8 周,有效者应逐渐减量,一般每 1～2 周减原剂量的 10%～20%,剂量越少递减的量越少,减量速度越慢。激素的维持量和维持时间因病例不同而异,以不出现临床症状而采用的最小剂量为度,以低于15 mg/d为宜。成人首次治疗的完全缓解率可达 80% 或 80% 以上。在维持阶段有体重变化、感染、手术和妊娠等情况时应调整激素用量。经 8 周以上正规治疗无效病例,需排除影响疗效的因素,如感染、水肿所致的体重增加和肾静脉血栓形成等,应尽可能及时诊断与处理。若无以上情况存在,常规治疗 8 周无效不能认为是对激素抵抗,激素使用到 12 周才奏效的患者不在少数。

除微小病变外,激素尚适用于膜性肾病,部分局灶、节段性肾小球硬化,对增生明显的病理类型亦有一定的疗效,对伴有肾间质各种炎症细胞浸润也有抑制作用。此外,临床上对病理上有明显的肾间质炎症病变,小球弥散性增生,细胞性新月体形成和血管纤维素样坏死以及有渗出性病变等活动性改变的患者,特别是伴有近期血肌酐升高者,应予以甲基泼尼松龙静脉滴注治疗,剂量为 120～240 mg/d,疗程 3～5 天,以后酌情减为 40～80 mg/d并尽早改为小剂量,这样可减少感染等不良反应。此外,NS 伴严重水肿患者,其胃肠道黏膜亦有明显肿胀,影响口服药物吸收,此时亦应改为静脉用药。

长期应用激素可产生很多不良反应,有时相当严重。激素导致的蛋白质高分解状态可加重氮质血症,促使血尿酸增高,诱发痛风,加剧肾功能减退。大剂量应用有时可加剧高血压,促发心力衰竭。长期使用激素时的感染症状有时可不明显,特别容易延误诊断,使感染扩散。激素长期应用可加重肾病综合征的骨病,甚至产生无菌性股骨颈缺血性坏死和白内障等。因此,临床上强调适时、适量用药和密切观察,对难治性 NS 患者要时时权衡治疗效果与治疗风险。

2.细胞毒药物

对激素治疗无效,或激素依赖型,或反复发作型,或因不能耐受激素不良反应且全身情况尚可而无禁忌证的肾病综合征可以试用细胞毒药物治疗。由于此类药物多系非选择性杀伤各型细胞,可降低人体抵抗力,存在诱发肿瘤的危险,因此,它仅作为二线治疗药物,在用药指征及疗程上应慎重掌握。对严重肾病综合征特别是高度水肿、血清蛋白在 20 g/L 或以下,有学者不选择环磷酰胺(CTX)治疗。目前临床上常用的为 CTX、硫唑嘌呤和苯丁酸氮芥(CB-1348),三者选一,首选 CTX。CTX 作用于 $G_2$ 期即 DNA 合成后期、有丝分裂前期,起到抑制细胞 DNA 合成、干扰细胞增生并降低 B 淋巴细胞功能、抑制抗体形成的作用。约 30%活性 CTX 经肾脏排泄,故肾功能减退者慎用。CTX 的参考用量为1.5～2.5 mg/(kg·d),起始宜从小剂量开始,疗程8周,以静脉注射或滴注为主。对微小病变、膜性肾炎引起的肾病综合征,有主张选用 CTX 间歇静脉滴注治疗,参考剂量为 8～10 mg/(kg·次),每3～4周1次,连用 5～6 次,以后按患者的耐受情况延长用药间隙期,总用药剂量可达 6～12 g。间歇静脉治疗目的为减少激素用量,降低感染并发症并提高疗效,但应根据肝、肾功能和血白细胞数选择剂量或忌用。应用细胞毒药物应定期测定血常规和血小板计数、肝功能和尿常规,注意造血功能抑制、病毒和细菌感染及出血性膀胱炎等。

硫唑嘌呤每天剂量为 50～100 mg;苯丁酸氮芥 0.1 mg/(kg·d),分 3 次口服,疗程8周,累积总量达 7～8 mg/kg 则易发生毒性不良反应。对用药后缓解、停药又复发者多不主张进行第二次用药,以免产生毒性反应。目前这两者已较少应用。

3.环孢素(CsA)

CsA 能可逆性抑制 T 淋巴细胞增生,降低 Th 细胞功能,减少 IL-2 和其他淋巴细胞因子的生成和释放。新剂型新环孢素吸收快。目前临床上以微小病变、膜性肾病和膜增生性肾炎疗效较好。与激素和细胞毒药物相比,应用 CsA 最大优点是减少蛋白尿及改善低蛋白血症疗效可靠,不影响生长发育或抑制造血细胞功能。但此药亦有多种不良反应,最严重的不良反应为肾肝毒性。其肾损害发生率在20%~40%,长期应用可导致间质纤维化,个别病例在停药后易复发,故不宜长期用此药治疗肾病综合征,更不宜轻易将此药作为首选药物。CsA 治疗起始剂量为 $3.5\sim4$ mg/(kg·d),分 2 次给药,使血药浓度的谷值在75~200 $\mu$g/mL(全血,HPLC 法),可同时加用硫氮唑酮 30 mg 每天 3 次以提高血药浓度、减少环孢素剂量。一般在用药后 2~8 周起效,但个体差异很大,个别患者则需更长的时间才显效,见效后应逐渐减量。用药过程中出现血肌酐升高应警惕 CsA 致肾损害的可能。血肌酐在 221 $\mu$mol/L 不宜使用 CsA。疗程一般为 3~6 个月,复发者再用仍可有效。

4.麦考酚吗乙酯

选择性地抑制 T 淋巴细胞增生和 B 淋巴细胞增生,对肾小球系膜细胞增生亦有抑制作用,此外尚抑制血管黏附分子,对血管炎症亦有较好的抑制作用,故近几年来已广泛用于治疗小血管炎和狼疮性肾炎,并试用于治疗原发性肾小球疾病特别是膜性肾病、系膜增生性肾炎和 IgA 肾病,参考剂量为 1.5~2 g/d,维持量为0.5~1.0 g/d,疗程为 3~6 个月,由于目前费用昂贵尚不能列为首选药物,不良反应为腹泻、恶心、呕吐和疱疹病毒感染等。

**(二)对症治疗**

1.休息

NS 患者应绝对休息,直到尿蛋白消失或减至微量 3 个月后再考虑部分复课或半天工作。

2.低清蛋白血症治疗

(1)饮食疗法:肾病综合征患者通常存在负氮平衡,如能摄入高蛋白饮食,则有可能改善氮平衡。但肾病综合征患者摄入过多蛋白会导致尿蛋白增加,加重肾小球损害。因此,建议每天蛋白摄入量为 1 g/kg,每摄入 1 g 蛋白质,必须同时摄入非蛋白热量138 kJ(33 kcal)。供给的蛋白质应为优质蛋白,如牛奶、鸡蛋和鱼、肉类。

(2)静脉注射或滴注清蛋白:使用人血清蛋白应严格掌握适应证。①血清蛋白浓度低于 25 g/L伴全身水肿,或胸腔积液、心包腔积液。②使用呋塞米利尿后,出现血浆容量不足的临床表现。③因肾间质水肿引起急性肾衰竭。

3.水肿的治疗

(1)限钠饮食:肾功能正常者每天摄入钠盐均可由尿液等量排出,但肾病综合征患者常因水肿、激素、中药治疗、伴有高血压等,应酌情适量限制食盐摄入。但又由于患者多同时使用襻利尿剂,加之长期限钠后患者食欲缺乏,影响了蛋白质和热量的摄入,可导致体内缺钠,甚至出现低钠性休克,应引起注意。建议饮食的食盐含量为 3~5 g/d,应根据水肿程度、有无高血压、血钠浓度、激素剂量等调整钠摄入量,必要时测定尿钠排出量,作为摄钠量参考。

(2)利尿剂:襻利尿剂,如呋塞米和布美他尼。一般呋塞米剂量为20~40 mg/d,布美他尼 1~3 mg/d。严重水肿者应以静脉用药为妥,若使用静脉滴注者应以生理盐水 50~100 mL 稀释滴注。噻嗪类利尿剂对肾病综合征严重水肿效果较差,现已被襻利尿剂替代。排钠潴钾利尿剂螺内酯常用剂量为 60~120 mg/d,单独使用此类药物效果较差,故常与排钾利尿剂合用。渗透性利尿剂可经肾小球自由滤过而不被肾小管重吸收,从而增加肾小管的渗透浓度,阻止近端小管和远端小管对水、钠的重吸收,而达到利尿效果。对无明显肾功能损害的高度水肿患者可间歇、短程使用甘露醇125～250 mL/d,但肾功能损害者慎用。对用利尿剂无效的全身高度水肿患者可根据肾功能情况分别选用单纯超滤或连续性血液滤过,每天超滤量一般不超过 2 L 为宜。

4.高凝状态治疗

肾病综合征患者特别是重症患者均有不同程度血液高凝状态,尤其当血浆清蛋白低于20～25 g/L 时,即有静脉血栓形成可能。因此,抗凝治疗应列为本综合征患者常规预防性治疗措施。目前临床常用的抗凝药物如下。

(1)肝素:主要通过激活抗凝血酶Ⅲ(ATⅢ)活性而发挥作用。常用剂量50～75 mg/d 静脉滴注,使 ATⅢ活力单位在 90％以上。肝素与清蛋白均为负电荷物质,两者电荷相斥,故尚可减少肾病综合征的尿蛋白排出。目前尚有小分子量肝素 5 000 U 皮下注射,每天 1 次,但价格昂贵,不列为首选抗凝药物。

(2)尿激酶(UK):直接激活纤溶酶原,致使纤维蛋白溶解导致纤溶。常用剂量为 $2\times10^4$～$8\times10^4$ U/d,使用时从小剂量开始,并可与肝素同时静脉滴注。

(3)华法林:抑制肝细胞内维生素 K 依赖因子Ⅱ、Ⅶ、Ⅸ、Ⅹ 的合成,常用剂量 2.5 mg/d,口服,监测凝血酶原时间,使其在正常人的 50％～70％。

有静脉血栓形成者:①手术移去血栓。②溶栓,经介入导管在肾动脉端一次性注入 UK $2.4\times10^5$ U 以溶解肾静脉血栓,此方法可重复应用。③全身静脉抗凝,即肝素加尿激酶,尿激酶 $4\times10^4$～$8\times10^4$ U/d,可递增至$1.2\times10^5$ U/d,疗程 2～8 周。

抗凝和溶栓治疗均有潜在出血可能,在治疗过程中应加强观察和监测。有出血倾向者,低分子肝素相对安全;对尿激酶治疗剂量偏大者,应测定优球蛋白溶解时间,以维持在 90～120 分钟为宜;长期口服抗凝剂者应监测凝血酶原时间,叮嘱患者勿超量服用抗凝剂。

5.高脂血症治疗

肾病综合征患者,高脂血症与低蛋白血症密切相关,提高血清蛋白浓度可降低高脂血症程度,但对肾病综合征多次复发、病程较长者,其高脂血症持续时间亦久,部分患者即使肾病综合征缓解后,高脂血症仍持续存在。近年来认识到高脂血症对肾脏疾病进展的影响,而一些治疗肾病综合征的药物如肾上腺皮质激素及利尿药,均可加重高脂血症,故目前多主张对肾病综合征的高脂血症使用降脂药物。可选用的降脂药物有以下几种。①纤维酸类药物:非诺贝特每天 3 次,每次100 mg,吉非贝齐每天2 次,每次 600 mg,其降血三酰甘油作用强于降胆固醇。此药偶引起胃肠道不适和血清转氨酶升高。②HMG-CoA 还原酶抑制剂:适用于降低血胆固醇浓度,普伐他汀 10～20 mg/d 或氟伐他汀20～40 mg/d,此类药物主要使细胞内 Ch 下降,降低血浆 LDL-C 浓度,减少肝细胞产生 VLDL 及 LDL。阿托伐他汀 20 mg,每天 1 次,既可降低血胆固醇,亦可控制三酰甘油。③血管紧张素转换酶抑制剂(ACEI):主要作用有降低血浆中 Ch 及 TG 浓度,使血浆中 HDL 升高,而且其主要的载脂蛋白ApoAⅠ和 ApoAⅡ也升高,可以加速清除周围组织中的 Ch,减少 LDL 对动脉内膜的浸润,保护动脉管壁。此外,ACEI 尚可有不同程度降低蛋白尿的作用。

6.急性肾损伤治疗

肾病综合征合并急性肾损伤时因病因不同而治疗方法各异。对于由血流动力学因素所致者,主要治疗原则包括合理使用利尿剂、肾上腺皮质激素,纠正低血容量和透析疗法。血液透析不仅控制氮质血症、维持电解质酸碱平衡,且可较快清除体内水分潴留。因肾间质水肿所致的急性肾衰竭经上述处理后,肾功能恢复较快。使用利尿剂时需注意:①适时使用利尿剂。肾病综合征伴急性肾衰竭有严重低蛋白血症者,在未补充血浆蛋白就使用大剂量利尿剂时,会加重低蛋白血症和低血容量,肾衰竭更趋恶化。故应在补充血浆清蛋白后(每天静脉用 $10\sim50$ g 人体清蛋白)再予以利尿剂。一次过量补充血浆清蛋白又未及时用利尿剂时,又可能导致肺水肿。②适量使用利尿剂。由于肾病综合征患者有相对血容量不足和低血压倾向,此时用利尿剂应以每天尿量 2 L 左右或体重每天下降在 1 kg 左右为宜。③伴血浆肾素水平增高的患者,使用利尿剂血容量下降后使血浆肾素水平更高,利尿治疗不但无效反而加重病情。此类患者只有纠正低蛋白血症和低血容量后再用利尿剂才有利于肾功能恢复。对肾间质活动病变应加用甲基泼尼松龙。

肾病综合征合并急性肾损伤一般均为可逆性,大多数患者在治疗后,随着尿量增加,肾功能逐渐恢复。少数患者在病程中多次发生急性肾衰竭也均可恢复。预后与急性肾衰竭的病因有关,一般来说急进性肾小球肾炎、肾静脉血栓形成的患者预后较差,而单纯与肾病综合征相关者预后较好。

## 六、肾病综合征的护理

### (一)护理诊断

1.体液过多

体液过多与低蛋白血症致血浆胶体渗透压下降有关。

2.有感染的危险

有感染的危险与皮肤水肿、大量蛋白尿致机体营养不良,免疫抑制剂和细胞毒性药物的应用致机体免疫功能低下有关。

3.营养失调

低于机体需要量,与蛋白丢失、食欲下降及饮食限制有关。

4.焦虑

焦虑与本病的病程长,易反复发作有关。

5.潜在并发症

电解质紊乱、血栓形成、急性肾衰竭、心脑血管并发症、皮肤完整性受损。

### (二)护理措施

1.休息与活动

(1)有全身严重水肿、血压高、尿量减少,应绝对卧床休息,最好取半坐卧位,以利于减轻心肺负担。

(2)水肿减轻,血压、尿量正常可逐步进行简单室内活动。

(3)恢复期患者应在其体能范围适当活动。整个治疗过程中患者应避免剧烈运动和劳累。

(4)协助患者在床上做四肢运动,防止肢体血栓形成。

2.摄入适当饮食

(1)蛋白质:选择优质蛋白(动物性蛋白)1 g/(kg·d)。当肾功能不全时,应根据肌酐清除率调整蛋白质的摄入量。

(2)热量:不少于 147 kJ/(kg·d),多食植物油、鱼油、麦片及豆类。

(3)水肿时给予低盐饮食,勿食腌制食品。

3.监测生命体征

监测生命体征、体重、腹围、出入量变化。

4. 观察用药后反应

在应用激素、细胞毒药物、利尿剂、抗凝药和中药时应观察用药后反应,出现不良情况时应及时给予处理。

5.关注患者心理

及时调整患者负面情绪,根据评估资料,调动患者的社会支持系统,为患者提供最大限度的物质和精神支持。

**(三)应急措施**

(1)出现左心衰竭时,应立即协助患者取端坐位或半坐卧位,双腿下垂。

(2)迅速建立静脉通路,遵医嘱静脉给予强心利尿剂。

(3)吸氧或 20%～30%酒精湿化吸氧。

(4)必要时行血液透析。

## 七、健康教育

(1)讲解积极预防感染的重要性,讲究个人卫生,注意休息。

(2)给予饮食指导,严格掌握、限制盐和蛋白质的摄入。

(3)坚持遵守医嘱用药,切勿自行减量或停用激素,了解激素及细胞毒药物的常见不良反应。

(4)及时疏导患者心理问题,多交流、多沟通,及时反馈各种检查结果。

(5)出院后要定期门诊随访。

（王婷婷）

# 第四节　肾　衰　竭

## 一、急性肾衰竭

急性肾衰竭(ARF)是由各种原因导致的双肾排泄功能在短期内(数小时至数天)突然急剧进行性下降,从而引起氮质潴留,水、电解质紊乱及酸碱平衡失调的临床综合征。常伴有少尿或无尿。

**(一)病因分类**

根据引起急性肾衰竭原因常可分为肾前性、肾后性和肾实质性 3 种。

1.肾前性

由于有效血容量或细胞外液减少导致肾灌注不足,初期为功能性肾功能不全,若不及时处理,可使有效肾灌流量进一步减少,易引起急性肾小管坏死。

2.肾后性

肾后性是指尿路梗阻引起的肾功能损害,常见原因包括结石、肿瘤、前列腺肥大、血块等机械因素造成的尿路梗阻。

3.肾实质性

(1)肾小管坏死是最常见的急性肾衰竭,主要病因为肾缺血及肾中毒。肾缺血病因如上述;肾中毒主要由药物毒物及重金属引起。

(2)急性或急进性肾小球肾炎。

(3)急性间质性肾炎。

(4)急性肾脏小血管或大血管疾病。

(二)诊断要点

1.临床表现

典型的急性肾小管坏死(少尿型)临床上分少尿期、多尿期、恢复期3个阶段。

(1)少尿期,尿量突然减少,少尿期从数天到3周以上。大多数为7～14天。少尿是指24小时尿量不足400 mL;24小时的尿量＜100 mL,则称为无尿。①水中毒:常可有面部和软组织水肿、体重增加、心力衰竭、肺水肿和脑水肿等。②高钾血症:在少尿的第2～3天,血清钾增高;4～5天后可达危险高值。患者表现为烦躁、嗜睡、肌张力低下或肌肉颤动、恶心呕吐、心律失常,并有高钾心电图改变,血钾＞5.5 mmol/L为高钾血症。③低钠血症:血钠低于135 mmol/L时,临床表现为淡漠、头晕、肌痉挛、眼睑下垂。④低钙血症:偶有抽搐。⑤高镁血症(3 mmol/L):反射消失。心动过速,传导阻滞,血压下降,肌肉瘫软等。⑥代谢性酸中毒:临床特点有嗜睡、疲乏、深大呼吸(Kussmaul呼吸)。严重者甚至昏迷。⑦氮质血症:在少尿期中常有厌食、恶心、呕吐、烦躁、反射亢进、癫痫样发作、抽搐和昏迷等。BUN和Scr逐天升高,需及时进行透析治疗。⑧高血压和心力衰竭:主要原因是水、钠过多。血压可达18.7～24.0/12.0～14.7 kPa(140～180/90～110 mmHg)。严重者可并发左心衰竭。

(2)多尿期:在不用利尿剂的情况下,每天尿量＞2 500 mL,此期可维持1～3周。①进行性尿量增多是肾功能恢复的标志,多尿者每天尿量可达3 000～5 000 mL。②早期仍然可有BUN及Scr的升高。③有出现高血钾的可能。④后期应注意低血钾的发生。

(3)恢复期:尿量逐渐恢复至正常,肾功能逐渐恢复。3～12个月肾功能可恢复正常,少数遗留永久性损害。非少尿型急性肾衰竭每天尿量超过800 mL,发生率为30%～60%,其临床表现较少尿型轻,但病死率仍达26%。

2.辅助检查

(1)尿液检查:尿色深,混浊,尿蛋白(＋～＋＋);镜下可见数量不等的红、白细胞,上皮细胞和管型。尿密度低(1.015～1.012):1.010。

(2)血液检查:BUN及Scr增高,Scr＞884 $\mu$mol/L,Ccr 1～2 mL/min。血钾多＞5.5 mmol/L,部分可正常或偏低。血钠降低,但也可正常。血钙低,血磷高。血pH下降,$HCO_3^-$下降。

(3)特殊检查:B超、CT及KUB检查双肾体积增大。

3.诊断标准

(1)有引起肾小管坏死的病因。

(2)每天尿量少于400 mL,尿蛋白(＋～＋＋)或以上。

(3)进行性氮质血症,Scr每天上升44.2～88.4 mmol/L,BUN每天上升3.6～10.7 mmol/L,Ccr较正常下降50%以上。

(4)B超检查显示双肾体积增大。

(5)肾脏活组织穿刺检查对急性肾衰竭有确诊意义。

## (三)鉴别要点

### 1.慢性肾衰竭

可根据病史、症状、实验室检查及 B 超检查进行鉴别。但要注意在慢性肾衰竭基础上合并急性肾衰竭。

### 2.肾前性少尿

(1)化验检查,其中尿密度和尿沉渣镜检是最简单、最基本的检查。肾前性少尿尿沉渣为透明管型,尿密度＞1.020,而肾性少尿则尿沉渣为棕色颗粒管型,尿密度＜1.010。

(2)快速补液和利尿药物诊断性试验早期可试用,如尿量不增,则肾性少尿可能性大,急性肾小管坏死的诊断一旦确定,快速补液应属禁忌。

### 3.肾后性急性肾衰竭

肾后性急性肾衰竭常由于急性尿路梗阻引起,比较少见。

### 4.急进性肾炎

急进性肾炎起病类似急性肾炎,在短期内发展至尿毒症,肾活检有大量新月体形成,预后较差。

### 5.急性间质性肾炎

急性间质性肾炎有药物过敏史及临床表现,尿中嗜酸性粒细胞增多,肾活检间质病变较重,预后尚可。

## (四)规范化治疗

### 1.少尿期治疗

急性肾衰竭的治疗,主要是少尿期的治疗。

(1)病因治疗:对肾前性和肾后性肾衰竭的因素,尽可能予以纠正。凡是影响肾脏灌注或直接对肾脏毒性作用的药物应停用。同时,纠正低血压、低血容量和维持电解质平衡。肌肉挤压伤,早期广泛切开。要尽可能避免使用肾毒性药物。

(2)营养管理:急性肾衰竭患者必须摄取足够热量,主要有高渗葡萄糖、脂类乳剂及必需氨基酸、水溶性维生素。应严格限制蛋白质摄入。

(3)维持水钠平衡:少尿期严格限制液体摄入量,24 小时补液量＝显性失水＋不显性失水－内生水量,明显水肿可应用利尿剂。上述治疗不成功的患者,透析或超滤对于缓解容量超负荷是有效的。

(4)电解质的处理。血钾超过 5.5 mmol/L 即为高钾血症,若超过 6.5 mmol/L 则需紧急处理,可给:①5％碳酸氢钠溶液 100～200 mL 静脉滴注。②10％葡萄糖酸钙 10～20 mL 稀释后静脉注射。③50％葡萄糖液 50～100 mL＋普通胰岛素 6～12 U 缓慢静脉注射。④紧急血液透析。少尿期低钠是由于稀释而引起,故限制液体摄入量、排出过多水分是防治低钠的有效措施。一般认为血清钠在 130～140 mmol/L 无须补充钠盐。

(5)代谢性酸中毒治疗:当血清 $HCO_3^-$ 下降 15 mmol/L 以下时,代谢性酸中毒需要治疗,口服或静脉给予碳酸氢钠。不能纠正者,需透析治疗。

(6)感染治疗:急性肾衰竭患者感染发生率为 30％～75％。抗菌药物使用必须慎重,如无明显感染,一般避免应用预防性抗菌药物。

(7)透析疗法。①指征:少尿 2 天或无尿 1 天;血尿素氮高于 28.6 mmol/L,血肌酐高于 530 $\mu$mol/L,二氧化碳结合力低于 11 mmol/L;尿毒症引起精神症状及消化道症状明显;药物和生物毒素中毒等。②预防透析：也可称为早期透析，在高代谢型等重症急性肾衰竭，如挤压综合征，在没有并发症前及早进行透析，可明显提高治愈率。

2.多尿期治疗

多尿早期仍应按少尿期的原则处理。如尿素氮继续升高和病情明显恶化，应继续进行透析。补液量应以保持体重每天下降 0.5 kg 为宜。根据血钠、血钾的数据，酌情添补电解质，以口服补充电解质为宜。供给足够热量和维生素，蛋白质要逐天加量，以保证组织修复的需要。

3.恢复期的治疗

此期约 3 个月，应增加营养，要避免使用对肾脏有损害的药物，定期复查肾功能。由于少数患者的肾脏不可逆性损害可转为慢性肾功能不全，应按慢性肾功能不全给予处理。

(五)护理措施

1.观察病情

(1)监测患者的神志、生命体征、尿量、血钾、血钠的情况。

(2)观察有无心悸、胸闷、气促、头晕等高血压及急性左心衰竭的征象。

(3)注意有无头痛、意识障碍、抽搐等水中毒或稀释性低钠血症的症状。

2.维持水平衡

(1)少尿期应严格记录 24 小时出入量。

(2)每天测体重一次，以了解水分潴留情况。

(3)严格限制水的摄入，每天的液体入量为前一天尿量加上 500～800 mL。

(4)观察呼吸状况，及时发现肺水肿或心力衰竭的发生。

(5)多尿期要防止脱水、低钠和低钾血症。

3.饮食与休息

(1)急性期应卧床休息，保持环境安静，以降低新陈代谢率，使废物产生减少、肾脏负担减轻。

(2)尿量增加、病情好转时，可逐渐增加活动量。

(3)对能进食的患者，给予高生物效价的优质蛋白及含钠、钾较低的食物，蛋白质的摄入量：早期限制为 0.5 g/(kg·d)，血液透析患者为 1～1.2 g/(kg·d)。同时给予高糖类、高脂肪，供给的热量一般为126～188 kJ/(kg·d)，以保持机体的正氮平衡。

4.预防感染

感染是急性肾衰少尿期的主要死亡原因。尽量安置患者在单人房间，保持病室清洁，定期消毒。协助做好口腔、皮肤护理。

5.做好心理疏导

将急性肾衰竭的疾病发展过程告诉患者，给予精神支持和安慰，减轻其焦虑不安的情绪，告诉患者及家属早期透析的重要性，以取得支持与配合。

(六)应急措施

当血钾超过 6.5 mmol/L，心电图表现异常变化时，最有效的方法为血液透析，准备透析治疗前应给予急诊处理，措施如下。

(1)10％葡萄糖酸钙 10～20 mL 稀释后缓慢静脉注射。

(2)静脉注射 11.2％乳酸钠 40～200 mL，伴有代谢性酸中毒时给予 5％碳酸氢钠 100～200 mL静脉滴注。

(3)10％葡萄糖液 250 mL 加普通胰岛素 8 U 静脉滴注，使钾从细胞外回到细胞内。

(4)呋塞米 20～200 mg 肌内注射或用葡萄糖稀释后静脉注入,使钾从尿中排除。

**(七)健康教育**

(1)应教育急性肾衰竭患者积极治疗原发病,增强抵抗力,减少感染的发生。

(2)指导合理休息,劳逸结合,防止劳累;严格遵守饮食计划,恢复期患者应加强营养,增强体质,适当锻炼;注意个人清洁卫生及保暖。

(3)学会自测体重、尿量;了解高血压脑病、左心衰竭、高钾血症及代谢性酸中毒的表现;定期门诊随访,监测肾功能、电解质等。

(4)控制、调节自己的情绪,保持愉快的心境,遇到病情变化时不恐慌,能及时采取积极的应对措施。

(5)避免伤肾的食物、药物进入体内。

## 二、慢性肾衰竭

慢性肾衰竭(CRF)是指各种慢性肾脏病(CKD)进行性进展,引起肾单位和肾功能不可逆的丧失,导致氮质潴留,水、电解质紊乱和酸碱平衡失调及内分泌失调为特征的临床综合征,常常进展为终末期肾衰竭(ESRD)。慢性肾衰竭晚期称为尿毒症。

**(一)病因**

1.各型原发性肾小球肾炎

膜增生性肾炎、急进性肾炎、膜性肾炎、局灶性肾小球硬化症等。

2.继发于全身性疾病

如高血压及动脉硬化、系统性红斑狼疮、过敏性紫癜肾炎、糖尿病、痛风等。

3.慢性肾脏感染性疾病

如慢性肾盂肾炎。

4.慢性尿路梗阻

如肾结石、双侧输尿管结石、尿路狭窄、前列腺肥大、肿瘤等。

5.先天性肾脏疾病

如多囊肾、遗传性肾炎及各种先天性肾小管功能障碍等。

**(二)诊断要点**

尿毒症患者的毒性症状是由于体内氮及其他代谢产物的潴留及平衡机制出现失调而出现的一系列症状。

1.水、电解质紊乱和酸碱平衡失调

(1)水钠平衡失调。

(2)高钾血症。

(3)酸中毒。

(4)低钙血症和高磷血症。

(5)高镁血症。

2.心血管和肺脏症状

(1)高血压。

(2)心力衰竭。

(3)心包炎。

（4）动脉粥样硬化。

（5）尿毒症肺炎及肺水肿。

**3.血液系统表现**

（1）贫血。

（2）出血倾向。

（3）白细胞计数可减少。

**4.神经肌肉系统症状**

早期注意力不集中,失眠,性格渐改变,记忆力下降。肌肉颤动、痉挛、呃逆,尿毒症时常有精神异常,如反应淡漠,谵忘,惊厥,昏迷,肌无力,肢体麻木、烧灼或疼痛。

**5.胃肠道症状**

食欲缺乏是慢性肾衰竭常见的最早表现,尿毒症时多有恶心、呕吐、消化道出血。此外可有皮肤瘙痒及尿毒症面容(肤色深并萎黄,轻度水肿)、肾性骨病及内分泌失调等。

**6.辅助检查**

（1）尿常规:尿密度降低,可见蛋白尿、管型尿等。

（2）肾功能检查及血电解质:血尿素氮、血肌酐升高;$P^{3+}$ 升高,$Na^+$、$Ca^{2+}$、$HCO_3^-$ 降低。

（3）血常规:红细胞及血红蛋白降低。

（4）影像学检查:B超可见双肾同步缩小,皮质变薄,肾皮质回声增强,血流明显减少;核素肾动态显像示肾小球滤过率下降及肾脏排泄功能障碍;核素骨扫描示肾性骨营养不良征;胸部X线可见肺淤血或肺水肿、心胸比例增大或心包积液、胸腔积液等。

**（三）鉴别要点**

当无明显肾脏病史、起病急骤者应与急性肾衰竭相鉴别。严重贫血者应与消化道肿瘤、血液系统疾病相鉴别。此外,还应重视对原发病及诱发因素的鉴别,判定肾功能损害的程度。

**（四）规范化治疗**

**1.一般治疗**

积极治疗原发病,禁用损害肾脏药物,及时去除诱发因素(如感染、发热、出血、高血压等),常可使病情恢复到原有水平。同时注意纠正水、电解质紊乱。

**2.对症治疗**

有高血压者,应限制钠盐摄入,并适当给予降压药物。伴有严重贫血者,应补充铁剂,皮下注射促红细胞生成素。并发肾性骨病者,应适量补充钙剂及维生素D或骨化三醇。

**3.延缓慢性肾衰竭**

（1）饮食疗法:一般采用高热量低蛋白饮食,应给予优质蛋白,如蛋类、乳类、鱼、瘦肉等,热量每天不少于 125.5 kJ/kg。尿量在每天 1 000 mL 以上,无水肿者不应限水,不必过分限制钠盐,少尿者应严格限制含磷、含钾的食物。

（2）必需氨基酸疗法:口服或静脉滴注必需氨基酸液。

（3）其他:口服氧化淀粉每天 20～40 g,可使肠道中尿素与氧化淀粉相结合而排出体外。中药大黄10 g,牡蛎 30 g,蒲公英 20 g,水煎至 300 mL,高位保留灌肠,每天 1～2 次。控制患者大便在每天2～3 次,促进粪氮排出增加。

**4.透析疗法**

可进行血液透析或腹膜透析。

5.肾移植

必要时可进行肾移植。

**(五)护理措施**

1.维持足够营养

(1)摄入适当的蛋白质,给予优质低蛋白,以动物蛋白为主。当患者尿少或血中尿素氮高于28.56 mmol/L,且每周透析1次,每天蛋白质摄入应限制在20～25 g;若每周透析2次,限制在40 g左右;若每周透析3次,则不必限制。

(2)摄取足够的热量,每天宜供给热量≥147 kJ/kg,糖类每天应在150 g以上,防止因热量不足发生体内蛋白质过度破坏,致代谢产物增加或发生酮症。

2.维持体液平衡

(1)定期测量体重,每天应在同一时间、穿同样数量衣服、排空膀胱后、使用同一体重计测量。

(2)准确记录24小时出入水量,每天尿量＞2 000 mL时,如果无明显水肿、高血压、心功能不全者不限制饮水量;如尿量减少或无尿患者,应严格控制入液量(包括服药时的饮水量),入液量一般为500～800 mL加前一天的尿量。透析者每天体重变化以不超过1.0 kg为原则。

(3)注意液体量过多的症状,如短期内体重迅速增加、出现水肿或水肿加重、血压升高、心率加快、颈静脉怒张、意识改变、肺底湿啰音等。

3.观察病情变化

生命体征有无心血管系统、血液系统、神经系统等并发症发生。

4.保证患者安全

(1)保证休息,慢性肾衰竭患者应卧床休息,避免劳累、受凉。贫血严重、心功能不全、血压高等患者,应绝对卧床休息。

(2)评价活动的耐受情况,活动时有无疲劳感、胸痛、呼吸困难、头晕、血压的改变等;活动后心率的改变,如活动停止3分钟后心率未恢复到活动前的水平,提示活动量过大。

(3)尿毒症末期,出现视力模糊,防止患者跌倒;对意识不清的患者,使用床档。

5.预防感染

(1)保持皮肤黏膜的完整性,每天以温水洗澡,以除去皮肤上的尿毒霜,避免用肥皂和酒精,以免皮肤更干燥。皮肤瘙痒可涂炉甘石洗剂,女性阴部瘙痒应用温水洗涤,保持局部干燥。

(2)保持口腔清洁湿润,以减少口腔唾液中的尿素,预防口臭、口腔溃疡及感染等。

(3)慢性肾衰竭患者抵抗力差,易继发感染。严格执行无菌操作,血液透析患者应预防动静脉内瘘的感染,减少探视,保持床单位清洁。

**(六)应急措施**

急性左心衰竭时,行急诊透析前给予以下应急措施。

(1)嘱患者取坐位,两腿下垂。

(2)给予持续高流量吸氧或20%～30%酒精湿化吸氧。

(3)必要时给予吗啡镇静。

(4)静脉注射毛花苷C或毒毛花苷K。

(5)静脉注射呋塞米20～40 mg。

(6)急诊行血液透析治疗。

### （七）健康教育

**1.生活指导**

应劳逸结合,避免劳累和重体力活动。严格遵从饮食治疗原则,尤其是蛋白质的合理摄入及控制水、钠的摄入量。

**2.准确记录**

准确记录每天的尿量、血压、体重。定期复查血常规、肾功能、血清电解质等。

**3.预防感染**

皮肤瘙痒时切勿用力搔抓,以防皮肤破损。保持会阴部清洁,观察有无尿路刺激征的出现。注意保暖,避免受凉以防上呼吸道感染。

**4.透析后护理**

血液透析患者应注意观察动静脉内瘘局部有无渗血,听诊血管杂音是否清晰。瘘侧肢体不可拎重物、打针、输液、测血压。腹膜透析患者保护好腹膜透析管道。

**5.遵医嘱用药**

让患者了解药物不良反应并定期门诊复查。

**6.心理护理**

护士应做好患者及家属的思想工作,解除患者的各种心理障碍,增强其战胜疾病的信心。

（王婷婷）

# 第五节 肾盂肾炎

肾盂肾炎是由各种病原微生物感染所引起的肾盂、肾盏及肾实质的感染性炎症,是泌尿系统感染中最常见的临床类型。肾盂肾炎为上尿路感染,尿道炎和膀胱炎为下尿路感染,而肾盂肾炎常伴有下尿路感染,临床上在感染难以定位时可统称为尿路感染。本病好发于女性,尤其是多见于育龄期妇女、女婴、老年女性和免疫功能低下者。

## 一、护理评估

### （一）致病因素

**1.病因**

尿路感染最常见的致病菌是肠道革兰阴性杆菌,其中以大肠埃希菌最常见,占70%以上,其次为副大肠埃希菌、变形杆菌、克雷伯杆菌、产气杆菌、沙雷杆菌、产碱杆菌和葡萄球菌等。致病菌常为1种,极少数为2种以上细菌混合感染。偶可由真菌、病毒和原虫感染引起。

**2.易感因素**

由于机体具有多种防御尿路病原微生物感染发生的机制,所以,正常情况下细菌进入膀胱不会引起肾盂肾炎的发生。主要易感因素如下。

（1）尿路梗阻和尿流不畅:是最主要的易感因素,以尿路结石最常见。尿路不畅时,尿路的细菌不能被及时冲刷清除出尿道,在局部生长和繁殖,易引起肾盂肾炎。

（2）解剖因素:女性尿道短、直而宽,尿道口距肛门、阴道较近,易被细菌污染,故易发生上行感染。

（3）尿路器械操作：应用尿道插入性器械时，如留置导尿管和膀胱镜检查、尿道扩张等可损伤尿道黏膜，或使细菌进入膀胱和上尿路而致感染。

（4）机体抵抗力低下：糖尿病、重症肝病、癌症晚期、艾滋病、长期应用激素和免疫抑制药等均易发生尿路感染。

3.感染途径

（1）上行感染：为最常见的感染途径，病原菌多为大肠埃希菌，以女性多见。细菌由尿道外口经膀胱、输尿管逆流上行到肾盂，引起肾盂炎症，再经肾盏、肾乳头至肾实质。

（2）血行感染：致病菌多为金黄色葡萄球菌。病原菌从体内感染灶如扁桃体炎、鼻窦炎、龋齿或皮肤化脓性感染等侵入血流，到达肾皮质引起多发性小脓肿，再沿肾小管向下扩散至肾乳头、肾盂及肾盏，引起肾盂肾炎。

（3）淋巴道感染：病原菌从邻近器官的病灶经淋巴管感染。

（4）直接感染：外伤或肾、尿路附近的器官与组织感染，细菌直接蔓延至肾引起肾盂肾炎。

**（二）身体状况**

按病程和病理变化可将肾盂肾炎分为急性和慢性两型。

1.急性肾盂肾炎

（1）起病急剧：病程不超过半年。

（2）全身表现：常有寒战、高热，体温升高达 38.5～40 ℃，常伴有全身不适、头痛、乏力、食欲缺乏、恶心呕吐等全身毒血症症状。

（3）泌尿系统表现：可有腰痛、肾区不适和尿路刺激征，上输尿管点或肋腰点压痛，肾区叩击痛。重者尿外观浑浊，呈脓尿、血尿。

2.慢性肾盂肾炎

急性肾盂肾炎反复发作，迁延不愈，病程超过半年即转为慢性肾盂肾炎。慢性肾盂肾炎症状一般较轻，或仅有低热、倦怠，无尿路感染症状，但多次尿细菌培养均呈阳性，称"无症状菌尿"。急性发作时与急性肾盂肾炎症状相似，如不及时治疗可导致肾功能减退，最终可发展为肾衰竭。

3.并发症

常见有慢性肾衰竭、肾盂积水、肾盂积脓、肾周围脓肿等。

**（三）心理社会状况**

由于起病急，症状明显，女性患者羞于检查，或反复发作迁延不愈，患者易产生焦虑、紧张和悲观情绪。

**（四）实验室及其他检查**

1.尿常规检查

尿液外观浑浊；急性期尿沉渣镜检可见大量白细胞和脓细胞，如出现白细胞管型，对肾盂肾炎有诊断价值；少数患者有肉眼血尿。

2.血常规检查

急性期白细胞总数及中性粒细胞增高。

3.尿细菌学检查

尿细菌学检查是诊断肾盂肾炎的主要依据。新鲜清洁中段尿细菌培养，菌落计数 $\geqslant 10^5/mL$ 为阳性，菌落计数低于 $10^4/mL$ 为污染，如介于两者之间为可疑阳性，需复查或结合病情判断。

4.肾功能检查

急性肾盂肾炎肾功能多无改变,慢性肾盂肾炎可有夜尿增多、尿比重低而固定,晚期可出现氮质血症。

5.X线检查

X线腹部平片及肾盂造影可了解肾的大小、形态、肾盂肾盏变化以及尿路有无结石、梗阻、畸形等情况。

6.超声检查

可准确判断肾大小、形态以及有无结石、囊肿、肾盂积水等。

## 二、护理诊断及医护合作性问题

### (一)体温过高
体温过高与细菌感染有关。

### (二)排尿异常
排尿异常与尿路感染所致的尿路刺激征有关。

### (三)焦虑
焦虑与症状明显或病情反复发作有关。

### (四)潜在并发症
有慢性肾衰竭、肾盂积水、肾盂积脓和肾周围脓肿。

## 三、治疗及护理措施

### (一)治疗要点

1.一般治疗

急性期全身症状明显者应卧床休息,饮食应富有热量和维生素并易于消化,高热脱水时应静脉补液,鼓励患者多饮水、勤排尿,促使细菌及炎性渗出物迅速排出。

2.抗菌药物治疗

原则上应根据致病菌和药敏试验结果选用抗菌药,但由于大多数病例为革兰阴性杆菌感染,急性型患者常不等尿培养结果,即首选对此类细菌有效,而且在尿中浓度高的药物治疗。

(1)常用药物:①喹诺酮类。如环丙沙星、氧氟沙星,为目前治疗尿路感染的常用药物,病情轻者,可口服用药;较严重者宜静脉滴注,环丙沙星 0.25 g,或氧氟沙星 0.2 g,每 12 小时 1 次。②氨基糖苷类。庆大霉素肌内注射或静脉滴注。③头孢类。头孢唑啉肌内或静脉注射。④磺胺类。复方磺胺甲基异噁唑(复方新诺明)口服。

(2)疗效与疗程:若药物选择得当,用药 24 小时后症状即可好转,如经 48 小时仍无效,应考虑更换药物。抗菌药用至症状消失,尿常规转阴和尿培养连续 3 次阴性后 3～5 天为止。急性肾盂肾炎一般疗程为10～14 天,疗程结束后每周复查尿常规和尿细菌培养 1 次,共 2～3 周,若均为阴性,可视为临床治愈。慢性肾盂肾炎疗程应适当延长,选用敏感药物联合治疗,疗程 2～4 周;或轮换用药,每组使用 5～7 天查尿细菌,如连续 2 周(每周 2 次)尿细菌检查阴性,6 周后再复查1 次仍为阴性,则为临床治愈。

### (二)护理措施

**1.病情观察**

观察生命体征,尤其是体温变化;观察尿路刺激征及伴随症状的变化,有无并发症等。

**2.生活护理**

(1)休息:为患者提供安静、舒适的环境,增加休息和睡眠时间。高热患者应卧床休息,体温超过39 ℃时需行冰敷、乙醇擦浴等措施进行物理降温。

(2)饮食护理:给予高蛋白、丰富维生素和易消化的清淡饮食,鼓励患者多饮水,每天饮水量不少于2 000 mL。

**3.药物治疗的护理**

(1)遵医嘱用药,轻症者尽可能单一用药,口服有效抗生素2周;严重感染宜联合用药,采用肌内注射或静脉给药;已有肾功能不全者,则避免应用肾毒性抗生素。

(2)观察药物疗效,协助医师判断停药指征。

(3)注意药物的不良反应,诺氟沙星、环丙沙星可引起轻微消化道反应、皮肤瘙痒等;氨基糖苷类药物对肾脏和听神经有毒性作用,可引起耳鸣、听力下降,甚至耳聋;磺胺类药物服药期间要多饮水和服用碳酸氢钠以碱化尿液,增强疗效和减少磺胺结晶的形成。

**4.尿细菌学检查的标本采集**

(1)宜在使用抗生素前或停药5天后留取尿标本。

(2)留取清洁中段尿标本前用肥皂水清洗外阴部,不宜用消毒剂,指导患者留取尿标本于无菌容器内,于1小时内送检。

(3)最好取清晨第1次(尿液在膀胱内停留6～8小时或以上)的清洁、新鲜中段尿送检,以提高阳性率。

(4)尿标本中注意勿混入消毒液;女性患者留取尿标本时应避开月经期,防止阴道分泌物及经血混入。

**5.心理护理**

向患者说明紧张情绪不利于尿路刺激征的缓解,指导患者放松身心,消除紧张情绪及恐惧心理,树立战胜疾病的信心,共同制订护理计划,积极配合治疗。

**6.健康教育**

(1)向患者及家属讲解肾盂肾炎发病和加重的相关因素,积极治疗和消除易感因素。尽量避免导尿及尿道器械检查,如果必须进行,应严格无菌操作,术后应用抗菌药以防泌尿系统感染。

(2)指导患者保持良好的生活习惯,合理饮食,多饮水,勤排尿,尽量不留残尿;保持外阴清洁,女性患者忌盆浴,注意月经期、妊娠期、产褥期卫生。

(3)加强身体锻炼,提高机体抵抗力。

(4)育龄妇女患者,急性期治愈后1年内应避免妊娠。与性生活有关的反复发作患者,应于性生活后立即排尿和行高锰酸钾坐浴。

(5)告知患者遵医嘱坚持按疗程应用抗菌药物是最重要的治疗措施,嘱患者不可随意增减药量或停药,以达到彻底治愈的目的,避免因治疗不彻底而演变为慢性肾盂肾炎。慢性肾盂肾炎应按医嘱用药,定期检查尿液,出现症状立即就医。

(王婷婷)

# 第六节 先天性肾盂积水

由于先天性肾盂、输尿管连接部梗阻,尿液从肾盂排出受阻,肾内压增高,肾盂、肾盏逐渐扩张,肾实质受压萎缩,肾分泌功能减退称为肾积水。常见原因为肾盂、输尿管连接部狭窄;肾盂、输尿管连接部瓣膜;异位血管压迫。

## 一、临床特点

### (一)症状体征

**1.腹部包块**

大多在患侧能触及肿块,位于一侧腰腹部,呈囊性、界限清楚、表面光滑且有压痛。

**2.腰腹部疼痛**

腰腹部疼痛见于较大儿童,多以钝痛为主。由于肾脏扩大,肾包膜被牵拉,出现钝痛。

**3.消化道功能紊乱**

厌食、体重不增、发育迟缓。腹痛发作时可出现恶心、呕吐等。

**4.尿路感染**

脓尿或发热,婴幼儿多见。

**5.血尿**

一般为镜下血尿,见于 20%～30% 病例。

### (二)辅助检查

(1)B超可见肾盂扩大,肾皮质变薄。

(2)静脉肾盂造影(IVP)大多数能显示出肾盂及肾盏扩张影像。

(3)MRI显示肾盂、肾盏积水扩张,肾盂与输尿管移行部变细,肾皮质变薄。

(4)核素肾图(ECT)可显示肾功能不同程度受损。

(5)尿常规可有尿路感染征象。

## 二、护理评估

### (一)健康史

了解住院前患儿的健康状况,有无反复发作的腹痛、剧烈的绞痛、恶心、呕吐、尿量减少。

### (二)症状、体征

评估患儿有无腰痛、腹痛、腹部包块大小及全身状况,有无尿路感染和消化道功能紊乱的表现。

### (三)社会、心理

了解患儿及家长对手术治疗的承受能力、对手术方式是否理解,特别是对暂时性尿流改道和排尿方式改变的心理准备。患儿及家长是否得到肾盂积水疾病的健康指导。

### (四)辅助检查

了解各种辅助检查尤其是肾功能检查的结果及尿常规白细胞数。以明确肾积水的原因和分型。

## 三、常见护理问题

### (一)焦虑
与陌生的环境、手术的危险性、预后未知有关。

### (二)疼痛
与手术切口、引流管牵拉有关。

### (三)有感染的危险
与术前排尿不畅、术后手术切口及引流管留置有关。

### (四)引流管脱出的危险
与多根引流管留置、患儿年幼好动,家长知识缺乏有关。

### (五)合作性问题
急性尿闭、吻合口狭窄、吻合口瘘、出血。

## 四、护理措施

### (一)术前
(1)预防泌尿系统感染,适量饮水,勤换内裤,保持外阴清洁。

(2)注意休息,活动适度,避免肾区受碰撞,导致肾损伤。

(3)术前常规备皮,普鲁卡因皮试,禁食,术晨更换手术衣服。

### (二)术后
1.休息

术后麻醉清醒前取去枕平卧位,防止呕吐物窒息。约束四肢,限制活动量,防止翻身时引流管过度牵拉。

2.监测生命体征

观察切口敷料有无渗血、渗液情况,术后监测血压3天。

3.饮食护理

给高热量、高蛋白、富含维生素饮食,肾功能正常者鼓励多饮水,每天饮水 500～1 000 mL,限制各种碳酸饮料摄入,防止尿酸结晶堵塞引流管。

4.皮肤护理

勤擦洗,定时更换体位,臀部可垫质软毛巾。

5.引流管的护理

确保引流管通畅,妥善固定。观察引流液的性质、颜色,记录管内引流量及尿量,定期监测血生化、肾功能。管理好三根引流管,使之不滑脱、不堵塞、不被过度牵拉。

(1)肾盂引流管:在肾盂中起引流尿液,减轻肾盂压力,促进肾修复作用。开始为血性液体,3～5 天后颜色转清,有大量尿液排出,术后 10～12 天拔管。

(2)输尿管支撑管:在肾盂、输尿管吻合处,使吻合口通畅,利于吻合口生长,防止狭窄,一般无尿液或少量血性尿液排出,术后 7～10 天拔管。

(3)肾周引流管:利于少量渗血、渗液排出,一般不超过 100 mL,术后 2～3 天拔管。

(4)引流液如混浊,协助做尿培养及药敏试验。

(5)肾盂引流管拔管前先夹管,观察患儿有无发热、呕吐、腰腹胀痛等反应。经肾盂引流管注入亚甲蓝者,鼓励多饮水以促进亚甲蓝排出,并注意观察小便是否为蓝色,记录排出时间。

**(三)健康教育**

1.术前

(1)告诉家长因引起肾积水的原因较多,术前须进行多项检查,完善这些检查对明确诊断很重要,需要耐心等待。

(2)告诉患儿及家长不要一次大量饮水,以免引起腹痛甚至肾绞痛。消化道症状明显者可暂禁食。

2.术后

(1)饮食护理:应强调让患儿多饮水对疾病康复的意义,鼓励多饮水,可多食西瓜、梨等水分多的水果,限制各种碳酸饮料摄入,如雪碧、可乐等,防止尿酸结晶堵塞引流管。因卧床大便容易干结,可食用新鲜的水果、蔬菜保持大便通畅。

(2)耐心解释三根引流管的重要性,为防止孩子误拔引流管和活动过多可能引起的出血,约束四肢是必要的。可以让患儿多喝水;强调多饮水对疾病康复的意义,要求患儿及家长密切配合。

## 五、出院指导

**(一)按时服药**

按医嘱继续口服抗生素,指导家长及时服药。

**(二)预防感染**

注意休息,保持会阴部清洁,勤换内裤,防止逆行性尿路感染。

**(三)定期复查**

出院后注意尿常规监测,一般出院后每3天化验尿常规一次,常需监测4周,正常后经医师同意停止监测。分别于术后1个月、3个月、半年、1年复查B超,了解患侧肾脏情况,中、重度肾积水术后肾盂很难恢复正常大小和形态,以后每年复查一次B超了解肾脏发育情况,早期发现并发症。双肾积水患儿需要定期肾功能检查。注意血压监测,特别是成年后的血压。

(王婷婷)

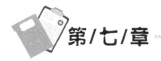

# 普外科护理

## 第一节　水、电解质、酸碱失衡护理

体液的主要成分是水和电解质。正常的体液容量、渗透压、电解质浓度及酸碱平衡是维持机体正常代谢及各器官系统正常运行的基本保证。体液的相对恒定主要由神经-内分泌系统来调节，疾病、创伤、感染、手术等均可导致机体水、电解质和酸碱平衡紊乱，严重时甚至危及生命。体液失衡主要包括以下 3 种情况：容量失调、浓度失调和成分失调。临床最常见的类型为水和钠代谢紊乱、钾代谢异常、酸碱平衡紊乱等。本节将详细介绍各种不同类型体液失衡的判断标准、临床表现、处理原则、护理措施。

### 一、水和钠代谢紊乱的护理

#### (一)三种类型缺水

$Na^+$ 是细胞外液中主要的阳离子。当机体代谢紊乱时，缺水和缺钠常同时存在，只是不同原因引起的缺水和缺钠程度不同，表现为以缺水为主或以缺钠为主，或二者成比例丢失。根据细胞外液渗透压和血清钠浓度的不同可分为等渗性缺水、低渗性缺水和高渗性缺水。不同类型的水钠代谢紊乱有不同的特征和处理原则(表 7-1)。

表 7-1　不同类型缺水的特征和处理原则

| 缺水类型 | 丢失成分 | 临床表现 | 实验室检查 | 常见原因 | 处理原则 |
|---|---|---|---|---|---|
| 等渗性缺水 | 缺钠与缺水等比 | 恶心、呕吐、口唇干燥、眼窝凹陷、皮肤弹性降低、少尿但不口渴 | 血液浓缩、血清钠浓度正常 | 消化液急性丧失和体液大量丧失，如大量呕吐、肠瘘、急性腹膜炎、大面积烧伤等 | 去除病因，补充等渗盐水或平衡盐溶液 |
| 低渗性缺水 | 缺钠大于缺水 | 疲乏、头晕、手足麻木、可伴恶心、呕吐、脉搏细速、血压不稳定或下降、少尿但不口渴 | 血清钠浓度 $<135\ mmol/L$ | 消化液缓慢持续丢失致钠盐流失过多，如反复呕吐、持续胃肠减压、慢性肠梗阻等；创面的慢性渗液；临床治疗过程中钠盐补充不足等 | 去除病因，限制饮水，补充高渗盐水或等张液体 |

| 缺水类型 | 丢失成分 | 临床表现 | 实验室检查 | 常见原因 | 处理原则 |
|---|---|---|---|---|---|
| 高渗性缺水 | 缺水大于缺钠 | 口渴、烦躁、乏力、皮肤弹性差、眼窝凹陷、尿少、尿比重增高,严重者可出现谵妄、昏迷 | 血清钠浓度>150 mmol/L | 水分摄入不足,如禁食、吞咽困难、鼻饲高浓度营养液、昏迷患者液体补充不足等;水分丧失过多,如高热患者大量出汗、糖尿病患者血糖控制不佳致高渗性利尿、大面积烧伤创面渗液等 | 去除病因,防止水继续丢失,补充 0.45% 低渗盐水或右旋糖酐-40 |

1.常见护理诊断/问题

(1)体液不足:与大量呕吐、肠瘘、持续胃肠减压、大面积烧伤、高热等各种原因导致体液和消化液急性和慢性丧失有关。

(2)有受伤的危险:与低血压、意识障碍有关。

2.护理措施

(1)及时补充血容量。①定量:需补充生理需要量、累积损失量和继续损失量。a.生理需要量计算公式为体重的第一个 10 kg×100 mL/(kg·d)+体重的第 2 个 10 kg×50 mL/(kg·d)+其余体重×20 mL/(kg·d)。65 岁以上老人或心脏疾病患者酌减,婴儿及儿童可根据需要增加。b.累积损失量,指估计已经丢失的体液量。c.继续损失量,需估计外在性失液和内在性失液量。低渗性缺水应先补足血容量再补钠,补钠公式为需补钠量(mmol/L)=[正常血钠值(mmol/L)-测得血钠值(mmol)]×体重(kg)×0.6(女性为 0.5)。此外,需补充每天氯化钠正常需要量 4.5 g。高渗性缺水时可根据血清钠浓度计算补液量:补液量=[测得血钠值(mmol/L)-正常血钠值(mmol/L)]×体重(kg)×4 或根据临床表现估计失水量占体重的百分比,每丧失体重的 1%,需补液 400～500 mL,同时还需补充每天生理需要量 2 000 mL。②定性:等渗性缺水应静脉输注平衡盐溶液或等渗盐水效果较理想;低渗性缺水应静脉输注高渗盐水或含盐溶液;高渗性缺水应鼓励患者多饮水,停用一切含钠液体,可遵医嘱输注 0.45% 氯化钠溶液或右旋糖酐-40。③定时:为避免水中毒,估计的补液量应分 2 天补足。低渗性缺水估计的补钠量一般于当日先补 1/2 量,余下的 1/2 量第 2 天补给。④定效:护士在补液过程中,应严密观察患者精神状态有无改善,缺水征象有无恢复,生命体征是否平稳,血流动力学指标是否稳定,血生化指标和尿液检查结果是否好转等。

(2)减少受伤的危险:评估患者有无跌倒、坠床的风险,并落实防护措施。保持走道通畅,光线适宜,对血压偏低者应告知其缓慢改变体位,以免因眩晕或直立性低血压而跌倒;对意识模糊的患者应加强巡视、合理使用床栏、适当运用约束等,以免发生意外。

3.护理要点

(1)定量、定性、定时实施液体疗法是恢复体液平衡的关键。

(2)在静脉补液的过程中严密监测心脏功能,警惕心力衰竭的发生。

(3)补钠和降钠的速度均不宜过快,在治疗过程中应密切监测血钠浓度,避免治疗性低钠血症或高钠血症的发生。

### (二)水中毒

水中毒又称稀释性低钠血症,是机体摄入水量超过了排出水量,导致水潴留,引起循环血量增多和血浆渗透压下降。常见病因为机体摄入水过多,肾功能不全,各种原因引起的抗利尿激素分泌过多等。水中毒按起病的急、缓分为两类:急性水中毒,因脑细胞水肿可致颅内压增高,出现头痛、嗜睡、谵妄、昏迷等神经精神症状,严重者可发生脑疝;慢性水中毒,临床表现不典型,常被原发病症状掩盖,可出现嗜睡、乏力、恶心、呕吐等,体重增加明显。处理原则:去除病因,立即停止水分摄入,排出体内多余的水分。

**1.常见护理诊断/问题**

(1)体液过多:与水分摄入过多、排出不足有关。

(2)有受伤的危险:与意识障碍有关。

(3)潜在并发症:脑水肿、肺水肿、脑疝等。

**2.护理措施**

(1)停止水分摄入:诊断明确后,立即严格控制水分的摄入量和速度,停止可能继续增加体液量的治疗,如使用大量低渗溶液或清水洗胃、灌肠等。

(2)排出多余水分:遵医嘱使用利尿剂如20%甘露醇或呋塞米促进水分的排出。需行血液净化治疗的患者应遵循血液净化护理常规,准确记录尿量或超滤液量。

(3)密切观察病情变化:监测生命体征,观察有无头痛、嗜睡、谵妄、昏迷、呼吸困难等表现,评估有无脑水肿、肺水肿的征象。

(4)落实安全防护措施:评估患者有无压疮、跌倒、坠床等的风险,并落实防护措施。

**3.护理要点**

水中毒的预防更重要。对各类患者输液治疗避免过量;对急性肾功能不全和慢性心功能不全患者,更应严格限制入量。

## 二、钾代谢异常的护理

钾是细胞内主要的电解质,人体内98%的钾存在于细胞内。正常血钾浓度为3.5~5.5 mmol/L。钾参与机体细胞的代谢,维持神经组织的正常功能,维持细胞内液的渗透压及酸碱平衡,维持心肌正常功能。钾代谢异常包括低钾血症和高钾血症。

### (一)低钾血症

低钾血症是指血清钾浓度低于3.5 mmol/L。常见病因有钾摄入不足,如长期禁食或静脉补钾不足;钾排出过多,如呕吐、腹泻、利尿等;钾分布异常,大量钾离子转移到细胞内等。临床表现如下。①肌无力:最早出现,首先是四肢软弱无力,而后可延及躯干及呼吸肌,当呼吸肌受累时,可致呼吸困难或窒息;②肠麻痹表现:厌食、恶心、呕吐、腹胀、肠鸣音消失;③心功能异常:主要是节律异常和传导阻滞;④代谢性碱中毒:出现反常性酸性尿。处理原则为去除病因,减少钾的继续丢失,正确补钾。

**1.常见护理诊断/问题**

(1)活动无耐力:与低钾血症导致肌无力有关。

(2)有受伤的危险:与肌无力或意识障碍有关。

(3)潜在并发症:心律失常。

2.护理措施

(1)补钾,分口服和静脉补钾两种方式。优选口服补钾,遵医嘱给予10％氯化钾或枸橼酸钾溶液口服。外科患者不能口服补钾时,遵医嘱静脉补钾。静脉补钾原则:①浓度不应过高,输注溶液中钾浓度不宜超过40 mmol/L(相当于3 g氯化钾);②速度不应过快,补钾速度不宜超过20 mmol/h;③总量不宜过多,根据血钾降低程度确定补钾量,一般每天补钾40～80 mmol(3～6 g);④见尿补钾,伴有休克的患者,应先补充血容量,待尿量超过40 mL/h时,再静脉补钾;⑤禁止静脉推注。

(2)密切观察病情变化:严密监测患者呼吸、心率、心律、血钾的变化。

(3)落实安全防护措施:因患者四肢无力,护士应做好跌倒、坠床危险因素评估,落实各项护理措施,预防跌倒、坠床事件发生。

3.护理要点

(1)静脉补钾应严格遵循补钾原则,即浓度不应过高,速度不应过快,总量不宜过多,见尿补钾。

(2)10％氯化钾注射液属于高危药品,使用不当可能会引起严重后果。护士在配制药液及给药时一定要注意三查七对,同时要保证双人核对。

**(二)高钾血症**

高钾血症是指血清钾浓度高于5.5 mmol/L。常见病因有钾摄入过多,如口服或静脉补充过多钾或使用含钾药物等;钾排出减少,如肾功能不全、应用保钾利尿剂等;钾分布异常,大量细胞内钾转移至细胞外等。患者可表现为意识淡漠、感觉异常、软弱无力、腹胀、腹泻;严重者可出现血压下降、皮肤湿冷、苍白或青紫等;最严重的表现为心搏骤停,多发生在舒张期。典型的心电图表现为早期T波高而尖,Q-T间期延长,随后出现QRS波增宽,P-R间期延长。处理原则为积极治疗原发病,控制钾的摄入,促进钾的排出,防治并发症。

1.常见护理诊断/问题

(1)活动无耐力:与高钾血症导致的肌无力、软瘫有关。

(2)有受伤的危险:与肌无力或意识障碍有关。

(3)潜在并发症:心律失常、心搏骤停等。

2.护理措施

(1)限制钾的摄入:停用一切含钾药物,禁食含钾高的食物,如牛奶、香蕉、橘子汁、番茄汁等。

(2)降低血清钾浓度。主要有两种方式。①促使$K^+$转入细胞内:可遵医嘱输注5％碳酸氢钠溶液、25％葡萄糖和胰岛素溶液;②促使$K^+$排出体外:可遵医嘱静脉推注呋塞米、口服阳离子交换树脂、行血液透析或腹膜透析等。

(3)密切观察病情变化:严密监测患者心率、心律、心电图及血钾的变化。

(4)防治心律失常:一旦出现心律失常应立即通知医师,遵医嘱处理;若出现心搏骤停,立即行心肺复苏。

(5)落实安全防护措施:做好跌倒、坠床危险因素评估,落实各项护理措施,预防跌倒、坠床事件发生。

3.护理要点

(1)严重高钾血症可致严重的并发症:心搏骤停,故应及早发现与处理。

(2)肾功能障碍或长期使用保钾利尿剂的患者,应限制摄入含钾高的食物和药物,并定期复诊,监测血钾浓度,以免发生高钾血症。

### 三、酸碱平衡失调的护理

原发性酸碱平衡失调可分为代谢性酸中毒、代谢性碱中毒、呼吸性酸中毒、呼吸性碱中毒四大类。有时可出现混合型酸碱平衡失调,即同时存在两种以上的原发性酸碱平衡失调。pH、$HCO_3^-$、$PaCO_2$ 是反映机体酸碱平衡的三个基本要素。正常情况下,血浆 pH 为 7.35～7.45,血浆 $HCO_3^-$ 浓度为 22～27 mmol/L,$PaCO_2$ 为 35～45 mmol/L。

#### (一)代谢性酸中毒

代谢性酸中毒临床最常见,是由于体内酸性物质产生或积聚过多,或 $HCO_3^-$ 丢失过多所致。代偿期血浆 pH 可在正常范围,失代偿时血浆 pH<7.35。常见病因为酸性物质摄入过多;碱性物质丢失过多,如腹泻、肠瘘等;体内酸性物质产生过多,如缺氧或组织低灌注致乳酸堆积或糖尿病酮症酸中毒;$H^+$ 排出减少,如肾功能不全等。轻度代谢性酸中毒可无症状;重度代谢性酸中毒患者可有眩晕、疲乏、感觉迟钝、烦躁或昏迷,呼吸深快,频率达 40～50 次/分,呼出气体有酮味。患者面色潮红、心率增快、血压低,还可出现对称性肌张力减弱、腱反射减弱或消失,伴缺水表现。此外,易发生心律不齐、急性肾功能不全和休克。处理原则为积极治疗原发病,消除诱因,逐步纠正酸中毒。

1.常见护理诊断/问题

(1)口腔黏膜受损:与代谢性酸中毒所致呼吸深快有关。

(2)有受伤的危险:与意识障碍有关。

(3)潜在并发症:高钾血症、代谢性碱中毒。

2.护理措施

(1)补充液体和碱剂:轻度代谢性酸中毒可靠自身调节机制纠正。$HCO_3^-$ 低于 10 mmol/L 的重症酸中毒患者,应遵医嘱补液和使用碱剂,常用的碱剂为 5%碳酸氢钠溶液。过快纠正酸中毒,可引起大量 $K^+$ 移到细胞内,引起低钾血症,应注意观察及补钾。

(2)停用一切含钾药物:因代谢性酸中毒合并高钾血症,故应禁食含钾高的食物,如牛奶、香蕉、橘子汁、番茄汁等。

(3)密切观察病情变化:监测生命体征、动脉血气、血电解质的变化,观察有无高钾血症的发生。输注碳酸氢钠时关注有无代谢性碱中毒的发生。

(4)落实安全防护措施:做好跌倒、坠床、压疮危险因素评估,落实各项护理措施,预防不良事件发生。

3.护理要点

(1)代谢性酸中毒如未及时纠正可致高钾血症,严重高钾血症可致心搏骤停。

(2)5%碳酸氢钠为高渗性溶液,输注速度不可过快,输注时应严密观察有无液体外渗,以免发生局部组织坏死。

#### (二)代谢性碱中毒

代谢性碱中毒是由于体内 $H^+$ 丢失或 $HCO_3^-$ 增多所致。代偿期血浆 pH 可在正常范围,$HCO_3^-$ 可有一定程度增高;失代偿期血浆 pH 和 $HCO_3^-$ 明显增高。常见病因为胃液丧失过多、碱性物质摄入过多、低钾血症、使用利尿剂等。轻者无明显表现,偶有呼吸浅慢,或出现谵妄、精神错乱等,可有缺水或低钾血症表现。严重者可因神经系统或其他系统功能障碍而出现昏迷。

处理原则为积极治疗原发病,逐步纠正碱中毒。

1.常见护理诊断/问题

(1)有受伤的危险:与意识障碍有关。

(2)潜在并发症:低钾血症、低钙血症。

2.护理措施

(1)用药护理:对于因胃液丢失所致的碱中毒,可遵医嘱静脉输注等渗盐水或葡萄糖盐水。严重的代谢性碱中毒者可遵医嘱使用稀释的盐酸溶液或盐酸精氨酸溶液,输注稀盐酸溶液时应选择中心静脉通道,控制滴速,避免发生溶血反应。碱中毒时常合并低钾血症,遵医嘱静脉补充氯化钾时应遵循补钾原则。

(2)密切观察病情变化:盐酸精氨酸溶液可导致高钾血症,使用时应严密监测生命体征、心电图、动脉血气、电解质的变化。

(3)落实安全防护措施:做好跌倒、坠床、导管滑脱、压疮危险因素评估,落实各项护理措施,预防护理不良事件发生。

3.护理要点

(1)稀释的盐酸溶液严禁从外周静脉输入,以免液体外渗发生软组织坏死。

(2)输注盐酸精氨酸溶液时,应密切观察有无高钾血症的发生。

**(三)呼吸性酸中毒**

呼吸性酸中毒是由于肺泡通气及换气功能减弱,不能充分排出体内生成的 $CO_2$,导致血中 $PaCO_2$ 增高,引起高碳酸血症。动脉血气结果显示血浆 pH 降低,$PaCO_2$ 增高,血浆 $HCO_3^-$ 正常。常见病因有呼吸中枢抑制,如麻醉过深、镇静剂过量、颅内压增高等;胸部活动受限,如胸壁损伤、胸腔积液、积气等;呼吸道梗阻或肺部疾病;呼吸机参数设置不当等。处理原则为积极治疗原发病,改善患者通气,必要时使用呼吸机辅助或控制呼吸。

1.常见护理诊断/问题

(1)低效型呼吸形态:与呼吸道梗阻、呼吸中枢抑制、呼吸机使用不当有关。

(2)有受伤的危险:与二氧化碳蓄积引起意识改变有关。

(3)潜在并发症:脑水肿、脑疝、呼吸骤停、高钾血症等。

2.护理措施

(1)呼吸支持和人工气道护理:解除呼吸道梗阻,给予低流量吸氧,必要时建立人工气道。使用呼吸机时,应注意呼吸机各项参数的设置,如潮气量、呼吸频率、氧浓度、压力支持等,以维持有效的通气及换气功能。同时做好人工气道的护理,妥善固定,保持通畅,及时吸净痰液,倾倒呼吸机管路积水。对无禁忌证者,应抬高床头 $30°\sim45°$。对气管插管的患者应做好口腔护理,动态监测囊内压,以预防呼吸机相关性肺炎的发生。

(2)密切观察病情变化:严密监测生命体征、动脉血气、血电解质的变化,动态观察呼吸频率、深度及呼吸困难改善情况,预防并发症的发生。

(3)落实安全防护措施:做好跌倒、坠床、导管滑脱、压疮危险因素评估,落实各项护理措施,预防护理不良事件发生。

3.护理要点

(1)呼吸机使用不当可引起呼吸性酸中毒,应合理设置各项呼吸参数,保证足够的有效通气量,改善缺氧,促进 $CO_2$ 排出。

（2）对行气管插管或气管切开的患者，一定要动态评估导管滑脱的危险因素，并采取有效措施，如妥善固定、合理约束、适度镇痛镇静、健康教育等，防止非计划性拔管的发生。

**（四）呼吸性碱中毒**

呼吸性碱中毒是由于肺泡通气过度，体内 $CO_2$ 排出过多，导致血液中 $PaCO_2$ 降低，引起低碳酸血症。动脉血气结果显示血浆 pH 增高，$PaCO_2$ 和血浆 $HCO_3^-$ 下降。常见病因有高热、疼痛、严重创伤或感染、中枢神经系统疾病、呼吸机辅助通气过度等。多数患者出现呼吸急促，心率增快，可伴眩晕、手足或口唇麻木及针刺感、肌肉震颤等。危重患者发生急性呼吸性碱中毒提示预后不良。处理原则为积极治疗原发病同时对症治疗。

1.常见护理诊断/问题

（1）低效型呼吸形态：与呼吸急促有关。

（2）有受伤的危险：与中枢神经系统功能异常和神经肌肉应激性增加有关。

2.护理措施

（1）对症处理：对过度通气的患者，可协助医师用纸袋罩住患者口鼻呼吸，以增加呼吸道无效腔，减少 $CO_2$ 的呼出；对使用呼吸机的患者，应遵医嘱合理调节各项参数，同时做好人工气道的护理。

（2）密切观察病情变化：严密监测生命体征、动脉血气、血电解质的变化，动态观察意识状态和呼吸功能。

（3）落实安全防护措施：做好跌倒、坠床、导管滑脱、压疮危险因素评估，落实各项护理措施，预防护理不良事件发生。

3.护理要点

（1）对于呼吸急促的患者，注意观察呼吸频率、呼吸幅度和血氧饱和度。

（2）对于机械通气的患者，应合理设置呼吸机参数，遵医嘱行血气分析，避免因呼吸机使用不当致通气过度。

（高亚萍）

# 第二节 营养支持护理

## 一、肠内营养

肠内营养是指经胃肠道给予（或补充）人体代谢所需要的各种营养物质，包括氨基酸、糖类、脂肪、维生素及微量元素等。肠内营养有助于维持肠黏膜细胞结构和功能的完整性，保护肠黏膜屏障，降低肠源性感染发生率，提高治疗效果。由于营养物质经由肠道和门静脉吸收，可被机体很好地利用，其过程符合人体生理，并发症少，而且经济、安全。所以，只要肠道存在功能，应首选肠内营养。

**（一）适应证**

（1）胃肠道功能正常，但食物摄入不足或不能经口进食者。①经口进食障碍者：如昏迷或口腔疾病，咽喉及食管手术患者。②慢性消耗性疾病者：如恶性肿瘤患者。③高代谢状态者：如复杂大手术后,严重创伤或危重病症(非胃肠道疾病)患者。④肝肾功能不良、肺功能不全及对糖不耐受的患者等。

(2)胃肠道功能不良者:如急性坏死性胰腺炎、炎性肠病、消化道瘘及短肠综合征等。

**(二)禁忌证**

(1)完全性肠梗阻。

(2)严重腹泻。

(3)消化道活动性出血。

(4)远段高流量肠瘘。

(5)肠道或腹腔感染。

(6)严重消化吸收不良。

(7)休克。

(8)严重短肠综合征进行肠内营养失败。

(9)存在不能用药物控制的恶心、呕吐。

(10)经口进食障碍且无法置入喂养管者。

**(三)实施途径及输注方法**

1.肠内营养的实施途径

肠内营养包括口服和管饲两种途径。

(1)口服:是营养摄入的首选途径。可刺激唾液的分泌,利于食物消化,且具有一定的抗菌作用,故优于管饲。当患者因进食不足造成营养缺乏时,应考虑口服补充营养制剂。

(2)管饲。①鼻胃管:即经鼻将喂养管末端放置至胃。适于短期(<4周)肠内营养支持者。②鼻肠管:包括经鼻十二指肠导管和经鼻空肠导管。鼻肠管主要适用于短期肠内营养支持(<4周)、存在误吸风险、经胃喂养不耐受或不能经胃喂养(如胰腺炎等)者。鼻肠管置入可借助导丝或内镜引导,将导管末端经幽门送入十二指肠,也可利用螺旋导管前端的重力和促胃动力药物作用实施盲插,导管末端位置应到达屈氏韧带下30~60 cm处。③胃造口:适于肠内营养支持预计时间>4周,吞咽困难、长期机械通气、口咽部及食管手术围术期、上消化道肿瘤者。置管方式主要有三种,分别为经皮内镜下胃造口(PEG)置管术、透视下胃穿刺造口置管术及外科胃造口置管术。④空肠造口:于腹壁上开口,将空肠造口管置于肠道内,进而给予营养物质。适用于需长期进行肠内营养支持者。

2.肠内营养的输注方式

(1)顿服输注:类似于少量多餐。在特定时间间隔内,将肠内营养液用喂食器分次缓慢注入(一般每天4~6次),每次100~300 mL,于10~20分钟内输注完毕。由于营养液进入胃内较快,易引起胃肠道反应。适用于导管末端在胃内且胃肠功能基本正常的患者。

(2)间断输注:与顿服相似,但输注时间相对更长。将输注营养液的管道和喂养管连接,利用重力作用缓慢滴注。每次于2~3小时内输完,间隔时间为2~3小时。多数患者可耐受,但不建议用于导管末端在小肠的患者。

(3)周期性输注:晚上输注,白天不输注,鼓励患者白天经口进食。

(4)连续输注:在12~24小时内连续滴注。可利用肠内营养泵配合加温器进行,有利于保持速度和温度的恒定,便于监测、管理。适用于肠内营养耐受性较差、胃肠功能不全、经十二指肠及空肠造口进行肠内营养的患者。

**(四)护理措施**

**1.管道护理**

(1)妥善固定:注意观察导管体外的标记。经鼻置管者,应先将导管固定于鼻尖部,再用"高举平抬"法将导管妥善固定于面颊部;造口置管者,其导管是用缝线、盘片或水囊固定于腹壁,患者翻身或床上活动时,要注意预防管道受压、打折、扭曲甚至脱出。

(2)明确导管末端位置:确定导管位置的金标准是 X 线检查。另外,还可利用 pH 试纸测量回抽液酸碱度或目测回抽液性质来辅助判断导管末端位置。需注意,胃液 pH 的平均值为 4.32,偏酸;十二指肠液 pH 的平均值为 7.8,偏碱。胃液多为无色、草绿色或棕色,有轻度的酸味;十二指肠液多为黄色,较为黏稠,没有团絮状物。

(3)预防导管堵塞:对连续输注者,至少每隔 4 小时用 30 mL 温水脉冲式冲管一次;固体药物要充分研磨和溶解;每次输注药物或营养液前后均应用 10~30 mL 温水冲洗管道,以减少药物对导管的腐蚀或堵塞。一旦发生堵管,应立即用 20 mL 温开水反复脉冲式冲管。必要时,更换喂养管。需注意,堵管进行冲洗时,要将反流到注射器内的营养管内沉积物连同冲洗液一并丢弃,重新抽取温开水进行冲管。

**2.常见并发症的观察及护理**

(1)腹泻。腹泻是肠内营养最常见并发症。肠内营养初期胃肠道容易激惹,营养液输注过快、温度过低或浓度过高,均易导致腹泻。长时间禁食,肠黏膜萎缩导致消化吸收不良,亦容易引发腹泻。观察:询问大便次数、排便量及粪便性质;注意听诊患者的肠鸣音;严重腹泻者要注意观察肛周皮肤情况,有无红肿、破溃、糜烂等。护理:①进行肠内营养时,严格遵循"浓度从低到高、喂养量从少到多、输注速度由慢到快"的原则进行。②在营养液配制和使用过程中,严格遵守无菌操作原则,现配现用。③保持适宜的输注温度,可应用营养泵和持续加温器,以保持恒温、匀速输注。④营养制剂选择:推荐使用含可吸收性纤维素和益生菌的制剂,尽量避免食物中含有短链碳水化合物,减少或不使用会引起腹泻的药物。对乳糖不耐受者,可使用无乳糖配方营养液。⑤发生腹泻时,要及时找出原因,尽早治疗,并加强肛周皮肤护理。

(2)误吸。指胃、食管、口腔或鼻腔内物质经咽部进入气道的过程,是肠内营养最严重的并发症。主要原因:胃排空不良,胃液及营养液反流。喂养管径不合适。管径越粗,对食管下段的扩张作用越明显,发生反流、误吸的风险也相应增加。幼儿、老人、病情危重、呼吸道疾病者,因呼吸功能和神经肌肉功能较差,导致吞咽反射功能不良,易发生营养液反流,引起误吸。观察:注意患者是否突然出现呼吸道症状,如咳嗽、呛咳或咳出营养液类似物;吞咽后是否出现声音嘶哑;有无呼吸困难、呼吸急促或发绀等表现。发生上述情况,应怀疑误吸可能。护理:①对于意识障碍者,尤其是神志不清、格拉斯哥评分<9 及老年患者,在行肠内营养前翻身,并将呼吸道分泌物吸净,可有效降低误吸发生率。②选择管径适宜的喂养管进行鼻饲,成人可选择 14 号胃管。③胃内残余量每 4 小时测定一次,若残余量>150 mL,应延缓肠内营养的使用。④肠内营养行人工气道者需每隔 4 小时进行一次声门下吸引。⑤注意及时检查患者有无腹胀、反流等误吸的危险因素,每 4 小时听诊肠鸣音一次。⑥发生误吸时,鼓励和刺激患者有效咳嗽,及时排出吸入物,必要时经鼻导管或气管镜清除吸入物。

(3)胃潴留。指以胃排空障碍为主要表现的胃动力紊乱综合征。主要由胃张力减退,蠕动减少或消失引起。观察:注意患者是否有上腹饱胀、反酸、嗳气、呕吐食物或胆汁等表现。护理:①导管末端在胃者,应利用顿服或间歇输注;导管末端在幽门后者,最好采用连续输注方式进行喂养。②肠内营养全过程（尤其经胃），最好采取半卧位，床头抬高至少45°。③颅脑重度损伤者，宜经空肠进行肠内营养。当经幽门后喂养出现胃潴留时，应进行胃管减压。④监测胃残余量：经胃喂养者，首个48小时内应每4小时监测1次胃残余量；达到目标速度后应每隔6～8小时监测1次残余量；当胃残余量＞200 mL，可应用促进胃肠蠕动的药物，如复方甲氧氯普胺，多潘立酮等；当胃残余量＜500 mL时，若无不耐受的其他表现，不应终止肠内营养。

（4）便秘。摄入水量不足或营养物质稀释水量过少、饮食结构欠规范、长期卧床或活动较少等都会增加便秘的风险。观察：注意询问患者的排便状况，有无排便困难、腹胀、腹痛等表现。护理：①肠内营养液中适量添加可溶性膳食纤维，以增加排便次数和量。②保证充足水分摄入，适当增加活动量，促进肠蠕动，改善便秘。

（5）高血糖或低血糖。病情危重者常由于胰岛素抵抗等因素而发生应激性高血糖；肠内营养过程中静脉使用胰岛素者，可因胰岛素调控不当而导致高血糖或低血糖的发生。观察：注意患者有无尿量增多、心率加快、呼吸缓而深等表现，准确监测血糖，以及时发现高血糖。若患者出现面色苍白、虚汗、心率加快、昏迷等表现，警惕低血糖发生，应立即监测血糖水平。护理：①对使用肠内营养，尤其是病情危重者，应采用静脉血糖和/或快速末梢血糖监测其血糖波动情况，尽量将目标血糖控制在6.1～10 mmol/L范围内。②对于危重患者，持续静脉胰岛素治疗较皮下给药效果好，但要注意根据患者血糖变化及时调整胰岛素用量。

（6）鼻、咽部、食管黏膜及皮肤损伤。观察：患者鼻、咽部及食管黏膜有无破溃或感染等表现，面部皮肤有无粘膏过敏或皮炎，造口周围皮肤有无红肿、破溃、糜烂等。护理：①经鼻留置喂养管者，应选用细软材质的喂养管，同时将油膏涂抹于鼻腔黏膜起润滑作用，以防鼻咽部黏膜因长期受压形成溃疡。②经胃、空肠造口进行肠内营养者，要注意保持造口周围皮肤的清洁、干燥，防止皮肤损伤。

**（五）注意事项**

肠内营养过程中，要注意控制好"六度"。

1.浓度

尽量使用等渗性营养液，利于患者耐受。

2.速度

注意匀速输注，可使用肠内营养泵由慢到快输注。一般情况下，泵输注速率按胃50～150 mL/h、空肠20～100 mL/h的速度进行。

3.温度

保持营养液温度在38～40 ℃，有条件可使用持续加温器，保证温度恒定。

4.角度

肠内营养过程中，须将床头抬高30°～45°，并在营养液输注结束后半小时内继续采取半卧位。

5.清洁度

营养液的配制和输注过程中严格遵守无菌操作原则，注意手和器具的卫生（尽量采用一次性输注装置），避免过度使用抗菌药物。

6.合适度

依据患者病情、胃肠功能等，选择合适的置管方式、营养液剂型及输注方式。

**(六)护理要点**

(1)肠内营养时床头抬高 30°~45°,结束后半小时内采取半卧位,可有效避免误吸和呕吐。

(2)喂养前保证导管末端在准确位置,可预防因导管移位所致的相关并发症。

(3)肠内营养过程中,若静脉使用胰岛素,准确监测血糖并根据营养液输注状况调整胰岛素用量,可有效预防高血糖或低血糖的发生。

## 二、肠外营养

肠外营养是指经静脉途径为无法通过胃肠道摄取和利用营养物质或通过胃肠道不能满足自身代谢需要者提供各种营养素。当患者禁食,所需营养素全部经静脉途径提供时,则称之为完全肠外营养。

**(一)适应证**

一般来说,若患者无法经口或经口进食受限超过 7 天,均可给予肠外营养支持。

(1)无法经胃肠道进食者,如胃肠道梗阻,高流量消化道瘘,严重腹泻及顽固性呕吐,急性坏死性胰腺炎等。

(2)高分解代谢者,如严重创伤,腹部大手术后,严重感染,大面积烧伤等。

(3)需要较快改善营养状况者,如严重营养不足的肿瘤患者,重要器官功能不全患者,大剂量化疗、放射治疗(简称放疗)或接受骨髓移植者。

**(二)禁忌证**

(1)胃肠道功能正常,可耐受肠内营养或 5 天内可恢复胃肠功能者。

(2)休克者。

(3)凝血功能异常者。

(4)严重水、电解质、酸碱失衡者。

**(三)实施途径及输注方法**

1.肠外营养的实施途径

(1)周围静脉途径:适用于短期肠外营养(<2 周),中心静脉置管禁忌或不可实施以及导管发生感染者。此方式简便易行,并发症较少。连续输注时间不应超过 14 天。

(2)中心静脉途径。①经外周中心静脉置管(PICC):适用于肠外营养持续>3 周(导管在体内留置一般不超过 1 年),营养素输入量较多,营养液渗透压超过 600 mOsm/L 及居家行肠外营养者。PICC 常用置入静脉有贵要静脉、肘正中静脉或头静脉。贵要静脉管径较宽、易置入,可避免气胸等置管并发症,但增加了上肢深静脉血栓、插管错位发生率及操作难度。注意 PICC 置管及置管后护理应由受过专门训练,并取得相应资质的护理人员执行。②经锁骨下静脉置管:留置时间较 PICC 的短。适用于严重创伤、休克和急性循环功能衰竭的危重患者、需长期输液以及全胃肠外营养支持患者。锁骨下静脉置管易于活动和护理,但置管错位率和并发症发生率较高,如气胸、血胸、中心静脉狭窄等。注意:经锁骨下静脉置管技术要求较高,须由临床专业医师执行。③经颈内静脉置管:该置管不影响患者日常活动,但留置时间较 PICC 短。穿刺时易造成动脉损伤、局部血肿及感染等。④经股静脉置管:该部位活动度大,导管不易固定,患者活动也不方便。故较少用。⑤静脉输液港:又称植入式中央静脉导管系统,简称输液港,是一种能植入人体皮下,并可长期留置的静脉输液装置。适用于长期间歇性静脉输注者。

2.肠外营养的配制与输注

（1）全营养液的配制：①将水溶性维生素加入葡萄糖液中；②将电解质溶液分别加入葡萄糖液和氨基酸液中；③将脂溶性维生素加入脂肪乳制剂中；④将氨基酸及葡萄糖液混入专用营养袋内；⑤把脂肪乳制剂混入专用营养袋内，混合均匀，即可输注。

（2）营养液输注时需用全营养混合液进行输注，极少采用单瓶输注。①输注方式：全营养混合液是将各营养素配制于3 L专用营养袋中，又称为全合一营养液。近年来，市场上已有将全合一营养液制成两腔或三腔袋的产品，在各腔内分别装入葡萄糖、氨基酸及脂肪乳剂，并用隔膜分开，使用前只需将隔膜撕开使各成分混合均匀即可输注。②合理安排输液顺序：合理安排静脉营养液与其他药物的输入顺序，避免将营养液与不相容药物配伍输注；妥善安排输注时间，按时按量均匀输注。注意：全营养液属于多种营养物质的混合物，其理化性质不稳定，配制顺序不正确或存储时间过长，都可能形成沉淀，影响营养液的质量。因此，要严格遵守配制顺序进行操作，并做到现配现用；若不能及时输注，应保存于4 ℃的冰箱内。配制好的营养液应在24小时内完成输注。

**（四）中心静脉管道护理**

中心静脉管道置入较深，留置时间较长，维护费用较高，更是患者营养摄入主要途径。其护理要点如下。

1.妥善固定

每天查看导管体外长度，防止移位或脱出；确保输注装置和各接头连接紧密。

2.及时换药

穿刺24小时后消毒置管部位皮肤，更换敷料并标注具体时间，以后按各导管具体要求及时换药或更换敷料（PICC、输液港每周换药，其他中心静脉导管隔日换药）。当局部出现异常情况时，如敷料潮湿、被污染或贴膜松动等，应及时消毒并更换。

3.观察及预防感染

注意患者有无发热、寒战，穿刺部位有无红肿、渗出等表现。怀疑导管相关性血流感染者，应做营养液和血液细菌培养，更换输液装置。观察8小时后，若患者发热仍未消退，应及时拔除中心静脉导管，并将导管尖端送检。

4.确保通畅

每次输液前应消毒肝素帽接头处，每周更换肝素帽；输液前，先回抽血，保证管路通畅后再输注药物，严禁用力推注；输液后，用20 mL生理盐水脉冲式冲管，长时间输注肠外营养液者，应至少每4小时冲管1次；当输液结束或外出检查需要暂停输注时，应采用正压封管方式进行封管。

5.拔管

当患者治疗全部结束、导管堵塞不能再通或出现导管相关性感染时，应拔除中心静脉导管。导管的拔除应由经过专业培训，具有相应资质的护士进行。

**（五）常见并发症的观察及护理**

1.机械性并发症

常见有气胸、空气栓塞、导管异位或堵塞、导管栓子、血管和/或神经损伤、胸导管损伤、血栓性静脉炎等。

（1）观察：置管过程中注意观察患者有无胸痛或呼吸困难等表现；输注营养液过程中有无输注速度减慢或输注泵频繁报警等情况；冲管是否顺利、能否回抽出血液等。

（2）护理：①置管必须由经过专业训练并取得相应资质的医务人员进行。②尽量选择满足治疗需要的最小号导管。③置管过程中，如患者出现持续胸痛或呼吸困难，应停止置管并行 X 线摄片，以明确是否发生气胸。④在穿刺、输液、更换输液瓶（袋）、冲管以及导管拔除过程中，应严格遵守操作流程，防止空气进入血液，引发空气栓塞。⑤在应用不相容的药物或液体前、后冲管，确保导管畅通；如果导管堵塞不能再通，不可强行推注通管，应拔除或更换导管。⑥严格按照导管护理要求规范操作，加强临床观察。

2.感染性并发症

（1）局部感染。观察：患者置管侧肢体局部皮肤有无触痛，伴红肿、渗出或硬块，有无酸胀或疼痛，臂围是否增大。护理：①穿刺置管及导管的日常维护过程中，严格遵循无菌操作原则，做好插管处局部皮肤的消毒和护理。②根据导管类型要求及时换药，贴膜松动、卷边，敷料潮湿或被污染时，要及时消毒并更换。③当发生局部感染时，要依据感染严重程度进行处理。若为轻微局部皮肤感染，应加强观察，更换贴膜。若感染加重，可局部用使用抗菌药物软膏（如醋酸曲安奈德软膏等），然后用纱布覆盖，每天更换。

（2）导管相关性血流感染。观察：患者有无高热、寒战、乏力等全身性表现。如出现上述表现而又找不到其他感染病灶解释时，则高度怀疑导管相关性血流感染存在。护理：①操作人员应熟练掌握置管和导管护理技术，置管时采用最大无菌防护区。②选择合适置管位置。锁骨下静脉是首选部位。下肢穿刺造成的感染危险度较上肢高。③合理选择导管类型。聚亚安酯和特氟纶导管较聚乙烯和聚氯乙烯导管的感染危险性低。④按照导管维护要求进行日常护理，规范换药。⑤尽量采用非缝合式固定方法，防止导管滑动。采用透明或半透明聚亚安酯敷料覆盖，便于观察。当穿刺处有渗血时，可采用纱布覆盖，每天更换。⑥肠外营养输注过程中，若患者出现高热、寒战等症状且未找到感染灶时，则考虑导管相关性血液感染。应立即拔管，改用周围静脉给予营养支持，并将经导管抽取的血标本、导管尖端、导管出口渗出液及外周血标本送检。一般情况下，拔管后患者体温较快恢复正常，若患者持续发热且血培养阳性，应给予全身应用抗菌药物治疗。

（3）肠源性感染：因肠外营养时间过长，胃肠道缺乏食物刺激导致胃肠激素分泌紊乱，引起肠黏膜上皮萎缩、变稀及皱褶变平，肠屏障功能受损，肠道内细菌和毒素移位，引发感染。肠源性感染主要在于预防，当患者胃肠功能逐渐恢复，应遵循快速康复外科理念，尽早开始肠内营养。

3.代谢性并发症

（1）高血糖和高渗性昏迷。肠外营养过程中，患者常因原发疾病、应激状态、糖尿病等因素产生一定程度胰岛素抵抗。营养液内葡萄糖浓度过高或输入过快，可导致短期内大量葡萄糖摄入，机体不能利用而发生高血糖。观察：加强血糖监测，注意患者有无血糖异常升高、脱水、渗透性利尿、电解质平衡失调及神志异常等表现。当血糖浓度超过 40 mmol/L 可导致高渗性昏迷的发生。护理：①肠外营养时，要按计划均匀输注营养液，注意控制输液速度。②严格遵医嘱在营养液中添加胰岛素，并且按时摇晃营养袋，以减少营养袋对胰岛素的吸附，保证用药剂量。③一旦发生高血糖或高渗性昏迷，应立即停止输注葡萄糖液或含糖量较高的营养液并报告医师；遵医嘱输入低渗盐水以降低渗透压，同时应注意避免血浆渗透压下降引起急性脑水肿；依据血糖水平应用胰岛素控制血糖。注意：准确控制输液速度和量，避免血糖下降过快导致急性脑水肿的发生。

（2）低血糖。肠外营养过程中胰岛素使用量过大或高浓度葡萄糖持续输注刺激机体分泌胰岛素，当葡萄糖输注突然停止时会导致患者出现低血糖。观察：注意患者有无脉搏加快、面色苍白、四肢湿冷等低血糖表现。护理：①遵医嘱合理调节和使用胰岛素；②肠外营养时不宜突然停止营养液输注,可用等渗葡萄糖液作为过渡,再终止肠外营养;③当患者出现脉搏加快、面色苍白、四肢湿冷等表现时,应立即监测血糖。一旦确认低血糖,立即报告医师并协助处理。

（3）脂肪代谢紊乱。主要与营养液中脂肪配方不合理,脂肪乳剂输入速度过快或输入总量过多有关。观察:注意患者有无发热、急性消化道溃疡、血小板减少、溶血、肝脾肿大等表现。护理:①在配制营养液时应根据病情遵循个体化原则进行。②当患者出现上述表现,可考虑为脂肪超载综合征,应立即停止输注脂肪乳剂。一般认为,当血甘油三酯＞3.4 mmol/L 时,宜减缓输注速度。

（4）肝功能异常。主要由葡萄糖超负荷引起肝脂肪变性而导致肝功能异常,另外必需脂肪酸缺乏、肠道长时间缺乏食物刺激、体内谷氨酰胺缺乏以及肠黏膜屏障功能受损导致内毒素移位也是肝功能异常的相关因素。观察:表现为转氨酶升高、碱性磷酸酶升高、高胆红素血症等。护理:尽早减量或停用肠外营养,尽可能早期恢复肠内营养;定时行超声检查,以观察有无胆汁淤积;采取双能源,以脂肪乳剂替代部分能源后,减少葡萄糖用量,更换氨基酸制剂或停用 TPN1～2 周后,这种并发症可得以逆转。护理要点:①按正确顺序配制营养液,现配现用,是保证营养液稳定性的有效措施。②规范的置管和导管维护,是减少导管并发症的关键。③导管拔除应由经过专业训练并取得相应资质的护士进行。

（高亚萍）

# 第三节　胃十二指肠损伤

## 一、概述

由于有肋弓保护且活动度较大,柔韧性较好,壁厚,钝挫伤时胃很少受累,只有胃膨胀时偶有发生胃损伤。上腹或下胸部的穿透伤则常导致胃损伤,多伴有肝、脾、横膈及胰等损伤。胃镜检查及吞入锐利异物或吞入酸、碱等腐蚀性毒物也可引起穿孔,但很少见。十二指肠损伤是由于上中腹部受到间接暴力或锐器的直接刺伤而引起的,缺乏典型的腹膜炎症状和体征,术前诊断困难,漏诊率高,多伴有腹部脏器合并伤,病死率高,术后并发症多,肠瘘发生率高。

## 二、护理评估

### (一)健康史

详细询问患者、现场目击者或陪同人员,以了解受伤的时间地点、环境,受伤的原因,外力的特点、大小和作用方向,坠跌高度;了解受伤前后饮食及排便情况,受伤时的体位,有无防御,伤后意识状态、症状、急救措施、运送方式,既往疾病及手术史。

### (二)临床表现

（1）胃损伤若未波及胃壁全层,可无明显症状。若全层破裂,由于胃酸有很强的化学刺激性,可立即出现剧痛及腹膜刺激征。当破裂口接近贲门或食管时,可因空气进入纵隔而呈胸壁下气肿。较大的穿透性胃损伤时,可自腹壁流出食物残渣、胆汁和气体。

（2）十二指肠破裂后,因有胃液、胆汁及胰液进入腹腔,早期即可发生急性弥漫性腹膜炎,有剧烈的刀割样持续性腹痛伴恶心、呕吐,腹部检查可见有板状腹、腹膜刺激征症状。

**（三）辅助检查**

（1）疑有胃损伤者,应置胃管,若自胃内吸出血性液或血性物者可确诊。

（2）腹腔穿刺术和腹腔灌洗术:腹腔穿刺抽出不凝血液、胆汁,灌洗吸出 10 mL 以上肉眼可辨的血性液体,即为阳性结果。

（3）X 线检查:腹部 X 线片可显示腹膜后组织积气、肾脏轮廓清晰、腰大肌阴影模糊不清等有助于腹膜后十二指肠损伤的诊断。

（4）CT 检查:可显示少量的腹膜后积气和渗至肠外的造影剂。

**（四）治疗原则**

抗休克和及时、正确的手术处理是治疗的两大关键。

**（五）心理-社会因素**

胃十二指肠外伤性损伤多数在意外情况下发生,患者出现突发外伤后易出现紧张、痛苦、悲哀、恐惧等心理变化,担心手术成功及疾病预后。

## 三、护理问题

**（一）疼痛**

疼痛与胃肠破裂、腹腔内积液、腹膜刺激征有关。

**（二）组织灌注量不足**

这与大量失血、失液,严重创伤,有效循环血量减少有关。

**（三）焦虑或恐惧**

这种情绪与经历意外及担心预后有关。

**（四）潜在并发症**

出血、感染、肠瘘、低血容量性休克。

## 四、护理目标

（1）患者疼痛减轻。

（2）患者血容量得以维持,各器官血供正常、功能完整。

（3）患者焦虑或恐惧减轻或消失。

（4）护士密切观察病情变化,如发现异常,及时报告医师,并配合处理。

## 五、护理措施

**（一）一般护理**

1.预防低血容量性休克

吸氧、保暖、建立静脉通道,遵医嘱输入温热生理盐水或乳酸盐林格液,抽血查全血细胞计数、血型和交叉配血。

2.密切观察病情变化

每 15～30 分钟应评估患者情况。评估内容包括意识状态、生命体征、肠鸣音、尿量、氧饱和度、有无呕吐、肌紧张和反跳痛等。观察胃管内引流物颜色、性质及量,若引流出血性液体,提示有胃十二指肠破裂的可能。

3.术前准备

胃十二指肠破裂大多需要手术处理,故患者入院后,在抢救休克的同时,尽快完成术前准备工作,如备皮、备血、插胃管及留置导尿管、做好抗生素皮试等,一旦需要,可立即实施手术。

(二)心理护理

评估患者对损伤的情绪反应,鼓励他们说出自己内心的感受,帮助建立积极有效的应对措施。向患者介绍有关病情、损伤程度、手术方式及疾病预后,鼓励患者,告诉患者良好的心态、积极的配合有利于疾病早日康复。

(三)术后护理

1.体位

患者意识清楚、病情平稳,给予半坐卧位,有利于引流及呼吸。

2.禁食、胃肠减压

观察胃管内引流液颜色、性质及量,若引流出血性液体,提示有胃十二指肠再出血的可能。十二指肠创口缝合后,胃肠减压管置于十二指肠腔内,使胃液、肠液、胰液得到充分引流,一定要妥善固定,避免脱出。一旦脱出,要在医师的指导下重新置管。

3.严密监测生命体征

术后15～30分钟监测生命体征直至患者病情平稳。注意肾功能的改变,胃十二指肠损伤后,特别有出血性休克时,肾脏会受到一定的损害,尤其是严重腹部外伤伴有重度休克者,有发生急性肾功能障碍的危险,所以,术后应密切注意尿量,争取保持每小时尿量在50 mL以上。

4.补液和营养支持

根据医嘱,合理补充水、电解质和维生素,必要时输新鲜血、血浆,维持水、电解质、酸碱平衡。给予肠内、外营养支持,促进合成代谢,提高机体防御能力。继续应用有效抗生素,控制腹腔内感染。

5.术后并发症的观察和护理

(1)出血:如胃管内24小时内引流出新鲜血液大于300 mL,提示吻合口出血,要立即配合医师给予胃管内注入凝血酶粉、冰盐水洗胃等止血措施。

(2)肠瘘:患者术后持续低热或高热不退,腹腔引流管中引流出黄绿色或褐色渣样物,有恶臭或引流出大量气体,提示肠瘘发生,要配合医师进行腹腔双套管冲洗,并做好相应护理。

(四)健康教育

(1)讲解术后饮食注意事项,当患者胃肠功能恢复,一般3～5天后开始恢复饮食,由流质逐步恢复至半流质、普通饮食,进食高蛋白、高能量、易消化饮食,增强抵抗力,促进愈合。

(2)行全胃切除或胃大部分切除术的患者,因胃肠吸收功能下降,要及时补充微量元素和维生素等营养素,预防贫血、腹泻等并发症。

(3)避免工作过于劳累,注意劳逸结合。讲明饮酒、抽烟对胃十二指肠疾病的危害性。

(4)避免长期大量服用非甾体抗炎药,如布洛芬等,以免引起胃肠道黏膜损伤。

(高亚萍)

# 第四节 急性腹膜炎

## 一、概念

急性腹膜炎是指由化脓性细菌,包括需氧菌和厌氧菌或两者混合所引起的腹膜腔急性感染。急性腹膜炎累及整个腹腔称为急性弥漫性腹膜炎,腹膜腔炎症仅局限于病灶局部称为局限性腹膜炎,并可形成脓肿。根据腹腔内有无病变又分为原发性腹膜炎和继发性腹膜炎。腹腔内无原发病灶,而是血源性引起的,称为原发性腹膜炎,占 2%。继发于腹腔内空腔脏器穿孔、损伤破裂、炎症扩散和手术污染等所引起的腹膜炎,称之为继发性腹膜炎,是急性化脓性腹膜炎中最常见的一种,占 98%。

## 二、临床表现

### (一)腹痛

腹痛是最主要的症状,一般都很剧烈,不能忍受,且呈持续性,当患者深呼吸、咳嗽、转动体位时加重,故患者多不愿意改变体位。疼痛先以原发病灶处最明显,随炎症扩散可波及全腹。

### (二)恶心、呕吐

恶心、呕吐为早期出现胃肠道症状。腹膜受到刺激,引起反射性恶心、呕吐,呕吐物为胃内容物。当出现麻痹性肠梗阻时,可吐出黄绿色胆汁,甚至粪质样内容物。

### (三)全身症状

随着炎症发展,患者出现高热、大汗、口干、脉速、呼吸浅快等全身中毒症状,后期出现眼窝凹陷、四肢发冷、呼吸急促、脉搏细弱、血压下降、严重缺水、代谢性酸中毒及感染性休克的表现。但年老体衰或病情晚期者体温不一定升高,如脉搏加快,体温反而下降,提示病情恶化。

### (四)腹部体征

腹胀明显,腹式呼吸减弱或消失。腹部有压痛、反跳痛、肌紧张,是腹膜炎的重要体征,称为腹膜刺激征。腹肌呈“木板样”多为胃十二指肠穿孔的临床表现,而老年、幼儿或极度虚弱的患者腹肌紧张可不明显,易被忽视。胃十二指肠穿孔时,腹腔可有游离气体,叩诊肝浊音界缩小或消失。腹腔内有较多积液时,移动性浊音呈阳性。

## 三、辅助检查

### (一)血液检查

白细胞总数及中性粒细胞升高,可出现中毒性颗粒。病情危重或机体反应低下时,白细胞计数可不增高。

### (二)腹部 X 线检查

立位平片,可见膈下游离气体;卧位片,在腹膜炎有肠麻痹时可见肠襻普遍胀气,肠间隙增宽及腹膜外脂肪线模糊以至消失。

**(三)直肠指检**

有无直肠前壁触痛、饱满,可判断有无盆腔感染或盆腔脓肿形成。

**(四)B超检查**

可帮助判断腹腔病变部位。

**(五)腹腔穿刺**

可根据抽出液性状、气味、混浊度做细菌培养、涂片,及淀粉酶测定来帮助诊断及确定病变部位和性质。

## 四、护理措施

急性腹膜炎的治疗分为非手术和手术两种方法。非手术疗法主要适用于原发性腹膜炎;急性腹膜炎原因不明,病情不重,全身情况较好;炎症已有局限化趋势,症状有所好转。手术疗法主要适用于腹腔内病变严重;腹膜炎重或腹膜炎原因不明,无局限趋势;患者一般情况差,腹水多,肠麻痹重或中毒症状明显,甚至出现休克者;经短期(一般不超过8小时)非手术治疗症状及体征不缓解反而加重者。其治疗原则是处理原发病灶,消除引起腹膜炎的病因,清理或引流腹腔,促使腹腔脓性渗出液尽早局限、吸收。

**(一)术前护理**

(1)病情观察:定时监测体温、脉搏、呼吸、血压,准确记录24小时出入量。观察腹部体征变化,对休克患者应监测中心静脉压及血气分析数值。

(2)禁食:尤其是胃肠道穿孔者,可减少胃肠道内容物继续溢入腹腔。

(3)胃肠减压:可减轻胃肠道内积气、积液,减少胃肠内容物继续溢入腹腔,有利或减轻腹膜的疼痛刺激,减少毒素吸收,降低肠壁张力,改善肠壁血液供给,利于炎症局限,并促进胃肠道蠕动恢复。

(4)保持水、电解质平衡:腹膜炎时,腹腔内有大量液体渗出,加之呕吐,患者不仅丧失水、电解质,也丧失了大量的血浆,应根据患者的临床表现和血生化测定、中心静脉压等监测,输入适量的晶体液和胶体液,纠正水、电解质和酸碱失衡,保持尿量每小时30 mL以上。

(5)抗感染:继发性腹膜炎常为混合感染,因此需针对性地、大剂量联合应用抗生素。

(6)对诊断不明确者,应严禁使用止痛剂,以免掩盖病情,贻误诊断和治疗。

(7)积极做好手术准备,做好患者及家属的工作,解除思想顾虑,积极配合治疗。

**(二)术后护理**

(1)定时监测体温、脉搏、呼吸、血压及尿量的变化。

(2)患者血压平稳后,应取半卧位,以利于腹腔引流,减轻腹胀,改善呼吸。

(3)补液与营养:由于术前大量体液丧失,患者术后又需禁食,故要注意水、电解质平衡,酸碱平衡和营养的补充。

(4)继续胃肠减压:腹膜炎患者虽经手术治疗,但腹膜的炎症尚未清除,肠蠕动尚未恢复,故应禁食,同时采用有效的胃肠减压,直至肠蠕动恢复,肛门排气后,方可拔除胃管,开始进食。

(5)引流的护理:妥善固定引流管,避免受压、扭曲,保持通畅,观察并记录引流量、颜色、气味等。如需用负压吸引者应注意负压大小,如用双套管引流者,常需用抗生素盐水冲洗,冲洗时应注意无菌操作,记录冲洗量、引流量及性状。冲洗时注意保持床铺的干燥。

(6)应用抗生素以减轻和防治腹腔残余感染。

（7）为了减少患者的不适,酌情使用止痛剂。

（8）鼓励患者早期活动,防止肠粘连。

（9）观察有无腹腔残余脓肿,如患者体温持续不退或下降后又有升高,白细胞计数升高,全身有中毒症状,及腹部局部体征的变化,大便次数增多等提示有残余脓肿,应及时报告医师处理。

### （三）健康教育

（1）术后肠功能恢复后的饮食要根据不同疾病具体计划,先吃流质饮食,再过渡到半流饮食。应指导和鼓励患者吃易消化、高蛋白、高热量、高维生素的食物。

（2）向患者解释术后半卧位的意义。在病情允许的情况下,应鼓励患者尽早下床活动。

（3）出院后如突然出现腹痛加重,应及时到医院就诊。

（高亚萍）

# 第五节　急性阑尾炎

## 一、概念

急性阑尾炎是外科最常见的急腹症之一,多发生于青壮年,以 20～30 岁为多,男性比女性发病率高。若能正确处理,绝大多数患者可以治愈,但如延误诊断治疗,可引起严重并发症,甚至造成死亡。

根据急性阑尾炎发病过程的病理解剖学变化,分为 4 种类型。

### （一）急性单纯性阑尾炎

炎症主要侵及黏膜和黏膜下层,渐向肌层和浆膜层扩散。阑尾外观轻度肿胀,黏膜和黏膜下层充血、水肿,黏膜表面有小溃疡和出血点。浆膜轻度充血,表面可有少量纤维素性渗出物。

### （二）急性化脓性阑尾炎

炎症主要侵及肌层和浆膜层。此时阑尾明显肿胀,阑尾黏膜的溃疡面加大,阑尾腔内有积脓。浆膜高度充血,有脓性渗出物。阑尾周围的腹腔内有少量混浊液。

### （三）坏疽性及穿孔性阑尾炎

阑尾管壁坏死或部分坏死,呈暗紫色或黑色。如管腔梗阻又合并管壁坏死时,2/3 病例可发生穿孔,穿孔后可引起急性弥漫性腹膜炎。

### （四）阑尾周围脓肿

急性阑尾炎化脓坏疽时,大网膜将坏疽阑尾包裹或将穿孔后形成的弥漫性腹膜炎局限,出现炎性肿块或形成阑尾周围脓肿。急性阑尾炎与阑尾管腔堵塞、胃肠道疾病影响、细菌入侵等因素有关。

## 二、临床表现

### （一）腹痛

典型的急性阑尾炎多起于中上腹和脐周,数小时后腹痛转移并固定于右下腹,腹痛为持续性,阵发性加剧。早期阶段是由于管腔扩张和管壁肌收缩引起的内脏神经反射性疼痛,常不能确切定位。当阑尾炎症波及浆膜层和壁腹膜时,因后者受体神经支配,痛觉敏感,定位确切,疼痛即固定于右下腹。转移性右下腹痛是阑尾炎特征性的症状。据统计70%~80%急性阑尾炎患者具有这种典型的转移性腹痛的特点。不同病理类型阑尾炎的腹痛有差异。如单纯性阑尾炎是轻度隐痛;化脓性阑尾炎呈阵发性胀痛和剧痛;坏疽性阑尾炎呈持续性剧烈腹痛;穿孔性阑尾炎因阑尾管腔压力骤减,腹痛可暂时减轻,但出现腹膜炎后,腹痛呈持续性加剧。

### (二)胃肠道症状

食欲缺乏、恶心、呕吐常很早发生,但多不严重,一部分患者可有腹泻(青年人多见)或便秘(老年人多见)等。盆腔位阑尾炎时,炎症刺激直肠和膀胱,可引起里急后重和排尿痛。并发弥漫性腹膜炎时,可出现腹胀。

### (三)全身症状

早期体温多正常或低热,体温在38 ℃以下,患者有乏力、头痛等。化脓性阑尾炎坏疽穿孔后,体温明显升高,全身中毒症状重。如有寒战、高热、黄疸,应考虑为化脓性门静脉炎。

### (四)体征

1.右下腹压痛

右下腹压痛是急性阑尾炎最重要的体征。压痛点常在脐与右髂前上棘连线中、外1/3交界处,也称为麦氏(McBurney)点。随阑尾解剖位置的变异,压痛点可改变,但压痛点始终在一个固定的位置上,右下腹固定压痛是早期阑尾炎诊断的重要依据。

2.反跳痛(Blumberg 征)

用手指深压阑尾部位后迅速抬起手指,患者感到剧烈腹痛为反跳痛,表明炎症已经波及壁腹膜。

3.腹肌紧张

化脓性阑尾炎时,可出现腹肌紧张,阑尾炎坏疽穿孔时则更为明显。检查腹肌时,腹部两侧及上下应对比触诊,可准确判断有无腹肌紧张及其紧张程度。

4.结肠充气试验

用一手压住左下腹降结肠部,再用另一手反复压迫近侧结肠部,结肠内积气即可传至盲肠和阑尾部位,引起右下腹痛感者为阳性。

5.腰大肌试验

患者取左侧卧位,将右下肢向后过伸,引起右下腹痛者为阳性。提示阑尾位置靠后,炎症波及腰大肌(即后位阑尾炎)。

6.闭孔肌试验

患者取仰卧位,右髋和右膝均屈曲90°,并将右股向内旋转,引起右下腹痛者为阳性,说明阑尾位置较低,炎症已波及闭孔肌(即低位性阑尾炎)。

7.直肠指诊

盆腔阑尾炎,直肠右前方可有触痛;盆腔脓肿者,可触及有弹性感的压缩包块。

## 三、辅助检查

### (一)实验室检查

多数急性阑尾炎患者的白细胞数及中性粒细胞比例增高;尿常规检查可见有少量红细胞及白细胞。

**（二）腹部 X 线平片检查**

少数患者可发现阑尾粪石。

## 四、护理措施

急性阑尾炎诊断明确后,如无手术禁忌,原则上应早期手术治疗,既安全,又可防止并发症的发生。非手术治疗仅适用于早期单纯性阑尾炎或有手术禁忌证者。

**（一）非手术治疗的护理**

(1)体位:取半卧位卧床休息。

(2)禁食:减少肠蠕动,利于炎症局限,禁食期间给静脉补液。

(3)密切观察病情变化。①腹部症状和体征的变化:观察期间如腹痛突然减轻,并有明显的腹膜刺激征,且范围扩大,提示阑尾已穿孔,应立即手术治疗。②全身情况:观察精神状态,每4~6小时测量体温、脉搏、呼吸1次,若出现寒战、高热、黄疸,可能为门静脉炎,应及时通知医师处理。③观察期间每6~12小时查血常规1次。

(4)非手术治疗期间禁用吗啡类镇痛剂,以免掩盖病情。同时禁服泻药及灌肠,以免肠蠕动加快,肠内压增高,导致阑尾穿孔或炎症扩散。

(5)使用有效的抗生素抗感染。

(6)做好术前准备:非手术治疗期间如确定患者需手术治疗,应做好术前准备。

**（二）术后护理**

(1)卧位:术后血压平稳后,取半卧位,使炎性液体流至盆腔,防止膈下感染。

(2)饮食:通常在排气后进食。

(3)早期活动:术后24小时可起床活动,促进肠蠕动恢复,防止肠粘连,增进血液循环,促进伤口愈合。

(4)应用抗生素:化脓性或坏疽穿孔性阑尾炎术后应选用有效抗生素。

(5)做好腹腔引流管护理:保持引流通畅,并做好观察记录。根据病情变化,可在术后48~72小时酌情拔除。

(6)术后并发症的观察与护理。①切口感染:多因手术时污染伤口、腹腔引流不畅所致,阑尾坏疽或穿孔者尤易发生。术后3~5天体温逐渐升高,患者感觉伤口疼痛,切口周围皮肤有红肿、触痛,应及时发现并报告医师进行处理。②腹腔脓肿:由于腹腔残余感染或阑尾残端处理不当所致。常发生于术后5~7天。表现为体温持续升高或下降后又上升,有腹痛、腹胀、腹部包块,及里急后重感。应采取半卧位,使脓液流入盆腔,减少中毒反应。同时使用抗生素,未见好转者,应及时行手术切开引流。③腹腔出血:少见,但很严重。由于阑尾动脉结扎线脱落所致。常发生于术后几小时至数天内。患者有腹痛、腹胀,并伴有面色苍白、脉速、出冷汗、血压下降等出血性休克症状。必须立即平卧,氧气吸入,并与医师联系,静脉输血、输液,必要时手术止血。④粪瘘:少见。由于阑尾残端结扎线脱落或手术时误伤肠管所致。感染较局限,患者表现为持续低热、腹痛、切口不能愈合且有粪水不断地从肠腔流至腹腔或腹壁外。应及时更换伤口敷料,应用抗生素治疗后大多能治愈。如长期不能愈合,则需手术修补。

**（高亚萍）**

# 第六节　脾　破　裂

## 一、概述

脾是一个血供丰富而质脆的实质性器官,脾是腹部脏器中最容易受损伤的器官,发生率几乎占各种腹部损伤的40%。它被与其包膜相连的诸韧带固定在左上腹的后方,尽管有下胸壁、腹壁和膈肌的保护,但外伤暴力很容易使其破裂引起内出血。以真性破裂多见,约占85%。根据不同的病因,脾破裂分成两大类。①外伤性破裂:占绝大多数,都有明确的外伤史,裂伤部位以脾的外侧凸面为多,也可在内侧脾门处,主要取决于暴力作用的方向和部位。②自发性破裂:极少见,且主要发生在病理性大(门静脉高压症、血吸虫病、淋巴瘤等)的脾;如仔细追询病史,多数仍有一定的诱因,如剧烈咳嗽、打喷嚏或突然改变体位等。

## 二、护理评估

### (一)健康史

了解患者腹部损伤的时间、地点,以及致伤源、伤情、就诊前的急救措施、受伤至就诊之间的病情变化,如果患者神志不清,应询问目击人员。患者一般有上腹火器伤、锐器伤或交通事故、工伤等外伤史或病理性(门静脉高压症、血吸虫病、淋巴瘤等)的脾大病史。

### (二)临床表现

脾破裂的临床表现以内出血及腹膜刺激征为特征,并常与出血量和出血速度密切相关。出血量大而速度快的很快就出现低血容量性休克,伤情十分危急;出血量少而慢者症状轻微,除左上腹轻度疼痛外,无其他明显体征,不易诊断。随着时间的推移,出血量越来越大,才出现休克前期的表现,继而发生休克。由于血液对腹膜的刺激而有腹痛,起始在左上腹,慢慢涉及全腹,但仍以左上腹最为明显,同时有腹部压痛、反跳痛和腹肌紧张。

### (三)诊断及辅助检查

创伤性脾破裂的诊断主要依赖:①损伤病史或病理性脾大病史。②临床有内出血的表现。③腹腔诊断性穿刺抽出不凝固血液等。④对诊断确有困难、伤情允许的病例,采用腹腔灌洗、B超、核素扫描、CT或选择性腹腔动脉造影等帮助明确诊断。B超是一种常用检查,可明确脾破裂程度。⑤实验室检查发现红细胞、血红蛋白和血细胞比容进行性降低,提示有内出血。

### (四)治疗原则

随着对脾功能认识的深化,在坚持"抢救生命第一,保留脾第二"的原则下,尽量保留脾的原则已被绝大多数外科医师接受。彻底查明伤情后尽可能保留脾,方法有生物胶黏合止血、物理凝固止血、单纯缝合修补、部分脾切除等,必要时行全脾切除术。

### (五)心理-社会因素

导致脾破裂的原因均是意外,患者痛苦大、病情重,且在创伤、失血之后,处于紧张状态,患者常有恐惧、急躁、焦虑,甚至绝望,又担心手术能否成功,对手术产生恐惧心理。

### 三、护理问题

#### (一)体液不足

体液不足与损伤致腹腔内出血、失血有关。

#### (二)组织灌注量减少

组织灌注量减少与导致休克的因素依然存在有关。

#### (三)疼痛

疼痛与脾部分破裂、腹腔内积血有关。

#### (四)焦虑或恐惧

焦虑或恐惧与意外创伤的刺激、出血及担心预后有关。

#### (五)潜在并发症

出血。

### 四、护理目标

(1)患者体液平衡能得到维持,不发生失血性休克。

(2)患者神志清楚,四肢温暖、红润,生命体征平稳。

(3)患者腹痛缓解。

(4)患者焦虑或恐惧程度缓解。

(5)护士要密切观察病情变化,如发现异常,及时报告医师,并配合处理。

### 五、护理措施

#### (一)一般护理

(1)严密观察监护伤员病情变化,把患者的脉率、血压、神志、氧饱和度($SaO_2$)及腹部体征作为常规监测项目,建立治疗时的数据,为动态监测患者生命体征提供依据。

(2)补充血容量:建立两条静脉通路,快速输入平衡盐液及血浆或代用品,扩充血容量,维持水、电解质及酸碱平衡,改善休克状态。

(3)保持呼吸道通畅,及时吸氧,改善因失血而导致的机体缺氧状态。改善有效通气量,并注意清除口腔中异物、假牙,防止误吸。

(4)密切观察患者尿量变化,怀疑脾破裂病员应常规留置导尿管,观察单位时间的尿量,如尿量＞30 mL/h,说明病员休克已纠正或处于代偿期。如尿量＜30 mL/h甚至无尿,则提示患者已进入休克或肾衰竭期。

(5)术前准备:观察中如发现继续出血(48小时内输血超过1 200 mL)或有其他脏器损伤,应立即做好药物皮试、备血、腹部常规备皮等手术前准备。

#### (二)心理护理

对患者要耐心做好心理安抚,让患者知道手术的目的、意义及手术效果,消除紧张恐惧心理,还要尽快通知家属并取得其同意和配合,使患者和家属都有充分的思想准备,积极主动配合抢救和治疗。

#### (三)术后护理

1.体位

术后应去枕平卧,头偏向一侧,防止呕吐物吸入气管,如清醒后血压平稳,病情允许可采取半卧位,以利于腹腔引流。患者不得过早起床活动。一般需卧床休息 10～14 天。以 B 超或 CT 检查为依据,观察脾愈合程度,确定能否起床活动。

2.密切观察生命体征变化

按时测血压、脉搏、呼吸、体温,观察再出血倾向。部分脾切除患者,体温持续在 38～40 ℃ 2～3 周,化验检查白细胞计数不高,称为脾热。对脾热的患者,按高热护理及时给予物理降温,并补充水和电解质。

3.管道护理

保持大静脉留置管输液通畅,保持无菌,定期消毒。保持胃管、导尿管及腹腔引流管通畅,妥善固定,防止脱落,注意引流物的量及性状的变化。若引流管引流出大量的新鲜血性液体,提示活动性出血,及时报告医师处理。

4.改善机体状况,给予营养支持

术后保证患者有足够的休息和睡眠,禁食期间补充水、电解质,避免酸碱平衡失调,肠功能恢复后方可进食。应给予高热量、高蛋白、高维生素饮食,静脉滴注复方氨基酸、血浆等,保证机体需要,促进伤口愈合,减少并发症。

**(四)健康教育**

(1)患者住院 2～3 周后出院,出院时复查 CT 或 B 超,嘱患者每月复查 1 次,直至脾损伤愈合,脾恢复原形态。

(2)嘱患者若出现头晕、口干、腹痛等不适,均应停止活动并平卧,及时到医院检查治疗。

(3)继续注意休息,脾损伤未愈合前避免体力劳动,避免剧烈运动,如弯腰、下蹲、骑摩托车等。注意保护腹部,避免外力冲撞。

(4)避免增加腹压,保持排便通畅,避免剧烈咳嗽。

(5)脾切除术后,患者免疫力低下,注意保暖,预防感冒,避免进入拥挤的公共场所。坚持锻炼身体,提高机体免疫力。

(高亚萍)

# 第七节 小 肠 破 裂

## 一、概述

小肠是消化管中最长的一段肌性管道,也是消化与吸收营养物质的重要场所。人类小肠全长 3～9 m,平均 5～7 m,个体差异很大。分为十二指肠、空肠和回肠三部分,十二指肠属上消化道,空肠及其以下肠段属下消化道。

各种外力的作用所致的小肠穿孔称为小肠破裂。小肠破裂在战时和平时均较常见,多见于交通事故、工矿事故、生活事故如坠落、挤压、刀伤和火器伤。小肠可因穿透性与闭合性损伤造成肠管破裂或肠系膜撕裂。小肠占满整个腹部,又无骨骼保护,因此易于受到损伤。由于小肠壁厚,血运丰富,故无论是穿孔修补或肠段切除吻合术,其成功率均较高,发生肠瘘的机会少。

## 二、护理评估

### (一)健康史

了解患者腹部损伤的时间、地点及致伤源、伤情、就诊前的急救措施、受伤至就诊之间的病情变化,如果患者神志不清,应询问目击人员。

### (二)临床表现

小肠破裂后在早期即产生明显的腹膜炎的体征,这是因为肠管破裂肠内容物溢出腹腔所致。症状以腹痛为主,程度轻重不同,可伴有恶心及呕吐,腹部检查肠鸣音消失,腹膜刺激征明显。

小肠损伤初期一般均有轻重不等的休克症状,休克的深度除与损伤程度有关外,主要取决于内出血的多少,表现为面色苍白、烦躁不安、脉搏细速、血压下降、皮肤发冷等。若为多发性小肠损伤或肠系膜撕裂大出血,可迅速发生休克并进行性恶化。

### (三)辅助检查

1.实验室检查

白细胞计数升高说明腹腔炎症;血红蛋白含量取决于内出血的程度,内出血少时变化不大。

2.X 线检查

X 线透视或摄片检查有无气腹与肠麻痹的征象,因为一般情况下小肠内气体很少,且损伤后伤口很快被封闭,不但膈下游离气体少见,且使一部分患者早期症状隐匿。因此,阳性气腹有诊断价值,但阴性结果也不能排除小肠破裂。

3.腹部 B 超检查

对小肠及肠系膜血肿、腹水均有重要的诊断价值。

4.CT 或磁共振检查

对小肠损伤有一定诊断价值,而且可对其他脏器进行检查,有时可能发现一些未曾预料的损伤,有助于减少漏诊。

5.腹腔穿刺

有混浊的液体或胆汁色的液体,说明肠破裂,穿刺液中白细胞、淀粉酶含量均升高。

### (四)治疗原则

小肠破裂的诊断一旦确诊,应立即进行手术治疗。手术方式以简单修补为主。肠管损伤严重时,则应做部分小肠切除吻合术。

### (五)心理-社会因素

小肠损伤大多在意外情况下突然发生,加之伤口、出血及内脏脱出的视觉刺激和对预后的担忧,患者多表现为紧张、焦虑、恐惧。应了解其患病后的心理反应,对本病的认知程度和心理承受能力,家属及亲友对其支持情况、经济承受能力等。

## 三、护理问题

### (一)有体液不足的危险

与创伤致腹腔内出血、体液过量丢失、渗出及呕吐有关。

### (二)焦虑、恐惧

与意外创伤的刺激、疼痛、出血、内脏脱出的视觉刺激及担心疾病的预后等有关。

**（三）体温过高**

与腹腔内感染毒素吸收和伤口感染等因素有关。

**（四）疼痛**

与小肠破裂或手术有关。

**（五）潜在并发症**

腹腔感染、肠瘘、失血性休克。

**（六）营养失调**

低于机体需要量，与消化道的吸收面积减少有关。

## 四、护理目标

（1）患者体液平衡得到维持，生命体征稳定。

（2）患者情绪稳定，焦虑或恐惧减轻，主动配合医护工作。

（3）患者体温维持正常。

（4）患者主诉疼痛有所缓解。

（5）护士密切观察病情变化，如发现异常，及时报告医师，并配合处理。

（6）患者体重不下降。

## 五、护理措施

**（一）一般护理**

（1）伤口处理：对开放性腹部损伤者，妥善处理伤口，及时止血和包扎固定。若有肠管脱出，可用消毒或清洁器皿覆盖保护后再包扎，以免肠管受压、缺血而坏死。

（2）密切观察生命体征的变化，每15分钟测定脉搏、呼吸、血压一次。重视患者的主诉，若主诉心慌、脉快、出冷汗等，及时报告医师。不注射止痛药（诊断明确者除外），以免掩盖伤情。不随意搬动伤者，以免加重病情。

（3）腹部检查：每30分钟检查一次腹部体征，注意腹膜刺激征的程度和范围变化。

（4）禁食和灌肠：禁食和灌肠可避免肠内容物进一步溢出，造成腹腔感染或加重病情。

（5）补充液体和营养：注意纠正水、电解质及酸碱平衡失调，保证输液通畅，对伴有休克或重症腹膜炎的患者可进行中心静脉补液，这不仅可以保证及时大量的液体输入，而且有利于中心静脉压的监测，根据患者具体情况，适量补给全血、血浆或人血清蛋白，尽可能补给足够的热量和蛋白质、氨基酸及维生素等。

**（二）心理护理**

关心患者，加强交流，讲解相关病情、治疗方式及预后，使患者了解自己的病情，消除患者的焦虑和恐惧，保持良好的心理状态，并与其一起制定合适的应对机制，鼓励患者，增加治疗的信心。

**（三）术后护理**

（1）妥善安置患者，麻醉清醒后取半卧位，有利于腹腔炎症的局限，改善呼吸状态。了解手术的过程，查看手术的部位，对引流管、输液管、胃管及氧气管等进行妥善固定，做好护理记录。

（2）观察患者血压、脉搏、呼吸、体温的变化。注意腹部体征的变化。适当应用止痛药，减轻患者的不适。若切口疼痛明显，应检查切口，排除感染。

（3）引流管的护理：腹腔引流管保持通畅，准确记录引流液的性状及量。腹腔引流液应为少量血性液，若为绿色或褐色渣样物，应警惕腹腔内感染或肠瘘的发生。

（4）继续禁食、胃肠减压，待肠功能逐渐恢复、肛门排气后，方可拔除胃肠减压管。拔除胃管当日可进清流质饮食，第2天进流质饮食，第3天进半流质饮食，逐渐过渡到普通饮食。

（5）维持水、电解质和酸碱平衡，增加营养。维生素主要是在小肠被吸收，小肠部分切除后，要及时补充维生素 C、维生素 D、维生素 K 和 B 族维生素等维生素和微量元素钙、镁等，可经静脉、肌内注射或口服进行补充，预防贫血，促进伤口愈合。

**（四）健康教育**

（1）注意饮食卫生，避免暴饮暴食，进易消化食物，少食刺激性食物，避免腹部受凉和饭后剧烈活动，保持排便通畅。

（2）注意适当休息，加强锻炼，增加营养，特别是回肠切除的患者要长期定时补充维生素 $B_{12}$ 等营养素。

（3）定期门诊随访。若有腹痛、腹胀、停止排便及伤口红、肿、热、痛等不适，应及时就诊。

（4）加强社会宣传，增进劳动保护、安全生产、安全行车、遵守交通规则等知识，避免损伤等意外的发生。

（5）普及各种急救知识，在发生意外损伤时，能进行简单的自救或急救。

（6）无论腹部损伤的轻重，都应经专业医务人员检查，以免贻误诊治。

（高亚萍）

# 第八节　肠　梗　阻

肠腔内容物不能正常运行或通过肠道发生障碍时，称为肠梗阻，是外科常见的急腹症之一。

## 一、病因和分类

### （一）按梗阻发生的原因分类

1.机械性肠梗阻

最常见，是由各种原因引起的肠腔变窄、肠内容物通过障碍。主要原因如下。①肠腔堵塞：如寄生虫、粪块、异物等。②肠管受压：如粘连带压迫、肠扭转、嵌顿性疝等。③肠壁病变：如先天性肠道闭锁、狭窄、肿瘤等。

2.动力性肠梗阻

较机械性肠梗阻少见。肠管本身无病变，梗阻原因是神经反射和毒素刺激引起肠壁功能紊乱，致肠内容物不能正常运行。可分为以下几种。①麻痹性肠梗阻：常见于急性弥漫性腹膜炎、腹部大手术、腹膜后血肿或感染等。②痉挛性肠梗阻：由于肠壁肌肉异常收缩所致，常见于急性肠炎或慢性铅中毒。

3.血运性肠梗阻

较少见。由于肠系膜血管栓塞或血栓形成，使肠管血运障碍，继而发生肠麻痹，肠内容物不能通过。

### (二)按肠管血运有无障碍分类

(1)单纯性肠梗阻:无肠管血运障碍。

(2)绞窄性肠梗阻:有肠管血运障碍。

### (三)按梗阻发生的部位分类

高位性肠梗阻(空肠上段)和低位性肠梗阻(回肠末段和结肠)。

### (四)按梗阻的程度分类

完全性肠梗阻(肠内容物完全不能通过)和不完全性肠梗阻(肠内容物部分可通过)。

### (五)按梗阻病情的缓急分类

急性肠梗阻和慢性肠梗阻。

## 二、病理生理

### (一)肠管局部的病理生理变化

(1)肠蠕动增强:单纯性机械性肠梗阻,梗阻以上的肠蠕动增强,以克服肠内容物通过的障碍。

(2)肠管膨胀:肠腔内积气、积液所致。

(3)肠壁充血水肿、血运障碍,严重时可导致坏死和穿孔。

### (二)全身性病理生理变化

(1)体液丢失和电解质、酸碱平衡失调。

(2)全身性感染和毒血症,甚至发生感染中毒性休克。

(3)呼吸和循环功能障碍。

## 三、临床表现

### (一)症状

1.腹痛

单纯性机械性肠梗阻的特点是阵发性腹部绞痛;绞窄性肠梗阻表现为持续性剧烈腹痛伴阵发性加剧;麻痹性肠梗阻呈持续性胀痛。

2.呕吐

早期常为反射性,呕吐胃内容物,随后因梗阻部位不同,呕吐的性质各异。高位肠梗阻呕吐出现早且频繁,呕吐物主要为胃液、十二指肠液、胆汁;低位肠梗阻呕吐出现晚,呕吐物常为粪样物;若呕吐物为血性或棕褐色,常提示肠管有血运障碍;麻痹性肠梗阻呕吐多为溢出性。

3.腹胀

高位肠梗阻,腹胀不明显;低位肠梗阻及麻痹性肠梗阻则腹胀明显。

4.停止肛门排气排便

完全性肠梗阻时,患者多停止排气、排便,但在梗阻早期,梗阻以下肠管内尚存的气体或粪便仍可排出。

### (二)体征

1.腹部

(1)视诊:单纯性机械性肠梗阻可见腹胀、肠型和异常蠕动波,肠扭转时腹胀多不对称。

(2)触诊:单纯性肠梗阻可有轻度压痛但无腹膜刺激征,绞窄性肠梗阻可有固定压痛和腹膜刺激征。

(3)叩诊:绞窄性肠梗阻时腹腔有渗液,可有移动性浊音。

(4)听诊:机械性肠梗阻肠鸣音亢进,可闻及气过水声或金属音,麻痹性肠梗阻肠鸣音减弱或消失。

2.全身

单纯性肠梗阻早期多无明显全身性改变,梗阻晚期可有口唇干燥、眼窝凹陷、皮肤弹性差、尿少等脱水征。严重脱水或绞窄性肠梗阻时,可出现脉搏细速、血压下降、面色苍白、四肢发冷等中毒和休克征象。

**(三)辅助检查**

1.实验室检查

肠梗阻晚期,血红蛋白和血细胞比容升高,并有水、电解质及酸碱平衡失调。绞窄性肠梗阻时,白细胞计数和中性粒细胞比例明显升高。

2.X线检查

一般在肠梗阻发生 4～6 小时后,立位或侧卧位 X 线平片可见肠胀气及多个液气平面。

## 四、治疗原则

**(一)一般治疗**

(1)禁食。

(2)胃肠减压:是治疗肠梗阻的重要措施之一。通过胃肠减压,吸出胃肠道内的气体和液体,从而减轻腹胀、降低肠腔内压力,改善肠壁血运,减少肠腔内的细菌和毒素。

(3)纠正水、电解质及酸碱平衡失调。

(4)防治感染和中毒。

(5)其他:对症治疗。

**(二)解除梗阻**

解除梗阻分为非手术治疗和手术治疗两大类。

## 五、常见几种肠梗阻

**(一)粘连性肠梗阻**

粘连性肠梗阻是肠粘连或肠管被粘连带压迫所致的肠梗阻,较为常见。主要由于腹部手术、炎症、创伤、出血、异物等所致。以小肠梗阻为多见,多为单纯性不完全性梗阻。粘连性肠梗阻多采取非手术治疗,如无效或发生绞窄性肠梗阻时应及时手术治疗。

**(二)肠扭转**

肠扭转指一段肠管沿其系膜长轴旋转而形成的闭襻性肠梗阻,常发生于小肠,其次是乙状结肠。①小肠扭转:多见于青壮年,常在饱餐后立即进行剧烈活动时发病。表现为突发腹部绞痛,呈持续性伴阵发性加剧,呕吐频繁,腹胀不明显。②乙状结肠扭转:多见于老年人,常有便秘习惯,表现为腹部绞痛,明显腹胀,呕吐不明显。肠扭转是较严重的机械性肠梗阻,可在短时间内发生肠绞窄、坏死,一经诊断,应急症手术治疗。

**(三)肠套叠**

肠套叠指一段肠管套入与其相连的肠管内,以回结肠型(回肠末端套入结肠)最多见。肠套叠多见于 2 岁以下婴幼儿。典型表现为阵发性腹痛、果酱样血便和腊肠样肿块（多位于右上腹），右下腹触诊有空虚感。X 线空气或钡剂灌肠显示空气或钡剂在结肠内受阻，梗阻端的钡剂影像呈"杯口状"或"弹簧状"阴影。早期肠套叠可试行空气灌肠复位，无效者或病期超过 48 小时，怀疑有肠坏死或肠穿孔者，应行手术治疗。

### (四)蛔虫性肠梗阻

由于蛔虫聚集成团并刺激肠管痉挛致肠腔堵塞，多见于 2～10 岁儿童，驱虫不当常为诱因。主要表现为阵发性脐部周围腹痛，伴呕吐，腹胀不明显。部分患者腹部可触及变形、变位的条索状团块。少数患者可并发肠扭转或肠壁坏死穿孔，蛔虫进入腹腔引起腹膜炎。单纯性蛔虫堵塞多采用非手术治疗，包括解痉挛止痛、禁食、酌情胃肠减压、输液、口服植物油驱虫等，若无效或并发肠扭转、腹膜炎时，应行手术取虫。

## 六、护理

### (一)护理诊断/问题

1.疼痛

疼痛与肠内容物不能正常运行或通过障碍有关。

2.体液不足

体液不足与呕吐、禁食、胃肠减压、肠腔积液有关。

3.潜在并发症

肠坏死、腹腔感染、休克。

### (二)护理措施

1.非手术治疗的护理

(1)饮食：禁食，梗阻缓解 12 小时后可进少量流质饮食，忌甜食和牛奶；48 小时后可进半流质饮食。

(2)胃肠减压，做好相关护理。

(3)体位：生命体征稳定者可取半卧位。

(4)解痉挛、止痛：若无肠绞窄或肠麻痹，可用阿托品解除痉挛、缓解疼痛，禁用吗啡类止痛药，以免掩盖病情。

(5)输液：纠正水、电解质和酸碱失衡，记录 24 小时出入液量。

(6)防治感染和中毒：遵照医嘱应用抗生素。

(7)严密观察病情变化，出现下列情况时应考虑有绞窄性肠梗阻的可能，应及早采取手术治疗：①腹痛发作急骤，为持续性剧烈疼痛，或在阵发性加重之间仍有持续性腹痛，肠鸣音可不亢进。②早期出现休克。③呕吐早、剧烈而频繁。④腹胀不对称，腹部有局部隆起或触及有压痛的包块。⑤明显的腹膜刺激征，体温升高、脉快、白细胞计数和中性粒细胞比例增高。⑥呕吐物、胃肠减压抽出液、肛门排出物为血性或腹腔穿刺抽出血性液。⑦腹部 X 线检查可见孤立、固定的肠襻。⑧经积极非手术治疗后症状、体征无明显改善者。

2.手术前后的护理

(1)术前准备：除上述非手术护理措施外，按腹部外科常规行术前准备。

(2)术后护理：①病情观察，观察患者生命体征、腹部症状和体征的变化，伤口敷料及引流情况,及早发现术后并发症;②麻醉清醒、血压平稳后取半卧位;③禁食、胃肠减压,待排气后,逐步恢复饮食;④防止感染,遵照医嘱应用抗生素;⑤鼓励患者早期活动。

(高亚萍)

# 第九节 腹 外 疝

## 一、疾病概述

### (一)概念

体内某个脏器或组织离开其正常解剖部位,通过先天或后天形成的薄弱点、缺损或孔隙进入另一部位,成为疝。疝多发生于腹部,腹部疝分为腹内疝和腹外疝。腹内疝是由脏器或组织进入腹腔内的间隙囊内形成,如网膜孔疝。腹外疝是腹腔内的脏器或组织连同壁腹膜,经腹壁薄弱点或孔隙,向体表突出所形成。常见的有腹股沟疝、股疝、脐疝、切口疝等。临床上以腹外疝多见。

### (二)相关病理生理

典型的腹外疝由疝环、疝囊、疝内容物和疝外被盖等组成。

**1.疝环**

疝环也称为疝门,是疝突出体表的门户,也是腹壁薄弱点或缺损所在。各类疝多以疝门而命名,如腹股沟疝、股疝、脐疝、切口疝等。

**2.疝囊**

疝囊是壁腹膜经疝门向外突出形成的囊袋。一般分为疝囊颈、疝囊体、疝囊底三部分。疝囊颈是疝囊与腹腔的连接部,其位置相当于疝环,常是疝囊比较狭窄的部分,也是疝内容物脱出和回纳的必经之处,因疝内容物进出反复摩擦刺激易产生瘢痕而增厚,若疝囊颈狭小易使疝内容物在此处受到嵌闭和狭窄,如股疝和脐疝等。

**3.疝内容物**

疝内容物是进入疝囊的腹内脏器和组织,以小肠多见,大网膜次之。比较少见的还可有盲肠、阑尾、乙状结肠、横结肠、膀胱等。卵巢及输卵管进入则罕见。

**4.疝外被盖**

疝外被盖是指疝囊以外的腹壁各层组织,一般为筋膜、皮下组织及皮肤。

### (三)病因与诱因

**1.基本病因**

腹壁强度降低是腹外疝发病的基本病因。腹壁强度降低有先天性和后天性两种情况。

(1)先天性因素:最常见的是在胚胎发育过程中某些组织穿过腹壁的部位,如精索或子宫圆韧带穿过腹股沟管、腹内股动静脉穿过股管、脐血管穿过脐环等处;其他如腹白线发育不全等。

(2)后天性因素:见于手术切口愈合不良、外伤、感染造成的腹壁缺损,腹壁神经损伤、年老、久病、肥胖等所致肌萎缩等。

**2.诱发因素**

腹内压力增高易诱发腹外疝的发生。引起腹内压力增高的常见原因有慢性咳嗽、慢性便秘、排尿困难(如前列腺增生、膀胱结石)、腹水、妊娠、搬运重物、婴儿经常啼哭等。正常人因腹壁压力强度正常,虽时有腹内压增高的情况,但不致发生疝。

**(四)临床表现**

腹外疝有易复性、难复性、嵌顿性和绞窄性等临床类型,其临床表现各异。

1.易复性疝

易复性疝最常见,疝内容物很容易回纳入腹腔,称为易复性疝。在患者站立、行走、咳嗽等导致腹内压增高时肿块突出,平卧、休息或用手将疝内容物向腹腔推送时可回纳入腹腔。除疝块巨大者可有行走不便和下坠感,或伴腹部隐痛外,一般无不适。

2.难复性疝

疝内容物不能或不能完全回纳入腹腔内,但并不引起严重症状者,称为难复性疝。此类疝内容物大多数为大网膜,滑动性疝也属难复性疝的一种。患者常有轻微不适、坠胀、便秘或腹痛等。

3.嵌顿性疝

疝环较小而腹内压突然增高时,较多的疝内容物强行扩张疝环挤入疝囊,随后由于疝囊颈的弹性回缩,使疝内容物不能回纳,称为嵌顿性疝。此时疝内容物尚未发生血运障碍。多发生于股疝、腹股沟斜疝等。患者可有腹部或包块部疼痛,若嵌顿为肠管可有腹痛、恶心呕吐、肛门停止排便排气等。

4.绞窄性疝

嵌顿若不能及时解除,嵌闭的疝内容物持续受压,出现血液回流受阻而充血、水肿、渗出,并逐渐影响动脉血供,成为绞窄性疝。发生绞窄后,包块局部出现红、肿、痛、热,甚至形成脓肿,全身有畏寒、发热、脱水、腹膜炎、休克等症状。

**(五)辅助检查**

1.透光试验

用透光试验检查肿块,因疝块不透光,故腹股沟斜疝呈阴性,而鞘膜积液多为透光(阳性),可以此鉴别。但幼儿的疝块,因组织菲薄,常能透光,勿与鞘膜积液混淆。

2.实验室检查

疝内容物继发感染时,血常规检查提示白细胞和中性粒细胞比例升高;粪便检查显示隐血试验阳性或见白细胞。

3.影像学检查

疝嵌顿或绞窄时 X 线检查可见肠梗阻征象。

**(六)治疗原则**

除少数特殊情况外,腹股沟疝一般均应尽快施行手术治疗。腹股沟疝早期手术效果好、复发率低;若历时过久,疝块逐渐增大后,加重腹壁的损伤而影响劳动力,也使术后复发率增高;而斜疝又常可发生嵌顿或绞窄而威胁患者的生命。股疝因极易嵌顿、绞窄,确诊后应及时手术治疗。对于嵌顿性或绞窄性股疝,则应紧急手术。

1.非手术治疗

(1)棉线束带法或绷带压深环法:适用于 1 岁以下婴幼儿。因为婴幼儿腹肌可随躯体生长逐渐强壮,疝有自行消失的可能。可采用棉线束带或绷带压住腹股沟深环,防止疝块突出。

(2)医用疝带的使用:此方法适用于年老体弱或伴有其他严重疾病而禁忌手术者,可用疝带压迫阻止疝内容物外突。但长期使用疝带可使疝囊颈增厚,增加疝嵌顿的发病率,易与疝内容物粘连,形成难复性疝和嵌顿性疝。

(3)嵌顿性疝的复位:复位方法是将患者取头低足高位,注射吗啡或哌替啶以止痛、镇静并放松腹肌,后用手持续缓慢地将疝块推向腹腔,同时用左手轻轻按摩浅环和深环以协助疝内容物回纳。复位方法应轻柔,切忌粗暴,以防损伤肠管,手法复位后必须严密观察腹部体征,若有腹膜炎或肠梗阻的表现,应尽早手术探查。

2.手术治疗

手术是治疗腹外疝的有效方法,但术前必须处理慢性咳嗽、便秘、排尿困难、腹水、妊娠等腹内压增高因素,以免术后复发。常用的手术方式有以下几种。

(1)疝囊高位结扎术:暴露疝囊颈,予以高位结扎或是贯穿缝合,然后切去疝囊。单纯性疝囊高位结扎适用于婴幼儿或儿童,以及绞窄性斜疝因肠坏死而局部严重感染者。

(2)无张力疝修补术:将疝囊内翻入腹腔,无须高位结扎,而用合成纤维网片填充疝环的缺损,再用一个合成纤维片缝合于后壁,替代传统的张力缝合。传统的疝修补术是将不同层次的组织强行缝合在一起,可引起较大张力,局部有牵拉感、疼痛,不利于愈合。现代疝手术强调在无张力情况下,利用人工高分子修补材料进行缝合修补,具有创伤小、术后疼痛轻、无须制动、复发率低等优点。

(3)经腹腔镜疝修补术:其基本原理是从腹腔内部用网片加强腹壁缺损或用钉(缝线)使内环缩小,可同时检查双侧腹股沟疝和股疝,有助于发现亚临床的对侧疝并同时予以修补。该术式具有创伤小、痛苦少、恢复快、美观等特点,但对技术设备要求高,需全身麻醉,手术费用高,目前临床应用较少。

(4)嵌顿疝和绞窄性疝的手术处理:手术处理嵌顿或绞窄性疝时,关键在于准确判断肠管活力。若肠管坏死,应行肠切除术,不做疝修补,以防感染使修补失败;若嵌顿的肠襻较多,应警惕有无逆行性嵌顿,术中必须把腹腔内有关肠管牵出检查,以防隐匿于腹腔内坏死的中间肠襻被遗漏。

## 二、护理评估

### (一)一般评估

1.生命体征(T、P、R、BP)

发生感染时可出现发热、脉搏细速、血压下降等征象。

2.患者主诉

突出于腹腔的疝块是否可回纳,有无压痛和坠胀感,有无肠梗阻和腹膜刺激征等。

3.相关记录

疝块的部位、大小、质地等;有无腹内压增高的因素等。

### (二)身体评估

1.视诊

腹壁有无肿块。

2.触诊

疝块的部位、大小、质地、有无压痛,能否回纳,有无压痛、反跳痛、腹肌紧张等腹膜刺激征。

3.叩诊

无特殊。

4.听诊

无特殊。

### (三)心理-社会评估

了解患者有无因疝块长期反复突出影响工作和生活并感到焦虑不安,对手术治疗有无思想顾虑。了解家庭经济承受能力,患者及家属对预防腹内压升高等相关知识的掌握程度。

### (四)辅助检查阳性结果评估

了解阴囊透光试验是否阳性,血常规检查有无白细胞计数及中性粒细胞比例的升高,粪便潜血试验是否阳性等,腹部 X 线检查有无肠梗阻等。

### (五)治疗效果的评估

1.非手术治疗评估要点

(1)有无病情变化:观察患者疼痛性状及病情有无变化,若出现明显腹痛,伴疝块突然增大、发硬且触痛明显、不能回纳腹腔,应高度警惕嵌顿疝发生的可能。

(2)有无引起腹内压升高的因素:患者是否戒烟,是否注意保暖防感冒,有无慢性咳嗽、腹水、便秘、排尿困难、妊娠等引起腹内压增高的因素。

(3)棉线束带或绷带压深环的患者:注意观察局部皮肤的血运情况;棉束带是否过松或过紧,过松达不到治疗作用,过紧则使患儿感到不适而哭闹;束带有无被粪尿污染等应及时更换,防止发生皮炎。

(4)使用医用疝带的患者:患者是否正确佩戴疝带,以防因疝带压迫错位而起不到效果;长期戴疝带的患者是否因疝带压迫有不舒适感而产生厌烦情绪,应详细说明戴疝带的作用,使其能配合治疗。

(5)行手法复位的患者:手法复位后 24 小时内严密观察患者的生命体征,尤其脉搏、血压的变化,注意观察腹部情况,注意有无腹膜炎或肠梗阻的表现。

2.手术治疗评估要点

(1)有无引起腹内压升高的因素:患者是否注意保暖防感冒,是否保持大小便通畅,有无慢性咳嗽、便秘、尿潴留等引起腹内压增高的因素。

(2)术中有无损伤肠管或膀胱:患者是否有急性腹膜炎或排尿困难、血尿、尿外渗等表现,应怀疑术中可能有肠管或膀胱损伤。

(3)局部切口的愈合情况:注意观察有无伤口渗血;有无发生切口感染,注意观察体温和脉搏的变化,切口有无红、肿、疼痛,阴囊部有无出血、血肿。术后 48 小时后,患者如仍有发热,并有切口处疼痛,则可能为切口感染。

(4)有无发生阴囊血肿:注意观察阴囊部有无水肿、出血、血肿。术后 24 小时内,阴囊肿胀,呈暗紫色,穿刺有陈旧血液,则可能为阴囊血肿。

## 三、主要护理诊断/问题

### (一)疼痛

与疝块嵌顿或绞窄、手术创伤有关。

### (二)知识缺乏

缺乏腹外疝成因、预防腹内压增高及促进术后康复的知识。

### (三)有感染的危险

与手术、术中使用人工合成材料有关。

**（四）潜在并发症**

1.切口感染

与术中无菌操作不严、止血不彻底，或全身抵抗力弱等有关。

2.阴囊水肿

与阴囊比较松弛、位置低，容易引起渗血、渗液的积聚有关。

## 四、主要护理措施

**（一）休息与活动**

术后当日取平卧位，膝下垫一软枕，使髋关节微屈，以降低腹股沟区切口张力和减少腹腔内压力，利于切口愈合和减轻切口疼痛，次日可改为半卧位。术后卧床期间鼓励床上翻身及活动肢体。传统疝修补术后3～5天患者可离床活动，采用无张力疝修补术的患者一般术后次日即可下床活动，年老体弱、复发性疝、绞窄性疝、巨大疝等患者可适当推迟下床活动的时间。

**（二）饮食护理**

术后6～12小时，若无恶心、呕吐，可进流质饮食，次日可进软食或普通饮食，应多食粗纤维食物，利于排便。行肠切除、肠吻合术者应待肠功能恢复后方可进食。

**（三）避免腹内压增高**

术后注意保暖，防止受凉、咳嗽，若有咳嗽，教患者用手掌按压伤口处后再咳嗽。保持大小便通畅，及时处理便秘，避免用力排便。术后有尿潴留者应及时处理。

**（四）预防阴囊水肿**

术后可用丁字带托起阴囊，防止渗血、渗液积聚阴囊。

**（五）预防切口感染**

术后切口一般不需加沙袋压迫，有切口血肿时应予适当加压。术后遵医嘱使用抗菌药物，并注意保持伤口敷料干燥、清洁，不被粪尿污染，发现敷料脱落或污染应及时更换。

**（六）健康教育**

1.活动指导

患者出院后生活要规律，避免过度紧张和劳累，应逐渐增加活动量，3个月内应避免重体力劳动或提举重物等。

2.饮食指导

调整饮食习惯，多饮水，多进食高纤维食物，养成定时大便习惯，保持排便通畅。

3.防止复发

减少和消除引起腹外疝复发的因素，并注意避免增加腹内压的动作，如剧烈咳嗽、用力排便等。防止感冒，若有咳嗽应尽早治疗。

4.定期随访

若疝复发，应及早诊治。

## 五、护理效果评估

（1）患者自述疼痛减轻，舒适感增强。

（2）患者能正确描述形成腹外疝的原因，预防腹内压升高及促进术后康复的有关知识。

（3）患者伤口愈合良好，使用人工合成材料无排斥、感染现象。

（4）患者未发生阴囊水肿、切口感染；若发生，得到及时发现和处理。 **（高亚萍）**

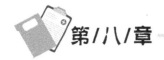

第八章

# 儿 科 护 理

## 第一节 病毒性心肌炎

小儿病毒性心肌炎是指由病毒侵犯心脏所引起的以心肌炎性病变为主要表现的疾病。其病理特征为心肌细胞坏死与变性。以学龄前及学龄儿童多见,好发于夏、秋季。

### 一、病因及发病机制

多种病毒都可以引起病毒性心肌炎,以肠道病毒最常见。如柯萨奇病毒 B(1-6 型)、埃可病毒、脊髓灰质炎病毒、细小病毒 B19,其他为流感病毒、副流感病毒、腮腺炎病毒及麻疹、风疹和单纯疱疹病毒等。最近研究资料表明,柯萨奇是病毒性心肌炎的主要病因之一。过度运动劳累、受凉导致细菌和病毒混合感染以及营养不良、高热、寒冷、缺氧过度等均可诱发病毒性心肌炎。

### 二、临床表现

病毒性心肌炎临床表现取决于病变的广泛程度和部位,轻者可无症状,重者可出现严重的心律失常、心源性休克和猝死。

#### (一)症状

1.病毒感染的症状

半数患儿发病前 1～3 周出现病毒感染前驱症状,如发热、全身倦怠等"感冒"样症状或恶心、腹痛、腹泻等消化道样症状。新生儿会出现高热,反应低下。

2.心脏受累症状

心悸、胸闷、呼吸困难、胸痛、乏力等表现。严重的出现阿-斯综合征、心源性休克和猝死。

#### (二)体征

心率增快或减慢、心律不齐。心音减弱,第一心音低钝,可有奔马律。重症弥漫性心肌炎患儿可出现急性心力衰竭,属于心肌泵血功能衰竭,左右心同时发生衰竭,引起心排血量过低,易合并心源性休克。

#### (三)临床分期

1.急性期

新发病确诊为病毒性心肌炎,病程在半年以内。

**2.恢复期**

症状及客观检查好转,但尚未治愈,病程一般在半年以上。

**3.迁延期**

临床症状反复出现,临床检查指标迁延不愈,病程1年以上。

**4.慢性期**

进行性心脏扩大,反复心力衰竭或心律失常,病情时轻时重,病程在1年以上。

## 三、辅助检查

### (一)心肌酶学改变

(1)肌酸激酶(CK)及肌酸激酶同工酶(CK-MB),心肌炎早期升高。

(2)乳酸脱氢酶(LDH)及乳酸脱氢酶同工酶(LDH1与LDH2),病毒性心肌炎时升高,尤其LDH1升高明显。

(3)心肌肌钙蛋白(cTnT或cTnI)是评价心肌损害特异性、敏感性指标。

### (二)心电图检查

急性期心电图异常改变,常见ST-T改变,T波平坦、低平或倒置,期前收缩,经常出现二联律、三联律,房室传导阻滞及QT间期延长。

### (三)心内膜及心肌活检

心内膜及心肌活检是指自心内膜、心肌、心包或心包穿刺液检查,为有创检查。主要用于病情危重、治疗反应差、病因不明的患儿。

### (四)病毒学检查

双份血清检测特异性抗体效价4倍升高或下降有意义。

### (五)胸部X线检查

病情轻者可正常;病情重者可有心影增大。

### (六)超声心动图检查

病情轻者可正常;病情重者可有左心室增大、室壁运动降低、心脏收缩功能异常、心室充盈异常等。

## 四、诊断

### (一)临床诊断依据

(1)心功能不全、心源性休克或心脑综合征。

(2)心脏扩大(X线、超声心动图检查具有表现之一)。

(3)心电图改变:以R波为主的2个或2个以上主要导联(Ⅰ、Ⅱ、aVF、V$_5$的ST-T改变持续4天以上伴动态变化,窦房传导阻滞、房室传导阻滞,完全性右或左束支阻滞,成联律、多形、多源、成对或并行性期前收缩,非房室结及房室折返引起的异位性心动过速,低电压(新生儿除外)及异常Q波。

(4)肌酸激酶同工酶CK-MB升高或心肌肌钙蛋白(cTnI或cTnT)阳性。

### (二)病原学确诊依据

心内膜及心肌活检,分离到病毒,用病毒核酸探针查到病毒核酸。特异性病毒抗体阳性,阳性结果是诊断心肌炎的可靠证据。

**(三)病原学参考依据**

(1)分离到病毒。自患儿粪便、咽拭子或血液中分离到病毒,且恢复期血清同抗体滴度较第一份血清升高或降低 4 倍以上。

(2)从患儿血中查到病毒核酸。

(3)病毒特异性 IgM 抗体阳性。

**(四)确诊依据**

(1)具有临床诊断依据 2 项,可临床诊断为病毒性心肌炎。发病同时或发病前 1～3 周有病毒感染者,同时具备病毒学确诊之一,可确诊为病毒性心肌炎。同时具备病原学参考依据之一,可临床诊断为病毒性心肌炎。

(2)凡不具备确诊依据的患儿,应给予必要的治疗和随诊,依病情变化确诊或除外。

## 五、治疗

**(一)一般治疗**

卧床休息;急性期卧床休息 3～4 周,心脏功能不全者卧床休息 3 个月。恢复期应继续限制活动,待病情稳定,再逐步增加活动量。病情较重,心脏扩大者,卧床 6 个月左右,如心脏未明显缩小,应适当延长卧床时间。

**(二)增强心肌营养改善心肌代谢**

(1)大剂量维生素 C 静脉滴注,每天 1 次,疗程 3～4 周。

(2)1,6-二磷酸果糖,静脉滴注,每天 1 次,疗程 2 周。

(3)辅酶 $Q_{10}$ 口服。

**(三)抗心力衰竭治疗**

必须及时控制心力衰竭,洋地黄类药物起效快、排泄快的地高辛或去乙酰毛花苷。

**(四)抗心律失常治疗**

1.室性心动过速

首选利多卡因,静脉滴注,有效后加入葡萄糖 100～200 mL 稀释后静脉滴注维持。

2.三度房室传导阻滞

首选异丙肾上腺素葡萄糖静脉滴注。出现阿-斯综合征者需考虑安装起搏器。

**(五)激素治疗**

危重患儿可短期应用泼尼松或泼尼松龙。

**(六)免疫调节剂**

静脉注射免疫球蛋白。

**(七)中西医结合治疗**

近年来使用中西医结合治疗逐渐得到人们的认可,如玉丹荣心丸、黄芪颗粒等。

## 六、护理

**(一)一般护理**

1.护理评估

(1)评估患儿神志、面色、生命体征(特别是体温);目前饮食及营养状况;睡眠及排泄形态是否改变;患儿是否留置静脉通道,管路是否通畅,有无红肿及药物渗出;评估患儿活动耐力。

(2)评估患儿本次发病的病因,有无胸痛、气短、心律失常症状及患儿体温变化;有无家族史、病毒感染史及引起或加重不适的因素,如劳累、紧张等;了解患儿的相关辅助检查,日常用药情况及用药后的效果;评估患儿的生活习惯及工作环境,对疾病的认知、经济能力、配合及心理情况;有无焦虑、抑郁等。

(3)评估患儿心功能的情况。对≥3岁的患儿行6分钟步行试验(6MWT):要求患儿在平直的走廊里尽可能快地行走,测定其6分钟的步行距离。根据6MWT步行距离(6MWD)及做功(体重与6MWD乘积),以及6MWT前后呼吸频率(RR)、心率(HR)、收缩压(SBP)和舒张压(DBP)等指标变化,同时进行平板运动试验(TET),分析6MWD、6MWT做功与TET代谢当量(METs)之间的相关性,将心力衰竭划分为轻、中、重3个等级。

(4)心理-社会状况:评估患儿及家属的心理-社会状况及患儿对疾病的认知状况,经济情况、合作程度,有无焦虑,悲观情绪。

(5)评估患儿的自理能力及日常生活能力、压疮等风险。参照北京大学第一医院患儿压疮Braden评分表。

2.休息

急性期需严格卧床休息。卧床休息至热退后3~4周,病情基本稳定后,逐渐增加活动量,但休息不得少于6个月。有心脏扩大的患儿,卧床休息半年至1年以上。

3.饮食

给予高热量、高蛋白、高维生素、清淡易消化、营养丰富的饮食,少量多餐,多食新鲜蔬菜及水果(含维生素C),但不要暴饮暴食,以免胃肠道负担过重。应保持患儿大便通畅,防止诱发心力衰竭,可进食润肠的水果,如香蕉等。增强机体抵抗力,避免外感风寒,引发疾病。避免过食辛辣刺激性饮料、食物。心功能不全时,适当限制钠盐和水分的摄入。

4.并发症

由于患儿需严格卧床休息,采用北京大学第一医院患儿压疮Braden评分表对患儿发生压疮的危险程度进行评估。保持床单位清洁、干燥、平整。指导并告知患儿变换体位的方法、间隔时间及其重要性。膝部及踝部、足跟、背部等骨隆突处可垫软枕以减轻局部压力,必要时可用减压敷料保护局部皮肤。翻身及床上使用便器时动作轻巧,避免拉、拽等动作,防止损伤皮肤。

**(二)病情观察**

(1)定时测量体温、脉搏,其体温与脉率增速不成正比。

(2)密切观察患儿呼吸频率、节律的变化,及早发现是否心功能不全。

(3)定时测量血压,观察记录尿量,以及早判断有无心源性休克的发生。

(4)密切观察心率与心律,及早发现有无心律失常,如室性期前收缩、不同程度的房室传导阻滞等,严重者可出现急性心力衰竭、心律失常等。

(5)如突然发现患儿面色苍白、恶心、呕吐、烦躁不安、呼吸困难、脉搏异常,立即通知医师,进行抢救。对有缺氧的给予氧气吸入。对严重心律失常应持续进行心电监护。密切注意示波器上心电图的变化,发现多源性期前收缩、心动过速过缓、完全性房室传导阻滞或扑动、颤动等,需立即通知医师并采取紧急措施。

(6)对于需要静脉输液的患儿我们尽量使用静脉留置针,减少患儿痛苦及抵触情绪。静脉给药速度宜慢,应根据病情及儿童的年龄来调节输液速度,有条件可采用输液泵。

**（三）用药护理**

（1）应用洋地黄类药物治疗心力衰竭时，应注意由于心肌炎引起的对洋地黄制剂较敏感，导致中毒，在用药期间应密切观察心率、心律。若心率过缓或其他不良反应出现时，应及时报告医师妥善处理。

（2）对心源性休克应积极做好输液准备，及时有效的扩充血容量，改善微循环。需要静脉输液治疗时，应注意控制输液速度，防止发生心力衰竭。

**（四）化验及检查护理指导**

**1.X 线胸片检查**

选择易于穿脱的宽松衣服，检查前需脱去较多的衣物，只留单层棉质内衣（不带橡皮筋、印花），务必取下饰物、手机、硬币、金属纽扣、拉链、膏药贴等。青春期女患儿做胸部检查需脱去胸罩，婴幼儿由医师开具镇静药或给予相应的处置，镇静后行 X 线检查。摄片时听从医师吩咐，积极配合摆好体位完成照片。并由家属陪伴。

**2.心电图检查**

去除装饰物，有电极片患儿应将其摘除。为行动态心电图检查，检查前不能饱饮、饱食、吃冷饮，需要平静休息 20 分钟。检查时要平卧，全身肌肉放松，平稳呼吸，保持安静，切勿讲话或移动体位。过去做过心电图的，应把以往报告或记录交给医师。如正在服用洋地黄、钾盐、钙类及抗心律失常药物，应告诉医师。

**3.超声心动图检查**

年龄小的患儿尽量选择饱餐及睡眠时进行检查，避免哭闹，必要时给予药物镇静。患儿取左侧卧位或平卧位。危重患儿检查应在床旁进行。小儿哭闹或不配合时，需镇静，如患儿 1～3 岁，需药物镇静，如肌内注射苯巴比妥或口服水合氯醛等。

**4.血液学检查及免疫学检查**

晨起空腹抽血检查，抽完血后，用棉签或止血工具按压针孔部位 3 分钟以上，以压迫止血。不要按揉针孔部位，以免造成皮下血肿。抽血后出现晕血症状如头晕、眼花、乏力等应立即平卧。

**（五）并发症护理**

**1.心悸、胸闷**

保证患儿休息，急性期卧床。按医嘱及时使用改善心肌营养与代谢的药物。

**2.心律失常**

当急性病毒性心肌炎患儿出现三度房室传导阻滞或窦房结病变引起窦房传导阻滞、窦房停搏而致阿-斯综合征时，应就地进行心肺复苏，并积极配合医师进行药物治疗或紧急做临时心脏起搏处理。

**3.心力衰竭**

按心力衰竭护理常规。

**（六）心理护理**

病毒性心肌炎患儿大部分为青少年和儿童，以学生居多，易产生孤独心理，应多与患儿及家属沟通，反复向患儿及家属宣教急性期积极治疗的重要性，向患儿家属介绍病理、治疗、预后，护士要亲切、热情地与患儿交谈向患儿介绍病区环境及同室病友，使患儿有家的感觉，以取得患儿感情的信任感、亲切感、安全感，使患儿能够主动安心地接受治疗和护理，增强战胜疾病的信心。同时使患儿及家属理解，摆正学习和治疗的关系，以调整患儿的心态，积极乐观地配合治疗。

### 七、健康教育

（1）指导患儿进食营养丰富、易消化的食物，尤其是补充富含维生素 C 的食物，如新鲜蔬菜、水果，以促进心肌代谢与恢复。

（2）急性心肌炎病情稳定后即可带药出院。需继续休息，一般为 3～6 个月，强调休息的重要性，避免劳累。

（3）鼓励患儿适当锻炼身体，以增强抵抗力；注意避免受凉，预防呼吸道感染。

（4）应用洋地黄药物时要教会患儿及家属测量脉搏的方法，发现异常或有胸闷、心悸等不适情况时应及时复诊。

（5）保持大小便通畅，防止便秘发生。

（6）保持情绪稳定，避免情绪紧张及激动，调动机体的免疫系统，发挥自身的抗病能力，使疾病得以恢复。

（7）保护性隔离，应积极预防各种感染，避免去人多的公共场所，防止各种感染的发生。

（8）疾病相关知识。各种病毒都可引起心肌炎，其中以引起肠道和上呼吸道感染的病毒多见。临床上绝大多数病毒性心肌炎由柯萨奇病毒和埃可病毒引起。当机体处于细菌感染、营养不良、劳累、寒冷、缺氧等情况下，机体抵抗力下降，更易导致病毒感染发病。病毒性心肌炎的发生常和病毒感染、自身免疫能力、饮食结构、生活环境及心理情况等因素紧密联系。如能早发现、早诊断、早治疗，该病预后大多较好。但如不及早治疗，可发生心律失常、心力衰竭、心源性休克，甚至猝死。

（9）出院指导。遵医嘱给予营养心肌的药物，向患儿及家属讲明药物治疗的重要性，嘱患儿按时服药，坚持服药，不能因自觉症状好转，认为疾病痊愈，而放松治疗，使疾病复发。患儿出院后需继续休息，避免劳累，3～6 个月后可逐渐恢复学习。如发现异常后有胸闷、心悸等症状及时就诊。出院后 1 个月、3 个月、6 个月、1 年到医院检查。

（李吉华）

# 第二节　特发性血小板减少性紫癜

特发性血小板减少性紫癜是儿童常见的出血性疾病，与免疫机制有关，可发生于任何年龄。以自发性皮肤黏膜出血为特征；有些患儿以大量鼻出血或齿龈出血为主，伴有血小板计数减少，骨髓常规显示巨核细胞计数正常或增多，约 80％的患儿在发病前 4 周有病毒感染史。临床上分为急性型、慢性型和反复型。

### 一、临床特点

#### （一）症状与体征

（1）皮肤黏膜出血：皮肤黏膜可见针尖样出血或瘀点、瘀斑，以四肢较多，散在或较密集分布，压之不褪色，不高出皮面。

（2）鼻出血或齿龈出血：有些患儿以大量鼻出血或齿龈出血为主。

（3）胃肠道出血：较少见，可表现为黑便。

(4)颅内出血：10％的患儿发生颅内出血，成为特发性血小板减少性紫癜致死的主要原因，表现为头痛、嗜睡、昏迷、抽搐、意识模糊、小婴儿前囟饱满等。

(5)球结膜出血。

(6)少数患儿可有脾大。

**(二)辅助检查**

(1)血常规：血小板计数减少，急性型可低于 $20×10^9/L$，出血严重者血红蛋白降低，网织红细胞升高。

(2)出血时间延长，凝血时间正常，血块退缩不良，束臂试验可阳性。

(3)骨髓检查：巨核细胞计数正常或增多，并伴有成熟障碍，产血小板型的巨核细胞计数减少，幼稚巨核细胞或成熟未释放巨核细胞比例增多，另见裸核巨核细胞。

(4)特发性血小板减少性紫癜患儿血小板抗体含量增高，如血小板抗体持续增高，提示治疗效果欠佳。

## 二、护理评估

**(一)健康史**

了解患儿 2～3 周内有无上呼吸道感染史，以前有无类似出血情况，家族中有无类似出血的患儿。

**(二)症状、体征**

检查全身皮肤出血点、瘀斑、血肿情况，有无鼻出血、牙龈出血，有无血尿、黑便等消化道及泌尿道出血情况，有无头痛、嗜睡、呕吐、抽搐等颅内出血症状。

**(三)社会-心理因素**

评估家长对本病相关知识的了解程度，评估患儿对疾病的承受能力。

**(四)辅助检查**

了解各项检查如血常规尤其是血小板计数，血小板抗体滴度，出、凝血时间等化验结果，判断疾病的严重程度。

## 三、常见护理问题

(1)合作性问题：出血。

(2)恐惧：与出血危险有关。

(3)有感染的危险：与糖皮质激素应用，机体抵抗力下降有关。

## 四、护理措施

**(一)出血护理**

按出血性疾病护理常规。

**(二)病情观察**

密切观察病情变化，及时了解患儿血小板动态变化，对血小板计数极低($<20×10^9/L$)者，应密切观察有无自发出血情况发生。出血严重时，如大量鼻出血、黑便、血尿等，应定时测血压、脉搏、呼吸，观察面色、神志变化，正确记录出血量，早期发现失血性休克，及早采取抢救措施。密切观察有无颅内出血的先兆，如头痛、剧烈呕吐呈喷射状，视物模糊，烦躁不安等。

**（三）用药护理**

（1）避免应用引起血小板减少或抑制其功能的药物,如阿司匹林、双嘧达莫、吲哚美辛等。

（2）肾上腺皮质激素的应用要求剂量准确,适当应用胃黏膜保护剂,注意激素的不良反应,如高血压、高血糖、应激性溃疡等,如为口服给药,一定要发药到口。

（3）大剂量丙种球蛋白应用时要注意减慢液体滴速,及时观察有无过敏现象,如发热、胸闷、气促、皮疹等,出现以上情况应及时报告医师进行处理。

（4）免疫抑制剂应用时要保护静脉通路,防止发生渗漏,若局部渗漏可用硫酸镁湿敷,注意消化道反应,鼓励多饮水。

**（四）健康教育**

（1）向家长讲述本病的有关知识、主要治疗手段,使其对该病有所了解,减轻家长及患儿的焦虑情绪。

（2）向家长及患儿说明骨髓穿刺是确诊本病的主要检查手段,讲明穿刺目的、操作过程,减少其顾虑,积极配合医师进行操作。

（3）向家长及患儿说明激素药物应用的重要性及应用过程中会产生短暂的不良反应如外貌、体形变化,胃口增加以及易感染等。

（4）告知家长避免患儿剧烈运动,注意安全,不要碰撞、摔伤,食物不能过硬,选择安全的玩具,在床栏上加护垫。

（5）压迫止血方法指导:受伤组织应加压 10～15 分钟,抬高患肢至心脏高度以上,以减少血流,用冷敷使血管收缩。

## 五、出院指导

（1）做好自我保护,服药期间不与感染患儿接触,去公共场所需戴口罩,预防感冒,以免引起病情加重或复发。

（2）出院后应按医嘱正确服药,激素类药物不能自行减量或停药,并定期门诊复查。

（3）出院后注意营养,尽量给以温凉、柔软饮食,不要食用带皮及壳的干果类食物,忌辛辣刺激性食物,可适当食用补血类食品,如红枣、花生皮等。

（4）不使用硬质牙刷,不挖鼻孔,用液状石蜡涂鼻腔防止鼻黏膜干燥出血,多饮水。

（5）慢性特发性血小板减少性紫癜脾切除患儿易患呼吸道及皮肤感染,甚至败血症,应酌情应用抗生素。

（6）指导家长识别出血征象,如瘀点、瘀斑,发现面色苍白、虚弱、不安、感觉异常应高度怀疑内出血倾向,出现剧烈的头痛、呕吐、不安、定向障碍、嗜睡等现象,应高度怀疑是否颅内出血,需及早就医。

（李吉华）

# 第三节　过敏性紫癜

过敏性紫癜又称舒-亨综合征,是一种主要侵犯毛细血管的变态反应性疾病,以广泛的小血管炎症为病理基础。主要表现为皮肤紫癜、关节肿痛、腹痛、便血、血尿等。病因尚不明确,相关因素有感染,服用某些药物如苯巴比妥钠,食用鱼、虾、牛奶、蛋等动物蛋白以及花粉吸入,虫咬等。

## 一、临床特点

多见于学龄儿童及青年,病前1～3周常有上呼吸道感染史。多为急性起病,首发症状以皮肤紫癜为主,约半数患儿有关节肿痛或腹痛。

### (一)皮肤紫癜

反复出现皮肤紫癜是本病的特点,多见于下肢及臀部,对称分布,分批出现,严重者波及上肢和躯干。紫癜大小不等、紫红色、高出皮面。少数重症紫癜可融合成大疱。有的患儿可发生血管神经性水肿。初起可为荨麻疹样,数小时后皮疹出血,渐变为暗红色,消退时留有褐斑。

### (二)消化道症状

约2/3的患儿有消化道症状,反复出现突发性腹痛、恶心、呕吐及便血,伴肠鸣音增强及腹部压痛,有的发生在皮疹出现前。少数患儿可并发肠套叠和肠穿孔。

### (三)关节肿痛及肿胀

多累及膝、踝、肘、腕等大关节,呈游走性,数天内消退,关节腔可有渗出,活动受限,不遗留关节畸形。

### (四)肾损害

部分患儿在病程1～8周内发生紫癜性肾炎,出现血尿、蛋白尿及管型,伴血压增高及水肿,称为紫癜性肾炎。

### (五)其他

偶有颅内出血、鼻出血、牙龈出血等。

## 二、护理评估

### (一)健康史

了解皮疹出现的时间及分布,有无腹痛、便血、关节痛等,病前有无感染史、特殊食物(尤其动物蛋白类)和药物服用史,虫咬、花粉接触史等,以及居住环境,有无寄生虫,有无对药物、食物、花粉等过敏史,既往有无类似发作。

### (二)症状、体征

评估患儿皮疹的分布和外观,腹痛和关节肿痛程度。大便的颜色、性状和尿色,有无水肿、血压增高等。

### (三)社会-心理因素

评估患儿及家长对疾病的认知程度和治病态度。

### (四)辅助检查

血小板计数,出、凝血时间是否正常;大便隐血试验是否阳性及尿常规的变化等。

## 三、常见护理问题

### (一)皮肤黏膜完整性受损

皮肤黏膜完整性受损与变态反应性血管内皮受损有关。

**(二)舒适改变**

舒适改变与关节和肠道紫癜致腹痛、关节痛有关。

**(三)合作性问题**

消化道出血、肠套叠和肠穿孔。

## 四、护理措施

**(一)皮肤护理**

(1)保持皮肤清洁,避免摩擦、碰伤、抓伤,如有破溃及时处理,防止出血和感染。

(2)衣着宽松、柔软,并保持清洁、干燥。被褥平整、清洁、柔软,防止紫癜受压、破损。

(3)尽量减少肌内注射,静脉注射操作轻柔,尽量一针见血,扎压脉带切勿太紧,拔针后要延长进针部位的压迫时间。

**(二)腹痛、便血护理**

腹痛、有消化道出血时应卧床休息,给予舒适的体位,出血量多时要绝对卧床休息,给予静脉补液和输血。呕血严重者应注意保持呼吸道通畅。

**(三)关节肿痛的护理**

观察疼痛及肿胀情况,保持患肢功能位置,协助患儿选用舒适体位,做好日常生活护理。

**(四)饮食护理**

给予高营养、易消化饮食,避免食用动物蛋白,如鱼、虾、蟹、海鲜、鸡蛋、牛奶等,怀疑引起致病的食物也应避免食用。有肠道出血倾向者给予无渣半流质或流质饮食。呕血严重及便血者,应暂禁食。紫癜性肾炎时应给予低盐饮食。

**(五)病情观察**

(1)观察紫癜的分布,有无消退或增多。

(2)观察有无腹痛、便血等。腹痛者注意其部位和性质,有无压痛、反跳痛、肌紧张,以排除急腹症如肠套叠等。出血量多时要准确记录出血量,监测脉搏、血压,以便早期发现失血性休克。

(3)观察尿量、尿色、尿比重的变化,出现肾功能损害时,要注意有无水肿及血压升高。

**(六)心理护理**

过敏性紫癜往往易反复,病程长,患儿及家长多有急躁情绪,应针对具体情况做好解释,消除不良情绪,树立战胜疾病的信心。

**(七)健康教育**

向家长介绍过敏性紫癜的有关知识,尤其是饮食方面,向患儿及家长做好耐心细致的解释工作,讲明饮食护理的重要性,使家长主动配合治疗、护理。

## 五、出院指导

(1)避免接触变应原:春天少去公园,以免接触花粉;室内不要养花;家中勿养宠物,避免接触动物皮毛;忌食过敏食物;尽量避免应用过敏性的药物如某些抗生素、磺胺药、苯巴比妥钠、异烟肼等。保持生活环境清洁卫生,养成良好的卫生习惯,避免细菌、病毒、寄生虫感染。

(2)积极寻找变应原:注意进食某些食物、药物或接触某些物品与发病的关系,含动物蛋白的食物应逐步增加种类和量,并仔细观察。

(3)积极锻炼身体,增强抵抗力,尽量避免感染。

（4）肾型紫癜患儿遵医嘱按时、准确用药，对应用激素者应告知可能出现哪些不良反应，用药注意事项，不能随便加量、减量和停药，并要定期随访。

（李吉华）

# 第四节 川 崎 病

川崎病又称皮肤黏膜淋巴结综合征，是一种以全身性血管炎为主要病理改变的急性发热、出疹性疾病。严重并发症为冠状动脉炎甚至冠状动脉瘤。发病年龄主要见于 10 岁以下小儿。

## 一、临床特点

（1）发热 5 天以上，高热 39～40 ℃，多数持续 10 天左右。

（2）四肢末端皮肤改变：急性期手足呈坚实性肿胀，指趾末端潮红，持续 1 周左右开始消退。同时在指、趾末端沿指甲与皮肤交界处出现膜状脱皮。

（3）躯干部有多形性红斑，无疱疹及血痂。卡介苗接种处再现红斑。肛周红，数天后有脱皮现象。

（4）两眼球结膜充血、干燥，无分泌物。唇干裂、红，有时有血痂。常见杨梅舌。

（5）口腔黏膜变化：口腔、咽部黏膜充血、疼痛，进食困难。

（6）颈部淋巴结非化脓性肿大，可为一过性。

（7）内脏损害：部分患儿可引起冠状动脉炎、冠状动脉扩张，甚至形成冠状动脉瘤或心肌梗死等病变，此病变可造成突然死亡。

（8）其他：可有呼吸道和消化道症状。偶见无菌性脑膜炎。

（9）辅助检查。①血常规：白细胞总数高，以中性粒细胞为主。C-反应蛋白增高，红细胞沉降率增快。血小板早期正常，以后显著增高。②心脏 B 超检查：冠状动脉扩张，以第 2～3 周检出率最高。

## 二、护理评估

### （一）健康史
了解发热的时间，询问近期有无与麻疹、猩红热等患儿的接触史，有无服药及疗效如何。

### （二）症状、体征
测量生命体征，尤其注意体温变化，检查有无皮疹、双眼结膜充血、口唇干燥、颈部淋巴结肿大，手足硬性水肿等。心脏听诊注意有无心脏受累的表现。

### （三）社会-心理因素
了解患儿家庭经济状况，评估患儿家长的心理状态，对疾病的认识程度。

### （四）辅助检查
了解外周血象、红细胞沉降率、C-反应蛋白等变化，了解超声心动图有无冠状动脉扩张及程度。

## 三、常见护理问题

### (一)体温过高
体温过高与全身性血管炎性反应有关。

### (二)皮肤黏膜完整性受损
皮肤黏膜完整性受损与血管炎性改变有关。

### (三)潜在并发症
冠状动脉炎。

### (四)焦虑
焦虑与患儿和/或家长缺乏相关疾病的知识有关。

## 四、护理措施

### (一)注意休息
急性期卧床休息,各种操作集中进行,动作轻柔,减少对患儿的各种刺激。

### (二)饮食护理
给予清淡、高热量、高蛋白、高维生素、易消化流质或半流质饮食,避免酸、碱、热、粗等食物。鼓励多饮水。

### (三)高热护理
每4小时1次监测体温并记录。高热时给温水擦浴等物理降温,必要时药物降温。警惕高热惊厥的发生。及时擦干汗液,更衣。

### (四)皮肤黏膜护理
口腔护理每天2次,饭后及时漱口。维生素E涂口唇每天1～2次,及时处理口腔溃疡。洗净患儿双手、剪短指甲以免抓伤皮肤,对半脱的痂皮要采取正确的方法去除。肛周可涂少许液状石蜡。

### (五)药物治疗护理
准时服用阿司匹林,注意药效及不良反应,长期使用阿司匹林者应注意肝功能损害及消化道症状。丙种球蛋白冲击疗法时偶尔见皮疹,严重可发生喉头水肿、休克。应严密观察,及时处理。

### (六)并发症观察
密切观察心率、心音的改变,有无气急、烦躁不安及面色、精神状态的变化。必要时进行心肺监护。

### (七)心理护理
及时向家长交代病情,并以安慰,消除紧张情绪,配合治疗。

### (八)健康教育
(1)耐心讲解疾病的发展和预后,消除患儿和家长的紧张心理并使其积极配合治疗。

(2)急性期应绝对卧床休息,恢复期可适当锻炼,如有冠状动脉损害应避免剧烈活动。

(3)给予易消化、高热量、高蛋白、高维生素的流质或半流质。鼓励多饮水,避免酸、碱、热、粗、硬等食物。

(4)高热时,温水擦浴,必要时药物降温;及时擦干汗液,及时更衣。

### 五、出院指导

(1)出院后注意休息,避免剧烈运动,有冠状动脉受累者更应注意。要注意冷暖,防止感冒。

(2)给予易消化、高热量、高蛋白、高维生素的饮食。

(3)正确准时服药,在医师指导下正确减量,最后停服。密切观察有无皮肤出血,恶心、呕吐等症状,如有异常及时就医。

(4)少数患儿可能复发,如有类似症状出现要及时就医。

(5)定时随访,2 年内每 3～6 个月 1 次,2 年后每年 1 次,定期做心脏超声、C-反应蛋白、血常规等检查。

(李吉华)

# 第五节　麻　疹

麻疹是由麻疹病毒引起的急性呼吸道传染病,以发热、咳嗽、流涕、结膜炎、口腔麻疹黏膜斑及全身皮肤斑丘疹为主要表现。麻疹具有高度的传染性,每年全球有数百万人发病。近年来,在全国范围内出现了麻疹流行,8 个月之前的婴儿患病和大年龄麻疹的出现,是我国麻疹流行的新特点。

### 一、病因

麻疹病毒属副黏液病毒科,为 RNA 病毒,直径为 100～250 nm,呈球形颗粒,有 6 种结构蛋白。仅有一个血清型,近年来发现该病毒有变异,其抗原性稳定。麻疹病毒在体外生活能力不强,对阳光和一般消毒剂均敏感,55 ℃ 15 分钟即被破坏,含病毒的飞沫在室内空气中保持传染性一般不超过 2 小时,在流通空气中或日光下 30 分钟失去活力,对寒冷及干燥耐受力较强。麻疹疫苗需低温保存。

### 二、发病机制

麻疹病毒侵入易感儿后出现两次病毒血症。麻疹病毒随飞沫侵入上呼吸道、眼结膜上皮细胞,在其内复制繁殖并通过淋巴组织进入血流,形成第一次病毒血症。此后,病毒被单核巨噬细胞系统(肝、脾、骨髓)吞噬,并在其内大量繁殖后再次侵入血流,形成第二次病毒血症。引起全身广泛性损害而出现高热、皮疹等一系列临床表现。

### 三、病理

麻疹是全身性疾病,皮肤、眼结合膜、鼻咽部、支气管、肠道黏膜及阑尾等处可见单核细胞增生及围绕在毛细血管周围的多核巨细胞,淋巴样组织肥大。皮疹是由麻疹病毒致敏了的 T 淋巴细胞与麻疹病毒感染的血管内皮细胞及其他组织细胞作用时,产生迟发性的变态反应,使受染细胞坏死、单核细胞浸润和血管炎样病变。由于表皮细胞坏死、变性引起脱屑。崩解的红细胞及血浆渗出血管外,使皮疹消退后留有色素沉着。麻疹黏膜斑与皮疹病变相同。麻疹的病理特征是受病毒感染的细胞增大并融合形成多核巨细胞。其细胞大小不一,内含数十至百余个核,核内外有病毒集落(嗜酸性包涵体)。

## 四、流行病学

### (一)传染源

患者是唯一的传染源。出疹前5天至出疹后5天均有传染性,如合并肺炎传染性可延长至出疹后10天。

### (二)传播途径

患者口、鼻、咽、气管及眼部的分泌物中均含有麻疹病毒,主要通过喷嚏、咳嗽和说话等空气飞沫传播。密切接触者可经污染病毒的手传播,通过衣物、玩具等间接传播者少见。

### (三)易感人群和免疫力

普遍易感,易感者接触患者后,90%以上发病,病后能获持久免疫。由于母体抗体能经胎盘传给胎儿,因而麻疹多见于6个月以上的小儿,6个月~5岁小儿发病率最高。

### (四)流行特点

全年均可发病,以冬、春两季为主,高峰在2~5月份。自麻疹疫苗普遍接种以来,发病的周期性消失,发病年龄明显后移,青少年及成人发病率相对上升,育龄妇女患麻疹增多,并将可能导致先天麻疹和新生儿麻疹发病率上升。

## 五、临床表现

### (一)潜伏期

平均10天(6~18天),接受过免疫者可延长至3~4周。潜伏期末可有低热、全身不适。

### (二)前驱期(发疹前期)

从发热至出疹,常持续3~4天,以发热、上呼吸道炎和麻疹黏膜斑为主要特征。此期患儿体温逐渐增高达39~40℃。同时伴有流涕、咳嗽、流泪等类似感冒症状,但结膜充血、畏光流泪及眼睑水肿是本病特点。90%以上的患者于病程的第2~3天,在第一臼齿相对应的颊黏膜处,可出现0.5~1 mm大小的白色麻疹黏膜斑(柯氏斑 Koplik spots),周围有红晕,常在2~3天内消退,具有早期诊断价值。

### (三)出疹期

多在发热后3~4天出现皮疹,体温可突然升高到40~40.5℃。皮疹初见于耳后发际,渐延及面、颈、躯干、四肢及手心足底,2~5天出齐。皮疹为淡红色充血性斑丘疹,大小不等,压之褪色,直径2~4 mm,散在分布,皮疹痒,疹间皮肤正常。病情严重时皮疹常可融合呈暗红色,皮肤水肿,面部水肿变形。此期全身中毒症状及咳嗽加剧,可因高热引起谵妄、嗜睡,可发生腹痛、腹泻和呕吐,可伴有全身淋巴结及肝、脾大,肺部可闻少量湿啰音。

### (四)恢复期

出疹3~5天后,体温下降,全身症状明显减轻。皮疹按出疹的先后顺序消退,可有麦麸样脱屑及浅褐色素斑,7~10天消退。麻疹无并发症者病程为10~14天。少数患者,病程呈非典型经过。体内尚有一定免疫力者呈轻型麻疹,症状轻,常无黏膜斑,皮疹稀而色淡,疹退后无脱屑和色素沉着,无并发症,此种情况多见于潜伏期内接受过丙种球蛋白或成人血注射的患儿。体弱、有严重继发感染者呈重型麻疹,持续高热,中毒症状重,皮疹密集融合,常有并发症或皮疹骤退、四肢冰冷、血压下降等循环衰竭表现,病死率极高。此外,注射过减毒活疫苗的患儿还可出现无典型黏膜斑和皮疹的无疹型麻疹。

麻疹的临床表现需与其他小儿出疹性疾病鉴别见表 8-1。

表 8-1 小儿出疹性疾病鉴别

| 疾病 | 病原 | 发热与皮疹关系 | 皮疹特点 | 全身症状及其他特征 |
|------|------|----------------|----------|--------------------|
| 麻疹 | 麻疹病毒 | 发热 3～4 天,出疹期热更高 | 红色斑丘疹,自头部→颈→躯干→四肢,退疹后有色素沉着及细小脱屑 | 呼吸道卡他性炎症、结膜炎、发热第 2～3 天口腔黏膜斑 |
| 风疹 | 风疹病毒 | 发热后半天至一天出疹 | 面部→躯干→四肢,斑丘疹,疹间有正常皮肤,退疹后无色素沉着及脱屑 | 全身症状轻,耳后,枕部淋巴结肿大并触痛 |
| 幼儿急疹 | 人疱疹病毒 6 型 | 高热 3～5 天热退疹出 | 红色斑丘疹,颈及躯干部多见,一天出齐,次日消退 | 一般情况好,高热时可有惊厥,耳后,枕部淋巴结亦可肿大 |
| 猩红热 | 乙型溶血性链球菌 | 发热 1～2 天出疹,伴高热 | 皮肤弥漫充血,上有密集针尖大小丘疹,持续 3～5 天退疹,1 周后全身大片脱皮 | 高热,中毒症状重,咽峡炎,杨梅舌,环口苍白圈,扁桃体炎 |
| 肠道病毒感染 | 埃可病毒柯萨奇病毒 | 发热时或退热后出疹 | 散在斑疹或斑丘疹,很少融合,1～3 天消退,不脱屑,有时可呈紫癜样或水泡样皮疹 | 发热,咽痛,流涕,结膜炎,腹泻,全身或颈、枕淋巴结肿大 |
| 药物疹 | | 发热、服药史 | 皮疹痒感,摩擦及受压部位多,与用药有关,斑丘疹、疱疹、猩红热样皮疹、荨麻疹 | 原发病症状 |

**(五)并发症**

(1)支气管肺炎:出疹 1 周内常见,占麻疹患儿死因的 90% 以上。

(2)喉炎:出现频咳、声嘶,甚至哮吼样咳嗽,极易出现喉梗阻,如不及时抢救可窒息而死。

(3)心肌炎:是少见的严重并发症,多见于 2 岁以下、患重症麻疹或并发肺炎者和营养不良患者。

(4)麻疹脑炎:多发生于疹后 2～6 天,也可发生于疹后 3 周内。与麻疹的轻重无关。临床表现与其他病毒性脑炎相似,多经 1～5 周恢复,部分患者留有后遗症。

(5)结核病恶化。

## 六、辅助检查

**(一)一般检查**

血白细胞总数减少,淋巴细胞相对增多。

**(二)病原学检查**

从呼吸道分泌物中分离出麻疹病毒,或检测到麻疹病毒均可做出特异性诊断。

**(三)血清学检查**

在出疹前 1～2 天时用 ELSIA 法可检测出麻疹特异性 IgM 抗体,有早期诊断价值。

## 七、治疗原则

目前尚无特异性药物,宜采取对症治疗、中药透疹治疗及并发症治疗等综合性治疗措施。麻疹患儿对维生素 A 的需求量加大,WHO 推荐。在维生素 A 缺乏地区的麻疹患儿应补充维生素 A,<1 岁的患儿每天给 $1 \times 10^5$ U,年长儿 $2 \times 10^5$ U,共 2 天,有维生素 A 缺乏眼症者,1～4 周后应重复。

## 八、护理评估

### (一)健康史询问

患儿有无麻疹的接触史及接触方式,出疹前有无发热、咳嗽、喷嚏、畏光、流泪及口腔黏膜改变等;询问出疹顺序及皮疹的性状,发热与皮疹的关系;询问患儿的营养状况及既往史,有无接种麻疹减毒活疫苗及接种时间。

### (二)身体状况

评估患儿的生命体征,如体温、脉搏、呼吸、神志等;观察皮疹的性质、分布、颜色及疹间皮肤是否正常;有无肺炎、喉炎、脑炎等并发症。分析辅助检查结果,注意有无血白细胞总数减少、淋巴细胞相对增多;有无检测到麻疹病毒特异性 IgM 抗体,或分离出麻疹病毒等。

### (三)心理-社会状况

评估患儿及家长的心理状况、对疾病的应对方式;了解家庭及社区对疾病的认知程度、防治态度。

## 九、护理诊断

### (一)体温过高

与病毒血症、继发感染有关。

### (二)皮肤完整性受损

与麻疹病毒感染有关。

### (三)营养失调

低于机体需要量,与病毒感染引起消化吸收功能下降、高热消耗增多有关。

### (四)有感染的危险

与免疫功能下降有关。

### (五)潜在并发症

肺炎、喉炎、脑炎。

## 十、预期目标

(1)患儿体温降至正常。

(2)患儿皮疹消退,皮肤完整、无感染。

(3)患儿住院期间能得到充足的营养。

(4)患儿不发生并发症或发生时得到及时发现和处理。

## 十一、护理措施

### (一)维持正常体温

1.卧床休息

绝对卧床休息至皮疹消退、体温正常为止。室内空气新鲜,每天通风 2 次(避免患儿直接吹风以防受凉),保持室温于 18～22 ℃,湿度 50%～60%。衣被穿盖适宜,忌捂汗,出汗后及时擦干更换衣被。

2.高热的护理

出疹期不宜用药物或物理方法强行降温,尤其是乙醇擦浴、冷敷等物理降温,以免影响透疹。体温>40 ℃时可用小量的退热剂,以免发生惊厥。

**(二)保持皮肤黏膜的完整性**

1.加强皮肤的护理

保持床单整洁干燥和皮肤清洁,在保温情况下,每天用温水擦浴更衣一次(忌用肥皂),腹泻患儿注意臀部清洁,勤剪指甲防抓伤皮肤继发感染。及时评估透疹情况,如透疹不畅,可用鲜芫荽煎水服用并擦身(须防烫伤),以促进血循环,使皮疹出齐、出透,平稳度过出疹期。

2.加强五官的护理

室内光线宜柔和,常用生理盐水清洗双眼,再滴入抗生素眼液或眼膏(动作应轻柔,防眼损伤),可加服维生素 A 预防眼干燥症。防止呕吐物或泪水流入外耳道发生中耳炎。及时清除鼻痂、翻身拍背助痰排出,保持呼吸道通畅。加强口腔护理,多喂白开水,可用生理盐水或朵贝液含漱。

**(三)保证营养的供给**

发热期间给予清淡易消化的流质饮食,如牛奶、豆浆、蒸蛋等,常更换食物品种,少量多餐,以增加食欲利于消化。多喂开水及热汤,利于排毒、退热、透疹。恢复期应添加高蛋白、高维生素的食物。指导家长做好饮食护理,无须忌口。

**(四)注意病情的观察**

麻疹并发症多且重,为及早发现,应密切观察病情。出疹期如透疹不畅、疹色暗紫、持续高烧、咳嗽加剧、鼻扇喘憋、发绀、肺部啰音增多,为并发肺炎的表现,重症肺炎尚可致心力衰竭;患儿出现频咳、声嘶、甚至哮吼样咳嗽、吸气性呼吸困难、三凹征,为并发喉炎表现;患儿出现嗜睡、惊厥、昏迷为脑炎表现。病期还可导致原有结核病的恶化。如出现上述表现应予以相应护理。

**(五)预防感染的传播**

麻疹是可以预防的。为控制其流行,应加强社区人群的健康宣教。

1.管理好传染源

对患儿宜采取呼吸道隔离至出疹后 5 天,有并发症者延至疹后 10 天。接触的易感儿隔离观察 21 天。

2.切断传播途径

病室要注意通风换气。进行空气消毒,患儿衣被及玩具暴晒 2 小时,减少不必要的探视,预防继发感染。因麻疹可通过中间媒界传播,如被患者分泌物污染的玩具、书本、衣物,经接触可导致感染,所以医务人员接触患儿后,必须在日光下或流动空气中停留 30 分钟以上,才能再接触其他患儿或健康易感者。流行期间不带易感儿童去公共场所,托幼机构暂不接纳新生。

3.保护易感儿童

(1)被动免疫:对年幼、体弱的易感儿肌内注射人血丙种球蛋白或胎盘球蛋白,接触后 5 天内注射可免于发病,6 天后注射可减轻症状,有效免疫期 3～8 周。

(2)主动免疫:为提高易感者免疫力,对 8 个月以上未患过麻疹的小儿可接种麻疹疫苗。接种后 12 天血中出现抗体,一月达高峰,故易感儿接触患者后 2 天内接种有预防效果。由于麻疹疫苗免疫接种后阳转率不是 100%,且随时间延长,免疫效果可变弱,1989 年美国免疫咨询委员会提出,4～6 岁儿童进幼儿园和小学时,应第二次接种麻疹疫苗,进入大学的年轻人要再次进行麻疹免疫。急性结核感染者如需注射麻疹疫苗应同时进行结核治疗。

## 十二、护理评价

评价患儿体温是否降至正常,皮疹是否出齐、出透,皮肤是否完整,是否合并其他感染,能否得到充足的营养;患儿家长是否了解麻疹的有关知识,能否配合好消毒隔离、家庭护理等。

**(李吉华)**

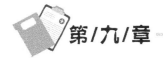

# 第九章

# 重 症 护 理

## 第一节 昏 迷

昏迷是一种严重的意识障碍,随意运动丧失,对体内外(如语言、声音、光、疼痛等)一切刺激均无反应并出现病理反射活动的一种临床表现。在临床上,可由多种原因引起,并且是病情危重的表现之一。因此,如遇到昏迷的患者,应及时判断其原因,选择正确的措施,争分夺秒地抢救,以挽救患者生命。

昏迷的原因分为颅内、颅外因素。①颅内因素有中枢神经系统炎症(脑膜炎、脑脓肿、脑炎等),脑血管意外(脑出血、脑梗死、蛛网膜下腔出血),占位性病变(脑肿瘤、颅内血肿),脑外伤,癫痫。②颅外病因包括严重感染(败血症、伤寒、中毒性肺炎等),心血管疾病(休克、高血压脑病、阿-斯综合征等),内分泌与代谢性疾病(糖尿病酮症酸中毒、低血糖、高渗性昏迷、肝昏迷、尿毒症等),药物及化学物品中毒(有机磷农药、一氧化碳、安眠药、麻醉剂、乙醚等),物理因素(中暑、触电)。

### 一、昏迷的临床表现

昏迷是病情危重的标志,病因不同其临床表现也各异。

(1)伴有抽搐者,见于癫痫、高血压脑病、脑水肿、尿毒症、脑缺氧、脑缺血等。

(2)伴有颅内压增高者,见于脑水肿、脑炎、脑肿瘤、蛛网膜下腔出血等。

(3)伴有高血压者见于高血压脑病、脑卒中、嗜铬细胞瘤危象。

(4)伴有浅弱呼吸者见于肺功能不全、药物中毒、中枢神经损害。

(5)患者呼出气体的气味对诊断很有帮助,如尿毒症患者呼出气体有氨气味,酮症酸中毒有烂苹果味,肝昏迷有肝臭味,乙醇中毒者有乙醇味,敌敌畏中毒有敌敌畏味。

### 二、护理评估

#### (一)健康史

应向患者的家属或有关人员详细询问患者以往有无癫痫发作、高血压病、糖尿病以及严重的心、肝、肾和肺部等疾病。了解患者发作现场情况,发病之前有无外伤或其他意外事故(如服用毒物、高热环境下长期工作、接触剧毒化学药品和煤气中毒等),最近患者的精神状态和与周围人的关系。

**(二)身体状况**

1.主要表现

应向患者家属或有关人员详细询问患者的发病过程、起病时有无诱因、发病的急缓、持续的时间、演变经过；昏迷是首发症状还是由其他疾病缓慢发展而来的，昏迷前有无其他表现(指原发病的表现：如有无剧烈头痛、喷射样呕吐；有无心前区疼痛；有无剧烈的咳嗽、咳粉红色痰液、严重的呼吸困难、发绀；有无烦躁不安、胡言乱语；有无全身抽搐；有无烦渴、多尿、烦躁、呼吸深大、呼气呈烂苹果味等)，以往有无类似发作史，昏迷后有无其他的表现。

2.体格检查

(1)观察检查生命体征。①体温：高热提示有感染性或炎症性疾病。过高可能为中暑或中枢性高热(脑干或下丘脑损害)。过低提示为休克、甲状腺功能低下、低血糖、冻伤或镇静安眠药过量。②脉搏：不齐可能为心脏病。微弱无力提示休克或内出血等。过速可能为休克、心力衰竭、高热或甲状腺功能亢进危象。过缓可能为房室传导阻滞或阿-斯综合征。缓慢而有力提示颅内压增高。③呼吸：深而快的规律性呼吸常见于糖尿病酸中毒，称为 Kussmual 呼吸；浅而快速的规律性呼吸见于休克、心肺疾病或安眠药中毒引起的呼吸衰竭；脑的不同部位损害可出现特殊的呼吸类型，如潮式呼吸提示大脑半球广泛损害，中枢性过度呼吸提示病变位于中脑被盖部，长吸式呼吸为脑桥上部损害所致，丛集式呼吸系脑桥下部病变所致，失调式呼吸是延髓特别是其下部损害的特征性表现。④血压：过高提示颅内压增高、高血压脑病或脑出血。过低可能为脱水、休克、心肌梗死、镇静安眠药中毒、深昏迷状态等。

昏迷时不同水平脑组织受损的表现见表 9-1。

**表 9-1　昏迷对不同水平脑组织受损的表现**

| 脑受损部位 | 意识 | 呼吸 | 瞳孔 | 眼球运动 | 运动功能 |
| --- | --- | --- | --- | --- | --- |
| 大脑 | 嗜睡、昏睡、昏迷、去皮质状态 | 潮式呼吸 | 正常 | 游动、向病灶侧凝视 | 偏瘫、去皮质强直 |
| 间脑 | 昏睡、昏迷、无动性缄默 | 潮式呼吸 | 小 | 游动、向病灶侧凝视 | 偏瘫、去皮质强直 |
| 中脑 | 昏睡、昏迷、无动性缄默 | 过度换气 | 大、光反应消失 | 向上或向下偏斜 | 交叉偏、去大脑强直 |
| 脑桥 | 昏睡、昏迷、无动性缄默 | 长吸气性、喘息性 | 小如针尖样 | 浮动向病灶对侧凝视 | 交叉偏、去大脑强直较轻 |
| 延髓 | 昏睡、昏迷、无动性缄默 | 失调性、丛集性呼吸 | 小或大 | 眼-脑反射消失 | 交叉性瘫呈迟缓状态 |

(2)神经系统检查。①瞳孔：正常瞳孔直径为 2.5～4 mm，<2 mm 为瞳孔缩小，>5 mm 为瞳孔散大。双侧瞳孔缩小见于吗啡中毒、有机磷杀虫药中毒、巴比妥类药物中毒、中枢神经系统病变等，如瞳孔针尖样缩小(<1 mm)，常为脑桥病变的特征，1.5～2.0 mm 常为丘脑或其下部病变。双侧瞳孔散大见于阿托品、山莨菪碱、多巴胺等药物中毒，中枢神经病变见于中脑功能受损；双侧瞳孔散大且对光反射消失表示病情危重。两侧瞳孔大小若相差 0.5 mm 以上，常见于小脑天幕病及 Horner 征。②肢体瘫痪：可通过自发活动的减少及病理征的出现来判断昏迷患者的

瘫痪肢体。昏迷程度深的患者可重压其眶上缘,疼痛可刺激健侧上肢出现防御反应,患侧则无;可观察患者面部疼痛的表情判断有无面瘫;也可将患者双上肢同时托举后突然放开任其坠落,瘫痪侧上肢坠落较快,即坠落试验阳性;偏瘫侧下肢常呈外旋位,且足底的疼痛刺激下肢回缩反应差或消失,病理征可为阳性。③脑膜刺激征:伴有发热者常提示中枢神经系统感染;不伴发热者多为蛛网膜下腔出血。如有颈项强直应考虑有无中枢神经系统感染、颅内血肿或其他造成颅内压升高的原因。④神经反射:昏迷患者若没有局限性的脑部病变,各种生理反射均呈对称性减弱或消失,但深反射也可亢进。昏迷伴有偏瘫时,急性期患侧肢体的深、浅反射减退。单侧病理反射阳性,常提示对侧脑组织存在局灶性病变,如果同时出现双侧的病理反射阳性,表明存在弥漫性颅内损害或脑干病变。⑤姿势反射:观察昏迷患者全身的姿势也很重要。临床上常见两种类型,一种为去大脑强直,表现为肘、腕关节伸直,上臂内旋和下肢处于伸展内旋位。提示两大脑半球受损且中脑及间脑末端受损。另一种为去皮质强直,表现为肘、腕处于弯屈位,前臂外翻和下肢呈伸展内旋位。提示中脑以上大脑半球受到严重损害。这两种姿势反射,可为全身性,亦可为一侧性。

(3)检查患者有无原发病的体征:有无大小便失禁,呼气有无特殊气味,皮肤颜色有无异常,肢端是否厥冷,肺部听诊有无湿啰音,听诊心脏的心音有无低钝,有无心脏杂音,腹肌有无紧张,四肢肌肉有无松弛,四肢肌力有无减退,眼球偏向哪侧,眼底检查有无视盘水肿。

**(三)心理状况**

由于患者病情发展快,病情危重,抢救中紧张的气氛,繁多的抢救设施,常引起患者家属的焦虑,而病情的缓解需要时间,家属常因关心患者而产生对治疗效果不满意。

**(四)实验室检查**

1.CT 或 MRI 检查

怀疑脑血管意外的患者可采取本项目,可显示病变的性质、部位和范围。

2.脑脊液检查

怀疑脑膜炎、脑炎、蛛网膜下腔出血的患者可选择,可提示病变的原因。

3.血糖、尿酮测定

怀疑糖尿病酮症酸中毒、高渗性昏迷、低血糖的患者可选择本项目,能及时诊断,并在治疗中监测病情变化。此外,根据昏迷患者的其他病因选择相应的检查项目,以尽快做出诊断,为挽救患者生命争取时间。

**(五)判断昏迷程度**

由于昏迷患者无法沟通,导致询问病史困难,因此,护士能够正确地进行病情观察和判断就显得非常重要,首先应先确认呼吸和循环系统是否稳定,而详细完整的护理体检应等到对患者昏迷的性质和程度判断后再进行。

1.临床分级法

主要是给予言语和各种刺激,观察患者反应情况,加以判断,如呼叫姓名、推摇肩臂、压迫眶上切迹、针刺皮肤、与之对话和嘱其执行有目的的动作等。注意区别意识障碍的不同程度。①嗜睡:是程度最浅的一种意识障碍,患者经常处于睡眠状态,唤醒后定向力基本完整,但注意力不集中,记忆稍差,如不继续对答,很快又入睡。②昏睡:处于较深睡眠状态,不易唤醒,醒时睁眼,但缺乏表情,对反复问话仅能做简单回答,回答时含混不清,常答非所问,各种反射活动存在。③昏迷:意识活动丧失,对外界各种刺激或自身内部的需要不能感知。按刺激反应及反射活动等可分3 度(表 9-2)。

表 9-2　昏迷的临床分级

| 昏迷分级 | 疼痛刺激反应 | 无意识自发动作 | 腱反射 | 瞳孔对光反射 | 生命体征 |
|---|---|---|---|---|---|
| 浅昏迷 | 有反应 | 可有 | 存在 | 存在 | 无反应 |
| 中昏迷 | 重刺激可有 | 很少 | 减弱或消失 | 迟钝 | 轻度变化 |
| 深昏迷 | 无反应 | 无 | 消失 | 消失 | 明显变化 |

**2.昏迷量表评估法**

(1)格拉斯哥昏迷计分法(GCS):是在 1974 年英国 Teasdale 和 Jennett 制定的。以睁眼(觉醒水平)、言语(意识内容)和运动反应(病损平面)3 项指标的 15 项检查结果来判断患者昏迷和意识障碍的程度。以上 3 项检查共计 15 分,凡积分低于 8 分,预后不良;5～7 分预后恶劣;积分＜4 分者罕有存活。即以 GCS 分值愈低,脑损害的程度愈重,预后亦愈差。而意识状态正常者应为满分(15 分)。

此评分简单易行,比较实用。但临床发现:3 岁以下小孩不能合作;老年人反应迟钝,评分偏低;语言不通、聋哑人、精神障碍患者等使用受到限制;眼外伤影响判断;有偏瘫的患者应根据健侧作判断依据。此外,有人提出,Glasgow 昏迷计分法用于评估患者意识障碍的程度,不能反映出极为重要的脑干功能状态(表 9-3)。

表 9-3　GCS 计分法

| 记分项目 | 反应 | 计分 |
|---|---|---|
| Ⅰ.睁眼反应 | 自动睁眼 | 4 |
| | 呼唤睁眼 | 3 |
| | 刺激睁眼 | 2 |
| | 任何刺激不睁眼 | 1 |
| Ⅱ.语言反应 | 对人物、时间、地点定向准确 | 5 |
| | 不能准确回答以上问题 | 4 |
| | 胡言乱语、用词不当 | 3 |
| | 散发出无法理解的声音 | 2 |
| | 无语言能力 | 1 |
| Ⅲ.运动反应 | 能按指令动作 | 6 |
| | 对刺痛能定位 | 5 |
| | 对刺痛能躲避 | 4 |
| | 刺痛时肢体屈曲(去皮质强直) | 3 |
| | 刺痛时肢体过伸(去大脑强直) | 2 |
| | 对刺痛无任何反应 | 1 |
| 总分 | | |

(2)Glasgow-Pittsburgh 昏迷观察表:在 GCS 的临床应用过程中,有人提出尚需综合临床检查结果进行全面分析,同时又强调脑干反射检查的重要性。为此,Pittsburgh 又加以改进补充了另外 4 个昏迷观察项目,即对光反射、脑干反射、抽搐情况和呼吸状态,称之 Glasgow-Pittsburgh 昏迷观察表,见表 9-4。合计为 7 项 35 级,最高为 35 分,最低为 7 分。在颅脑损伤中,35～28 分

为轻型,27～21分为中型,20～15分为重型,14～7分为特重型颅脑损伤。该观察表即可判定昏迷程度,也反映了脑功能受损水平。

表 9-4 Glasgow-Pittsburgh 昏迷观察表

| | 项目 | 评分 | | 项目 | 评分 |
|---|---|---|---|---|---|
| I.睁眼反应 | 自动睁眼 | 4 | | 大小不等 | 2 |
| | 呼之睁眼 | 3 | | 无反应 | 1 |
| | 疼痛引起睁眼 | 2 | V.脑干反射 | 全部存 | 5 |
| | 不睁眼 | 1 | | 睫毛反射消失 | 4 |
| II.语言反应 | 言语正常(回答正确) | 5 | | 角膜反射消失 | 3 |
| | 言语不当(回答错误) | 4 | | 眼脑及眼前庭反射消失 | 2 |
| | 言语错乱 | 3 | | 上述反射皆消失 | 1 |
| | 言语难辨 | 2 | VI.抽搐情况 | 无抽搐 | 5 |
| | 不语 | 1 | | 局限性抽搐 | 4 |
| III.运动反应 | 能按吩咐动作 | 6 | | 阵发性大发作 | 3 |
| | 对刺激能定位 | 5 | | 连续大发作 | 2 |
| | 对刺痛能躲避 | 4 | | 松弛状态 | 1 |
| | 刺痛肢体屈曲反应 | 3 | VII.呼吸状态 | 正常 | 5 |
| | 刺痛肢体过伸反应 | 2 | | 周期性 | 4 |
| | 无反应(不能运动) | 1 | | 中枢过度换气 | 3 |
| IV.对光反应 | 正常 | 5 | | 不规则或低换气 | 2 |
| | 迟钝 | 4 | | 呼吸停止 | 1 |
| | 两侧反应不同 | 3 | | | |

## 三、护理诊断

### (一)意识障碍
意识障碍与各种原因引起的大脑皮质和中脑的网状结构发生有度抑制有关。

### (二)清理呼吸道无效
清理呼吸道无效与患者意识丧失不能正常咳嗽有关。

### (三)有感染的危险
有感染的危险与昏迷患者的机体抵抗力下降、呼吸道分泌物排出不畅有关。

### (四)有皮肤完整性受损的危险
有皮肤完整性受损的危险与患者意识丧失而不能自主调节体位、长期卧床有关。

## 四、护理目标

(1)患者的昏迷减轻或消失。

(2)患者的皮肤保持完整,无压疮发生。

(3)患者无感染的发生。

## 五、昏迷的救治原则

昏迷患者的处理原则主要是维持基本生命体征,避免脏器功能的进一步损害,积极寻找和治疗病因。具体包括以下内容。

(1)积极寻找和治疗病因。

(2)维持呼吸道通畅,保证充足氧供,应用呼吸兴奋剂,必要时进行插管行辅助呼吸。

(3)维持循环功能,强心,升压,抗休克。

(4)维持水、电解质和酸碱平衡。对颅内压升高者,应迅速给予脱水治疗。每天补液量1 500～2 000 mL,总热量6 300～8 300 kJ。

(5)补充葡萄糖,减轻脑水肿,纠正低血糖。用法是每次50%葡萄糖溶液60～100 mL静脉滴注,每4～6小时一次。但疑为高渗性非酮症糖尿病昏迷者,最好等血糖结果回报后再给葡萄糖。

(6)对症处理。防治感染,控制高血压、高热和抽搐,注意补充营养。注意口腔呼吸道、泌尿道和皮肤护理。

(7)给予脑细胞代谢促进剂。

## 六、护理措施

### (一)急救护理

(1)速使患者安静平卧,下颌抬高以使呼吸通畅。

(2)松解腰带、领扣,随时清除口咽中的分泌物。

(3)呼吸暂停者立即给氧或口对口人工呼吸。

(4)注意保暖,尽量少搬动患者。

(5)血压低者注意抗休克。

(6)有条件尽快输液。

(7)尽快呼叫急救站或送医院救治。

### (二)密切观察病情

(1)密切观察患者的生命指征,神志、瞳孔的变化,神经生理反射有无异常,注意患者的抽搐、肺部的啰音、心音、四肢肢端温度、尿量、眼底视神经、脑膜刺激征、病理反射等,并及时、详细记录,随时对病情做出正确的判断,以便及时通知医师并及时做出相应的护理,并预测病情变化的趋势,采取措施预防病情的恶化。

(2)如患者出现呼吸不规则(潮式呼吸或间停呼吸)、脉搏减慢变弱、血压明显波动(迅速升高或下降)、体温骤然升高、瞳孔散大、对光反射消失,提示患者病情恶化,须及时通知医师,并配合医师进行抢救。

### (三)呼吸道护理

协助昏迷患者取平卧位,头偏向一侧,防止呕吐物误吸造成窒息(图9-1)。帮助患者肩下垫高,使颈部舒展,防止舌后坠阻塞呼吸道,保持呼吸道通畅。立即检查口腔、喉部和气管有无梗阻,及时吸引口、鼻内分泌物,痰黏稠时给予雾化吸入。用鼻管或面罩吸氧,必要时需插入气管套管,机械通气。一般应使 $PaO_2$ 至少高于 10.7 kPa(80 mmHg), $PaCO_2$ 在 4.0～4.7 kPa(30～35 mmHg)。

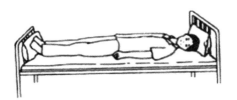

图 9-1　昏迷患者的卧位

**(四)基础护理**

1.预防感染

每 2~3 小时翻身拍背一次,并刺激患者咳嗽,及时吸痰。口腔护理 3~4 次/天,为防止口鼻干燥,可用 0.9% 氯化钠水溶液纱布覆盖口鼻。患者眼睑不能闭合时,涂抗生素眼膏加盖纱布。做好会阴护理,防止泌尿系统感染。

2.预防压疮

昏迷患者由于不能自主调整体位,肢体长期受压容易发生压疮,护理人员应每天观察患者的骶尾部、股骨大转子、肩背部、足跟、外踝等部位,保持床单柔软、清洁、平整,勤翻身,勤擦洗,骨突处做定时按摩,协助患者被动活动肢体,并保持功能位,有条件者可使用气垫床。

3.控制抽搐

可镇静止痉,目前首选药物是地西泮,10~20 mg 静脉滴注,抽搐停止后再静脉滴注苯妥英钠 0.5~1.0 g,可在4~6 小时内重复给药。

4.营养支持

给昏迷患者插胃管,采取管喂补充营养,应保证患者每天摄入高热量、高蛋白、高维生素、易消化的流质饮食,如牛奶、豆浆或混合奶、菜汤、肉汤等。B 族维生素有营养神经的作用,应予以补充。鼻饲管应每周清洗、消毒一次。

5.清洁卫生

(1)每天帮患者清洁皮肤,及时更换衣服,保持床铺的清洁干燥;如患者出现大小便失禁,应及时清除脏衣服,用清水清洁会阴部皮肤,迅速更换干净的衣服,长期尿失禁或尿潴留的患者,可留置尿管,定期开放(每 4 小时一次),每天更换一次尿袋,每周更换一次导尿管,每天记录尿量和观察尿液颜色,如患者意识转清醒后,应及时拔出导尿管,鼓励和锻炼患者自主排尿;如患者出汗,应及时抹干净,防止患者受凉。

(2)每天对患者进行口腔清洁,观察口腔和咽部有无痰液或其他分泌物、呕吐物积聚,如发现有,应及时清理口咽部和气管,防止患者误吸造成窒息。

**(五)协助医师查明和去除病因**

(1)遵医嘱采取血液、尿液、脑脊液、呕吐物等标本进行相应的检查,以查明患者昏迷的病因。

(2)及时建立静脉通道,为临床静脉用药提供方便。

(3)针对不同病因,遵照医嘱采取相应的医疗措施进行抢救。如有开放性伤口应及时止血、缝合、包扎;如消化道中毒者,及时进行催吐、洗胃、注射解毒剂;如糖尿病酮症酸中毒患者,及时应用胰岛素治疗并迅速补充液体;如癫痫持续状态患者,应及时应用苯妥英钠等药物。

(4)遵照医嘱维持患者的循环和脑灌注压,对直接病因已经去除的患者,可行脑复苏治疗(应用营养脑细胞的药物)以促进神经功能的恢复。

### (六)健康教育

应向患者家属介绍如何照顾昏迷的患者,应注意哪些事项,如病情恶化,应保持镇静,及时与医师和护士联系。患者意识清醒后,应向患者和家属宣传疾病的知识,指导他们如何避免诱发原发病病情恶化的因素,并指导患者学会观察病情,及时发现恶化征象,及时就诊,以防止昏迷的再次发生。

## 七、护理评价

(1)患者的意识是否转清醒。
(2)患者的痰液是否有效排出。
(3)呼吸道是否保持通畅。
(4)皮肤是否保持完整,有无压疮,肺部有无感染发生。

(刘俊英)

# 第二节 休 克

休克是人体在各种病因打击下引起的以有效循环血量急剧减少,组织器官的氧和血液灌流不足,末梢循环障碍为特点的一种病理综合征。

目前休克分为低血容量性休克、感染性休克、创伤性休克、心源性休克、神经源性休克和过敏性休克六类。在外科中常见的是低血容量性休克、感染性休克和创伤性休克。

## 一、特级护理

对休克患者 24 小时专人护理,制订护理计划,在实施过程中根据患者休克的不同阶段和病情变化,及时修改护理计划。随时做好重症护理记录。

## 二、严密观察病情变化

除至少每 30 分钟为患者测量脉搏、呼吸、血压外,还应观察以下变化。

### (一)意识和表情

休克患者的神态改变如烦躁、淡漠、恐惧,昏迷是全身组织器官血液灌注不足的一种表现,应将患者仰卧位,头及躯干部抬高20°～30°,下肢抬高 15°～20°,防止膈肌及腹腔脏器上移,影响心肺功能,并可增加回心血量,改善脑血流灌注量。

### (二)皮肤色泽及温度

休克时患者面色及口唇苍白,皮肤湿冷,四肢发凉,皮肤出现出血点或瘀斑,可能为休克已进入弥散性血管内凝血阶段。

### (三)血压、脉压及中心静脉压

休克时一般血压常低于 10.6/6.6 kPa(80/50 mmHg),脉压<4.0 kPa(<30 mmHg)。因其是反应血容量最可靠的方法,对心功能差的患者,可放置 Swan-Ganz 导管,监测右房压、肺动脉压、肺毛细血管嵌压及心排血量,以了解患者的血容量及心功能情况。

### （四）脉搏及心率

休克患者脉搏增快，随着病情发展，脉搏减速或出现心律不齐，甚至脉搏摸不到。

### （五）呼吸频率和深度

注意呼吸的次数和节律，如呼吸增快、变浅，不规则为病情恶化，当呼吸每分钟增至 30 次以上或下降至 8 次以下，为病情危重。

### （六）体温

休克患者体温一般偏低，感染性休克的患者，体温可突然升高至 40 ℃以上，或骤降至常温以下，均反映病情危重。

### （七）瞳孔

观察双侧瞳孔的大小，对光反射情况，如双侧瞳孔散大，对光反射消失，说明脑缺氧和患者病情严重。

### （八）尿量及尿比重

休克患者应留置导尿管，每小时测尿量一次，如尿量每小时少于 30 mL，尿比重增高，说明血容量不足；每小时尿量在 30 mL 以上，说明休克有好转。若输入相当量的液体后尿量仍不足平均每小时 30 mL，则应监测尿比重和血肌酐，同时注意尿沉渣的血细胞、球型等。疑有急性肾小球坏死者，更应监测血钠、尿钠和尿肌酐，以便了解肾脏的损害情况。

## 三、补充血容量注意输液速度

休克主要是全身组织、器官血液灌注不足引起。护士应在血压及血流动力学监测下调节输液速度。当中心静脉压低于正常值 $0.6 \sim 1.2$ kPa（$6 \sim 12$ cmH$_2$O）时，应加快输液速度；高于正常值时，说明液体输入过多、过快，应减慢输液速度，防止肺水肿及心肺功能衰竭。

## 四、保持呼吸道通畅

休克（尤其是创伤性休克）有呼吸反常现象，应随时注意清除患者口腔及鼻腔的分泌物，以保持呼吸道通畅，同时给予 O$_2$ 吸入。昏迷患者口腔内应放置通气管，并注意听诊肺部，监测动脉血气分析，以便及时发现缺 O$_2$ 或通气不足。吸 O$_2$ 浓度一般为 $40\% \sim 50\%$，每分钟 $6 \sim 8$ L 的流量。

## 五、应用血管活性药物的护理

### （一）从低浓度慢速开始

休克患者应用血管活性药，应从低浓度慢速开始，每 5 分钟监测血压 1 次，待血压平稳后改为每 $15 \sim 30$ 分钟监测 1 次。并按等量浓度严格掌握输液滴数，使血压维持在稳定状态。

### （二）严防液体外渗

静脉滴入升压药时，严防液体外渗，造成局部组织坏死。出现液体外渗时，应立即更换输液部位，外渗部位应用 $0.25\%$ 普鲁卡因做血管周围组织封闭。

## 六、预防并发症的护理

### （一）防止坠床

对神志不清、烦躁不安的患者，应固定输液肢体，并加床挡防止坠床，必要时将四肢以约束带固定于床旁。

**（二）口腔感染**

休克、神志不清的患者,由于唾液分泌少容易发生口腔感染,床旁应备口腔护理包。根据口腔 PH 选择口腔护理液,每天做 4 次口腔护理,保持口腔清洁,神志不清的患者做口腔护理时,要认真检查黏膜有无异常。

**（三）肺部感染**

休克、神志不清的患者由于平卧位,活动受限,易发生坠积性肺炎。因此,应每天 4 次雾化吸入,定时听诊双肺部以了解肺部情况,必要时给予吸痰。

**（四）压疮**

休克患者由于血液在组织灌注不足,加之受压部位循环不良,极易发生压疮。因此,应保持皮肤护理,保持皮肤清洁、干燥、卧位舒适,定时翻身,按摩受压部位及骨突处,检查皮肤有无损伤,并严格接班。

（刘俊英）

# 第三节　急性呼吸窘迫综合征

急性呼吸窘迫综合征(acute respiratory distress syndrome,ARDS)是指严重感染、创伤、休克等非心源性疾病过程中,肺毛细血管内皮细胞和肺泡上皮细胞损伤造成弥漫性肺间质及肺泡水肿,导致的急性低氧性呼吸功能不全或衰竭,属于急性肺损伤(acute lung injury,ALI)的严重阶段。以肺容积减少、肺顺应性降低、严重的通气/血流比例失调为病理生理特征。临床上表现为进行性低氧血症和呼吸窘迫,肺部影像学表现为非均一性的渗出性病变。本病起病急、进展快、病死率高。

ALI 和 ARDS 是同一疾病过程中的两个不同阶段,ALI 代表早期和病情相对较轻的阶段,而 ARDS 代表后期病情较为严重的阶段。发生 ARDS 时患者必然经历过 ALI,但并非所有的 ALI 都要发展为 ARDS。引起 ALI 和 ARDS 的原因和危险因素很多,根据肺部直接和间接损伤对危险因素进行分类,可分为肺内因素和肺外因素。

肺内因素是指致病因素对肺的直接损伤,包括:①化学性因素,如吸入毒气、烟尘、胃内容物及氧中毒等。②物理性因素,如肺挫伤、放射性损伤等。③生物性因素,如重症肺炎。

肺外因素是指致病因素通过神经体液因素间接引起肺损伤,包括严重休克、感染中毒症、严重非胸部创伤、大面积烧伤、大量输血、急性胰腺炎、药物或麻醉品中毒等。ALI 和 ARDS 的发生机制非常复杂,目前尚不完全清楚。多数学者认为,ALI 和 ARDS 是由多种炎性细胞、细胞因子和炎性介质共同参与引起的广泛肺毛细血管急性炎症性损伤过程。

## 一、临床特点

ARDS 的临床表现可以有很大差别,取决于潜在疾病和受累器官的数目和类型。

**（一）症状体征**

(1)发病迅速:ARDS 多发病迅速,通常在发病因素攻击(如严重创伤、休克、败血症、误吸)后 12~48 小时发病,偶尔有长达 5 天者。

（2）呼吸窘迫：是 ARDS 最常见的症状，主要表现为气急和呼吸频率增快，呼吸频率大多在25～50 次/分。其严重程度与基础呼吸频率和肺损伤的严重程度有关。

（3）咳嗽、咳痰、烦躁和神志变化：ARDS 可有不同程度的咳嗽、咳痰，可咳出典型的血水样痰，可出现烦躁、神志恍惚。

（4）发绀：是未经治疗 ARDS 的常见体征。

（5）ARDS 患者也常出现呼吸类型的改变，主要为呼吸浅快或潮气量的变化。病变越严重，这一改变越明显，甚至伴有吸气时鼻翼翕动及三凹征。在早期自主呼吸能力强时，常表现为深快呼吸，当呼吸肌疲劳后，则表现为浅快呼吸。

（6）早期可无异常体征，或仅有少许湿啰音；后期多有水疱音，也可出现管状呼吸音。

**（二）影像学表现**

1.X 线胸片检查

早期病变以间质性为主，胸部 X 线片常无明显异常或仅见血管纹理增多，边缘模糊，双肺散在分布的小斑片状阴影。随着病情进展，上述的斑片状阴影进一步扩展，融合成大片状，或两肺均匀一致增加的毛玻璃样改变，伴有支气管充气征，心脏边缘不清或消失，称为"白肺"。

2.胸部 CT 检查

与 X 线胸片相比，胸部 CT 尤其是高分辨 CT（HRCT）可更为清晰地显示出肺部病变分布、范围和形态，为早期诊断提供帮助。由于肺毛细血管膜通透性一致性增高，引起血管内液体渗出，两肺斑片状阴影呈现重力依赖性现象，还可出现变换体位后的重力依赖性变化。在 CT 上表现为病变分布不均匀：①非重力依赖区（仰卧时主要在前胸部）正常或接近正常。②前部和中间区域呈毛玻璃样阴影。③重力依赖区呈现实变影。这些提示肺实质的实变出现在受重力影响最明显的区域。无肺泡毛细血管膜损伤时，两肺斑片状阴影均匀分布，既不出现重力依赖现象，也无变换体位后的重力依赖性变化。这一特点有助于与感染性疾病鉴别。

**（三）实验室检查**

1.动脉血气分析

$PaO_2 < 8.0$ kPa（60 mmHg），有进行性下降趋势，在早期 $PaCO_2$ 多不升高，甚至可因过度通气而低于正常；早期多为单纯呼吸性碱中毒；随病情进展可合并代谢性酸中毒，晚期可出现呼吸性酸中毒。氧合指数较动脉氧分压更能反映吸氧时呼吸功能的障碍，而且与肺内分流量有良好的相关性，计算简便。氧合指数参照范围为 53.2～66.5 kPa（400～500 mmHg），在 ALI 时≤40.0 kPa（300 mmHg），ARDS 时≤26.7 kPa（200 mmHg）。

2.血流动力学监测

通过漂浮导管，可同时测定并计算肺动脉压（PAP）、肺动脉楔压（PAWP）等，不仅对诊断、鉴别诊断有价值，而且对机械通气治疗也为重要的监测指标。肺动脉楔压一般<1.6 kPa（12 mmHg），若>2.4 kPa（18 mmHg），则支持左侧心力衰竭的诊断。

3.肺功能检查

ARDS 发生后呼吸力学发生明显改变，包括肺顺应性降低和气道阻力增高，肺无效腔/潮气量是不断增加的，肺无效腔/潮气量增加是早期 ARDS 的一种特征。

## 二、诊断及鉴别诊断

中华医学会呼吸病学分会制定的诊断标准如下。

(1)有 ALI 和/或 ARDS 的高危因素。

(2)急性起病、呼吸频数和/或呼吸窘迫。

(3)低氧血症：ALI 时氧合指数≤40.0 kPa(300 mmHg)；ARDS 时氧合指数≤26.7 kPa(200 mmHg)。

(4)胸部 X 线检查显示两肺浸润阴影。

(5)肺动脉楔压≤2.4 kPa(18 mmHg)或临床上能除外心源性肺水肿。

符合以上 5 项条件者，可以诊断 ALI 或 ARDS。必须指出，ARDS 的诊断标准并不具有特异性，诊断时必须排除大片肺不张、自发性气胸、重症肺炎、急性肺栓塞和心源性肺水肿(表 9-5)。

**表 9-5　ARDS 与心源性肺水肿的鉴别**

| 类别 | ARDS | 心源性肺水肿 |
| --- | --- | --- |
| 特点 | 高渗透性 | 高静水压 |
| 病史 | 创伤、感染等 | 心脏疾病 |
| 双肺浸润阴影 | + | + |
| 重力依赖性分布现象 | + | + |
| 发热 | + | 可能 |
| 白细胞计数增多 | + | 可能 |
| 胸腔积液 | - | + |
| 吸纯氧后分流 | 较高 | 可较高 |
| 肺动脉楔压 | 正常 | 高 |
| 肺泡液体蛋白 | 高 | 低 |

### 三、急诊处理

ARDS 是呼吸系统的一个急症，必须在严密监护下进行合理治疗。治疗目标是改善肺的氧合功能，纠正缺氧，维护脏器功能和防治并发症。治疗措施如下。

**（一）氧疗**

应采取一切有效措施尽快提高 $PaO_2$，纠正缺氧。可给高浓度吸氧，使 $PaO_2 \geqslant 8.0$ kPa(60 z)或 $SaO_2 \geqslant 90\%$。轻症患者可使用面罩给氧，但多数患者需采用机械通气。

**（二）去除病因**

病因治疗在 ARDS 的防治中占有重要地位，主要是针对涉及的基础疾病。感染是 ALI 和 ARDS 常见原因也是首位高危因素，而 ALI 和 ARDS 又易并发感染。如果 ARDS 的基础疾病是脓毒症，除了清除感染灶外，还应选择敏感抗生素，同时收集痰液或血液标本分离培养病原菌和进行药敏试验，指导下一步抗生素的选择。一旦建立人工气道并进行机械通气，即应给予广谱抗生素，以预防呼吸道感染。

**（三）机械通气**

机械通气是最重要的支持手段。如果没有机械通气，许多 ARDS 患者会因呼吸衰竭在数小时至数天内死亡。机械通气的指征目前尚无统一标准，多数学者认为一旦诊断为 ARDS，就应进行机械通气。在 ALI 阶段可试用无创正压通气，使用无创机械通气治疗时应严密监测患者的生命体征及治疗反应。神志不清、休克、气道自洁能力障碍的 ALI 和 ARDS 患者不宜应用无创机械通气。如无创机械通气治疗无效或病情继续加重,应尽快建立人工气道,行有创机械通气。

为了防止肺泡萎陷,保持肺泡开放,改善氧合功能,避免机械通气所致的肺损伤,目前常采用肺保护性通气策略,主要措施包括以下两方面。

**1.呼气末正压**

适当加用呼气末正压可使呼气末肺泡内压增大,肺泡保持开放状态,从而达到防止肺泡萎陷,减轻肺泡水肿,改善氧合功能和提高肺顺应性的目的。应用呼气末正压应首先保证有效循环血容量足够,以免因胸内正压增加而降低心排血量,而减少实际的组织氧运输;呼气末正压先从低水平 $0.29 \sim 0.49$ kPa($3 \sim 5$ cmH$_2$O)开始,逐渐增加,直到 PaO$_2 > 8.0$ kPa(60 mmHg)、SaO$_2$ $> 90\%$时的呼气末正压水平,一般呼气末正压水平为 $0.49 \sim 1.76$ kPa($5 \sim 18$ cmH$_2$O)。

**2.小潮气量通气和允许性高碳酸血症**

ARDS 患者采用小潮气量($6 \sim 8$ mL/kg)通气,使吸气平台压控制在 $2.94 \sim 34.3$ kPa($30 \sim 35$ cmH$_2$O),可有效防止因肺泡过度充气而引起的肺损伤。为保证小潮气量通气的进行,可允许一定程度的 CO$_2$ 潴留[PaCO$_2$ 一般不宜高于 13.3 kPa(100 mmHg)]和呼吸性酸中毒(pH $7.25 \sim 7.30$)。

**(四)控制液体入量**

在维持血压稳定的前提下,适当限制液体入量,配合利尿药,使出入量保持轻度负平衡(每天500 mL 左右),使肺脏处于相对"干燥"状态,有利于肺水肿的消除。液体管理的目标是在最低($0.7 \sim 1.1$ kPa 或 $5 \sim 8$ mmHg)的肺动脉楔压下维持足够的心排血量及氧运输量。在早期可给予高渗晶体液,一般不推荐使用胶体液。存在低蛋白血症的 ARDS 患者,可通过补充清蛋白等胶体溶液和应用利尿药,有助于实现液体负平衡,并改善氧合。若限液后血压偏低,可使用多巴胺和多巴酚丁胺等血管活性药物。

**(五)加强营养支持**

营养支持的目的在于不但纠正现有的患者的营养不良,还应预防患者营养不良的恶化。营养支持可经胃肠道或胃肠外途径实施。如有可能应尽早经胃肠补充部分营养,不但可以减少补液量,而且可获得经胃肠营养的有益效果。

**(六)加强护理、防治并发症**

有条件时应在 ICU 中动态监测患者的呼吸、心律、血压、尿量及动脉血气分析等,及时纠正酸碱失衡和电解质紊乱。注意预防呼吸机相关性肺炎的发生,尽量缩短病程和机械通气时间,加强物理治疗,包括体位、翻身、拍背、排痰和气道湿化等。积极防治应激性溃疡和多器官功能障碍综合征。

**(七)其他治疗**

糖皮质激素、肺泡表面活性物质替代治疗、吸入一氧化氮在 ALI 和 ARDS 的治疗中可能有一定价值,但疗效尚不肯定。不推荐常规应用糖皮质激素预防和治疗 ARDS。糖皮质激素既不能预防 ARDS 的发生,对早期 ARDS 也没有治疗作用。ARDS 发病 $> 14$ 天应用糖皮质激素会明显增加病死率。感染性休克并发 ARDS 的患者,如合并肾上腺皮质功能不全,可考虑应用替代剂量的糖皮质激素。肺表面活性物质,有助于改善氧合,但是还不能将其作为 ARDS 的常规治疗手段。

## 四、急救护理

在救治 ARDS 过程中,精心护理是抢救成功的重要环节。护士应做到及早发现病情,迅速协助采取有力的抢救措施。密切观察患者生命体征,做好各项记录,准确完成各种治疗,备齐抢救器械和药品,防止机械通气和气管切开的并发症。

### (一)护理目标

(1)及早发现 ARDS 的迹象,及早有效地协助抢救。维持生命体征稳定,挽救患者生命。

(2)做好人工气道的管理,维持患者最佳气体交换,改善低氧血症,减少机械通气并发症。

(3)采取俯卧位通气护理,缓解肺部压迫,改善心脏的灌注。

(4)积极预防感染等各种并发症,提高救治成功率。

(5)加强基础护理,增加患者舒适感。

(6)减轻患者心理不适,使其合作、平静。

### (二)护理措施

1.及早发现病情变化

ARDS 通常在疾病或严重损伤的最初 24～48 小时后发生。首先出现呼吸困难,通常呼吸浅快。吸气时可存在肋间隙和胸骨上窝凹陷。皮肤可出现发绀和斑纹,吸氧不能使之改善。

护士发现上述情况要高度警惕,及时报告,进行动脉血气和胸部 X 线等相关检查。一旦诊断考虑 ARDS,立即积极治疗。若没有机械通气的相应措施,应尽早转至有条件的医院。患者转运过程中应有专职和护士陪同,并准备必要的抢救设备,氧气必不可少。若有指征行机械通气治疗,可以先行气管插管后转运。

2.生命体征护理

迅速连接监测仪,密切监护心率、心律、血压等生命体征,尤其是呼吸的频率、节律、深度及血氧饱和度等。观察患者意识、发绀情况、末梢温度等。注意有无呕血、黑粪等消化道出血的表现。

3.氧疗和机械通气的护理

治疗 ARDS 最紧迫问题在于纠正顽固性低氧,改善呼吸困难,为治疗基础疾病赢得时间。需要对患者实施氧疗甚至机械通气。

(1)严密监测患者呼吸情况及缺氧症状。若单纯面罩吸氧不能维持满意的血氧饱和度,应予辅助通气。首先可尝试采用经面罩持续气道正压吸氧等无创通气,但大多需要机械通气吸入氧气。遵医嘱给予高浓度氧气吸入或使用呼气末正压呼吸(positive end expiratory pressure,PEEP)并根据动脉血气分析值的变化调节氧浓度。

(2)使用 PEEP 时应严密观察,防止患者出现气压伤。PEEP 是在呼气终末时给予气道以一恒定正压使之不能回复到大气压的水平。可以增加肺泡内压和功能残气量改善氧合,防止呼气使肺泡萎陷,增加气体分布和交换,减少肺内分流,从而提高 $PaO_2$。由于 PEEP 使胸膜腔内压升高,静脉回流受阻,致心搏减少,血压下降,严重时可引起循环衰竭,另外正压过高,肺泡过度膨胀、破裂有导致气胸的危险。所以在监护过程中,注意 PEEP 观察有无心率增快、突然胸痛、呼吸困难加重等相关症状,发现异常立即调节 PEEP 压力并报告处理。

(3)帮助患者采取有利于呼吸的体位,如端坐位或高枕卧位,人工气道的管理有以下几方面。①妥善固定气管插管,观察气道是否通畅,定时对比听诊双肺呼吸音。经口插管者要固定好牙垫,防止阻塞气道。每班检查并记录导管刻度,观察有无脱出或误入一侧主支气管。套管固定松紧适宜,以能放入一指为准。②气囊充气适量。充气过少易产生漏气,充气过多可压迫气管黏膜导致气管食管瘘,可以采用最小漏气技术,用来减少并发症发生。方法:用 10 mL 注射器将气体缓慢注入,直至在喉及气管部位听不到漏气声,向外抽出气体每次 0.25～0.5 mL,至吸气压力到达峰值时出现少量漏气为止,再注入 0.25～0.5 mL 气体,此时气囊容积为最小封闭容积,气囊压力为最小封闭压力,记录注气量。观察呼吸机上气道峰压是否下降及患者能否发音说话,长期机械通气患者要观察气囊有无破损、漏气现象。③保持气道通畅。严格无菌操作,按需适时吸痰。过多反复抽吸会刺激黏膜,使分泌物增加。先吸气道再吸口、鼻腔,吸痰前给予充分气道湿化、翻身叩背、吸纯氧 3 分钟,吸痰管最大外径不超过气管导管内径的 1/2,迅速插吸痰管至气管插管,感到阻力后撤回吸痰管 1～2 cm,打开负压边后退边旋转吸痰管,吸痰时间不应超过 15 秒。吸痰后密切观察痰液的颜色、性状、量及患者心率、心律、血压和血氧饱和度的变化,一旦出现心律失常和呼吸窘迫,立即停止吸痰,给予吸氧。④用加温湿化器对吸入气体进行湿化,根据病情需要加入盐酸氨溴索、异丙托溴铵等,每天3次雾化吸入。湿化满意标准为痰液稀薄、无泡沫、不附壁能顺利吸出。⑤呼吸机使用过程中注意电源插头要牢固,不要与其他仪器共用一个插座;机器外部要保持清洁,上端不可放置液体;开机使用期间定时倒掉管道及集水瓶内的积水,集水瓶安装要牢固;定时检查管道是否漏气、有无打折、压缩机工作是否正常。

4.维持有效循环,维持出入液量轻度负平衡。

循环支持治疗的目的是恢复和提供充分的全身灌注,保证组织的灌流和氧供,促进受损组织的恢复。在能保持酸碱平衡和肾功能前提下达到最低水平的血管内容量。①护士应迅速帮助完成该治疗目标。选择大血管,建立 2 个以上的静脉通道,正确补液,改善循环血容量不足。②严格记录出入量、每小时尿量。出入量管理的目标是在保证血容量、血压稳定前提下,24 小时出量大于入量 500～1 000 mL,利于肺内水肿液的消退。充分补充血容量后,护士遵医嘱给予利尿剂,消除肺水肿。观察患者对治疗的反应。

5.俯卧位通气护理

由仰卧位改变为俯卧位,可使 75％ARDS 患者的氧合改善。可能与血流重新分布,改善背侧肺泡的通气,使部分萎陷肺泡再膨胀达到"开放肺"的效果有关。随着通气/血流比例的改善进而改善了氧合。但存在血流动力学不稳定、颅内压增高、脊柱外伤、急性出血、骨科手术、近期腹部手术、妊娠等为禁忌实施俯卧位。①患者发病 24～36 小时后取俯卧位,翻身前给予纯氧吸入3 分钟。预留足够的管路长度,注意防止气管插管过度牵拉致脱出。②为减少特殊体位给患者带来的不适,用软枕垫高头部 15°～30°角,嘱患者双手放在枕上,并在髋、膝、踝部放软枕,每 1～2 小时更换 1 次软枕的位置,每 4 小时更换 1 次体位,同时考虑患者的耐受程度。③注意血压变化,因俯卧位时支撑物放置不当,可使腹压增加,下腔静脉回流受阻而引起低血压,必要时在翻身前提高吸氧浓度。④注意安全、防坠床。

6.预防感染的护理

(1)注意严格无菌操作,每天更换气管插管切口敷料,保持局部清洁干燥,预防或消除继发感染。

(2)加强口腔及皮肤护理,以防护理不当而加重呼吸道感染及发生压疮。

(3)密切观察体温变化,注意呼吸道分泌物的情况。

7.心理护理

减轻恐惧,增加心理舒适度:①评估患者的焦虑程度,指导患者学会自我调整心理状态,调控不良情绪。主动向患者介绍环境,解释治疗原则,解释机械通气、监测及呼吸机的报警系统,尽量消除患者的紧张感。②耐心向患者解释病情,对患者提出的问题要给予明确、有效和积极的信息,消除心理紧张和顾虑。③护理患者时保持冷静和耐心,表现出自信和镇静。④如果患者由于呼吸困难或人工通气不能讲话,可提供纸笔或以手势与患者交流。⑤加强巡视,了解患者的需要,帮助患者解决问题。⑥帮助并指导患者及家属应用松弛疗法、按摩等。

**8.营养护理**

ARDS患者处于高代谢状态,应及时补充热量和高蛋白、高脂肪营养物质。能量的摄取既应满足代谢的需要,又应避免糖类的摄取过多,蛋白摄取量一般为每天1.2~1.5 g/kg。

尽早采用肠内营养,协助患者取半卧位,充盈气囊,证实胃管在胃内后,用加温器和输液泵匀速泵入营养液。若有肠鸣音消失或胃潴留,暂停鼻饲,给予胃肠减压。一般留置5~7天后拔除,更换到对侧鼻孔,以减少鼻窦炎的发生。

**(三)健康指导**

在疾病的不同阶段,根据患者的文化程度做好有关知识的宣传和教育,让患者了解病情的变化过程。

(1)提供舒适安静的环境以利于患者休息,指导患者正确卧位休息,讲解由仰卧位改变为俯卧位的意义,尽可能减少特殊体位给患者带来的不适。

(2)向患者解释咳嗽、咳痰的重要性,指导患者掌握有效咳痰的方法,鼓励并协助患者咳嗽、排痰。

(3)指导患者自己观察病情变化,如有不适及时通知医护人员。

(4)嘱患者严格按医嘱用药,按时服药,不要随意增减药物剂量及种类。服药过程中,需密切观察患者用药后反应,以指导用药剂量。

(5)出院指导:指导患者出院后仍以休息为主,活动量要循序渐进,注意劳逸结合。此外,患者病后生活方式的改变需要家人的积极配合和支持,应指导患者家属给患者创造一个良好的身心休养环境。出院后1个月内来院复查1~2次,出现情况随时来院复查。

(刘俊英)

# 第四节　急性肺血栓栓塞症

肺栓塞是以各种栓子阻塞肺动脉系统为其发病原因的一组疾病或临床综合征的总称,包括肺血栓栓塞症、脂肪栓塞综合征、羊水栓塞、空气栓塞等。其中,肺血栓栓塞症占肺栓塞中的绝大多数,该病在我国绝非少见病,且发病率有逐年增高的趋势,病死率高,但临床上易漏诊或误诊,如果早期诊断和治疗得当,生存的希望甚至康复的可能性是很大的。

肺血栓栓塞症为来自静脉系统或右心的血栓阻塞肺动脉或其分支所致疾病,以肺循环和呼吸功能障碍为其主要临床和病理生理特征。引起肺血栓栓塞症的血栓主要来源于深静脉血栓形成。

急性肺血栓栓塞症造成肺动脉较广泛阻塞时,可引起肺动脉高压,至一定程度导致右心失代偿、右心扩大,出现急性肺源性心脏病。

## 一、病理与病理生理

引起肺血栓栓塞症的血栓可以来源于下腔静脉径路、上腔静脉径路或右心腔,其中,大部分来源于下肢深静脉,特别是从腘静脉上端到髂静脉段的下肢近端深静脉。肺血栓栓塞症栓子的大小有很大的差异,可单发或多发,一般多部位或双侧性的血栓栓塞更为常见。

### (一)对循环的影响

栓子阻塞肺动脉及其分支达一定程度后,通过机械阻塞作用,加之神经体液因素和低氧所引起的肺动脉收缩,使肺循环阻力增加,肺动脉高压,继而引起右室扩大与右侧心力衰竭。右心扩大致室间隔左移,使左室功能受损,导致心排血量下降,进而可引起体循环低血压或休克;主动脉内低血压和右心房压升高,使冠状动脉灌注压下降,心肌血流减少,特别是右心室内膜下心肌处于低灌注状态。

### (二)对呼吸的影响

肺动脉栓塞后不仅引起血流动力学的改变,同时还可因栓塞部位肺血流减少,肺泡无效腔量增大;肺内血流重新分布,通气/血流比例失调;神经体液因素引起支气管痉挛;肺泡表面活性物质分泌减少,肺泡萎陷,呼吸面积减小,肺顺应性下降等因素导致呼吸功能不全,出现低氧血症和低碳酸血症。

## 二、危险因素

肺血栓栓塞症的危险因素包括任何可以导致静脉血液淤滞、静脉系统内皮损伤和血液高凝状态的因素。原发性危险因素由遗传变异引起。继发性危险因素包括骨折、严重创伤、手术、恶性肿瘤、口服避孕药、充血性心力衰竭、心房颤动、因各种原因的制动或长期卧床、长途航空或乘车旅行和高龄等。上述危险因素可以单独存在,也可同时存在,协同作用。年龄可作为独立的危险因素,随着年龄的增长,肺血栓栓塞症的发病率逐渐增高。

## 三、临床特点

肺血栓栓塞症临床表现的严重程度差别很大,可以从无症状到血流动力学不稳定,甚至发生猝死,主要取决于栓子的大小、多少、所致的肺栓塞范围、发作的急缓程度,以及栓塞前的心肺状况。肺血栓栓塞症的临床症状也多种多样,不同患者常有不同的症状组合,但均缺乏特异性。

### (一)症状

1.呼吸困难及气促(80%~90%)

呼吸困难及气促是肺栓塞最常见的症状,呼吸频率>20次/分,伴或不伴有发绀。呼吸困难严重程度多与栓塞面积有关,栓塞面积较小,可基本无呼吸困难,或呼吸困难发作较短暂。栓塞面积大,呼吸困难较严重,且持续时间长。

2.胸痛

其包括胸膜炎性胸痛(40%~70%)或心绞痛样胸痛(4%~12%),胸膜炎性胸痛多为钝痛,是由于栓塞部位附近的胸膜炎症所致,常与呼吸有关。心绞痛样胸痛为胸骨后疼痛,与肺动脉高压和冠状动脉供血不足有关。

3.晕厥(11%~20%)

其主要表现为突然发作的一过性意识丧失,多合并有呼吸困难和气促表现。多由于巨大栓塞所致,晕厥与脑供血不足有关;巨大栓塞可导致休克,甚至猝死。

4.烦躁不安、惊恐甚至濒死感(55%)

其主要由严重的呼吸困难和胸痛所致。当出现该症状时,往往提示栓塞面积较大,预后差。

5.咯血(11%~30%)

其常为小量咯血,大咯血少见;咯血主要反映栓塞局部肺泡出血性渗出。

6.咳嗽(20%~37%)

其多为干咳,有时可伴有少量白痰,合并肺部感染时可咳黄色脓痰。主要与炎症反应刺激呼吸道有关。

### (二)体征

(1)呼吸急促(70%):是常见的体征,呼吸频率>20次/分。

(2)心动过速(30%~40%):心率>100次/分。

(3)血压变化:严重时出现低血压甚至休克。

(4)发绀(11%~16%):并不常见。

(5)发热(43%):多为低热,少数为中等程度发热。

(6)颈静脉充盈或搏动(12%)。

(7)肺部可闻及哮鸣音或细湿啰音。

(8)胸腔积液的相应体征(24%~30%)。

(9)肺动脉瓣区第二音亢进,$P_2>A_2$,三尖瓣区收缩期杂音。

## 四、辅助检查

### (一)动脉血气分析

其常表现为低氧血症,低碳酸血症,肺泡-动脉血氧分压差$[P_{(A-a)}O_2]$增大。部分患者的结果可以正常。

### (二)心电图

大多数患者表现有非特异性的心电图异常。较为多见的表现包括$V_1$-$V_4$的T波改变和ST段异常;部分患者可出现$S_I Q_{III} T_{III}$征(即Ⅰ导S波加深,Ⅲ导出现Q/q波及T波倒置);其他心电图改变包括完全或不完全右束支传导阻滞、肺型P波、电轴右偏、顺钟向转位等。心电图的动态演变对于诊断具有更大意义。

### (三)血浆 D-二聚体

D-二聚体是交联纤维蛋白在纤溶系统作用下产生的可溶性降解产物。对急性肺血栓栓塞有排除诊断价值。若其含量<500 μg/L,可基本除外急性肺血栓栓塞症。

### (四)胸部 X 线片

胸部X线片多有异常表现,但缺乏特异性。可表现为:①区域性肺血管纹理变细、稀疏或消失,肺野透亮度增加。②肺野局部浸润性阴影,尖端指向肺门的楔形阴影,肺不张或膨胀不全。③右下肺动脉干增宽或伴截断征,肺动脉段膨隆以及右心室扩大征。④患侧横膈抬高。⑤少到中量胸腔积液征等。仅凭X线胸片不能确诊或排除肺栓塞,但在提供疑似肺栓塞线索和除外其他疾病方面具有重要作用。

### (五)超声心动图

超声心动图是无创的能够在床旁进行的检查,为急性肺血栓栓塞症的诊断提供重要线索。

不仅能够诊断和除外其他心血管疾病,而且对于严重的肺栓塞患者,可以发现肺动脉高压、右室高负荷和肺源性心脏病的征象,提示或高度怀疑肺栓塞。若在右心房或右心室发现血栓,同时患者临床表现符合肺栓塞,可以做出诊断。超声检查偶可因发现肺动脉近端的血栓而确定诊断。

### (六)核素肺通气/灌注扫描(V/Q 显像)

其是肺血栓栓塞症重要的诊断方法。典型征象是呈肺段分布的肺灌注缺损,并与通气显像不匹配。但由于许多疾病可以同时影响患者的通气及血流状况,使通气灌注扫描在结果判定上较为复杂,需密切结合临床。通气/灌注显像的肺栓塞诊断分为高度可能、中度可能、低度可能及正常。如显示中度可能及低度可能,应进一步行其他检查以明确诊断。

### (七)螺旋 CT 和电子束 CT 造影(CTPA)

由于电子束 CT 造影是无创的检查且方便,现指南中将其作为首选的肺栓塞诊断方法。该项检查能够发现段以上肺动脉内的栓子,是确诊肺栓塞的手段之一,但 CT 对亚段肺栓塞的诊断价值有限。直接征象为肺动脉内的低密度充盈缺损,部分或完全包在不透光的血流之间,或者呈完全充盈缺损,远端血管不显影;间接征象包括肺野楔形密度增高影,条带状的高密度区或盘状肺不张,中心肺动脉扩张及远端血管分支减少或消失等。CT 扫描还可以同时显示肺及肺外的其他胸部疾病。电子束 CT 扫描速度更快,可在很大程度上避免因心搏和呼吸的影响而产生伪影。

### (八)肺动脉造影

肺动脉造影为诊断肺栓塞的金标准,是一种有创性检查,且费用昂贵。发生致命性或严重并发症的可能性分别为 0.1% 和 1.5%,应严格掌握其适应证。

### (九)下肢深静脉血栓形成的检查

超声技术、肢体阻抗容积图(IPG)、放射性核素静脉造影等。

## 五、诊断与鉴别诊断

### (一)诊断

肺血栓栓塞症诊断分三个步骤,疑诊-确诊-求因。

1.根据临床情况疑诊肺血栓栓塞症

(1)对存在危险因素,特别是并存多个危险因素的患者,要有强的诊断意识。

(2)结合临床症状、体征,特别是在高危患者出现不明原因的呼吸困难、胸痛、晕厥和休克,或伴有单侧或双侧不对称性下肢肿胀、疼痛。

(3)结合心电图、X 线胸片、动脉血气分析、D-二聚体、超声心动图下肢深静脉超声。

2.对疑诊肺栓塞患者安排进一步检查以明确肺栓塞诊断

(1)核素肺通气/灌注扫描。

(2)CT 肺动脉造影(CTPA)。

(3)肺动脉造影。

3.寻找肺血栓栓塞症的成因和危险因素

只要疑诊肺血栓栓塞症,就要明确有无深静脉血栓形成,并安排相关检查尽可能发现其危险因素,并加以预防或采取有效的治疗措施。

### (二)急性肺血栓栓塞症临床分型

1.大面积肺栓塞

临床上以休克和低血压为主要表现,即体循环动脉收缩压<12.0 kPa(90 mmHg)或较基础

血压下降幅度≥5.3 kPa(40 mmHg),持续15分钟以上。需除外新发生的心律失常、低血容量或感染中毒症等其他原因所致的血压下降。

2.非大面积肺栓塞

不符合以上大面积肺血栓栓塞症的标准,即未出现休克和低血压的肺血栓栓塞症。非大面积肺栓塞中有一部分患者属于次大面积肺栓塞,即超声心动图显示右心室运动功能减退或临床上出现右心功能不全。

(三)鉴别诊断

肺血栓栓塞症应与急性心梗、ARDS、肺炎、胸膜炎、支气管哮喘、自发性气胸等鉴别。

## 六、急诊处理

急性肺血栓栓塞症病情危重的,须积极抢救。

(一)一般治疗

(1)应密切监测呼吸、心率、血压、心电图及血气分析的变化。

(2)要求绝对卧床休息,不要过度屈曲下肢,保持大便通畅,避免用力。

(3)对症处理:有焦虑、惊恐症状的可给予适当使用镇静药;胸痛严重者可给吗啡5～10 mg皮下注射,昏迷、休克、呼吸衰竭者禁用。对有发热或咳嗽的给予对症治疗。

(二)呼吸循环支持

对有低氧血症者,给予吸氧,严重者可使用经鼻(面)罩无创性机械通气或经气管插管行机械通气,应避免行气管切开,以免在抗凝或溶栓过程发生不易控制的大出血。

对出现右心功能不全,心排血量下降,但血压尚正常的患者,可予多巴酚丁胺和多巴胺治疗。合并休克者给予增大剂量,或使用其他血管加压药物,如间羟胺、肾上腺素等。可根据血压调节剂量,使血压维持在12.0/8.0 kPa(90/60 mmHg)以上。对支气管痉挛明显者,应给予氨茶碱0.25 g静脉滴注,必要时加地塞米松,同时积极进行溶栓、抗凝治疗。

(三)溶栓治疗

可迅速溶解血栓,恢复肺组织再灌注,改善右心功能,降低病死率。溶栓时间窗为14天,溶栓治疗指征:主要适用于大面积肺栓塞患者,对于次大面积肺栓塞,若无禁忌证也可以进行溶栓;对于血压和右心室运动功能均正常的患者,则不宜溶栓。

1.溶栓治疗的禁忌证

(1)绝对禁忌证:有活动性内出血,近期自发性颅内出血。

(2)相对禁忌证:2周内的大手术、分娩、器官活检或不能以压迫止血部位的血管穿刺;2个月内的缺血性脑卒中;10天内的胃肠道出血;15天内的严重创伤;1个月内的神经外科和眼科手术;难以控制的重度高血压;近期曾行心肺复苏;血小板计数低于$100×10^9$/L;妊娠;细菌性心内膜炎及出血性疾病;严重肝肾功能不全。

对于大面积肺血栓栓塞症,因其对生命的威胁性大,上述绝对禁忌证应视为相对禁忌证。

2.常用溶栓方案

(1)尿激酶2小时法:尿激酶20 000 U/kg加入0.9%氯化钠液100 mL持续静脉滴注2小时。

(2)尿激酶12小时法:尿激酶负荷量4 400 U/kg,加入0.9%氯化钠液20 mL静脉注射10分钟,随后以2 200 U/(kg·h)加入0.9%氯化钠液250 mL持续静脉滴注12小时。

（3）重组组织型纤溶酶原激活剂 50 mg 加入注射用水 50 mL 持续静脉滴注 2 小时。使用尿激酶溶栓期间不可同用肝素。溶栓治疗结束后，应每 2～4 小时测定部分活化凝血活酶时间，当其水平低于正常值的1/2，即应开始规范的肝素治疗。

3.溶栓治疗的主要并发症为出血

为预防出血的发生，或发生出血时得到及时处理，用药前要充分评估出血的危险性，必要时应配血，做好输血准备。溶栓前宜留置外周静脉套管针，以方便溶栓中能够取血化验。

**（四）抗凝治疗**

抗凝治疗可有效地防止血栓再形成和复发，是肺栓塞和深静脉血栓的基本治疗方法。常用的抗凝药物为普通肝素、低分子肝素、华法林。

1.普通肝素

采取静脉滴注和皮下注射的方法。持续静脉泵入法：首剂负荷量 80 U/kg（或 5 000～10 000 U）静脉注射，然后以 18 U/(kg·h)持续静脉滴注。在开始治疗后的最初 24 小时内，每 4～6 小时测定 APTT，根据 APTT 调整肝素剂量，尽快使 APTT 达到并维持于正常值的 1.5～2.5 倍（表 9-6）。

表 9-6　根据 APTT 监测结果调整静脉肝素用量的方法

| APTT | 初始剂量及调整剂量 | 下次 APTT 测定的间隔时间 |
|---|---|---|
| 测基础 APTT | 初始剂量：80 U/kg 静脉注射，然后按 18 U/(kg·h)静脉滴注 | 4～6 小时 |
| APTT＜35 秒 | 予 80 U/kg 静脉注射，然后增加静脉滴注剂量 4 U/(kg·h) | 6 小时 |
| APTT 35～45 秒 | 予 40 U/kg 静脉注射，然后增加静脉滴注剂量 2 U/(kg·h) | 6 小时 |
| APTT 46～70 秒 | 无须调整剂量 | 6 小时 |
| APTT 71～90 秒 | 减少静脉滴注剂量 2 U/(kg·h) | 6 小时 |
| APTT＞90 秒 | 停药 1 小时，然后减少剂量 3 U/(kg·h)后恢复静脉滴注 | 6 小时 |

2.低分子肝素

采用皮下注射。应根据体重给药，每天 1～2 次。对于大多数患者不需监测 APTT 和调整剂量。

3.华法林

在肝素或低分子肝素开始应用后的第 24～48 小时加用口服抗凝剂华法林，初始剂量为 3.0～5.0 mg/d。由于华法林需要数天才能发挥全部作用，因此与肝素需至少重叠应用4～5 天，当连续2天测定的国际标准化比率(INR)达到 2.5(2.0～3.0)时，或 PT 延长至1.5～2.5 倍时，即可停止使用肝素或低分子肝素，单独口服华法林治疗，应根据 INR 或 PT 调节华法林的剂量。在达到治疗水平前，应每天测定 INR，其后 2 周每周监测 2～3 次，以后根据 INR 的稳定情况每周监测 1 次或更少。若行长期治疗，每4 周测定 INR 并调整华法林剂量 1 次。

**（五）深静脉血栓形成的治疗**

70%～90%急性肺栓塞的栓子来源于深静脉血栓形成的血栓脱落，特别是下肢深静脉尤为常见。深静脉血栓形成的治疗原则是卧床、患肢抬高、溶栓（急性期）、抗凝、抗感染及使用抗血小板聚集药等。为防止血栓脱落肺栓塞再发，可于下腔静脉安装滤器，同时抗凝。

**（六）手术治疗**

肺动脉血栓摘除术适用于以下几点。

(1)大面积肺栓塞,肺动脉主干或主要分支次全阻塞,不合并固定性肺动脉高压(尽可能通过血管造影确诊)。

(2)有溶栓禁忌证者。

(3)经溶栓和其他积极的内科治疗无效者。

## 七、急救护理

### (一)基础护理

为了防止栓子的脱落,患者绝对卧床休息2周。如果已经确认肺栓塞的位置应取健侧卧位。避免突然改变体位,禁止搬动患者。肺栓塞栓子86%来自下肢深静脉,而下肢深静脉血栓者51%发生肺栓塞。因此有下肢静脉血栓者应警惕肺栓塞的发生。抬高患肢,并高于肺平面20~30 cm。密切观察患肢的皮肤有无青紫、肿胀、发冷、麻木等感觉障碍。一经发现及时通知处理,严禁挤压、热敷、针刺、按摩患肢,防止血栓脱落,造成再次肺栓塞。指导患者进食高蛋白、高维生素、粗纤维、易消化饮食,多饮水,保持大便通畅,避免便秘、咳嗽等,以免增加腹腔压力,影响下肢静脉血液回流。

### (二)维持有效呼吸

患者有低氧血症应给予高流量吸氧,5~10 L/min,以文丘里面罩或储氧面罩给氧,既能消除高流量给氧对患者鼻腔的冲击所带来的不适,又能提供高浓度的氧,注意及时根据血氧饱和度指数或血气分析结果来调整氧流量。年老体弱或痰液黏稠难以咳出患者,每天给予生理盐水2 mL加盐酸氨溴索15 mg雾化吸入2次,使痰液稀释,易于咳出,必要时吸痰,注意观察痰液的量、色、气味、性质。呼吸平稳后指导患者深呼吸运动,使肺早日膨胀。

### (三)加强症状观察

肺栓塞临床表现多样化、无特异性,据报道典型的胸痛、咯血、呼吸困难三联征所占比例不到1/3,而胸闷、呼吸困难、晕厥、咯血、胸痛等都可为肺栓塞首要症状。因此接诊的护士除了询问现病史外,还应了解患者的基础疾病。目前已知肺栓塞危险因素如静脉血栓、静脉炎、血液黏滞度增加、高凝状态、恶性肿瘤、术后长期静卧、长期使用皮质激素等。患者接受治疗后,注意观察患者发绀、胸闷、憋气、胸部疼痛等症状有无改善。

### (四)监测生命体征

持续多参数监护仪监护,专人特别护理。每15~30分钟记录1次,严密观察心率、心律、血氧饱和度、血压、呼吸的变化,发现异常及时报告,平稳后测P、R、BP,每小时1次。

### (五)溶栓及抗凝护理

肺栓塞一旦确诊,最有效的方法是用溶栓和抗凝疗法,使栓塞的血管再通,维持有效的循环血量,迅速降低心脏前负荷。溶栓治疗最常见的并发症是出血,平均为5%~7%,致死性出血约为1%。因此要注意观察有无出血倾向,注意皮肤、黏膜、牙龈及穿刺部位有无出血,是否有咯血、呕血、便血等现象。严密观察患者意识、神志的变化,发现有头痛、呕吐症状,要及时报告处理。谨防脑出血的发生。溶栓期间要备好除颤器、利多卡因等各种抢救用品,防止溶栓后血管再通,部分未完全溶解的栓子随血流进入冠状动脉,发生再灌注心律失常。用药期间应监测凝血时间及凝血酶原时间。

### (六)注重心理护理

胸闷、胸痛、呼吸困难,易给患者带来紧张、恐惧的情绪,甚至造成濒死感。有文献报道,情绪过于激动也可诱发栓子脱落,因此我们要耐心指导患者保持情绪的稳定。尽量帮助患者适应环境,接受患者这个特殊的角色,同时向患者讲解治疗的目的、要求、方法,使其对诊疗情况心中有数,减少不必要的猜疑和忧虑。及时取得家属的理解和配合。指导加强心理支持,采取心理暗示和现身说教,帮助患者树立信心,使其积极配合治疗。

(刘俊英)

# 第五节　呼　吸　衰　竭

呼吸衰竭是指各种原因引起的肺通气和/或换气功能严重障碍,在静息状态下也不能维持足够的气体交换,导致缺氧和/或二氧化碳潴留,引起一系列病理生理改变和相应临床表现的综合征,主要表现为呼吸困难和发绀。动脉血气分析可作为诊断的重要依据,即在海平面、静息状态、呼吸空气的条件下,动脉血氧分压($PaO_2$)低于 8.0 kPa(60 mmHg),伴或不伴二氧化碳分压($PaCO_2$)超过 6.7 kPa(50 mmHg),并除外心内解剖分流和原发于心排血量降低等因素所致的低氧,即为呼吸衰竭。

按起病急缓,将呼吸衰竭分为急性呼吸衰竭和慢性呼吸衰竭,本节主要介绍慢性呼吸衰竭。根据血气的变化将呼吸衰竭分为Ⅰ型呼吸衰竭(低氧血症型,即 $PaO_2$ 下降而 $PaCO_2$ 正常)和Ⅱ型呼吸衰竭(高碳酸血症型,即 $PaO_2$ 下降伴有 $PaCO_2$ 升高)。

## 一、护理评估

### (一)致病因素

引起呼吸衰竭的病因很多,凡参与肺通气和换气的任何一个环节的严重病变都可导致呼吸衰竭。

1.呼吸系统疾病

常见于慢性阻塞性肺疾病(COPD)、重症哮喘、肺炎、严重肺结核、弥散性肺纤维化、肺水肿、严重气胸、大量胸腔积液、肺尘埃沉着症、胸廓畸形等。

2.神经肌肉病变

如脑血管疾病、颅脑外伤、脑炎、镇静催眠药中毒、多发性神经炎、脊髓颈段或高位胸段损伤、重症肌无力等。

上述病因可引起肺泡通气量不足、氧弥散障碍、通气/血流比例失调,导致缺氧或合并二氧化碳潴留而发生呼吸衰竭。

### (二)身体状况

呼吸衰竭除原发疾病症状、体征外,主要为缺氧、二氧化碳潴留所致的呼吸困难和多脏器功能障碍。

1.呼吸困难

呼吸困难是最早、最突出的表现。主要为呼吸频率增快,病情严重时辅助呼吸肌活动增加,出现"三凹征"。若并发二氧化碳潴留,$PaCO_2$ 升高过快或显著升高时,患者可由呼吸过快转为浅慢呼吸或潮式呼吸。

### 2.发绀

发绀是缺氧的典型表现,可见口唇、指甲和舌发绀。严重贫血患者由于红细胞和血红蛋白减少,还原型血红蛋白的含量降低可不出现发绀。

### 3.精神神经症状

精神神经症状主要是缺氧和二氧化碳潴留的表现。早期轻度缺氧可表现为注意力分散,定向力减退;缺氧程度加重,出现烦躁不安、神志恍惚、嗜睡、昏迷。轻度二氧化碳潴留,表现为兴奋症状,即失眠、躁动、夜间失眠而白天嗜睡;重度二氧化碳潴留可抑制中枢神经系统导致肺性脑病,表现为神志淡漠、间歇抽搐、肌肉震颤、昏睡,甚至昏迷等二氧化碳麻醉现象。

### 4.循环系统表现

二氧化碳潴留使外周体表静脉充盈、皮肤充血、温暖多汗、血压升高、心排血量增多而致脉搏洪大;多数患者有心率加快;因脑血管扩张产生搏动性头痛。

### 5.其他

可表现为上消化道出血、谷丙转氨酶升高、蛋白尿、血尿、氮质血症等。

### (三)心理-社会状况

患者常因躯体不适、气管插管或气管切开、各种监测及治疗仪器的使用等感到焦虑或恐惧。

### (四)实验室及其他检查

#### 1.动脉血气分析

$PaO_2 < 8.0$ kPa(60 mmHg),伴或不伴 $PaCO_2 > 6.7$ kPa(50 mmHg),为最重要的指标,可作为呼吸衰竭的诊断依据。

#### 2.血 pH 及电解质测定

呼吸性酸中毒合并代谢性酸中毒时,血 pH 明显降低常伴有高钾血症。呼吸性酸中毒合并代谢性碱中毒时,常有低钾和低氯血症。

#### 3.影像学检查

胸部 X 线片、肺 CT 和放射性核素肺通气/灌注扫描等,可协助分析呼吸衰竭的原因。

## 二、护理诊断及医护合作性问题

(1)气体交换受损:与通气不足、通气/血流失调和弥散障碍有关。

(2)清理呼吸道无效:与分泌物增加、意识障碍、人工气道、呼吸肌功能障碍有关。

(3)焦虑:与呼吸困难、气管插管、病情严重、失去个人控制及对预后的不确定有关。

(4)营养失调:低于机体需要量,与食欲缺乏、呼吸困难、人工气道及机体消耗增加有关。

(5)有受伤的危险:与意识障碍、气管插管及机械呼吸有关。

(6)潜在并发症:如感染、窒息等。

(7)缺乏呼吸衰竭的防治知识。

## 三、治疗及护理措施

### (一)治疗要点

慢性呼吸衰竭治疗的基本原则是治疗原发病,保持气道通畅,纠正缺氧和改善通气,维持心、脑、肾等重要脏器的功能,预防和治疗并发症。

1.保持呼吸道通畅

保持呼吸道通畅是呼吸衰竭最基本、最重要的治疗措施。主要措施:清除呼吸道的分泌物及异物;积极使用支气管扩张药物缓解支气管痉挛;对昏迷患者采取仰卧位,头后仰,托起下颌,并将口打开;必要时采用气管切开或气管插管等方法建立人工气道。

2.合理氧疗

吸氧是治疗呼吸衰竭必需的措施。

3.机械通气

根据患者病情选用无创机械通气或有创机械通气。临床上常用的呼吸机分压力控制型及容量控制型两大类,是一种用机械装置产生通气,以代替、控制或辅助自主呼吸,达到增加通气量,改善通气功能的目的。

4.控制感染

慢性呼吸衰竭急性加重的常见诱因是呼吸道感染,因此应选用敏感有效的抗生素控制感染。

5.呼吸兴奋药的应用

必要时给予呼吸兴奋药如都可喜等兴奋呼吸中枢,增加通气量。

6.纠正酸碱平衡失调

以机械通气的方法能较为迅速地纠正呼吸性酸中毒,补充盐酸精氨酸和氯化钾可同时纠正潜在的碱中毒。

**(二)护理措施**

1.病情观察

重症患者需持续心电监护,密切观察患者的意识状态、呼吸频率、呼吸节律和深度、血压、心率和心律。观察排痰是否通畅、有无发绀、球结膜水肿、肺部异常呼吸音及啰音;监测动脉血气分析、电解质检查结果、机械通气情况等;若患者出现神志淡漠、烦躁、抽搐时,提示有肺性脑病的发生,应及时通知医师进行处理。

2.生活护理

(1)休息与体位:急性发作时,安排患者在重症监护病室,绝对卧床休息;协助和指导患者取半卧位或坐位,指导、教会病情稳定的患者缩唇呼吸。

(2)合理饮食:给予高热量、高蛋白、富含维生素、低糖类、易消化、少刺激性的食物;昏迷患者常规给予鼻饲或肠外营养。

3.氧疗的护理

(1)氧疗的意义和原则:氧疗能提高动脉血氧分压,纠正缺氧,减轻组织损伤,恢复脏器功能。临床上根据患者病情和血气分析结果采取不同的给氧方法和给氧浓度。原则是在畅通气道的前提下,Ⅰ型呼吸衰竭的患者可短时间内间歇给予高浓度(>35%)或高流量(4~6 L/min)吸氧;Ⅱ型呼吸衰竭的患者应给予低浓度(<35%)、低流量(1~2 L/min)鼻导管持续吸氧,使 $PaO_2$ 控制在 8.0 kPa(60 mmHg)或 $SaO_2$ 在 90%以上,以防因缺氧完全纠正,使外周化学感受器失去低氧血症的刺激而导致呼吸抑制,加重缺氧和 $CO_2$ 潴留。

(2)吸氧方法:有鼻导管、鼻塞、面罩、气管内和呼吸机给氧。临床常用、简便的方法是鼻导管、鼻塞法吸氧,其优点为简单、方便,不影响患者进食、咳嗽;缺点为氧浓度不恒定,易受患者呼吸影响,高流量对局部黏膜有刺激,氧流量不能大于 7 L/min。吸氧过程中应注意保持吸入氧气的湿化,输送氧气的面罩、导管、气管应定期更换消毒,防止交叉感染。

（3）氧疗疗效的观察：若吸氧后呼吸困难缓解、发绀减轻、心率减慢、尿量增多、皮肤转暖、神志清醒，提示氧疗有效；若呼吸过缓或意识障碍加深，提示二氧化碳潴留加重。应根据动脉血气分析结果和患者的临床表现，及时调整吸氧流量或浓度。若发绀消失、神志清楚、精神好转、$PaO_2 > 8.0$ kPa（60 mmHg）、$PaCO_2 < 6.7$ kPa（50 mmHg），可间断吸氧几日后，停止氧疗。

4.药物治疗的护理

用药过程中密切观察药物的疗效和不良反应。使用呼吸兴奋药必须保持呼吸道通畅，脑缺氧、脑水肿未纠正而出现频繁抽搐者慎用；静脉滴注时速度不宜过快，如出现恶心、呕吐、烦躁、面色潮红、皮肤瘙痒等现象，需要减慢滴速。对烦躁不安、夜间失眠患者，禁用对呼吸有抑制作用的药物，如吗啡等，慎用镇静药，以防止引起呼吸抑制。

5.心理护理

呼吸衰竭的患者常对病情和预后有顾虑、心情忧郁、对治疗丧失信心，应多了解和关心患者的心理状况，特别是对建立人工气道和使用机械通气的患者，应经常巡视，让患者说出或写出引起或加剧焦虑的因素，针对性解决。

6.健康指导

（1）疾病知识指导：向患者及家属讲解疾病的发病机制、发展和转归。告诉患者及家属慢性呼吸衰竭患者度过危重期后，关键是预防和及时处理呼吸道感染等诱因，以减少急性发作，尽可能延缓肺功能恶化的进程。

（2）生活指导：从饮食、呼吸功能锻炼、运动、避免呼吸道感染、家庭氧疗等方面进行指导。

（3）病情监测指导：指导患者及家属学会识别病情变化，如出现咳嗽加剧、痰液增多、色变黄、呼吸困难、神志改变等，应及早就医。

（毛丽燕）

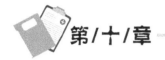

# 第/十/章

# 手术室护理

## 第一节　安排手术与人员

手术室护士长应合理安排择期手术与急诊手术,并保证手术室护士的配置满足手术需要。同时手术室护士每天应对次日行手术的患者进行术前访视。

### 一、手术预约

**(一)择期手术预约**

1.手术预约

所有择期手术由手术科室医师提前向手术室预约,一般在手术前一天上午,按规定时间通过电脑预约程序完成。择期手术预约的具体内容包括手术患者姓名、病区、床号、住院号、性别、年龄、术前诊断、拟定手术名称、手术切口类型、手术者包括主刀、第一助手、第二助手、第三助手、第四助手、参观人员、麻醉方式、手术特殊体位和用品等。

2.手术房间安排

手术室护士长根据不同类型的手术,安排不同级别的手术间。安排原则为无菌手术与污染手术分室进行;若无条件时,应先进行无菌手术,后进行污染手术。安排手术时应注意以下事项。①护士长应在手术日前一天的规定时间内完成次日择期手术安排,并电脑确认提交后向全院公布信息,相关手术科室医师可由医院内网查询。②临时增加或更改择期手术顺序,手术科室医师需与手术室护士长和麻醉医师协商后,决定手术时间,并及时更换手术通知单。③手术因故取消,手术科室医师应填写停刀通知单,及时与手术室护士长和麻醉医师沟通。

**(二)急诊手术安排**

急诊手术由急诊值班医师将急诊手术通知单填写完整(内容同择期手术),送至手术室,由手术室护士长或手术室值班护士根据急诊手术患者病情的轻重缓急、手术的切口分类,与麻醉科进行沟通后予以及时安排。如遇紧急抢救,急诊值班医师可先电话通知手术室,同时填写急诊手术通知单;手术室负责人员接电话后,应优先予以安排并与麻醉科沟通,5分钟内答复急诊手术患者入室时间,做好一切准备工作,以争取抢救时间。

## 二、手术人员安排与术前访视

### (一)手术室护士的配置和调配

为保证医疗活动的正常进行,需根据各医院的实际工作量合理进行人员配置,一般综合性医院手术室护士与手术台比例为(2.5~3.5):1,同时需遵循以下原则,结合动态调配,将每个人的能力发挥到极致,达到人尽其用,物尽其用。

1.年龄结构配备

年龄结构合理,老、中、青三结合,根据各年龄的不同特点合理安排,建议采用1:2:1的比例。

2.职称配备

各级职称结构合理,形成一个不同层次的合理梯队,中、初级职称的比例为(0~1):4;800张以上床位的医院或教学医院比例可调整为1:3。

3.专业能力配备

专业能力结构合理,根据从事本专业的年限和实际工作能力分高层次(10年以上)、中层次(5~10年)、低层次(5年以下)。

### (二)日间人员安排

手术前一天,在完成手术间安排后,麻醉科、手术室分别进行人员安排,按常规每台手术配备洗手护士和巡回护士各1名,特大手术如心脏手术、移植手术、特殊感染手术等,根据实际情况分别配备洗手护士和巡回护士各2名。根据不同的麻醉方式配备麻醉医师1~2名。

### (三)夜间及节假日人员安排

除正常值班护士外,另设有备班,由第一值班护士根据手术需要进行人员统一调度安排;遇突发紧急事件时,向护士长汇报统一调配。

### (四)手术前访视

1.访视目的

通过术前访视,对手术患者进行第一次身份核对和手术核对,同时对手术患者进行术前宣教和整体评估,了解手术患者心理需要,缓解其紧张和恐惧心理。

2.访视方法及内容

手术前一天,由次日负责相关手术的巡回护士进行术前访视。手术室护士进入病房查看病史,核对术前知情同意书和手术医嘱,核对相关诊断报告和影像学资料,仔细查阅手术患者的一般生命体征、疾病史、手术史、过敏史、特殊化验指标(如乙肝、丙肝、梅毒、艾滋病等)、与输血相关的表单是否齐全等。与病房护士进行交流,了解手术患者的一般情况后与手术患者进行身份核对和术前宣教。与手术患者进行核对,包括:①开放式地询问手术患者姓名、年龄等基本信息;询问手术患者手术部位和手术方式,与病历核对。②核对身份识别腕带。③核对手术标识。为手术患者进行手术前宣教,内容包括手术室及手术流程简介;禁食、禁水情况;术日晨注意事项,包括病服反穿,不能穿内衣裤、去除饰物、义齿、隐形眼镜等,小便排空,如有体温异常、经期情况及时向手术医师说明;入手术室后须知,包括防止坠床的事宜、麻醉配合、可能遇到的护理问题及配合方法指导等;询问手术患者有无特殊需求。最后按术前访视单内容对手术患者进行评估,并正确填写。

**(五)手术资料汇总**

每天实施的所有手术,应以手术科室为单位按手术类别(急诊、择期、日间手术),进行分类详细登记,每月汇总完成月报表交予医务处,同时保存原始资料。

(赵月英)

# 第二节 转运和交换

## 一、转运者及转运车要求

根据手术通知单,手术室工勤人员通过手术推车或平车的方式,前往病房接手术患者,外出接送手术患者时,必须严格按要求穿外出衣、换外出鞋,检查患者推车的完好性,并保持棉被清洁、整齐无破损。

## 二、交接内容

到达病房后先核对手术患者的姓名、床号、住院号准确无误后,协助手术患者移动至患者推车上。病区护士应携带病历和手术所需物品护送手术患者至手术室,并与巡回护士在手术室门口半限制区进行交接,具体内容为:①根据病历内手术知情同意书和身份识别带核对手术患者姓名、病床号、住院号、拟手术名称、药物过敏史和血型。②检查手术标识是否准确无误。③确认禁食情况、肠道准备等术前准备均已完成,检查手术患者手术衣是否穿戴正确,是否已取下义齿、饰物等。④评估手术患者神志、皮肤情况、导管情况。⑤核对带入手术室的药物、影像学资料、腹带等特殊物品。交接核对无误后,病区护士与巡回护士一同填写《手术患者转运交接记录单》并签名。

此外,在转运途中,手术室护士应注意保证手术患者安全,推车者需站于手术患者头部,病历由参与护送的手术室护士或手术医师保管,他人不得随意翻阅,手术团队成员应保护手术患者的隐私。

## 三、转运注意事项

(1)由病房进入手术室的手术患者须戴好手术帽进入限制区,步行进入手术室的当日手术患者,需在指定区域内更换衣、裤、鞋。

(2)工勤人员和巡回护士共同护送手术患者至指定手术间,分别站于手术床两侧,协助手术患者从患者推车缓慢转移至手术床上,呈仰卧位,垫枕。

(3)予手术患者膝盖处适当的约束保护,防止意外坠床。

(4)注意给予手术患者保暖措施,冬天可以使用保温毯。

(5)为减轻手术患者的紧张情绪,可根据手术患者的不同需求选择适当的音乐放松心情。

(赵月英)

# 第三节　核对手术患者

## 一、接患者前

接患者出发前第一次查对手术通知单与手术安排表一致,查对内容包括手术间号、患者姓名、性别、科室、床号、手术时间、手术台次。

## 二、病房接患者时

在病房第二次查对手术通知单、患者、病历一致,查对内容包括患者姓名、性别、科室、床号、手术时间、患者携带物品如 X 线片、药品等。

## 三、在手术患者等待区

(1)患者接至手术等待区后,由前一天值班人员第三次查对手术通知单、病历、患者(腕式识别带)、手术安排表一致,查对内容包括手术间号、患者姓名、性别、科室、床号、手术时间和手术台次。

(2)二线值班护士和麻醉医师查对患者后在手术安排表上签名,挂上手术间号码挂牌,让患者暂时在等待室等待手术;由该台手术的巡回护士与麻醉医师至等待室再次查对患者无误后将患者接入手术间。

## 四、患者入手术间

(1)该台手术的巡回护士核对患者科室、床号、姓名、性别、年龄、手术名称、手术部位等。

(2)麻醉医师及手术第一助手再次核对无误后,在患者及患者财产交接本相应栏签名。

(3)接台手术在同一手术间内进行时,更要注意严格查对。

## 五、接台手术

(1)接台手术时,巡回护士提前电话通知病房做术前准备,并在患者及患者财产交接本上填写好患者基本情况,将手术通知单夹在患者及患者财产交接本内送至机动护士或办公室护士处。

(2)若巡回护士较忙时,可电话通知机动护士去手术间取患者财产交接本并确认所接患者。

(3)患者接至等待室后,由办公室护士查对患者、为患者戴手术帽并告知办公室人员将患者手术情况动态信息录入电脑显示屏,以告慰患者家属。

(赵月英)

# 第四节　手术室常用消毒灭菌方法

作为医院的重点科室,手术室如何做好各项消毒隔离措施是整个手术室工作流程的关键。手术室是进行手术治疗的场所,完善消毒隔离管理是切断外源性感染的主要手段。

## 一、消毒灭菌基本知识

手术室护士应掌握消毒灭菌的基本知识,并且能够根据物品的性能及分类选用适合的物理或化学方法进行消毒与灭菌。

### (一)相关概念

**1.清洁**

清洁指清除物品上的一切污秽,如尘埃、油脂、血迹等。

**2.消毒**

清除或杀灭外环境中除细菌芽孢外的各种病原微生物的过程。

**3.灭菌**

清除或杀灭外环境中的一切微生物(包括细菌芽孢)的过程。

**4.无菌操作**

防止微生物进入人体或其他物品的操作方法。

### (二)消毒剂分类

**1.高效消毒剂**

高效消毒剂指可杀灭一切细菌繁殖体(包括分枝杆菌)病毒、真菌及其孢子等,对细菌芽孢(致病性芽孢)也有一定杀灭作用,达到高水平消毒要求的制剂。

**2.中效消毒剂**

中效消毒剂指仅可杀灭分枝杆菌、真菌、病毒及细菌繁殖体等微生物,达到消毒要求的制剂。

**3.低效消毒剂**

低效消毒剂指仅可杀灭细菌繁殖体和亲脂病毒,达到消毒要求的制剂。

### (三)物品的危险性分类

**1.高度危险性物品**

高度危险性物品是指凡接触被损坏的皮肤、黏膜和无菌组织、器官及体液的物品,如手术器械、缝针、腹腔镜、关节镜、体内导管、手术植入物等。

**2.中度危险性物品**

中度危险性物品是指凡接触患者完整皮肤、黏膜的物品,如气管镜、尿道镜、胃镜、肠镜等。

**3.低度危险性物品**

仅直接或间接地和健康无损的皮肤黏膜相接触的物品,如牙垫、喉镜等,一般可用低效消毒方法或只做一般清洁处理即可。

### 二、常用的消毒灭菌方法

手术室消毒灭菌的方法主要分为物理消毒灭菌法和化学消毒灭菌法两大类,而其中压力蒸汽灭菌法、环氧乙烷气体密闭灭菌法和低温等离子灭菌法是最为普遍使用的手术室灭菌方法(表10-1)。

**(一)物理消毒灭菌法**

1.干热消毒灭菌法

适用于耐高温、不耐高湿等物品器械的消毒灭菌。

(1)燃烧法:包括烧灼和焚烧,是一种简单、迅速、彻底的灭菌方法。常用于无保留价值的污染物品,如污纸、特殊感染的敷料处理。某些金属器械和搪瓷类物品,在急用时可用此法消毒。但锐利刀剪禁用此法,以免刀锋钝化。

注意事项:使用燃烧法时,工作人员应远离易燃、易爆物品。在燃烧过程中不得添加乙醇,以免火焰上窜而致烧伤或火灾。

(2)干烤法:采用干热灭菌箱进行灭菌,多为机械对流型烤箱。适用于高温下不损坏、不变质、不蒸发物品的灭菌,不耐湿热器械的灭菌,以及蒸汽或气体不能穿透的物品的灭菌,如玻璃、油脂、粉剂和金属等。干烤法的灭菌条件为160 ℃,2小时;或170 ℃,1小时;或180 ℃,30分钟。

**表10-1 消毒灭菌的方法**

| 物理消毒灭菌法 | 热力消毒灭菌法 | 干热法 | 燃烧法 |
|---|---|---|---|
| | | | 干烤法 |
| | | 湿热法 | 压力蒸汽灭菌法 |
| | | | 煮沸法 |
| | 光照消毒法 | 紫外线灯消毒法 | 日光暴晒法 |
| | 低温等离子灭菌(过氧化氢)法 | | |
| | 电离辐射灭菌法 | | |
| | 空气生物净化法 | | |
| 化学消毒灭菌法 | 环氧乙烷气体密闭灭菌法 | | |
| | 2%戊二醛浸泡法 | | |
| | 甲醛熏蒸法 | | |
| | 低温湿式灭菌(过氧乙酸)等 | | |

注意事项:①待灭菌的物品需洗净,防止造成灭菌失败或污物炭化。②玻璃器皿灭菌前需洗净并保证干燥。③灭菌时物品勿与烤箱底部及四壁接触。④灭菌后要待温度降到40 ℃以下再开箱,防止炸裂。⑤单个物品包装体积不应超过10 cm×10 cm×20 cm,总体积不超过烤箱体积的2/3,且物品间需留有充分的空间;油剂、粉剂的厚度不得超过0.635 cm;凡士林纱布条厚度不得超过1.3 cm。

2.湿热消毒灭菌法

湿热的杀菌能力比干热强,因为湿热可使菌体含水量增加而使蛋白质易于被热力所凝固,加速微生物的死亡。

(1)压力蒸汽灭菌法:目前使用范围最广、效果最可靠的一种灭菌方法。适用于耐高温、耐高湿的医疗器械和物品的灭菌;不能用于凡士林等油类和粉剂类的灭菌。根据排放冷空气方式和程度不同,压力蒸汽灭菌法可分为下排式压力蒸汽灭菌器和预真空压力蒸汽灭菌器两大类。预真空压力蒸汽灭菌是利用机械抽真空的方法,使灭菌柜内形成负压,蒸汽得以迅速穿透到物品内部,当蒸汽压力达到 205.8 kPa(2.1 kg/cm²),温度达到 132 ℃或以上时灭菌开始,到达灭菌时间后,抽真空使灭菌物品迅速干燥。

预真空灭菌容器操作方法:①将待灭菌的物品放入灭菌容器内,关闭容器。蒸汽通入夹层,使压力达 107.8 kPa(1.1 kg/cm²),预热 4 分钟。②启动真空泵,抽除容器内空气使压力达 2.0～2.7 kPa。排出容器内 98%左右的空气。③停止抽气,向容器内输入饱和蒸汽,使容器内压力达 205.8 kPa(2.1 kg/cm²),温度达 132 ℃,维持灭菌时间 4 分钟。④停止输入蒸汽,再次抽真空使压力达 8.0 kPa,使灭菌物品迅速干燥。⑤通入过滤后的洁净干燥的空气,使灭菌容器内压力回复为零。当温度降至 60 ℃以下,即可开容器取出物品。整个过程需 25 分钟(表 10-2)。

表 10-2　蒸汽灭菌所需时间(分钟)

| 分类 | 下排气(Gravity)121 ℃ | 真空(Vacuum)132 ℃ |
|---|---|---|
| 硬物(未包装) | 15 | 4 |
| 硬物(包装) | 20 | 4 |
| 织物(包裹) | 30 | 4 |

注意事项:①高压蒸汽灭菌须由持专业上岗证人员进行操作,每天合理安排所需消毒物品,备齐用物,保证手术所需。②每天晨第一锅进行 B-D 测试,检查是否漏气,具体要求如下。放置在排气孔上端,必须空锅做,锅应预热。用专门的 B-D 测试纸,颜色变化均匀视为合格。③下排式灭菌器的装载量不得超过柜室内容量的 80%,预真空的装载量不超过 90%。同时预真空和脉动真空的装载量又分别不得小于柜室内容量的 10%和 5%,以防止"小装量效应"残留空气影响灭菌效果。④物品装放时,相互间应间隔一定的距离,以利蒸汽置换空气;同时物品不能贴靠门和四壁,以防止吸入较多的冷凝水。⑤应尽量将同类物品放在一起灭菌,若必须将不同类物品装在一起,则以最难达到灭菌物品所需的温度和时间为准。⑥难于灭菌的物品放在上层,较易灭菌的小包放在下层,金属物品放下层,织物包放在上层。金属包应平放,盘、碗等应处于竖立的位置,纤维织物应使折叠的方向与水平面成垂直状态,玻璃瓶等应开口向下或侧放,以利蒸汽和空气排出。启闭式筛孔容器,应将筛孔打开。

(2)煮沸消毒法:现手术室一般较少使用此方法。适用于一般外科器械、胶管和注射器、饮水和食具的消毒。水沸后再煮 15～20 分钟即可达到消毒水平,但无法做灭菌处理。

注意事项:①煮沸消毒前,物品必须清洗干净并将其全部浸入水中。②物品放置不得超过消毒容器容积的 3/4。③器械的轴节及容器的盖要打开,大小相同的碗、盆不能重叠,空腔导管需先在管腔内灌水,以保证物品各面与水充分接触。④根据物品性质决定放入水中的时间,玻璃器皿应从冷水或温水时放入,橡胶制品应在水沸后放入。⑤消毒时间应从水沸后算起,在消毒过程中加入物品时应重新计时。⑥消毒后应将物品及时取出,置于无菌容器中,取出时应在无菌环境下进行。

3.光照消毒法

其中最常用的是紫外线灯消毒。适用于室内、物体表面和水及其他液体的消毒。紫外线属电磁波辐射,消毒使用的为 C 波紫外线,波长为 200～275 nm,杀菌较强的波段为 250～270 nm。紫外线的灭菌机制主要是破坏微生物及细菌内的核酸、原浆蛋白和菌体糖,同时可以使空气中的氧电离产生具有极强杀菌能力的臭氧。

注意事项包括：①空气消毒采用 30 W 室内悬吊式紫外线灯,室内安装紫外线灯的数量为每立方米不少于 1.5 W 来计算,照射时间不少于 30 分钟,有效距离不超过 2 m。紫外线灯安装高度应距地面 1.5～2 m。②紫外线消毒的适宜温度范围为 20～40 ℃,消毒环境的相对湿度应≤60%,如相对湿度＞60%时应延长照射时间,因此消毒时手术间内应保持清洁干燥,减少尘埃和水雾。③紫外线辐射能量低,穿透力弱,仅能杀灭直接照射到的微生物,因此消毒时必须使消毒部位充分暴露于紫外线照射范围内。④使用过程中,应保持紫外线灯表面的清洁,每周用95%乙醇棉球擦拭一次,发现灯管表面有灰尘、油污时应随时擦拭。⑤紫外线灯照射时间为30～60 分钟,使用后记录照射时间及签名,累计照射时间不超过 1 000 小时。⑥每 3～6 个月测定消毒紫外线灯辐射强度,当强度低于 70 $\mu W/cm^2$ 时应及时更换。新安装的紫外线灯照射强度不低于 90 $\mu W/cm^2$。

4.低温等离子灭菌法

低温等离子灭菌法是近年来出现的一项物理灭菌技术,属于新的低温灭菌技术。适用于不耐高温、湿热如电子仪器、光学仪器等诊疗器械的灭菌,也适用于直接进入人体的高分子材料,如心脏瓣膜等,同时低温等离子灭菌法可在 50 ℃ 以下对绝大多数金属和非金属器械进行快速灭菌。等离子体是某些中性气体分子在强电磁场作用下,产生连续不断的电离而形成的,其产生的紫外线、γ 射线、β 粒子、自由基等都可起到杀菌作用,且作用快,效果可靠,温度低,无残留毒性。

注意事项包括：①灭菌前物品应充分干燥,带有水分湿气的物品容易造成灭菌失败。②灭菌物品应使用专用包装材料和容器。③灭菌物品及包装材料不应含植物性纤维材质,如纸、海绵、棉布、木质类、油类、粉剂类等。

5.电离辐射灭菌法

电离辐射灭菌法又称"冷灭菌",用放射性核素 γ 射线或电子加速器产生加速粒子辐射处理物品,使之达到灭菌。目前国内多以核素钴-60 为辐射源进行辐射灭菌,具有广泛的杀菌作用,适用于金属、橡胶、塑料、一次性注射器、输液、输血器等,精密的医疗仪器均可用此法。

**(二)化学消毒灭菌**

化学消毒灭菌法是利用化学药物渗透到菌体内,使其蛋白质凝固变性,酶蛋白失去活性,引起微生物代谢障碍,或破坏细胞膜的结构,改变其通透性,使细菌破裂、溶解,从而达到消毒灭菌作用。现手术室常用的化学消毒剂有环氧乙烷、过氧化氢、过氧乙酸等,下面对几种化学消毒灭菌方法进行简介。

1.环氧乙烷气体密闭灭菌法

环氧乙烷气体是一种化学气体高效灭菌剂,其能有效穿透玻璃、纸、聚乙烯等材料包装,杀菌力强,杀菌谱广,可杀灭各种微生物,包括细菌芽孢,是目前主要的低温灭菌方法之一。适用于不耐高温、湿热如电子仪器、光学仪器等诊疗器械的灭菌。此外,由于环氧乙烷灭菌法有效期较长,因此适用于一些呈备用状态、不常用物品的灭菌。但是影响环氧乙烷灭菌的因素很多,例如,环境温湿度、灭菌物品的清洗度等,只有严格控制相关因素,才能达到灭菌效果。

注意事项包括：①待灭菌物品需彻底清洗干净(注意不能用生理盐水清洗),灭菌物品上不能有水滴或水分太多,以免造成环氧乙烷的稀释和水解。②环氧乙烷易燃易爆且具有一定毒性,因此灭菌必须在密闭的灭菌器内进行,排出的残余环氧乙烷气体需经无害化处理。灭菌后的无菌物品存放于无菌敷料间,应先通风处理,以减少毒物残留。在整个灭菌过程中注意个人防护。

③环氧乙烷灭菌的包装材料,需经过专门的验证,以保证被灭菌物品灭菌的可靠性。

2.低温湿式灭菌法

使用的灭菌剂为碱性强氧化灭菌剂,适用于各种精密医疗器械,如牙科器械、内镜等多种器械(软式和硬式内视镜、内视镜附属物、心导管和各种手术器械)的灭菌。该法通过以下机制起到灭菌作用。①氧化作用:灭菌剂可直接对细菌的细胞壁蛋白质进行氧化使细胞壁和细胞膜的通透性发生改变,破坏了细胞的内外物质交换的平衡,致使生物死亡。②破坏细菌的酶系统:当灭菌剂分子进入细胞体内,可直接作用于酶系统,干扰细菌的代谢,抑制细菌生长繁殖。③碱性作用:碱性(pH=8)过氧乙酸溶液,使器械的表面不会粘贴有机物质,其较强的表面张力可快速有效地作用于器械的表面及内腔。

注意事项:①放置物品时应先放待灭菌器械,后放灭菌剂。②所需灭菌器械应耐湿,灭菌前必须彻底清洗,除去血液、黏液等残留物质,并擦干。③灭菌后工艺监测显示"达到灭菌条件"才能使用。

### 三、器械的清洗、包装、消毒和灭菌

正确的清洗、包装、灭菌是保障手术成功的关键之一,手术室护士应严格按规范流程对手术器械进行相应处理。

**(一)器械的清洗流程及注意事项**

1.器械的清洗流程

(1)冲洗:流动水冲洗。

(2)浸泡:将器械放入多酶溶液中预浸泡10分钟,根据污染程度更换多酶溶液,每天至少更换一次。

(3)超声清洗:将浸泡后的器械放入自动超声清洗箱内清洗10分钟。

(4)冲洗:放入冲洗箱内冲洗2次,每次为3分钟。

(5)上油:在煮沸上油箱内加入器械专用油进行煮沸上油。

(6)滤干:将上好油的器械放入滤干器中滤干水分。

(7)烘干:将器械放入烘干箱,调节时间为5~6分钟,温度为150~160 ℃。

2.清洗器械自我防护措施

应严格按照消毒供应中心个人防护要求进行穿戴防护措施。

3.器械清洗注意事项

机械清洗适用于大部分常规器械的清洗。手工清洗适用于精密、复杂器械的清洗和有机物污染较重器械的初步处理,遇复杂的管道类物品应根据其管径选择合适口径的高压水枪进行冲洗。精密器械的清洗,应遵循生产厂家提供的使用说明或指导手册。使用超声波清洗之前应检查是否已去除较大的污物,并且在使用前让机器运转5~10分钟,排除溶解于内的空气。

**(二)器械的包装**

1.包装材料

包装材料必须符合 GB/T19633 的要求。常用的包装材料包括硬质容器、一次性医用皱纹纸、一次性无纺布、一次性纸塑袋,一次性纸袋、纺织物等。纺织物还应符合以下要求:为非漂白织物,包布除四边外不应有缝补针眼。

2.包装方法

灭菌物品包装分为闭合式与密封式包装。①闭合式包装适用于整套器械与较多敷料合包在一起,应有 2 层以上包装材料分 2 次包装。贴包外指示胶带及标签,填写相关信息,签名确认。②密封式包装如使用纸袋、纸塑袋等材料,可使用一层,适用器械单独包装。待包装物品必须清洁干燥,轴节打开,放入包内化学指示卡后封口。包外纸面上应有化学指示标签。

3.包装要求

(1)无纺布包装应根据待包装的物品大小、数量、重量,选择相应厚度与尺寸的材料,2 层分 2 次闭合式包装,包外用 2 条化学指示带封包,指示胶带上标有物品名、灭菌期及有效期,并有签名。

(2)全棉布包装应有 4 层分 2 次闭合式包装。包布应清洁、干燥、无破损、大小适宜。初次使用前应高温洗涤,脱脂去浆、去色。包布使用后应做到"一用一清洗",无污迹,用前应在灯光下检查无破损并有使用次数的记录。

(3)纸塑袋封口密封宽度应≥6 mm,包内器械距包装袋封口处≥2.5 cm。密封带上应有灭菌期及有效期。

(4)用预真空和脉动真空压力蒸汽灭菌器的物品包,体积不能超过 30 cm×30 cm×50 cm,金属包的重量不超过 7 kg,敷料包的重量不超过 5 kg;下排气式压力蒸汽灭菌器的物品包,体积不能超过 30 cm×30 cm×25 cm。盆、碗等器皿类物品,尽量单个包装,包装时应将盖打开,若必须多个包装在一起时,所用器皿的开口应朝向一个方向。摆放时,器皿间应用纱布隔开,以利蒸汽渗入。

(5)能拆卸的灭菌物品必须拆卸,暴露物品的各个表面(如剪刀和血管钳必须充分撑开),以利灭菌因子接触所有物品表面;有筛孔的容器,应将盖打开,开口向下或侧放,管腔类物品如导管、针和管腔内部先用蒸馏水或去离子水湿润,然后立即灭菌。

(6)根据手术物品性能做好保护措施,如为尖锐精密性器械应用橡皮套或加垫保护。

**(三)器械的灭菌**

(1)高度危险性物品,必须灭菌;中度危险性物品,消毒即可;低度危险性物品,消毒或清洁。

(2)耐热、耐湿物品灭菌首选压力蒸汽灭菌。如手术器具及敷料等。

(3)油、粉、膏等首选干热灭菌。

(4)灭菌首选物理方法,不能用物理方法灭菌的选化学方法。

(5)不耐热物品如各种导管、精密仪器、人工移植物等可选用化学灭菌法,如环氧乙烷灭菌等,内镜可选环氧乙烷灭菌、低温等离子灭菌、低温湿式灭菌器。

## 四、手术室的环境管理

手术室环境管理是控制手术部位感染的重要环节,目前手术室环境可分为洁净手术室与非洁净手术室两大类。洁净手术室因采用空气层流设备与高效能空气过滤装置,达到控制一定细菌浓度和空气洁净度级别(动态),无须进行空气消毒。而非洁净手术室在手术前后,通常采用紫外线灯照射、化学药物熏蒸封闭等空气消毒方法。

**(一)紫外线照射消毒法**

手术室常采用 30 W 和 40 W 直管式紫外线消毒灯进行空气消毒,同时控制电压至 220 V 左右,紫外线吊装高度至 1.8~2.2 m,空气相对湿度至 40%~60%,使消毒效果发挥最佳。紫外线照射消毒方式以固定式照射法最为常见,即将紫外线消毒灯悬挂于室内天花板上,以垂直向下照射或反向照射方式进行照射消毒。照射消毒要求手术前、后及连台手术间连续照射时间均大于30 分钟,紫外线灯亮 5～7 分钟后开始计时。

### (二)过氧乙酸熏蒸消毒法

一般将 15％的过氧乙酸配制成有效浓度为 0.75～1.0 g/m³ 后加热蒸发,现配现用。要求室温控制在 22～25 ℃,相对湿度控制在 60％～80％,密闭熏蒸时间为 2 小时,消毒完毕后进行通风,过氧乙酸熏蒸消毒法可杀灭包括芽孢在内的各种微生物。由于具有腐蚀和损伤作用,在进行过氧乙酸熏蒸消毒时,应做好个人防护措施。

### (三)层流净化

创建洁净手术室是外科手术发展的需要。通过采用净化空调系统,有效控制室内的温湿度和尘埃含量,实现理想的手术环境,降低手术感染率,提高手术质量。

## 五、无菌物品的存放

### (一)无菌物品存放原则

无污染、无过期、放置有序等。

### (二)存放环境质量控制

保证良好的温度(＜24 ℃)、相对湿度(＜70％),每天紫外线灯空气消毒 2 次,每次≥30 分钟。

### (三)无菌物品存放方法

将无菌器材包置于标准灭菌篮筐悬挂式存放(从灭菌到临床使用都如此)。应干式储存,灭菌后物品应分类、分架存放在无菌物品存放区。一次性使用无菌物品应去除外包装后,进入无菌物品存放区。要求载物架离地 20～25 cm,离顶 50 cm,离墙远于 5～10 cm,按顺序分类放置。

### (四)无菌物品的有效期

无菌物品存放的有效期受包装材料、封口严密性、灭菌条件、存放环境等诸多因素影响。当无菌物品存放区的温度＜24 ℃,相对湿度＜70％,换气次数达到 4～10 次/小时,使用纺织品材料包装的无菌物品有效期宜为 14 天;未达到环境标准时,有效期宜为 7 天。医用一次性纸袋包装的无菌物品,有效期宜为 1 个月;使用一次性医用皱纹纸、医用无纺布包装的无菌物品,有效期宜为 6 个月;使用一次性纸塑袋包装的无菌物品,有效期宜为 6 个月。硬质容器包装的无菌物品,有效期宜为6 个月。

(赵月英)

# 第五节 手术室护理中涉及的法律与伦理问题

手术室是外科手术的中心,人员流动量大、工作节奏快、患者病情复杂、护理任务繁重,意外情况发生多。手术既是外科治疗的重要手段,又是一个创伤的过程,会给患者的生理和社会心理方面带来影响。因此与护士相关的法律法规《护士管理办法》《护士条例》等,为依法行医,保护医患双方的合法权益,提供了有力保障。

同时,随着社会进步,生活、文化水平的提高,人们的法律意识也随之提高,国家相继出台了《最高人民法院关于民事诉讼证据的若干规定》《医疗事故处理条例》《侵权责任法》等法律法规。

一旦出现医疗护理纠纷,越来越多的患者会用法律武器保护自己的合法权益。因此在日常工作中手术室护士必须学习安全知识及法律知识,严格遵守法律、法规和规章制度,增强责任心和慎独精神,在维护患者合法权益的同时也维护了医护人员自身的合法权益,保障护理安全,防止医疗纠纷的发生。

## 一、手术室护理中相关的法律问题

### (一)手术患者的相关权利

#### 1.生命健康权

生命健康权指患者不仅享有生理健康的权利,同时还享有心理健康的权利。生命面前人人平等,生命对每个人来讲只有一次,维持健康、提高生存质量是每个人的权利。患者在未判定为脑死亡前,医务人员应尽一切可能进行救治,不能放弃抢救,避免产生医疗纠纷。如果忽视医学道德及患者生命权,再好的技术、再先进的设备也是无用的。因此在手术室护理工作中要为手术患者提供规范、快捷、安全、高效率的护理服务,尽最大努力满足患者对健康的需求,尊重每个患者。

#### 2.知情同意权

知情同意权在《医疗机构管理条例实施细则》《医疗事故处理条例》《侵权责任法》中都有相关的说明,法律中规定医疗机构应尊重患者对自己的病情、诊断、治疗的知情权,在实施手术、特殊检查、特殊治疗时医护人员应当向患者做出必要的解释,若因实施保护性医疗措施不宜向患者说明情况,应当将有关情况通知家属。手术患者在术前、术中、术后都有权知道有关自己病情的一切情况、所选手术方式,并有权同意选用何种手术方法以及使用何种特殊耗材。强调患者的知情同意权,主要目的在于通过赋予医疗机构及其医务人员相应的告知义务,体现医师对患者的尊重。

#### 3.平等医疗权

平等医疗权是指任何患者的医疗保健享有权是平等的,医疗中都有得到基本的、合理的诊治及护理权利。患者因身心疾病而就医,希望得到及时、正确的诊治,在医疗护理中,不论患者的权利大小,关系亲疏,地位高低,经济状况好坏等,都应一律平等、一视同仁,最大限度地满足患者需要。而极少数医务人员以貌取人,使贫困、偏远地区患者遭受冷遇,性病患者受到鄙夷和藐视,对待熟人和生人采取不同的服务态度,这种行为可能会激化和加深医患矛盾,导致医疗纠纷的发生。

#### 4.隐私权

一般是指自然人享有的私人生活安宁与私人信息依法受到保护,不被他人非法侵扰、知悉、搜集、利用和公开的一种人格权。隐私权是人类文明进步的重要标志。《侵权责任法》第62条规定:"医疗机构及其医务人员应当对患者的隐私保密。泄露患者隐私或者未经患者同意公开其病历资料,造成患者损害的,应当承担侵权责任。"因此手术团队成员必须维护手术患者的隐私权,不得泄露手术患者的隐私和秘密,包括手术患者个人信息、身体隐私、手术患者不愿告知的内容等;手术团队成员不得长时间注视手术患者的生理缺陷,不得谈论涉及手术患者隐私的话题;进行术前准备时,如导尿、放置体位、手术部位消毒时,减少不必要的裸露,并给予盖被、关门,做好相应的遮蔽,无关人员不可停留于该手术间;手术结束时,及时为手术患者包扎伤口,穿好患者衣裤。

5.身体权

身体权是指自然人保持其身体组织完整并支配其肢体、器官和其他身体组织并保护自己的身体不受他人违法侵犯的权利。医务人员有维护患者权利的责任和义务,即使是非正常的组织、器官在未经患者或法定代理人同意时,不能随意进行处置,否则就侵犯了患者的身体权。

6.选择权

选择权指患者有选择医院、医师、护士进行诊疗、护理操作的权利,也有选择使用医疗设备、仪器、物品的权利。术中可能选择使用的一次性器械、特殊用药、特殊耗材,手术患者有权选用或不用,手术团队成员不能擅作主张,更不能强迫其使用。

**(二)针对涉及法律的手术室护理问题管理**

手术室易发生差错事故及护理隐患的环节很多,一旦发生,轻者影响手术患者治疗,延误手术时间,消耗人力与财力;重者可导致手术患者残疾或死亡。手术室护理中涉及法律的常见护理问题包括接错手术患者、异物遗留在手术患者体腔或切口内、未执行消毒灭菌制度,将未灭菌用物用上手术台、护理书写不规范、手术部位核对错误、术中仪器,尤其是电外科设备使用不当、手术患者坠床、遗失或混淆手术标本、术中用错药、手术体位放置错误等。

1.强化护理安全与法律知识教育

通过开设法制课等方法进行法律知识的培训,加强手术室护士的法制观念和法律意识,了解手术患者的各项合法权利,依法从事手术室护理,正确履行自己职责,保障手术室护理安全,杜绝医疗差错或事故。

2.严格遵守手术室规章制度,规范护理行为

规章制度是预防和判定差错事故的法律依据,是正常医疗活动的安全保障。建立、健全完整的规章制度,是手术室护理的可靠保证。手术室护士必须严格遵守各项规章制度,遵守无菌操作原则、消毒隔离制度,防止手术部位感染;术前、术中、术后正确清点器械、敷料、缝针及其他物品,防止异物残留;严格执行手术安全核查制度,防止开错手术部位;正确使用电外科设备,防止电灼伤手术患者;严格执行"三查八对"制度,防止术中用药错误等。同时在工作中不断学习,认真落实各种规章制度,防止医疗纠纷。

3.维护手术患者合法权益,改善服务态度

以人为本,转变护理观念,尊重手术患者权益,对手术患者要有强烈的责任感,诚心实意地为患者服务,具有同情心和耐心,有效地避免有意或无意的侵权行为。手术室护士应严格规范自身的护理行为与自身形象,在医疗护理中,从语言上、行为规范上严格要求自己,杜绝聊天、嬉笑、打闹,杜绝不良的行为和语言;自身形象应举止端正、语言文明、衣帽整洁符合手术室环境要求。当手术患者入手术室时,通过亲切的问候,简短而友好的交谈,对手术患者的痛苦表示安慰并鼓励;在进行护理操作前,要向手术患者解释目的及注意事项,尽量满足患者要求;手术中不谈论与手术无关的事情,尊重手术患者人格。

4.严格管理医疗相关证据

(1)书证:凡是以文字、各种符号、图案等来表达人的思想,其内容对事实具有证明作用的物品都是书证。与手术患者有关的书证包括有手术及麻醉知情同意书、手术护理及麻醉记录单、手术物品清点单、病理申请单、手术收费单、特殊耗材使用登记单等。对各种文字性的资料,在书写时字迹要清晰,不得涂改、缩写、简写,记录要全面、真实,准确无误,规范合理。

(2)物证:物品、痕迹等客观物质实体的外形、性状、质地、规格等证明案件事实的证据为物

证。在医疗护理中发生疑似输液、输血、注射药物等引起的不良后果的,医患双方应当共同对现场实物如液体、药瓶、输液器、血袋等进行封存;怀疑医疗器械引起不良后果的,及时保存器械原件等,封存的现场实物由医疗机构保管。

5.实施健康宣教,确保高质量护理

由于手术患者缺乏手术方面相关知识和信息,通常会对手术室及手术有陌生感和恐惧感,手术室护士可以通过术前访视向手术患者介绍手术室环境,术前准备,入手术室后流程等,使其对手术有一个大致的了解;手术医师应向手术患者介绍围术期过程中可能发生的情况及术后注意事项,让患者了解手术的风险性,使其术前对有关情况有全面正确的了解,对术后可能出现的医疗并发症有充分的思想准备和预防方法,避免不属于医护人员技术原因所造成的纠纷。

## 二、手术室护理中的伦理问题

### (一)医学伦理学

1.医学伦理学的基本概念及原则

医学伦理学是研究医学实践中的道德问题的科学,是关于医学道德的学说和理论体系,亦称医德学,是以医务人员的医德意识、医德关系、医德行为为研究对象的科学。医学伦理学基本原则包含了不伤害原则、有利原则、尊重原则和公正原则。

(1)不伤害原则:是指在医学服务中不使患者受到不应有的伤害。

(2)有利原则:是指把有利于患者健康放在第一位,切实为患者谋利益。

(3)尊重原则:是指医患交往时应该真诚地相互尊重,并强调医务人员尊重患者及其家属。

(4)公正原则:是指医学服务中公平、正直地对待每一位患者。

2.护理伦理

护理伦理是指护理人员在履行自己职责的过程中,调整个人与他人,个人与社会之间关系的行为准则和规范的总和。它要求护理人员尊重患者的生命和权利,维护和履行护理职业的荣誉和责任,兢兢业业,不卑不亢,为维护人民的健康做出贡献。

3.护理伦理学的基本概念

(1)支持维护:是指支持维护患者的利益和权利。

(2)行动负责:是指根据患者的实际情况采取行动,护理人员对按照标准提供的服务负有责任,对患者提供的关怀照顾负有责任。

(3)互助合作:鼓励护士为了患者康复共同目标与其他人一起工作,将共同关心的问题置于优先地位,并且为了维持这种互助关系有时甚至须牺牲个人的利益。

(4)关怀照顾:关怀照顾患者的健康、尊严和权利,在关怀照顾中需要提供信息、咨询、药品、技术和服务。

### (二)手术过程的伦理要求

1.术前准备的伦理要求

手术医师应严格掌握手术指征,树立正确的手术动机。手术治疗前,必须得到手术患者及家属对手术的真正理解和同意并签订手术协议,这是让手术患者及其家属与医务人员一起承担手术风险;手术团队认真制订手术方案,根据疾病的性质、手术患者的实际情况选择手术方式、麻醉方法,对手术中可能发生的意外制订相应措施,确保手术安全进行。医护人员应帮助手术患者在心理上、生理上做好接受手术治疗的准备。

2.术中的伦理要求

手术进行时,手术团队成员不能只盯住手术视野而不顾及患者的整体情况,一旦观察指标出现异常,要及时冷静地处置,并将情况告诉整个手术团队,以便相互配合,保证手术的顺利进行。手术团队成员的态度决定着手术是否能顺利进展,手术者对手术的全过程要有全盘的考虑和科学的安排,手术操作要沉着果断、有条不紊。手术医师不应过分在意手术时间,其他手术团队成员不应去催促手术医师而影响术者的情绪,破坏手术节奏。每一名手术团队成员应对患者隐私要慎言守密,不能随意将患者的隐私当作谈话笑料,传播扩散。不要因为疲惫或方便把手臂或躯体施压在患者身上。

3.术后的伦理要求

由于患者机体刚刚经历了创伤,虚弱,病情不易稳定。医护人员要严密观察患者病情的变化,发现异常时及时处理,尽可能减少或解除可能发生的意外。患者术后常常会出现疼痛等不适,医务人员应体贴患者尽力解除其痛苦,给予精神上的安慰。

**(三)手术知情同意中特殊问题的伦理要求**

1.当手术对象为不具备自主选择能力或丧失自主选择能力的患者

医护人员首先参照我国《民法通则》对患者的自主选择能力进行判断。10 周岁以下的患者不具备选择能力,应由其父母或监护人知情同意后代其做出选择;对于 16～18 岁周岁已有劳动收入的手术患者或 18 岁以上的手术患者,应由他们自行决定是否同意手术;对于 10～18 周岁、完全靠父母生活的,则应视具体情况而定,一般应征求本人意见,但最终应由其父母或监护人来决定是否同意手术。对病理性自主选择能力丧失,如昏迷患者、精神病患者等,应将选择权转移给其家属、单位或监护人,由他们听取医务人员介绍后做出选择。

2.有选择能力的手术患者拒绝手术治疗

对非急诊手术患者,医护人员应先弄清患者拒绝的理由,通过劝说、解释、分析利害关系,如仍无效则应尊重患者选择,放弃或暂时放弃手术,代之以患者可以接受的其他治疗方案,同时做好详细的书面记录,请患者签字。对急诊患者,当手术是抢救患者的唯一方案时,则可以不考虑患者的拒绝,在征得其家属或单位的同意后,立即进行手术。这样做虽然违背了当事人的意愿,但不违背救死扶伤的医学人道主义精神,是符合医学道德的。

**(四)器官移植中的伦理问题**

(1)使用活体器官的伦理问题:活体器官作为供体只限于人体的偶数器官,活体不能提供奇数器官。即使是偶数器官的提供,供体身上被摘除一个器官后的健康是否受到影响,为挽救一个人而去伤害另一个人其价值如何估量,至今仍为专家所争论。

(2)活体器官捐赠的伦理标准:1986 年国际移植学会颁布有关活体捐赠者捐献肾脏的准则。①只有在找不到合适的尸体捐赠者,或有血缘关系的捐赠者时,才可接受无血缘关系的捐赠。②接受者(受植者)及相关医师应确认捐赠者系出于利他的动机,而且应有一社会公正人士出面证明捐赠者的"知情同意"不是在压力下签字。同时应向捐赠者保证,若切除后发生任何问题,均会给予援助。③不能为了个人利益,而向没有血缘关系者恳求,或利诱其捐出肾脏。④捐赠者应已达法定年龄。⑤活体无血缘关系之捐赠者应与有血缘关系之捐赠者一样,都应符合伦理、医学与心理方面的捐赠标准。⑥接受者本人或家属,或支持捐赠的机构,不可付钱给捐赠者,以免误导器官是可以买卖的。不过补偿捐赠者在手术与住院期间因无法工作所造成的损失,与其他有关捐赠的开支是可以的。⑦捐赠者与接受者的诊断和手术,必须在有经验有资质的医院中施行,而且希望义务保护捐赠者的权益的公正人士,也是同一医院中的成员,但不是移植小组中的成员。

(3)使用尸体器官的伦理问题:利用尸体器官的伦理问题主要存在于心脏移植之中,心脏移植要求供体的心脏必须正常,而且在移植前还要采取各种措施维持供体的生理血压,以保持心跳。心脏是人体的单一器官,器官的供体只能是尸体,决不能是活体,而这具尸体的心脏又必须还在跳动。这对以心跳来判断生死的人类来说的确是一个悖论。由于心脏移植涉及死亡标准及其道德观念,必然使心脏移植在发展过程中遇到道德阻力。可见,确立科学的脑死亡标准,已成为心脏移植的前提。

(4)器官移植高额费用的伦理问题:器官移植技术在实施过程中需消耗高额费用,费用如此之高,而移植后的患者到底能活多久,有多少社会价值,个人的生活质量又是怎样,这些问题人们在研究与探讨,尚未做出最终定论。

(5)每一次移植手术是否可行,必须通过伦理委员会讨论,同意表决后才能实施。

(赵月英)

# 第六节　手术中的护理配合

## 一、洗手护士配合

### (一)洗手护士工作流程

洗手护士工作流程主要包括以下几个步骤:①准备术中所需物品;②外科手消毒;③准备无菌器械台;④清点物品;⑤协助铺手术巾;⑥传递器械物品配合手术;⑦清点物品;⑧关闭伤口;⑨清点物品;⑩手术结束器械送消毒供应中心处理。

### (二)洗手护士职责

1.手术前准备职责

洗手护士应工作严谨、责任心强,严格落实查对制度和无菌技术操作规程;术前了解手术步骤、配合要点和特殊准备,熟练配合手术;按不同手术准备术中所需的手术器械,力求齐全。

2.手术中配合职责

洗手护士应提前15分钟洗手,进行准备。具体工作分器械准备、术中无菌管理和物品清点几个部分。

(1)器械准备包括:①整理器械台,物品定位放置;②检查器械零件是否齐全,关节性能是否良好;③正确、主动、迅速地传递所需器械和物品;④及时收回用过的器械,擦净血迹,保持器械干净。

(2)术中无菌管理包括:①协助医师铺无菌巾;②术中严格遵守无菌操作原则,保持无菌器械台及手术区整洁、干燥,无菌巾如有潮湿,应及时更换或重新加盖无菌巾。

(3)物品清点包括:①与巡回护士清点术中所需所有物品,术后确认并在物品清点单上签名;②术中病理标本要及时交予巡回护士管理,防止遗失;③关闭切口前与巡回护士共同核对术中所用的所有物品,正确无误后,告知主刀医师,才能缝合切口,关闭切口及缝合皮肤后再次清点所有物品。

3.手术后处置职责

术后擦净手术患者身上的血迹,协助包扎伤口;术后器械确认数量无误后,用多酶溶液浸泡15分钟,初步处理后送消毒供应中心按器械处理原则集中处理,不能正常使用的器械做好标识并通知及时更换。

## 二、巡回护士配合

### (一)巡回护士工作流程

巡回护士工作流程主要包括以下几个步骤:①术前访视手术患者;②核对(患者身份、所带物品、手术部位);③检查(设备仪器、器械物品);④麻醉前实施安全核查(Time-Out);⑤放置体位;⑥开启无菌包,清点物品;⑦协助术者上台;⑧配合使用设备仪器,供应术中物品,加强术中巡视观察;⑨手术结束前清点物品,保管标本;⑩手术结束后与病房交接。

### (二)巡回护士工作职责

1.术前准备职责

(1)术前实施术前访视,了解患者病情、身体、心理状况以及静脉充盈情况,必要时简单介绍手术流程,给予心理支持;了解患者手术名称、手术部位、术中要求及特殊准备等。

(2)术前了解器械、物品的要求并准备齐全;检查所需设备及手术室环境,处于备用状态。

(3)认真核对患者姓名、床号、住院号、手术名称、手术部位、血型、皮试、皮肤准备情况;按物品交接单核对所带物品;用药时认真做到"三查七对"。

(4)根据不同手术和医师要求放置体位,手术视野暴露良好,使患者安全舒适。

2.术中配合职责

(1)与洗手护士共同清点所有物品,及时准确地填写物品清点单,并签全名。

(2)协助手术者上台,术中严格执行无菌操作,督查手术人员的无菌操作。

(3)严密观察病情变化,重大手术做好应急准备。

(4)严格执行清点查对制度,包括各种手术物品、输血和标本等,及时增添所需各种用物。

(5)保持手术间安静、有序。

3.手术后处置职责

(1)手术结束,协助医师包扎伤口。

(2)注意保暖,保护患者隐私。

(3)患者需带回病房的物品应详细登记,并与工勤人员共同清点。

(4)整理手术室内一切物品,物归原处,并保证所有仪器设备完好,呈备用状态。

(5)若为特殊感染手术,按有关要求处理。

## 三、预防术中低体温

低体温是手术过程中最常见的一种并发症,60%～90%的手术患者可发生术中低体温,而术中低体温可导致诸多并发症,由此增加的住院天数和诊疗措施,会导致额外医疗经费的支出。因此手术室护士应采取有效的护理措施来维持手术患者的正常体温,预防低体温的发生。

### (一)低体温的定义和特点

通常当手术患者的核心体温低于36℃时,将其定义为低体温。在手术过程中发生的低体温呈现出 3 个与麻醉时间相关的变化阶段:重新分布期、直线下降期和体温平台期。重新分布期,指发生在麻醉诱导后的 1 小时内,核心温度迅速向周围散布,可导致核心温度下降大约1.6 ℃;直线下降期,指发生在麻醉后的数个小时内,在这一时期,手术患者热量的流失超过新陈代谢所产热量,在这一时期给予患者升温能有效限制热量的流失;体温平台期,指在之后一段手术期间内,手术患者体温维持不变。

### (二)与低体温相关的不良后果和并发症

手术过程中出现的低体温,除了给手术患者带来不适、寒冷的感觉外,在术中及术后可能导致一系列不良后果和并发症,包括术中出血增加,导致外源性输血、术后伤口感染率增加、术后复苏时间延长、麻醉复苏时颤抖、心肌缺血、心血管并发症、药物代谢功能受损、凝血功能障碍、创伤手术患者的死亡率增加、免疫功能受损、深静脉血栓发生率增加。

### (三)与低体温发生相关的风险因素

1.新生儿和婴幼儿

由于新生儿和婴幼儿体积较小,体表面积相对较大,从而导致热量快速地通过皮肤流失;同时新生儿和婴幼儿的体温中枢不完善且体温调节能力较弱,容易受环境温度的影响,当手术房间室温过低时,其体温会急剧下降。

2.外伤性或创伤性手术患者

由于失血、休克、快速低温补液、急救被脱去衣服等多因素导致外伤性或创伤性手术患者极易在手术过程中发生低体温,而且研究显示术中低体温会增加创伤性手术患者的死亡率。

3.烧伤手术患者

被烧伤的组织引起的热辐射、暴露的组织与空气进行对流传导以及皮肤保护功能的损伤,都使烧伤手术患者成为发生低体温的高危人群。

4.麻醉

全麻和半身麻醉(包括硬膜外麻醉和脊髓麻醉)过程中使用的麻醉药物尤其是抑制血管收缩类药物,使手术患者血管扩张,导致核心温度向患者体表散布。因此当麻醉过程长于 1 小时,患者发生低体温的风险增加。

5.年龄

老年手术患者在生理上不可避免地出现生命器官功能减退,如脂肪肌肉组织的减少、新陈代谢率降低、对温度敏感性减弱等,以及对麻醉和手术的耐受性和代偿功能明显下降,因此更容易导致低体温。

6.其他与低体温发生相关的因素

包括体重(消瘦患者)、代谢障碍(甲状腺功能减退、垂体功能减退)、抗精神病和抗抑郁症药物治疗的慢性疾病、使用电动空气止血仪、手术室室温过低、低温补液及血液制品输注、手术过程中开放的腔隙等。

### (四)围术期体温监测

1.围术期体温监测的重要性

围术期常规监测体温,能够为手术室护士制订护理计划提供建议;将体温监测结果与风险因素的评估结合,有助于采取有效措施,预防和处理低体温。

2.体温监测方式

能准确监测核心体温的四种体温监测方式是鼓膜监测法、食管末梢监测法、鼻咽监测法和肺动脉监测法,其中尤以前3种在围术期可行性较高。此外常用的体温监测部位还包括肛门、腋窝、膀胱、口腔和体表等。

**(五)围术期预防低体温的护理干预措施**

**1.术前预热手术患者**

进行麻醉诱导前对手术患者进行至少15分钟的预热,能有效缩小患者核心温度和体表温度的温度梯度,同时能减小麻醉药物引起的血管扩张作用,预防低体温的发生,尤其是低体温发生第一阶段时核心温度的下降。

**2.使用主动升温装置**

(1)热空气加温保暖装置:临床循证学已证明热空气动力加温保暖装置能安全有效预防术中低体温,对新生儿、婴幼儿、病态肥胖患者均有效果。

(2)循环水毯:将循环水毯铺于手术患者身下能有效将热量通过接触传导传递给患者,维持正常体温。

**3.加温术中输液或输血**

术中当手术患者需要大量输液或输血时,尤其当成年手术患者每小时的输液量超过2L时,应该考虑使用加温器将补液或血液加温至37℃,防止因过量低温补液输入引起的低体温。同时有研究表明热空气动力加温保暖装置与术中静脉补液加温联合使用,预防低体温的效果更佳。

**4.加温术中灌洗液**

在进行开放性手术的过程中,当需要进行腹腔、胸腔、盆腔灌洗时,手术室护士可加温灌洗液至37℃左右或用事先放于恒温箱中的灌洗液进行术中灌洗。

**5.控制手术房间温度**

巡回护士应有效控制手术间温度,避免室温过低。在手术患者进手术间前15分钟开启空调,使手术间的室温在手术患者到达时已达到22~24℃。

**6.减少手术患者暴露**

将大小适宜的棉上衣盖在非手术部位,保证非手术区域的四肢与肩部不裸露,起到保暖的作用。在运送手术患者至复苏室或病房的过程中,选用相应厚薄盖被,避免手术患者肢体或肩部裸露在外。

**7.维持手术患者皮肤干燥**

术前进行皮肤消毒时,须严格控制消毒液剂量,避免过剩的消毒液流至手术患者身下;术中洗手护士应及时协助手术医师维持手术区域的干燥,及时将血液、体液和冲洗液用吸引装置吸尽;手术结束时,应及时擦净擦干皮肤,更换床单保持干燥。

**8.湿化加温麻醉气体**

对麻醉吸入气体进行湿化加温这种护理预防措施对预防新生儿和儿童发生低体温尤其有效。

# 四、外科冲洗和术中用血、用药

**(一)外科冲洗**

即在外科手术过程中采用无菌液体或药液冲洗手术切口、腔隙及相关手术区域,达到减少感染、辅助治疗的目的。常用于以下两种情况。

**1.肿瘤手术患者**

常采用42℃低渗灭菌水1 000~1 500 mL冲洗腹腔,或化疗药物稀释液冲洗手术区域,并保留3~5分钟,可以有效防止肿瘤脱落细胞的种植。

2.感染手术患者

常采用 0.9% 生理盐水 2 000～3 000 mL 冲洗,或低浓度消毒液体冲洗感染区域,尤其对于消化道穿孔的手术患者可以有效降低术后感染率。

(二)术中用血

1.术中用血的方式

根据患者的病情,可采用以下几种方式。①静脉输血:经外周静脉、颈内静脉、锁骨下静脉进行输血;②动脉输血:经左手桡动脉穿刺或切开置入导管,是抢救严重出血性休克的有效措施之一,该法不常用,可迅速补充血容量,并使输入的血液首先注入心脏冠状动脉,保证大脑和心脏的供血;③自体血回输:使用自体血回输装置,将术中患者流出的血进行回收,经抗凝、过滤、离心后,将分离沉淀所得的红细胞加晶体液即可回输给患者。

2.术中用血的注意事项

手术中用血具有一定的特殊性,应注意以下几个方面:①巡回护士应将领血单、领取血量、手术房间号等交接清楚;输血前巡回护士应与麻醉医师实施双人核对;核对无误,双方签名后方可使用,以防输错血。②避免快速、大量地输入温度过低的血液,以防患者体温过低而加重休克症状。③输血过程中应做好记录,及时计算出血量和输血量,结合生命体征,为手术医师提供信息以准确判断病情。④手术结束而输血没有结束,血制品必须与病房护士当面交班,以防出错。⑤谨防输血并发症及变态反应,特别是在全麻状态下,许多症状可能不典型,必须严密观察。

(三)术中用药

手术室的药品除了常规管理外,还必须注意以下几点:①手术室应严格区分静脉用药与外用药品,统一贴上醒目标签,以防紧急情况下拿错;②麻醉药必须专柜上锁管理,对人体有损害的药品应妥善保管;建立严格的领取制度,使用须凭专用处方领取;③生物制品、血制品及需要低温储存的药品应置于冰箱内保存,定期清点。

## 五、手术物品清点

手术过程中物品的清点和记录非常重要,应遵循以下原则:①清点遵循"二人四遍清点法"原则,即洗手护士和巡回护士两人,在手术开始前、关闭腔隙前、关闭腔隙后、缝合皮肤后分别进行清点;②在清点过程中,洗手护士必须说出物品的名称、数量和总数,清点后由巡回护士唱读并记录;③清点过程必须"清点一项、记录一项";④如果在清点手术用物时,发现清点有误,巡回护士必须立即通知手术医师,停止关闭腔隙或缝合皮肤,共同寻找物品去向,直至物品清点无误后再继续操作。物品清点单作为病史的组成部分具有法律效应,不可随意涂改。

## 六、手术室护理文书记录

护理文书是护理工作以书面记录保存的档案,是整个医疗文件的重要组成部分,护理文书与医疗记录均属于具有法律效力的证明文件。规范的手术室文书记录对提高手术室护理质量、确保手术安全、提高患者满意度起到了重要的辅助作用。

### (一)手术室护理文书记录意义

手术护理文书指手术室护士记录手术患者接受专科护理治疗的情况,能客观反映事实。部分手术护理文书需保存在病历内,并且具有法律效力。特别是《医疗事故处理条例》引入了"举证责任倒置"这一处理原则,护理文书书写的规范及质量显得更为重要。手术室护士,应本着对手术患者负责、对自己负责的认真态度,根据国务院卫生行政主管部门 2010 年 3 月 1 日印发的《病历书写规范》要求及手术室护理相关规范制度,如实、准确地书写各类护理文书。

**(二)手术室护理文书记录的主要内容**

手术室护理文书一般包含四大部分:手术患者交接、手术安全核查、术中护理及手术患者情况和手术物品清点情况。

1.手术患者交接记录

记录的护理表单是《手术患者转运交接记录单》。手术患者入手术室后,巡回护士与病区护士进行交接,对手术患者的神志、皮肤情况、导管情况、带入手术室药物及其他物品等内容交接记录并签名;手术结束后,巡回护士对手术患者的神志、皮肤情况、导管情况、带回病区或监护室药物及其他物品等内容进行记录并签名。

2.手术安全核查

记录的护理表单是《手术安全核查表》。手术室巡回护士与手术医师、麻醉师应分别在麻醉实施前、手术划皮前和患者离开手术室前进行手术安全核查,核查步骤必须按照手术安全核查制度的内容和流程进行,每核对一项内容,并确保正确无误后,巡回护士依次在《手术安全核查表》相应核对内容前打钩表示核对通过。核对完毕无误后,三方在《手术安全核查表》上签名确认。巡回护士应负责督查手术团队成员正确执行手术安全核查制度和签名确认,不得提前填写《手术安全核查表》或提前签名。

3.术中护理及患者情况

记录的护理表单是《手术室护理记录单》。护理记录内容主要包括手术体位放置、消毒液使用、电外科设备及负压吸引使用、手术标本管理、术前及术中用药、术中止血带使用和植入物管理等内容。

4.物品清点情况

记录的护理表单是《器械、纱布、缝针等手术用品清点单》。手术室护士应记录手术中所使用的器械、纱布、缝针等手术用品名称和数目,确保所有物品不遗落在手术患者体腔或切口内。手术过程中如需增加用物,应及时清点并添加记录。手术结束,巡回护士与洗手护士应确认物品清点情况后,签名确认。

**(三)手术室护理文书的书写要求**

根据《病历书写基本规范》,填写手术护理记录单时,应符合以下的要求:①使用蓝黑墨水或碳素墨水填写各种记录单,要求各栏目齐全、卷面整洁,符合要求,并使用中文和医学术语,时间应具体到分钟,采用 24 小时制计时。②书写应当文字工整、字迹清晰、表述准确、语句通顺、标点正确;出现错字时用双划线在错字上,不得采用刮、粘、涂等方法掩盖或去除原来的字迹。③内容应客观、真实、准确、及时、完整,重点突出,简明扼要,并由注册护理人员签名;实习医务人员、试用期医务人员书写的病历应当经过本医疗机构合法执业的医务人员审阅、修改并签名。④护士长、高年资护士有审查修改下级护士书写的护理文件的责任。修改时,应当使用同色笔,必须注明修改日期、签名,并保持原记录清楚、可辨。⑤抢救患者必须在抢救结束后 6 小时内据实补记,并加以注明。

# 七、手术标本处理

**(一)标本处理流程**

1.病理标本

由手术医师在术中取下标本交给洗手护士,由洗手护士交予巡回护士;巡回护士将标本放入容器,并贴上标签,写明标本名称;术后与医师核对后,加入标本固定液,登记签名,交给专职人员送病理科,并由接受方核对签收。

2.术中冰冻标本

由手术医师在术中取下标本,交给洗手护士,由洗手护士交给巡回护士;巡回护士将标本放入容器,并贴上标签,写明标本名称,立即与手术医师核对,无误后登记签名,交给专职人员送病理科,并由接受方核对签收;病理科完成检查后电话通知手术室护士,同时传真书面报告;巡回护士接到检查结果后立即通知手术医师。

**(二)注意事项**

(1)术中取下的标本应及时交予巡回护士,装入标本容器,及时贴上标签,分类放置。

(2)术中标本应集中放置在既醒目又不易触及的地方妥善保管;传送的容器应密闭,以确保标本不易打翻。

(3)术后手术医师与巡回护士共同核对,确认无误后加入标本固定液,登记签名后将标本置于标本室的指定处。

(4)专职工勤人员清点标本总数,准确无误后送病理室,病理室核对无误后签收。

**(赵月英)**

# 第七节　心胸外科手术的护理

心胸外科专业开创于20世纪初期,起步较晚但几十年来却是发展最快的外科学分支之一。心胸外科通常可分为普通胸外科和心脏外科,普通胸外科治疗包括肺、食管、纵隔等疾病;心脏外科则是治疗心脏的先天性或后天性疾病。常见的先天性心脏病手术包括房室间隔缺损修补,肺动脉狭窄拓宽、法洛四联症矫治术和动脉导管未闭结扎术等;后天性心脏病手术包括瓣膜置换术、瓣膜成形术、冠状动脉搭桥术、带瓣管道置换术等;下面以几个经典的心胸外科手术为例,介绍手术的护理配合。

## 一、瓣膜病置换手术的护理配合

心脏瓣膜病是指心脏瓣膜结构(瓣叶、瓣环、腱索、乳头肌)的功能或结构异常导致瓣口狭窄和/或关闭不全。常见的致病因素包括炎症、黏液样变性、退行性改变、先天性畸形、缺血性坏死、创伤、梅毒、钙化、发育异常等。心脏瓣膜置换术是指在低体温麻醉下,通过外科手术切除病变瓣膜,使用人工心脏瓣膜替换的一种治疗方法。以下以二尖瓣置换术为例做手术配合介绍。

**(一)主要手术步骤及护理配合**

1.手术前准备

手术患者入室前,巡回护士应先将凝胶体位垫和变温水毯放置于手术床上,其有防止压疮和体外循环恢复后升温的作用。手术患者取仰卧位,双手平放于身体两侧并使用中单将其保护固定。手术患者行全身麻醉,巡回护士配合麻醉师进行动静脉穿刺;留置导尿管,并连接精密集尿袋。留置肛温探头进行术中核心体温的监测;巡回护士合理粘贴电极板,通常将电极板与患者轴线垂直地粘贴于臀部侧方肌肉丰富处,不宜粘贴于大腿处,以防术中进行股动脉、股静脉的紧急插管。切口周围皮肤消毒范围：上至肩，下至髂嵴连线，两侧至腋中线。按照胸部正中切口手术铺巾法建立无菌区域。

2.主要手术步骤

（1）经胸骨正中切口开胸：传递 22 号大圆刀切开皮肤，电刀切开皮下组织及肌层，切开骨膜；传递电锯锯开胸骨，并传递骨蜡进行骨创面止血（图 10-1，图 10-2）。

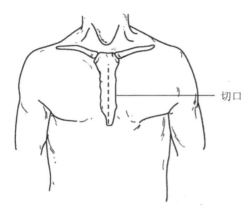

图 10-1　胸正中切口

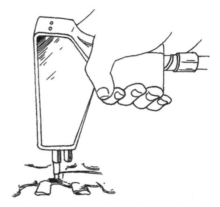

图 10-2　使用电锯将胸骨纵向锯开

（2）撑开胸骨：利用胸腔撑开器撑开胸骨显露胸腺、前纵隔及心包；传递无损伤镊夹持心包，配合解剖剪剪开，传递圆针 7 号慕丝线进行心包悬吊，显露心脏（图 10-3）。

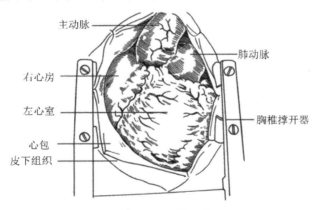

图 10-3　显露心脏

（3）建立体外循环：传递 25 cm 解剖剪、无损伤镊、血管游离钳等游离上下腔静脉及升主动脉，配合插管荷包的制作以及上下腔静脉和升主动脉插管，放置心脏冷停搏液灌注管，传递阻断钳阻断上、下腔静脉和主动脉，灌注停跳液（原理为含高浓度钾，导致心脏停搏），外膜敷冰泥保护心肌，直至心脏停止。

（4）显露二尖瓣：传递 11 号尖刀经房间沟切开左心房壁，心房拉钩牵开心房，显露二尖瓣（图 10-4）。

（5）剪除二尖瓣及腱索：传递 25 cm 解剖剪沿瓣环剪除二尖瓣及腱索，无损伤镊配合操作，同时准备湿纱布，及时擦拭解剖剪及无损伤镊上残留腱索和组织。

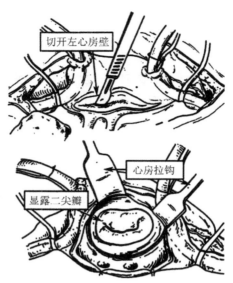

图 10-4　切开左心房,显露二尖瓣

(6)换人工瓣膜:传递测瓣器测定瓣环大小,选择大小合适的人工瓣膜,传递瓣膜缝合线缝合人工瓣膜。

(7)关闭切口,恢复正常循环:传递不可吸收缝线关闭二尖瓣切口和左房切口。传递夹管钳,配合撤离体外循环,并传递不可吸收缝线或各种止血用品配合有效止血;开启变温水毯至 38～40 ℃,调高手术间内温度,加温输注的液体或血液进行复温,待心脏跳动恢复、有力,全身灌注情况改善,放置胸腔闭式引流管,传递无损伤缝线缝合并关闭心包,传递胸骨钢丝关胸及慕丝线缝合切口。

3.术后处置

为手术患者包扎伤口,及时加盖棉被进行保温。检查手术患者骶尾部、足跟等易发生压疮的皮肤,及时发现皮肤发红、破损等异常情况。固定胸腔引流管、导尿管,保持引流通畅,并观察引流液的色、量、质,加强管道护理,防止滑脱。协助麻醉师、手术医师小心谨慎地将手术患者转移至监护床上,转运途中严密监测血压、心率、心律、氧饱和度等生命体征。保障患者安全,与心外科监护室护士做好交接班。

**(二)围术期特殊情况及处理**

1.调节手术患者体温

正常机体需高血流量灌注重要脏器,包括肾、心、脑、肝等,而机体代谢与体温直接有关,体温每下降7 ℃组织代谢率可下降 50%,如体温降至 30 ℃,则氧需要量减少 50%,体温降至 23 ℃时氧需要量则是正常的 25%。因此,在建立体外循环过程中需要降温,以减低需氧量,预防重要脏器缺血缺氧,提高灌注的安全性。降温程度根据病情、手术目的和手术方法等各种情况而定,可分为不同的类型。

(1)常温体外循环:适用于简单心脏畸形能在短时间内完成手术者。

(2)浅低温体外循环:适用于病情中等者,心内畸形不太复杂者。

(3)深低温微流量体外循环,适用于:①心功能差,心内畸形复杂者。②侧支循环丰富,心内手术时有大量回血者。③合并动脉导管未闭者。④升主动脉瘤或假性动脉瘤手术深低温停循环者。

（4）婴幼儿深低温体外循环：适用于各种心脏复杂畸形。

（5）成人深低温体外循环：主要适用于升主动脉及弓部动脉瘤手术。

体外循环通过与低温结合应用，可使体外循环灌注流量减少，血液稀释度增加，氧合器血气比率降低。手术室的降温/保温设备有空调、制冰机、恒温箱、水床、变温毯及热空气动力装置等，通过这些设备，手术室护士可以达到调节和控制手术患者体温的目的。

**2.心脏复苏困难**

进行体外循环后，手术患者发生心脏复苏困难原因很多，常见于心脏扩大、心肌肥厚、心功能不全及电解质平衡紊乱等。例如手术患者为二尖瓣狭窄患者，由于长时间的容量及压力负荷加重，且心功能基础较差，长时间的升主动脉阻断更加重了心肌的缺血缺氧损害，因此可能发生心脏复苏困难。

对于这样的手术患者，首先应给予积极处理措施，如实施电击除颤等，如果效果不佳则立即再次阻断主动脉，在主动脉根部灌注单纯温氧合血5～10分钟，由于血液不但能为受损的心脏提供充足的氧，还能避免或减轻心肌的再灌注损伤。而后再次开放主动脉，一般即可自动复跳或经电击除颤后复跳。如多次除颤后仍不复跳则需再次阻断主动脉，灌注停搏液使心电机械活动完全停止，让心脏得以充分的休息，降低氧耗，为再次复跳做好准备。

**3.心脏复跳后因高血钾心搏骤停**

心脏复跳后发生高钾血症的可能原因包括肾排钾减少、血液破坏、酸中毒、摄入过多等，如心脏停搏液（含钾）灌注次数和容量过多，大量的血液预充等。高钾血症可使静息电位接近阈电位水平，细胞膜处于去极化阻滞状态，钠通道失活，动作电位的形成和传导发生障碍，心肌兴奋性降低或消失，兴奋—收缩耦联减弱，心肌收缩降低，从而发生心搏骤停。

（1）胸内心脏按压：第一时间内迅速给予。胸内心脏按压方法可分为单手或双手心脏按压术，一般用单手按压时，拇指和大鱼际紧贴右心室的表面，其余4指紧贴左心室后面，均匀用力，有节奏地进行按压和放松，频率为80～100次/分。双手胸内心脏按压，用于心脏扩大、心室肥厚者，术者左手放在右室面，右手放在左室面，双手掌向心脏做对合按压，其余同单手法（图10-5）。切勿用手指尖按压心脏，以防止心肌和冠状血管损伤。

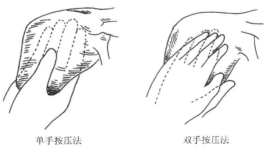

单手按压法　　　　　双手按压法

**图10-5　心内按压示意图**

（2）胸内电除颤：巡回护士立即准备除颤仪及无菌除颤极板配合手术医师进行胸内除颤。首先打开除颤器电源，选择非同步除颤方式，继而选择电能进行充电；手术医师将胸内除颤电极板分别置于心脏的两侧或前后并夹紧，电击能量成人为10～40 J，小儿为5～20 J。

（3）复苏成功后，应配合麻醉师使用药物纠正低血压及电解质紊乱等，同时给予冰袋施行头部物理降温,同时用冰袋置于颈部、腋窝、腹股沟等大血管流经处进行体表降温,预防脑水肿等。心跳恢复后,有可能再度停搏或发生心室纤维性颤动,巡回护士应严密观察患者生命体征。

## 二、小切口微创心脏手术的护理配合

传统心脏外科手术,多采用胸骨正中切口,部分采用左胸后外侧切口,但往往痛苦大、手术切口长。随着近年来心血管手术安全性的不断提高,小切口心脏手术渐趋盛行。小切口心脏手术的特点是切口美观、隐蔽、创伤小、出血少、恢复快、愈合好、畸形少、费用少等。但由于切口小,术中术野显露较差,术前应明确诊断,严格掌握手术指征,同时对外科医师的手术操作技能也提出较高要求。下面以右腋下小切口微创房间隔缺损修补术为例介绍手术护理配合。

### (一)主要手术步骤及护理配合

1.手术前准备

患者静脉复合麻醉伴行气管插管,体位在仰卧位的基础上右胸垫高,成左侧60°半侧卧位,下半身尽量平卧,显露股动脉。右上肢屈肘悬吊于手术台支架上。摆放体位后,协助医师正确粘贴体外除颤板。切口周围皮肤消毒范围:前后过中线,上至锁骨及上臂1/3处,下过肋缘。按照胸部侧卧位切口手术铺巾法建立无菌区域。

2.主要手术步骤

(1)右前胸切口:即取右侧腋中线第二肋交点与腋前线第五肋间交点连线行约5 cm切口,于腋前线第四肋进胸。传递22号大圆刀切开皮肤,电刀切开皮下组织及肌层,传递侧胸撑开器暴露切口。

(2)建立体外循环:传递无损伤镊、25 cm解剖剪剪开心包并传递圆针慕丝线固定心包。传递血管游离钳游离上、下腔静脉和主动脉并在主动脉根部做荷包缝合,插特定制作的长形带导芯的主动脉供血管。于右心耳部做荷包,并切开心耳插上腔静脉引流管;于右房壁做荷包缝线,切开后插下腔静脉引流管。体外循环开始后,阻断升主动脉并于主动脉根部注入冷停搏液。

(3)暴露房间隔缺损:传递无损伤镊及无损伤剪,切开右心房,暴露房间隔缺损。

(4)修补房间隔缺损:如缺损较小,传递不可吸收缝线予以直接缝合;如缺损较大或位置比较特殊也可使用自体心包片或涤纶补片修补缺损。在缝合心房切口的同时排除右房内气体,主动脉开放后心脏复跳。

(5)关闭切口:放置胸腔闭式引流管,传递三角针慕丝线固定,传递无损伤缝线缝合并关闭心包,传递慕丝线缝合切口。

3.术后处置

为手术患儿包扎伤口,及时加盖棉被进行保温。检查手术患儿受压侧眼睛、耳朵、各处骨突部位以及悬吊的上肢,及时发现皮肤发红、破损等异常情况。固定胸腔引流管、导尿管,保持引流通畅,并观察引流液的色、量、质,加强管道护理,防止滑脱。协助麻醉师、手术医师小心谨慎地将手术患者转移至监护床上,转运途中严密监测血压、心率、心律、氧饱和度等生命体征。保障患者安全,与心外科监护室护士做好交接班。

### (二)围术期特殊情况及护理

1.低龄手术患者如何进行术前准备

多数先天性心脏病患者需在儿时接受手术,因此必须加强以下几个方面的护理工作。

(1)做好心理护理,完善术前访视:对手术患儿关心爱护、态度和蔼,对家长解释病情和检查治疗过程,建立良好的护患关系,消除家长和手术患儿的紧张,取得理解和配合。全面了解手术患儿的基本情况,包括基础生命体征、皮肤准备情况、备血、配血和手术方案等。做好护理计划,儿童术前禁食10小时,婴幼儿禁食2小时。

(2)手术间及物品准备:手术间温度要保持恒定,对于10 kg以下以及术中需要深低温降温的手术患儿,术前应在手术床上铺好变温毯,以便降温或复温时使用。10 kg以下的手术患儿应用输液泵严格控制液体入量。准备好摆放体位时所需的适合患儿身高体重的体位摆放辅助用品。准备好适合小儿皮肤的消毒液,一般用碘伏进行消毒。

(3)器械准备:根据手术患儿的身高和体重,准备合适的小儿心脏外科器械,如小儿使用阻断钳等,同时由于从侧胸入路手术,术前需要准备侧胸撑开器及加长的心脏外科器械,如25 cm解剖剪、长柄15号小圆刀等,方便术中使用。

2.术中需要更换手术方式

术中病情突变、需要更换手术方式是非常紧急的情况,必须争分夺秒,以挽救手术患者的生命。手术室护士应做好以下几个方面的工作。

(1)术前准备周全:首先手术室护士应在术前将各种风险可能考虑周全,并事先准备好各种可能使用的器械物品,如股动脉插管管道、各种规格的涤纶补片等。手术医师也应考虑到手术方式改变或股动脉插管的可能,在消毒铺单时应扩大范围。

(2)及时供应器械:如需改变手术方式,紧急调用其他器械,手术室巡回护士应立即将情况向值班护士长汇报,同时积极联系其他手术房间或者专科护士寻找合适的器械或替代物品,并及时提供到手术台上供医师使用,尽量减少耗费时间,保证患儿安全。

3.手术时间意外延长

手术时间意外延长可能导致非预期事件的发生,手术室护士必须及时调整和处理,以最大限度保护手术患儿及其家属。

(1)做好护理配合:手术室护士在整个手术过程应沉着冷静、全神贯注,预见性准备好下一步骤所需物品,配合手术医师尽量减少操作时间,降低手术对其他脏器损伤,减少手术并发症。

(2)预防性使用抗生素:常用的头孢菌素血清半衰期为1~2小时,为了保证药物有效浓度能覆盖手术全过程,当手术延长到3~4小时或失血量＞1 500 mL时,应追加一个剂量,预防术后感染。

(3)无菌区域的保证:手术时间意外延长如超过4小时,应在无菌区域内加盖无菌巾,手术人员更换隔离衣及手套等。

(4)加强体位管理:术中每隔30分钟检查手术患儿体位情况,对于容易受压部位应定时进行减压,保证整个手术过程手术患儿皮肤的完整性,肢体功能不受损。

(5)联系并告知相关部门:联系病房告知患儿家属手术情况,安抚紧张情绪。告知护理排班人员,以便其做好工作安排。

(赵月英)

# 第八节　神经外科手术的护理

神经外科作为一门独立的学科是在 19 世纪末神经病学、麻醉术、无菌术发展的基础上诞生的。神经外科是医学中最年轻、最复杂而又发展最快的一门学科。神经外科是外科学的分支,包括颅脑损伤、脑肿瘤、脑血管畸形、脊髓病变。神经外科又可分出颅底外科、脑内镜、功能神经外科等。下面以几个经典神经外科手术为例,介绍手术的护理配合。

## 一、颅内动脉瘤夹闭术的护理配合

颅内动脉瘤是当今人类致死、致残最常见的脑血管病。颅内动脉瘤是脑动脉上的异常膨出部分,指血管壁上浆果样的或先天性的突起,可能是血管先天性的缺陷或血管壁变性引起,通常发生在脑底动脉环的大血管分叉处。颅内动脉瘤分类:颈内动脉瘤(30%～40%)、前交通动脉瘤(30%)、大脑中动脉瘤(20%)、大脑后动脉瘤(1%)、椎基底动脉瘤(10%)。颅内动脉瘤夹闭术手术治疗的原则是将动脉瘤排除于血循环之外,使之免于再破裂,同时保持载瘤动脉的通畅,防止发生脑缺血。

### (一)主要手术步骤及护理配合

1.手术前准备

手术患者行全身麻醉,手术体位为仰卧位,患侧肩下垫一小枕,头向右倾斜 30°～45°,上半身略抬高,脑外科头架固定。双眼涂金霉素眼药膏并用眼贴膜覆盖保护,双耳塞干棉球保护,以免消毒液流入眼和耳内。头部手术皮肤消毒时,应由手术区中心部向四周涂擦,包括头部及前额。消毒范围包括手术切口周围 15～20 cm 的区域。按照神经外科手术铺巾法建立无菌区域。

2.主要手术步骤

(1)铺巾:按常规皮肤消毒铺巾。

(2)切开头皮:传递 22 号大圆刀切开皮肤,传递头皮夹,夹住皮肤切口止血。

(3)皮瓣形成:以锐性分离法将皮瓣沿帽状腱膜下游离,并向后翻开皮瓣。

(4)骨瓣形成:传递骨膜剥离器剥离骨膜,暴露颅骨,选择合适的钻孔部位,安装并传递气钻或电钻进行钻孔,并用铣刀铣开骨瓣。

(5)切开硬脑膜:打开硬脑膜前传递腰穿针行脑脊液引流;传递蚊氏钳提夹,11 号尖刀切开硬脑膜一小口,传递解剖剪(又称"脑膜剪")扩大切口,圆针 0 号慕丝线悬吊。

(6)游离载瘤动脉:传递显微弹簧剪刀切开蛛网膜,神经剥离子协助轻轻剥开;传递脑压板,其下垫脑棉牵开并保护脑组织;传递小号显微吸引器、双极电凝暴露肿瘤邻近的血管及神经组织,逐步游离载瘤动脉的近端和远端、瘤颈直至整个瘤体。

(7)确认和夹闭动脉瘤:夹闭动脉瘤,根据情况选择合适长短及角度的动脉瘤夹蘸水后,与施夹钳一同传递。

(8)切口缝合:逐层关闭切口,放置引流,骨瓣覆盖原处并使用连接片和螺钉固定,传递圆针慕丝线依次缝合颞肌筋膜、帽状腱膜,缝合皮下组织,角针慕丝线缝合皮肤。

3.术后处置

为手术患者包扎伤口,戴上弹力帽,注意保护耳郭避免受压。检查受压部位皮肤,固定引流管,护送手术患者入神经外科监护室进行交接。

**(二)围术期特殊情况及处理**

**1.急诊手术的术前准备**

接到急诊手术通知单,立即选择安排特别洁净或标准洁净手术室,联系急诊室或者病房做好术前准备,安排人员转运患者(病情危重的手术患者必须由手术医师陪同送至手术室)。

(1)环境准备:手术室温度保持在23～25 ℃,湿度保持在40%～60%。严格根据手术间面积控制参观人员,1台手术不得超过3名。

(2)特殊器械准备:显微持针器、显微弹簧剪刀、显微枪形镊、各种型号的显微吸引器、神经剥离子、各种型号动脉瘤夹及施夹钳、可调节吸引器、多普勒探头、多普勒血流测定仪。

(3)特殊物品准备:7～9号的血管缝线、"纤丝速即纱"止血材料和3%罂粟碱溶液。

(4)辅助物品准备:准备带有腰穿针留置孔的手术床及两套负压吸引装置。

同时通知手术医师及麻醉医师及时到位,三方进行手术患者安全核查,保证在最短时间内开始手术。

**2.腰椎穿刺术手术体位**

术前腰穿留置针的操作应在全麻后进行,避免刺激患者诱发动脉瘤的破裂出血。具体配合方法如下。

(1)调整体位(图10-6):手术患者行全身麻醉后,巡回护士与手术医师、麻醉师一同缓慢地将手术患者翻转呈侧卧位,背齐床沿,头部和两膝尽量向胸部屈膝,腰背部向后弓起,使棘突间的椎间隙变宽,利于腰穿针进入鞘膜囊内,巡回护士站立于手术患者前面,帮助固定体位并保护手术患者以防坠床,配合麻醉师行腰穿。

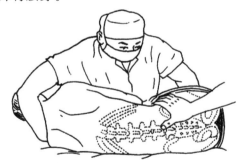

**图10-6　腰椎穿刺术**

(2)保护腰穿针头:完成腰穿留置引流后,立即用无菌小纱布保护腰穿针头,胶布固定,避免针芯脱落。

(3)确认腰穿留置针位置:手术医师、麻醉师共同将手术患者向床中央稍稍移动,其中一人用手轻扶腰穿针,巡回护士负责观察、确认腰穿留置针与手术床中央留置孔的位置相吻合后,共同将手术患者安置成仰卧位。

(4)术中监测:地面与手术床上留置孔的相应部位放置药碗(当腰穿针开放时可存取脑脊液)。加强巡视和检查,并按照要求进行相应特殊检查。

**3.动脉瘤手术过程中的药物管理**

对于手术台上使用的各种药物,巡回护士必须与洗手护士严格核对;无菌台上的术中用药,洗手护士必须加强管理,以防混淆或错用。

(1)药物标识规范:手术台上所有的药物以及盛放药物的容器(包括注射器、药杯、药碗)必须有明确的标识,其上注明药物名称、浓度、剂量。

(2)杜绝混淆:无菌台上第一种药物未做好标识前,不可传递第二种药物至无菌台。

(3)特殊药物的配合:当需解除血管痉挛时,递显微枪形镊夹持有3%罂粟碱溶液的小脑棉湿敷载瘤动脉5分钟。

(4)严格区分放置:注射药、静脉输液、消毒液必须严格区分放置,标识清晰。外观相似或读音相近的药物必须严格区分放置。

4.颅内动脉瘤过早破裂

颅内动脉瘤破裂是手术中的危急情况,必须及时、恰当处理,主要方法包括以下几种。

(1)指压法:巡回护士或台下医师协助压迫颈动脉,手术医师在颅内暂时阻断载瘤动脉,制止出血,同时处理颅内动脉瘤。洗手护士传递两只大号吸引器,手术医师迅速清除手术视野内的血液,找到动脉瘤破口,立即用其中一只吸引器对准出血点,迅速游离和处理动脉瘤。

(2)吸引器游离法:洗手护士传递大号显微吸引器,手术医师将动脉瘤吸住后,迅速夹闭瘤颈,该法适用于瘤颈完全游离,如使用不当可引起动脉瘤破口再次扩大。

(3)压迫止血法:洗手护士根据要求传递比破口小的锥形吸收性明胶海绵,手术医师将起头端插入动脉瘤破口处,并传递小型脑棉,在其外覆盖,同时传递小型显微吸引器轻压片刻后,迅速游离动脉瘤。

(4)双极电凝法:仅适用于颅内动脉瘤破口小且边缘整齐的情况下。洗手护士准确快速传递双极电凝镊,手术医师用其夹住出血部位,启动电凝,帮助止血。

5.脑棉的使用和清点

神经外科手术风险大、难度高、手术时间长,脑棉的清点工作是神经外科手术护理的重点和难点,应按照以下方法进行。

(1)术前清点:术前洗手护士应提前洗手,保证充分的时间进行脑棉的清点和整理。由洗手护士和巡回护士两人共同清点脑棉,并记录于手术护理记录单上。清点脑棉时应特别注意,脑棉以10块1包装,每台手术以50块为基数。清点脑棉时需细致谨慎,应及时发现是否存在两块脑棉重叠放置的现象。此外必须检查每一块脑棉的完整性,确认每一块脑棉上带有牵引线。

(2)术中管理:传递脑棉时,需将脑棉平放于示指的指背上或手背上,光面向前,牵引线向后。术中添加脑棉也必须及时清点并记录。添加脑棉时,同样以10块的倍数进行添加。术中严禁手术医师破坏脑棉的形状,如修剪脑棉或撕扯脑棉。巡回护士应及时捡起手术中掉落的脑棉并放至指定位置。

(3)关闭脑膜前清点:必须确认脑棉的数量准确无误方可关闭并记录。关闭脑膜后必须再次确认脑棉的数量准确无误并记录。

## 二、后颅肿瘤切除手术的护理配合

后颅肿瘤是指小脑幕下的颅后窝肿瘤,常见有小脑、脑桥小脑角区、第四脑室、斜坡、脑干、枕大孔区肿瘤等。经临床和影像学检查证实的后颅肿瘤,除非有严重器质性病变不宜开颅者,一般均应手术治疗,根据手术部位常采用正中线直切口、钩状切口、倒钩形切口。下面以最典型和最常用的枕下正中切口后颅窝开颅术为例说明手术入路及手术配合。

**(一)主要手术步骤及护理配合**

**1.术前准备**

手术患者行全身麻醉,手术体位为俯卧位,上半身略抬高,头架固定。双眼涂金霉素眼药膏并用眼贴膜覆盖保护,双耳塞棉花球保护,以免消毒液流入眼和耳内。头部手术皮肤消毒时,应由手术区中心部向四周涂擦。消毒范围要包括手术切口周围15～20 cm 的区域。按照神经外科手术铺巾法建立无菌区域。

**2.手术步骤**

(1)常规皮肤消毒铺巾。

(2)切开头皮:传递22 号大圆刀切开皮肤,传递头皮夹,夹住皮肤切口止血。

(3)牵开肌层:传递骨膜剥离器分离两侧附着于枕骨的肌肉及肌腱,显露寰椎后结节和枢椎棘突,传递乳突拉钩或梳式拉钩用于牵开肌层。

(4)骨窗形成:传递气钻或电钻在枕骨鳞部钻一孔,并传递鼻甲咬骨钳扩大骨窗,向上至横窦,向下咬开枕骨大孔,必要时咬开寰椎后弓。

(5)切开并悬吊硬脑膜:传递蚊氏钳提夹,11 号尖刀切开硬脑膜一小口,传递解剖剪扩大切口,圆针0 号慕丝线悬吊。

(6)肿瘤切除并止血:传递取瘤钳分块切取肿瘤,传递止血纱布进行止血。

(7)清点脑棉,缝合硬脑膜。

(8)切口缝合:逐层关闭切口,放置引流,严密缝合枕下肌肉、筋膜,缝合皮下组织和皮肤。

**3.术后处置**

为手术患者包扎伤口,戴上弹力帽,注意保护耳郭,检查受压部位皮肤,固定引流管,护送患者入复苏室进行交接。处理术后器械及物品。

**(二)围术期特殊情况及处理**

**1.小脑肿瘤切除术的术前准备**

小脑手术部位深,手术复杂,对护理的配合要求高,因此,手术室护士应尽最大可能做好充分的手术准备。具体包括以下内容。

(1)环境准备:安排入特别洁净或标准洁净手术室,手术室温度保持在23～25 ℃,湿度保持在40%～60%。严格根据手术间面积控制参观人员,1 台手术不得超过 3 名。

(2)特殊器械及物品准备:头架、气钻、显微镜、一次性显微镜套、超声刀、吸收性明胶海绵、骨蜡、电刀、"纤丝速即纱"、双极电凝、负压球、医用化学胶水、脑棉、显微弹簧剪、显微枪形剪、枪形息肉钳等。

(3)常规用品准备:术前了解手术患者病情、手术部位,根据手术患者的体型、手术体位等实际情况准备手术所需常规用品。

(4)抢救用品准备:充分估计术中可能发生的意外,提前准备好各种抢救用品。对出血比较多的手术如巨大脑膜瘤等,应事先准备两路吸引器。

**2.患者俯卧位的摆放**

摆放体位之前,巡回护士应做好充分的准备;将体位垫4～5 个呈三角形放于手术床上,体位垫的大小选择根据手术患者的体型确定,体位垫上的布单应保持平整,无皱褶、无潮湿。

手术患者在患者推床上接受全身麻醉后,巡回护士脱去患者衣服,双臂放于身体两旁,用中单加以固定,防止在翻身时肩关节、肘关节扭曲受伤。然后巡回护士与手术医师、麻醉师同时将患者抬起缓慢翻转到手术床上呈俯卧位;注意其中手术医师托住患者颈肩部和腰部,巡回护士托住患者臀部和窝部,麻醉师注意避免气管插管、输液管及导尿管脱落;同时应注意保持头、颈、胸椎在同一水平上旋转。翻转成功后巡回护士根据需要调整体位垫,保证胸腹悬空不受压,四肢处于功能位,全身各个部位得到妥善固定。

**3.术中观察**

术中还应巡逻护士要密切观察生命体征的变化,观察四肢有无受压、静脉回流是否畅通等。注意保持静脉通路和导尿管的通畅,特别是应手术需要在手术进行中挪动患者体位或疑似患者体位有变动时必须立即检查。常规状态下每1~2小时观察1次。

**4.超声刀的连接和使用**

脑外科专用超声刀设备较为昂贵,使用要求高,手术室护士应正确使用,以确保其发挥最大的效能。

(1)超声刀使用流程:见图10-7。

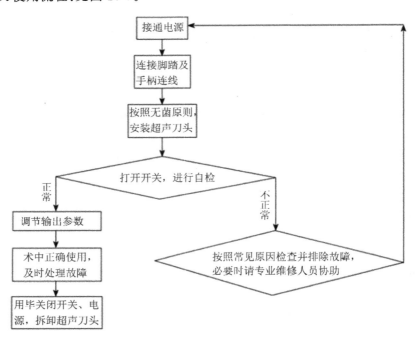

**图 10-7　超声刀使用流程图**

(2)脑外科专用超声刀使用前的操作要点包括:①先插上电源,连接踏脚和机器,打开机器开关。检查仪器是否完好。②吸引瓶内采用一次性带止逆阀吸引袋,并连接机器。③洗手护士正确无误地衔接好超声刀手柄电线、吸引管、冲洗管并将三者合一,妥善固定,将其远端传递给辅助护士。巡回护士分别将超声刀插头、吸引管、冲洗管与机器相应插口及冲洗液连接。④巡回护士根据需要调节吸引力、超声频率、冲洗液流量至最合适的范围。

(3)脑外科专用超声刀仪使用时的注意事项:①超声刀头置于安全稳妥的地方,刀头不可触及任何物品。②及时擦净超声刀头上的血迹并吸取生理盐水保持吸引头通畅。③当仪器处于工作状态时,手远离转轴。

(4)脑外科专用超声刀使用后的注意事项:①脚踩踏脚开关,用超声刀头吸生理盐水200 mL

冲洗超声刀头中的管腔,然后关闭电源开关。②超声刀头用湿纱布擦拭干净,禁止放在含酶的消毒液中,应送环氧乙烷灭菌。③收好电源电线、踏脚开关等物件,吸引袋按一次性医疗废弃物处理。④登记使用情况。

5.神经外科手术中显微镜的使用

显微镜是神经外科手术最为常用的仪器设备之一,护士应掌握正确的使用和维护保养方法,从而为患者提供安全的治疗,同时延长物品的使用寿命。

(1)使用前的注意事项:①接通电源,连接视频线至彩色监视器,打开电源开关。②根据手术部位调整好助手镜的位置,打开显微镜开关。检查显微镜的各项功能,如聚焦、调整平衡等。目镜的屈光度数,使图像清晰度与助手镜和监视器一样。③拉直显微镜臂,用无菌显微镜套将显微镜套好。

(2)使用中的注意事项:①洗手护士在手术显微镜下配合手术时,要特别注意显示屏上显示的手术操作及进展,主动与主刀医师配合。②传递器械动作幅度要小,做到轻、稳、准。做到一手递,一手接,保证医师在接后即能用。③传递脑棉时,根据需要将不同大小的脑棉传递到医师的视野内。④做各种操作时绝对不可倚靠及碰撞手术床及显微镜底座,以免影响手术区域及操作。

(3)使用后的注意事项:①关闭手术显微镜光源,打开固定器,将显微镜推离手术区。②将手术显微镜镜臂收起,缩至最短距离,注意保护镜头。③关闭总电源,收好电源线和视频线,将手术显微镜放置原位,固定底座开关。④取下手术显微镜套后,应检查手术显微镜上有无血迹,清洁擦拭干净。⑤按要求在专用登记本上记录显微镜使用状况。

(4)保养的注意事项:①手术显微镜的镜头是整个机器的心脏,非常娇贵,所以每次使用后,要用镜头专用纸清洁镜头,禁用粗糙的物品擦拭,防止出现划痕,影响镜头的清晰程度。②勿用乙醇、乙醚等有机溶剂擦拭镜身,可用软布蘸水擦拭;各个螺丝和旋钮不要拧得过紧或过松。③关闭显微镜时,要先将调节光源旋钮旋至最小,再将光源电源关闭,最后关闭显微镜电源开关,以延长灯泡的使用寿命。④随时记录手术显微镜的使用情况、性能、故障及解决方法。⑤手术显微镜应放置于干净、干燥通风的地方,注意避免碰撞。⑥显微镜通常处于平衡状态,无特殊要求,不要轻易调节。⑦专人负责检查,设专用登记本,每次使用后需登记情况并签名。⑧每3个月由专业人员做一次预防性维修和保养,每年进行1次安全性检查。

(赵月英)

# 第九节　妇产科手术的护理

妇产科是临床医学四大主要学科之一,主要研究女性生殖器官疾病的病因、病理、诊断及防治,妊娠、分娩的生理和病理变化,妇科手术主要包括治疗女性生殖系统的疾病即为妇科疾病,如外阴疾病、阴道疾病、子宫疾病、输卵管疾病、卵巢疾病等;产科包括高危妊娠及难产的预防和诊治,女性生殖内分泌,计划生育及妇女保健等。下面以几个经典的手术为例,介绍手术的护理配合。

### 一、剖宫产手术的护理配合

剖宫产是指妊娠 28 周后切开腹壁及子宫,取出胎儿及胎盘的手术。剖宫产术式有子宫下段剖宫产(横切口)、子宫体部剖宫产(纵切口)。由于某种原因,绝对不可能从阴道分娩时,如头盆不称、宫缩乏力、胎位异常、瘢痕子宫、胎儿窘迫等,应及时施行剖宫产手术以挽救母婴生命。如果施行选择性剖宫产,于宫缩尚未开始前就已施行手术,可以免去母亲遭受阵痛之苦。剖宫产是一种手术,有相应的危险性,如出血、膀胱损伤、损伤胎儿、宫腔感染、腹壁切开感染等,故施术前必须慎重考虑。

#### (一)主要手术步骤及护理配合

**1.手术前准备**

(1)手术患者接入手术室后,护士应在第一时间给予心理护理支持,缓解其紧张情绪以及可能因宫缩导致的疼痛。

(2)协助手术患者转移至手术床,并固定扎脚带予以解释,防止坠床意外的发生。

(3)核对缩宫素等子宫兴奋类药物以及剖宫产特殊用物,如产包、婴儿吸痰管等是否携带齐全。

(4)手术患者取侧卧位行腰麻即蛛网膜下腔麻醉或持续硬膜外腔阻滞麻醉,手术室护士站于患者身前,防止其坠床的同时,指导其正确放置麻醉体位。麻醉完毕起效后,患者改体位为仰卧位,巡回护士置导尿管并固定。

(5)手术切口周围皮肤消毒范围为:上至剑突、下至大腿上 1/3,两侧至腋中线。按照腹部正中切口手术铺巾法建立无菌区域。

**2.主要手术步骤**

(1)经下腹横切口开腹:传递 22 号大圆刀切开皮肤及皮下组织,传递中弯血管钳、组织剪剪开筋膜,钝性分离腹直肌,遇有血管应避开或用慕丝线做结扎。

(2)暴露子宫下段:传递解剖剪剪开腹膜,同时传递长平镊,配合剪开一小口,然后术者将左手中指或示指伸入切口,在左手的引导下剪开腹膜至适当长度;传递双头腹腔拉钩牵开,暴露子宫。

(3)切开子宫:传递新的一把 22 号大圆刀,于子宫下段切开一小口,递中弯血管钳刺破胎膜,吸引器吸净羊水,钝性撕开或传递子宫剪剪开切口 10~12 cm。

(4)娩出胎儿:移除切口周围的金属器械及电刀,防止意外损伤娩出的胎儿。手术医师一人手压宫底,一人手伸入宫腔将胎儿娩出。如胎儿过大无法娩出时,传递产钳协助娩出胎儿(图 10-8)。

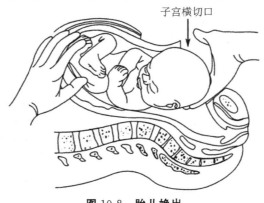

子宫横切口

**图 10-8 胎儿娩出**

（5）胎儿脐带处理：传递中弯血管钳2把依次钳夹脐带，传递组织剪剪断，同时传递组织钳夹闭子宫壁静脉窦。

（6）胎盘娩出：传递抽配有20 U缩宫素的10 mL注射针筒，注射于子宫壁肌层；娩出胎盘，传递弯盘接取；传递纱垫清理宫腔。将置有胎盘的弯盘放于无菌桌，防止污染，以备手术医师检查胎盘的完整性。

（7）缝合子宫：子宫进行两层缝合，传递可吸收缝线，第一次全层连续缝合，第二次缝合浆膜肌层包埋缝合。

（8）缝合切口：首先缝合腹膜，间断缝合筋膜及肌肉，间断缝合皮下组织，最后用皮内缝线缝皮肤，缝皮肤时要将创缘内翻，否则会影响创口愈合，使疗程延长。

3.术后处置

术后注意保护患者的隐私，更换潮湿的床单位，同时做好保暖工作。待手术患者情况稳定后，送入病房，对未使用的子宫兴奋类药物进行交接。

**（二）围术期中特殊情况及处理**

1.防止子宫切口污染

胎儿如术前发生宫内窘迫，则会由于缺氧引起迷走神经兴奋，肠蠕动亢进，肛门括约肌松弛，导致娩出时会有胎粪排出。因此在切开子宫、吸净羊水、暴露胎儿后，洗手护士应准备一块无菌大布垫给手术医师备用，在胎儿娩出前将布垫覆盖胎儿臀部，防止胎粪排出污染。如术中怀疑有手术器械、纱布或无菌巾沾染到胎粪应立即更换，并更换手套，防止发生切口污染。

2.手术区域无菌和干燥的保持方法

巡回护士在术前物品准备时要检查负压吸引器的负压状况，保证吸引器正常工作。手术医师准备切开子宫时，巡回护士再次查看吸引器的连接是否良好，洗手护士查看负压吸引是否正常，如吸引器出现故障，应立即告知医师，暂缓切开子宫，并马上处理故障。切开子宫后，应尽量先将羊水吸净后再娩出胎儿，胎儿娩出时，洗手护士配合将残留的羊水吸净，如手术区域上无菌巾潮湿应加铺无菌巾，保证手术区域无菌和干燥。

3.剖宫产术中大出血

在剖宫产术中，产妇出现头晕，乏力，畏寒等症状时，极有可能是因为术中子宫大量出血所致。巡回护士应及时发现产妇体征，准确配合手术医师处理出血症状，具体步骤如下。

（1）观察手术患者情况：做好心理护理，注意保暖，室温应保持在26~28 ℃，巡回护士做好各类手术用物如药品、器械、血制品的协调与供给。

（2）按摩子宫、进行热敷：备热盐水纱布（水温60~70 ℃），覆盖在宫体上，手术医师均匀、有节律地按摩子宫，随时更换热盐水纱布，保持有效热敷。

（3）保持胎盘无菌：洗手护士将胎盘放于无菌手术台的弯盘内，以备医师检查胎盘的完整性。

（4）遵医嘱正确用药：巡回护士备好子宫兴奋药物如缩宫素、卡孕栓等，缩宫素为子宫壁肌层注射或静脉点滴，卡孕栓为舌下含服，巡回护士应指导手术患者正确服用卡孕栓。术中执行口头医嘱时，巡回护士应复述1遍，包括药名、浓度、剂量和用法，确认后执行，执行完后应告手术医师，以便查看疗效。

（5）及时提供所需手术物品：手术医师迅速缝合子宫切口，恢复子宫的完整性，有利于子宫收缩止血，护士必须积极主动地提供所需物品，保证吸引器的正常使用，吸引瓶满及时更换。

（6）积极配合抢救：对于难以控制并危及产妇生命的术中大出血，在积极输血，补充血容量同时施行子宫切除术或子宫次全切除术,巡回护士需及时准备各类抢救器械及物品。

(7)评估出血量:巡回护士必须准确评估出血量,及时告知医师。

(8)做好护理记录:认真清点物品,术中添加纱布、器械等须及时清点记录;术中输血应按流程核对并签名,同时记录在手术护理记录单上;术中遇口头医嘱,巡回护士应于术后第一时间要求手术医师补全医嘱。

4.评估手术患者出血量

通常,手术过程中出血量包括负压吸引瓶内的血量及纱布所含血量,吸引瓶内的血量=吸引瓶内总量-冲洗液量-其他液体量。剖宫产胎儿娩出时,大量的羊水被吸引器吸至吸引瓶内,而术中子宫出血多在胎儿娩出后,因此巡回护士应在胎儿娩出后开始计算负压吸引瓶内液体量。术中计算出血量时,应尽量使用干纱布,纱布所含血量=使用后纱布的重量-干纱布的重量,重量单位为 g,1 mL 血液约以 1 g 计算。

## 二、全子宫切除术的护理配合

子宫是女性生殖器中的一个重要器官,其产生月经和孕育胎儿。子宫位于骨盆腔中央,在膀胱与直肠之间,宫腔呈倒置三角形,深约 6 cm,上方两角为"子宫角",通向输卵管和卵巢。全子宫切除术多用于子宫肌瘤、子宫恶性肿瘤及某些子宫出血和附件病变等。

### (一)主要手术步骤及护理配合

1.手术前准备

患者行全身麻醉,取膀胱截石位。切口周围皮肤消毒范围:上至剑突、下至大腿上 1/3,两侧至腋中线。手术铺巾,建立无菌区。

2.主要手术步骤

(1)切口:传递 22 号大圆刀,取下腹正中切口,从脐下至耻骨联合上缘。

(2)暴露子宫:传递两把中弯血管钳夹持宫角,上提子宫。

(3)切断子宫韧带及子宫动静脉:传递中弯血管钳 2 把钳夹,组织剪剪断,常规传递 7 号慕丝线缝扎或结扎子宫阔韧带及圆韧带。

(4)游离子宫体:传递解剖剪,剪开子宫膀胱腹膜反折,传递中弯血管钳 2 把钳夹,主韧带组织剪剪断,7 号慕丝线缝扎。

(5)环切阴道,移除子宫:传递条形纱布围绕子宫颈切口下方,传递 22 号大圆刀片切开阴道前壁,传递组织剪将阴道穹隆剪开,切除子宫。

(6)消毒阴道残端并缝合:递碘伏棉球消毒阴道残端,传递组织钳钳夹阴道边缘,传递可吸收缝线连续缝合阴道残端。

(7)关腹:递生理盐水冲洗盆腔,止血,关腹。

3.术后处置

手术结束巡回护士检查手术患者皮肤,待患者情况稳定后,送入病房,进行交接;处理术后器械及物品。

### (二)围术期特殊情况及处理

1.放置截石位

护士在术前协助医师,麻醉师摆放患者体位时,不仅需注意摆放的体位要利于手术区域的充分暴露,同时,也应注意保护患者的隐私及舒适度。具体操作步骤如下。

（1）术前手术患者准备：手术患者平卧于手术床,巡回护士协助脱去长裤,穿上腿套。向手术患者说明由于手术需要需放置截石位,为了保护皮肤及神经、关节,要脱去长裤,穿上腿套。同时护士应注意保护患者的隐私,及时为其盖好被子。

（2）放置搁脚架：在近髋关节平面放置搁脚架,支架高低角度调节关节和腿托倾斜角度调节关节要确保固定。

（3）放置体位：待手术患者麻醉后将其双手交叉放于胸前,注意不要压迫或牵拉输液皮条,麻醉医师保护好患者的头、颈部,固定好气管导管,防止移动时气管插管与氧气管脱离,手术医师站手术患者臀部位置,护士站床尾,一起将手术患者抬起并下移,使骶尾部平于背板下缘;将患者两腿曲髋、膝放在搁脚架上;要求腿托应托在小腿处,大腿与小腿纵轴应成90°～100°,两腿外展,放置成60°～90°。

（4）固定：约束带固定两侧膝关节,保持约束带平整,松紧适宜。

（5）铺巾：手术切口在腹部,切口铺巾的方法同腹部手术铺巾,洗手护士依次递3块无菌巾,折边朝向手术医师,分别铺盖切口的下方、对方、上方;第四块无菌巾折边朝向自己,铺盖切口同侧,4把巾钳固定;患者会阴部不进行手术,铺巾时遮盖会阴;然后递中单垫臀下,双脚套无菌脚套,从脚遮盖到腹股沟;再铺整块大孔巾遮盖全身;巡回护士协助套托盘套,将托盘置于患者右膝上方。

2.防止术中感染

子宫残端与外界相通,视为污染区域。因此,洗手护士应配合手术医师做好管理工作,防止污染播散：①在切开阴道前壁前,先递条形纱布给手术医师,将其围绕子宫颈切口下方,以防止阴道分泌物污染创面。②备碘伏(含0.02%～0.05%聚维酮碘)棉球,待子宫移除后,递给医师消毒宫颈残端。③接触宫颈残端的器械均视为污染器械,包括切开阴道前壁的22号大圆刀、剪开阴道穹隆组织剪、钳夹阴道边缘的组织钳及缝合残端的持针器,都必须与无菌器械分开放置、不再使用,但必须妥善放置以备清点。④宫颈残端缝合后,温生理盐水冲洗盆腔,手术医师、洗手护士更换手套,再行关腹。

（赵月英）

# 第十节　骨科手术的护理

由于交通意外、工业和建筑业事故、运动损伤的增多以及人口老龄化,各种自然灾害等因素,导致高危、复杂的创伤越来越多。如果伤者得不到及时、有效的处理和治疗,将导致患者的终身残疾,甚至死亡,这给患者本人、家庭、社会带来沉重的负担。骨科在解剖学、生物力学和生物材料学研究的基础上,对手术方式、内固定材料不断进行新的尝试;近年来国内外信息、学术交流频繁;同时,高清晰度的X线片、CT、MRI在骨科领域被广泛应用,使得骨科手术技术不断更新、变化、提高。下面介绍两例常见骨科手术的护理配合。

## 一、髋关节置换手术的护理配合

股骨颈骨折、髋关节脱位、髋臼骨折、股骨头骺滑脱等髋关节骨折的病例中,最常见的并发症为创伤导致的血供中断,导致股骨头缺血性坏死。股骨头缺血性坏死进一步发展,会出现软骨下骨折、股骨头塌陷,最终导致严重的骨性关节炎。患者丧失生活和劳动能力。全髋关节置换术用于治疗股骨头缺血性坏死晚期继发严重的髋关节性关节炎患者,临床取得积极的效果,目前已成为治疗晚期股骨头坏死的标准方法。

**(一)主要手术步骤及护理配合**

**1.手术前准备**

手术患者取 90°侧卧位(图 10-9),行全身麻醉或椎管内麻醉。切口周围皮肤消毒范围为:上至剑突、下过膝关节,两侧过身体中线。按照髋关节手术铺巾法建立无菌区域。

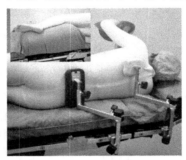

图 10-9 **体位摆放**

**2.手术主要步骤**

(1)显露关节囊:髋关节外侧切口(图 10-10),传递 22 号大圆刀切开皮肤,电刀止血,切开臀中肌,臀外侧肌(图 10-11),显露关节囊外侧(图 10-12)。

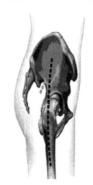

图 10-10 **髋关节外侧切口**

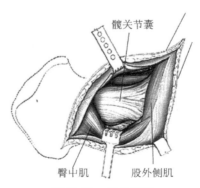

图 10-11 **臀外侧肌**

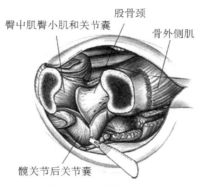

图 10-12　关节囊外侧

（2）打开关节囊（图 10-13）：电刀切开，传递有齿血管钳钳夹，切除关节囊。传递 S 形拉钩和HOMAN 拉钩牵开，充分暴露髋关节并暴露髋臼。

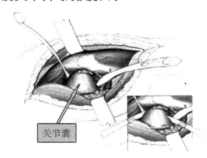

图 10-13　关节囊示意图

（3）取出股骨头：股骨颈与大转子移行部用电锯离断股骨颈，用取头器取出股骨头，取下的股骨头用生理盐水纱布包裹保存，以备植骨。

（4）髋臼置换。①削磨髋臼：将合适的髋臼磨与动力钻连接好递与术者，髋臼锉使用顺序为由小到大；削磨髋臼至髋臼壁周围露出健康骨松质为止，冲洗打磨的骨屑并吸引干净，使用蘑菇形吸引可有效防止骨屑堵塞吸引管路。②安装髋臼杯假体：选择与最后一次髋臼锉型号相同的髋臼杯，将髋臼杯安装底盘与螺纹内接杆连接，完成整体相连；将髋臼杯置于已锉好的髋臼中心，用 45°调整角度，将髋臼杯旋入至髋臼杯顶部使其完全接触；关闭髋臼杯底部 3 个窗口，用打入器将与髋臼杯型号一致的聚乙烯臼衬轻扣入内，并检查臼衬以确保其牢固性。

（5）股骨假体柄置换。①扩髓：内收外旋患肢，用 HOMAN 拉钩暴露股骨近端，用开髓器贴近股骨后方骨皮质开髓；将髓腔锉与滑动锤连接，用滑动锤打入髓腔锉，直至髓腔锉与骨皮质完全接触。在整个扩髓过程中，使用髓腔锉原则为由小到大，逐渐递增地进行使用。②安装假体柄：用轴向打入器将假体试柄打入股骨干髓腔内；安装合适的试头；复位器复位；确定假体柄、假体头的型号后逐一取出假体试头、假体试柄；冲洗髓腔并擦干。③安装假体：将与试柄型号相同的假体打入髓腔（方法同安装试柄、试头），假体进入后进行患肢复位，检查关节紧张度和活动范围。注意在置换陶瓷头的假体时必须使用有塑料垫的打入器，以免打入时损坏陶瓷头。④缝合伤口：缝合伤口前可根据实际情况在关节腔内和深筋膜浅层放引流管；然后对关节囊、肌肉层、皮下组织、皮肤等进行逐层缝合。

3.术后处置

为患者擦净伤口周围血迹并包扎伤口；检查皮肤受压情况，固定引流管，护送患者入复苏室进行交接。处理术后器械及物品。

**(二)围术期特殊情况及处理**

1.对全髋置换的手术患者进行风险评估

股骨头缺血性坏死的疾病有一个渐进的演变过程，患者大多为高龄老人，又有功能障碍或卧床史，术中可能出现各种并发症，甚至心跳呼吸骤停。所以要对患者进行风险评估，评估重点内容如下：①有无皮肤完整性受损的风险。②有无下肢静脉血栓形成的风险。③有无坠床的风险。④有无假体脱位的风险。

2.防止髋关节手术部位错误

髋关节为人体左右侧对称部位，易发生手术部位错误的事故。故在全髋关节置换手术前必须严格实施手术部位确认，具体措施如下。

(1)手术图谱：术前主刀医师根据影像诊断与患者及其家属共同确认手术部位，并在图谱的相应部位做好标识，让患者及家属再次确认后，在图谱的下方签名。

(2)标识部位：术前谈话时，在手术图谱确认后，主刀医师用记号笔在患者对应侧的手术部位画上标识。

(3)术前核对：巡回护士与主刀医师、麻醉师共同将手术图谱与患者肢体上手术部位标记进行核对，同时，让可以配合的手术患者口述手术部位。任何环节核对时如有不符，先暂停手术，必须核对无误后再行手术。

3.对外来器械进行管理

用于髋关节置换的特殊工具和器械由医疗器械生产厂家提供，不归属于医院，属于外来器械。如果对于外来器械疏于管理，必将造成手术患者术后感染等一系列严重的并发症，这对于手术患者和术者都无疑是"一场灾难"。因此，外来器械送入手术室后，必须严格按照外来器械使用流程进行管理，包括外来器械的准入、接受、清洗、包装、灭菌和取回。每一环节都应严格按照相关流程执行。

4.预防髋关节假体脱位

手术团队人员掌握正确的搬运方法是杜绝意外发生的关键。按常规搬运方法搬运全髋关节置换术后的手术患者，会因为搬运不当造成手术患者的假体脱位。

(1)团队分工：麻醉师负责头部，保证气管插管的通畅；手术医师负责下肢；巡回护士负责维持引流管路，防止滑脱；工勤人员负责平移手术患者至推床。

(2)要求：手术患者身体呈水平位移动，双腿分开同肩宽，双脚外展呈"外八字"。避免搬运时手术患者脚尖相对，造成假体脱位。

## 二、下肢骨折内固定手术的护理配合

骨折的患者往往有外伤史，详细了解患者受伤的时间、地点、受伤的力点、受伤的方式(如高空坠落、机器碾压、车祸撞击、运动损伤、跌倒等)、直接还是间接致伤、闭合性还是开放性伤口及伤口污染程度等可以协助诊断，对采取合适的治疗方法起着决定性作用。患者无论发生在骨、骨骺板或关节等处的骨折，都包含骨皮质、骨小梁的中断，同时伴有不同程度的骨膜、韧带、肌腱、肌肉、血管、神经、关节囊的损伤。骨折的诊断主要依据病史、损伤的临床表现、特有体征、X线片。

在诊断骨折的同时要及时发现多发伤、合并伤等,避免漏诊。

**(一)主要手术步骤及护理配合**

1.手术前准备

(1)体位与铺单:患者采取全身麻醉,仰卧位,消毒范围为伤侧肢体,一般上下各超过一个关节,按下肢常规铺巾后实施手术。

(2)创面冲洗。为防止感染,必须对创面进行重新冲洗。常规采用以下消毒液体。①0.9%生理盐水:20 000~50 000 mL,冲洗的液体量视创面的洁净度而定,不可使用低渗或高渗的液体冲洗,以免引起创面组织细胞的水肿或脱水。②过氧化氢($H_2O_2$):软组织、肌肉层用 $H_2O_2$ 冲洗,使 $H_2O_2$ 与肌层及软组织充分接触,以杀灭厌氧菌。③灭菌皂液:去除创面上的油污。

(3)使用电动空气止血仪:正确放置气囊袖带,并操作电动空气止血仪,压迫并暂时性阻断肢体血流,达到最大限度制止创面出血并提供清晰无血流的手术视野,同时防止电动空气止血仪使用不当造成手术患者的损伤。

2.主要手术步骤

(1)暴露胫骨干:传递 22 号大圆刀切开皮肤,电刀切开皮下组织、深筋膜,暴露胫骨干。

(2)骨折端复位:清理骨折端血凝块,暴露外侧骨折端;点式复位钳 2 把提起骨折处两端,对齐进行骨折端复位。

(3)骨折内固定。①选择器械:备齐钢板固定需要的所有特殊器械。②选择钢板:选择合适钢板,折弯成合适的角度。③固定钢板:斜面骨折处上采用拉力螺钉起固定作用,依次采用钻孔、测深、螺丝钉转孔、上螺丝固定几个步骤。④固定钢板:依相同方法上螺钉固定钢板。⑤缝合伤口:冲洗伤口,放置引流,然后对肌肉层、皮下组织、皮肤等进行逐层缝合。

3.术后处置

为手术患者擦净伤口周围血迹并包扎伤口;检查皮肤受压情况,固定引流管,送回病房并进行交接。处理术后器械及物品。

**(二)围术期特殊情况及处理**

1.用空气止血仪减少伤口出血

空气止血仪具有良好的止血效能,如伤口依旧出血不止,则应按照上述规定,检查仪器的使用方法是否正确、运转是否正常等。

(1)袖带是否漏气:一旦漏气,空气止血仪的压力就会下降,止血仪将肢体浅表的静脉压迫,但深层的动脉未被压迫,这样导致患者手术部位的出血要比不上止血带时更多。此时,应该更换空气止血仪的袖带,重新调节压力、计算时间。

(2)开放性创伤时袖带是否正确使用:开放性创伤的肢体在使用空气止血带前一般不用橡胶弹力驱血带,因此手术开始划皮后切口会有少量出血,这是正常的。为了减少出血,可先抬高肢体,使肢体静脉血回流后再使用空气止血带。

2.术中电钻发生故障的原因

电钻发生故障的原因较多,手术室护士可采取以下方法进行排除,必要时更换电池或电钻,以便手术顺利进行。

(1)电池故障:①电池未及时充电或充电不完全。②电池使用期限已到,未及时更换以至于无法再充电。③电池灭菌方法错误造成电池损坏。

(2)电钻故障:①钻头内的血迹未及时清理,灭菌后形成血凝块,增加电钻做功的阻力,降低钻速。②操作不当,误碰到保险锁扣,电钻停止转动。③电钻与电池的接触不好。

3.有效防止螺旋钻头意外折断

手术医师在使用电钻为固定钢板的螺钉钻孔时,可能会出现螺旋钻头断于患者体内的情况,这不仅会损伤手术患者,也浪费手术器材。为防止此类事件,洗手护士应该做到以下几点。

(1)术前完成钻头的检查:①钻头的锋利程度。②钻头本身是否有裂缝或损坏。③钻头是否发生弯曲变形。

(2)使用套筒:使用钻头钻孔时必须带套筒,防止钻头与手术患者的骨皮质成角而发生断裂。

(3)防止电钻摩擦生热:使用电钻钻孔时,洗手护士应及时注水,以降低钻头与骨摩擦产生的热量,这样既可有效防止钻头断裂,又可降低钻孔处骨的热源性损伤。

(赵月英)

# 第十一节 五官科手术的护理

## 一、腭裂修复手术的护理配合

腭裂是一种常见的先天性畸形。腭裂不仅有软组织畸形,大部分腭裂患者还可伴有不同程度的骨组织缺损和畸形。腭裂修复术的目的是闭合裂隙,修复腭咽的解剖结构,达到正常的发育和发音效果。小儿腭裂手术时间是1岁半到2岁,同时需要体重在12 kg以上,无发热咳嗽流鼻涕等现象,无心肝肾等系统性疾病。

### (一)主要手术步骤及护理配合

1.手术前准备

手术患者取仰卧位,垫肩,头后仰并放低,行全身麻醉。按照颌面部手术铺巾法建立无菌区,用三角针慕丝线固定气管导管。

2.主要手术步骤

(1)切口:传递腭裂开口器及压舌板充分暴露手术野;做切口前用含肾上腺素的局麻药或生理盐水做局部浸润注射;传递11号刀片在两侧腭黏膜及裂隙边缘上做切口(图10-14)。

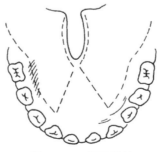

图10-14 切口设计

(2)剥离黏骨膜瓣:传递剥离器插入切口中将硬腭的黏骨膜组织全层完整翻开(图10-15),传递肾上腺素纱布擦拭止血。

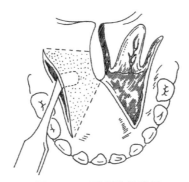

**图 10-15　剥离黏骨膜瓣**

（3）游离血管神经束：传递长镊子及剥离器沿血管神经束深面进行剥离（图 10-16）。

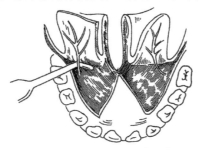

**图 10-16　游离血管神经束**

（4）分离鼻腔黏膜：传递剥离器，分离鼻腔黏膜与腭骨。

（5）缝合：传递圆针慕丝线分别缝合鼻腔黏膜（图 10-17），软腭部肌层及悬雍垂、软腭和硬腭黏骨膜（图 10-18）。

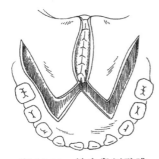

**图 10-17　缝合鼻侧黏膜**

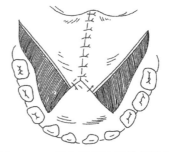

**图 10-18　缝合肌层及口腔侧黏膜**

（6）填塞创口：传递可吸收止血纱布或碘仿纱条填塞于松弛切口的创腔内。

3.术后处置

转运手术患者途中严密监测神志、血压、心率、氧饱和度等生命体征。使用约束带及护栏，防止手术患者躁动，保障安全；与病房做好交接班。妥善处理术后器械及物品。

**（二）围术期特殊情况及处理**

1.腭裂手术的体位及小儿的手术体位的注意事项

（1）体位要求：肩、背部垫高，头部后仰，使口腔、气管、胸骨尽可能在同一平面，以使上腭立起,充分显露术野。

(2)放置方法:手术患者取仰卧位,肩、背部垫长枕,头部后仰,两侧用沙袋加以固定防止头部转动。

(3)小儿手术体位放置的注意事项:①小儿患者颈部较短,过高的长枕易使颈部过伸,腰背部拉伤,应使用合适高度的长枕而不是只注意后仰的程度。②放置此体位时颈后悬空,容易引发颈部损伤,应给予棉垫或无菌巾垫于颈后加以支撑。③小儿皮肤较嫩、肺泡发育不成熟、呼吸运动弱,因此安置体位时应做到动作轻柔,固定要安全牢固。

2.术中防止小儿患者术中体温过低

(1)使用温毯:对于小儿患者且进行有可能出血较多的手术,术前应备好变温毯。

(2)注意保暖:患儿进入手术室后立即给予加盖棉被,术前的各种操作要注意保暖,避免小儿患者长时间暴露。

(3)使用温热的补液:提前准备好温热的补液进行输液,防止因输入低温液体造成体温下降。

(4)注意观察:监测患者的生命体征及出血量,及时调整输液速度。

3.有效地维护气道通畅

小儿呼吸道较短,固定相对困难,极易发生气管插管滑脱、扭曲等情况,应加强护理。

(1)术前用胶布将气管导管妥善固定于患者口腔一侧,在消毒、铺巾时,避免牵拉气管导管。

(2)手术开始前使用缝线将导管重新固定,防止手术操作时将导管带出。

(3)术中及时清理口腔内的血液及分泌物,防止液体进入气道内。

(4)术中避免挤压、牵拉气管导管,注意观察导管有无滑脱。

(5)手术结束时不要拆除固定导管的缝线,直至拔管时才能拆除。

4.术中吸引装置发生故障的处理

吸引装置能够及时吸出手术液的血液及分泌物,保持术野清晰,对于手术非常重要。术前应配备两套吸引装置,并保证两套吸引装置均处于良好的工作状态。术中发生吸引装置故障应及时更换备用装置,保证手术顺利进行。及时排查故障原因,从上至下依次检查吸引管路,找出症结所在;如故障发生在吸引装置上,及时予以更换以保证处于良好的工作状态,如故障发生在中心吸引管路内,应立即启用电动吸引装置以保证手术顺利进行。

## 二、腮腺切除手术的护理配合

腮腺位于两侧面颊部耳朵的下方,是人体最大的唾液腺。在口腔颌面部肿瘤中,涎腺肿瘤发病比例较高。在不同的解剖部位中,腮腺肿瘤的发病率最高,占80%以上。

### (一)主要手术步骤及护理配合

1.手术前准备

手术患者取仰卧位,头偏向健侧,行全身麻醉。按照颌面部手术铺巾法建立无菌区,用三角针慕丝线或无菌贴膜固定气管导管于口腔。用小块挤干的消毒棉球填塞于外耳道内。

2.主要手术步骤

(1)设计切口:用无菌记号笔沿耳屏前绕过耳垂往下至下颌角做"S"形切口设计。

(2)翻瓣:按切口设计,传递22号大圆刀切开皮肤,电刀切开皮下组织及阔筋膜;传递血管钳牵开皮瓣,电凝止血,直至显露腮腺前缘、上缘和下缘为止。

(3)分离面神经主干及分支:传递血管钳钝性分离腮腺后缘与胸锁乳突肌寻找面神经总干,

继续沿面神经总干钝性分离,传递组织剪,剪开腮腺组织,以暴露颞支和颈支,再向远心端解剖其余各分支,用慕丝线结扎,电凝止血。

(4)腮腺浅叶切除:传递解剖剪逐步将腮腺浅叶剪开、剥离直至完全分离,用慕丝线结扎腮腺导管。切除腮腺浅叶及肿物。

(5)处理伤口:传递0.25%氯霉素溶液及生理盐水冲洗伤口,电凝止血,放置引流管,逐层缝合伤口。

3.术后处理

伤口加压包扎消除无效腔,固定引流管。

**(二)围术期特殊情况及处理**

1.保证患者手术部位正确

(1)术前核对:患者进入手术室前,由手术室巡回护士,病房护士与患者或患者家属进行双向沟通,包括核对患者姓名、性别、病区、床号、住院号、手术名称、手术部位、手术用物、皮肤准备情况等,与病区护士共同核对患者腕带上的信息。

(2)麻醉前核对:由麻醉医师、主刀医师及手术室护士对照病历牌及腕带进行三方核对,确保患者姓名,麻醉方式,手术方式,手术部位正确并在三方核对单上签名。

(3)手术前核对:主刀医师动刀前,由麻醉医师、主刀医师及手术室护士再次进行三方核对,确认无误后方能进行手术。

(4)手术后核对:手术结束患者离开手术室前,由麻醉医师,主刀医师及手术室护士对留置导管、有无病理标本、患者去向等进行核对,无误后患者才能离开手术室。

2.术中细小物品的管理

口腔科手术经常使用细小的物品,手术室护士有责任加强管理,避免物品遗留体腔,重点做好以下工作。

(1)外耳道的护理:由于手术区域靠近外耳道,而耳道内无法彻底消毒,于是医师常会用一小块消毒棉球封闭外耳道,所以腮腺区手术除了常规需要清点的纱布、缝针外,还需将此消毒棉球列入清单范围,术中密切观察棉球是否仍在外耳道内,手术结束及时提醒医师将棉球取出。

(2)缝针遗失:如术中发现缝针等细小物品掉落,巡回护士应立即捡起置于固定位置(如器械车第二层),方便术后核对。

(3)物品遗失:如术中用物不慎遗失,应立即寻找,并予以摄片,经医师读片,多方确认遗失的物品不在患者伤口内才能予以关闭伤口。

### 三、白内障超声乳化吸出联合人工晶体植入手术的护理配合

眼科手术由于眼的解剖、结构的精细复杂和生理功能的特殊性,体现了极强的专科性。此外精细手术器械的使用与显微镜下眼手术的普及,推动着眼科手术进入精细化、准确化和安全化的新阶段。下面以经典白内障手术为例,介绍眼科手术的护理配合。

晶状体为无色富有弹性的透明体,形态像双面凸透镜,位于玻璃体前表面与虹膜之间的前房内。晶状体分为前、后两面,相连部分称为赤道;晶状体与睫状体相连的纤维组织称为悬韧带,维持晶状体的位置固定。

由于各种原因导致的晶状体混浊均称为白内障,分为先天性与后天性,后天性白内障是由于出生后因全身疾病或局部眼病、营养代谢异常、中毒及外伤等原因所致的晶状体混浊。白内障超

声乳化吸出联合人工晶体植入手术是用一个具有超声震荡功能的乳化针,经过很小的切口伸入眼球内,乳化针头有规则地高频震荡在眼内把白内障击碎,并且乳化吸出晶状体核与皮质,保留晶状体后囊膜以便能植入人工晶状体这一过程。手术具有时间短、切口小、术后反应轻等优点,被广泛接受。

### (一)主要手术步骤及护理配合

1.手术前准备

(1)器械及敷料准备:眼科器械、白内障显微器械及常用敷料包。

(2)仪器及特殊物品准备:白内障超声乳化仪、手术显微镜、超声乳化手柄、I/A(灌注/抽吸)手柄、人工晶体。

(3)消毒准备:首先巡回护士协助手术医师,用生理盐水进行手术眼的清洁冲洗。再用含消毒液的棉球依次由内向外、由眼睑向眼眶及外缘皮肤消毒两次。

(4)术前核对:手术室护士和手术医师共同核对手术患者身份、手术方式、手术部位、麻醉方式、植入人工晶体型号、有效期、手术部位标识。

2.主要手术步骤

(1)牵开眼睑:传递开睑器牵开上下眼睑。

(2)切开透明角膜旁切口:传递角膜穿刺刀。

(3)做巩膜隧道切口:传递巩膜穿刺刀。

(4)注入黏弹剂:传递注有黏弹剂的注射器。

(5)撕囊:传递撕囊镊、撕囊针配合。

(6)水化分离:传递冲洗针头,缓慢注入平衡灌注液分离晶状体核、皮质。

(7)超声乳化:连接超声乳化导管和手柄,传递劈核器配合。

(8)清除晶状体残留皮质:将超声乳化仪调至注吸档,更换I/A(灌注/抽吸)手柄。

(9)植入人工晶体:传递晶体植入镊和晶体植入器配合。

(10)水化封闭角膜切口:按需提供10/0不可吸收缝线。

(11)覆盖切口:使用硝酸毛果芸香碱滴眼液或金霉素眼膏涂于术眼,依次覆盖眼垫和眼罩。

### (二)围术期特殊情况及处理

1.术中白内障超声乳化仪的使用

(1)白内障超声乳化仪操作步骤:连接电源→打开主机、电源开关→选择对应的操作模板→检查模板内超声能量、流速等是否符合要求→连接超声,乳化手柄→安装超声,乳化管道→确认连接正确→打开进水管道的开关→进行机器自检→仪器进入"PHACO"工作状态。

(2)手术过程中使用白内障超声乳化仪及术后处理注意事项:①操作前确保外接电源电压与仪器的电源电压相符,防止突然断电对机器造成不必要的损伤。②灌注瓶的高度决定了术中相对灌注压和流速的大小,因此为保证术中眼内充盈,需要确保灌注流速大于流出流速,一般将灌注液调整至高于患者头部60～70 cm距离,术中随时根据需求调整高度,密切关注灌注液余量,不可空滴。③操作过程中,超声乳化仪的连接线及所有管道应妥善固定,不应弯曲或打结。④手术结束仪器清洁前先关闭电源,用湿抹布擦拭机身和脚踏,超声乳化手柄和配件用蒸馏水冲洗,以免发生阻塞,禁用超声清洗设备清洗手柄。⑤术后将超声乳化手柄连接线保持自然弯曲,呈圈状保存,勿过分弯曲打折。⑥超声乳化仪手柄及乳化针头应由专人定期维护、保养并记录。

2.局部麻醉下的手术患者处理

（1）完善术前评估。①心理评估：术前评估手术患者的精神状态是否适合进行局部麻醉。当患者由于高度紧张、忧虑或极易激动兴奋等精神状态导致不能配合麻醉和手术时，应及时和手术医师沟通，改变麻醉方式。②基本情况评估：巡回护士术前对患者的基本情况进行充分评估。内容包括年龄、一般生命体征、过敏史、是否禁食、体重、焦虑或抑郁指数、慢性疾病史（包括咳嗽、颤抖等可能妨碍术中操作的症状）、药物治疗情况、是否能长时间承受手术体位及术中铺巾遮盖脸部。③疼痛评估：巡回护士于术前评估患者痛阈及控制疼痛的能力。

（2）信息支持：巡回护士术前给予患者充足的手术信息支持，包括手术全程中可预期的事件，如消毒、局部麻醉、身体位置的改变等；术中疼痛的程度和性质，并且教患者学会缓解疼痛的方法；术后可能出现的症状和体征。

（3）掌握局麻药物的药理学理论：手术室护士必须对局麻用药护理有充分的药理学理论基础给予支持，能够识别局麻药物的预期作用以及变态反应和毒性反应。手术团队应协作使局麻用药量尽可能减少，巡回护士应正确评估患者疼痛程度，手术医师应正确使用局麻药剂量，尤其是儿童患者或婴幼儿，必须严格按照体重计算局麻药物的使用剂量，在注射局麻药物时须缓慢、递增注射。

当大剂量局麻药物被患者快速吸收时，可能会引起局麻药物的毒性反应，常见的毒性反应包括患者自觉有金属味、舌唇麻木、耳鸣、头晕目眩、晕厥、意识模糊、视觉障碍、颤抖、癫痫、毒性反应初期的心动过速和血压升高、毒性反应后期的心动过缓和血压降低、室性心律失常、心搏停止、呼吸抑制。

（4）护理监测：巡回护士应对局麻手术患者进行手术全程的护理监测，包括心率和心律、呼吸频率、意识水平、局麻药用量、疼痛水平、对局麻药物的反应等，一旦发现患者监测指标有明显改变，应及时报告手术医师。

（5）急救准备：当患者进行局麻时，手术房间内应备有常用急救药物、氧气装置、吸引装置、心肺复苏仪器等急救物品，以应对局部麻醉过程中可能出现的意外事件。

3.人工晶体植入物的管理

巡回护士妥善保管随患者一同带入手术室的人工晶体。术前巡回护士与手术医师仔细核对术中可能用及的人工晶体。术中植入人工晶体前，巡回护士与手术医师再次共同核对手术患者、人工晶体类型、度数及术前植入物使用知情同意书。巡回护士必须严格核对人工晶体的灭菌有效期、外包装完整性，确认无误方能将人工晶体拆去外包装，传递给手术医师植入。人工晶体植入后，巡回护士应按照植入物登记的相关规定，将植入物标签存放于病例中，并记录植入物的相关信息。

（赵月英）

# 第十二节　整形外科手术的护理

整形外科主要通过外科手术和组织移植等手段医治人体缺损、缺陷或畸形，从而达到改善形态、恢复或重建功能，甚至使正常形态更加美化的外科分支。整形外科手术具有涉及范围广，手术操作精细、强调低创伤、与多个学科交叉以及手术操作步骤变化多的特点。我国的整形外科开始于新中国建立前后,近20年来,整形外科有了长足发展,专业进一步细化,修复手段也从以往简单的宏观方法发展出显微外科修复等较为微观的和复杂的方法,机体缺陷的修复与重建的手段更多更先进,使手术后的外形更加完美、功能的恢复更加完全。

## 一、切疤植皮术的护理配合

植皮术是在自身健康皮肤处(供区)取下一部分皮肤,用来覆盖切除了瘢痕的区域(受区)。一般情况下,自体皮肤移植成功的概率很大。可是所有的植皮,都会在供区留下瘢痕。

### (一)主要手术步骤及护理配合

1.手术前准备

手术患者取仰卧位,行全身麻醉。切口周围皮肤消毒范围:距离切口上下各20 cm整段肢体,手术铺巾建立无菌区域。

2.主要手术步骤

(1)切除左前臂瘢痕组织:根据手术需要先在瘢痕区域皮下注射肾上腺素水,传递22号大圆刀切开皮肤,电刀游离切除全层瘢痕组织。

(2)测量瘢痕切除区域需要的植皮皮肤大小:传递无菌钢尺测量长宽,在手术患者左侧大腿供皮区用记号笔标记取皮范围。

(3)供皮区取皮:本案例使用取皮鼓取皮。①取皮鼓准备步骤如下。a.用洁净纱布擦拭鼓面,置于鼓架上,鼓面朝上锁定。用取皮双面胶纸去除鼓面杂质。b.鼓面再贴双面胶纸,要求胶纸完全贴合鼓面无气泡。c.用取皮胶纸粘除供皮区皮肤表面油脂和污垢。d.安装取皮刀片于取皮鼓上,根据所需皮肤厚度调节刻度,用凡士林纱布润滑刀片,操作过程中注意自身保护,勿被刀片伤及。完成取皮鼓准备后,即可开始取皮。②取皮:术者左手握鼓柄,右手握刀柄,将鼓的前缘与供皮区涂胶前缘悬空对齐,然后按压使鼓面与皮肤接触,持续下压并略向前推,同时将鼓稍向后滚动,右手持刀做拉锯样动作,开始取皮。手术者左手将鼓下压、后滚,右手将刀做拉锯状切皮,两个动作配合协调,才能顺利切取皮肤。切皮进程中同时注意鼓的两侧,如果一侧切下皮比所需要的宽,则稍抬该侧;如果一侧所切皮肤比所需宽度要窄,则稍将该侧鼓下压,以调整取皮宽度。③止血:用肾上腺素纱布覆盖供皮区创面止血。④包扎:无菌凡士林纱布覆盖创面,多层纱布棉垫加压包扎。

(4)受皮区域植皮:①将取下的皮片按原先的标记修剪以适合受皮区,三角针慕丝线将皮片边缘和创缘缝合,根据手术需要可在皮片上戳孔引流。②包扎前,用0.25%的氯霉素溶液冲洗净皮片下积血。③以无菌凡士林纱布覆盖受区皮片,其上再覆盖多层网眼纱布,用绷带加压包扎。④或在缝合创缘与皮缘时,保留长线,缝合完毕后,皮片表面盖一层无菌凡士林纱布,再放适量的网眼纱布,将预留的长线分为数组,然后相对打包加压结扎。

3.术后处置

手术患者进入恢复室观察后转运回病房,进行交接。处理术后器械及物品。

### (二)围术期特殊情况及处理

1.除取皮鼓的取皮方法

如不适合使用鼓式取皮,则可采用取皮刀片取皮法或滚轴刀取皮法。

(1)取皮刀片取皮法:取皮刀片及供皮区涂抹适量的润滑剂。助手双手掌将供皮区压紧绷平;或术者及助手各用一块木板置于供皮区两端,使供皮区皮肤绷紧,术者可徒手持取皮刀片,或用血管钳、小取皮刀架夹持保险刀片,将刀片从一端开始向另一端作前、后幅度不大的移动或拉锯式的推进。一般讲,刀片和皮肤表面成 $10°\sim15°$。标准表层皮片为半透明状,平整、边缘不卷曲,供皮区创面呈密密麻麻的小出血点。当皮片大小达到所需要时,将皮片切取下。

(2)滚轴刀取皮法:手术者以优势手握住刀柄,将取皮刀压在皮肤上,宽度根据需要而定。下刀时刀片和皮肤表面成 $40°$,然后角度可调小到 $20°$ 左右,也可根据情况进行调整。将滚轴作拉锯式、前后幅度不大的移动,由一端向另一端滑动,直至取得所需要大小的皮片。

2.稀释肾上腺素溶液的配制

肾上腺素溶液利用了肾上腺素收缩血管的作用,切开皮肤前在皮下进行注射,以减少切割时的出血量。一般是 10 mL 生理盐水+3 滴肾上腺素,将肾上腺素溶液浓度稀释为大约1 mg/mL。当手术患者有高血压时应慎用。手术部位为身体末端血管细小的部位时,如指(趾)端、阴茎,则禁用,防止因血管收缩而导致局部缺血坏死。

## 二、腹壁下动脉穿支皮瓣自体组织移植乳房再造术的护理配合

腹壁下动脉穿支皮瓣自体组织移植乳房再造术(deep inferior epigastric perforator,DIEP)是一种乳癌术后重建乳房的手术方式,原理是将腹部的皮肤、皮下脂肪、血管等组织转移到胸部,重建缺失的乳房。DIEP 是游离皮瓣,意味着腹壁组织整块切取下来被移植到胸部,将腹部的血管连接到胸部的血管术中难度较大。手术中需要使用显微镜,这就是 DIEP 被称为显微外科手术的原因。DIEP 从 20 世纪 90 年代早期开始被应用于临床,但由于手术比较复杂,一般都是由掌握游离皮瓣移植显微外科技术的整形外科医师完成。

DIEP 并不是适合所有的乳腺癌患者,如果患者供区组织足够用于重建其单侧或双侧乳房,则是很好的选择。通常腹部接受过手术的患者并不是 DIEP 的禁忌(比如子宫切除术、剖宫产、阑尾切除术、肠切除术、抽脂等)。DIEP 不适宜于以下患者:①供区脂肪不足(已有腹部皮肤或脂肪的切除手术史);②腹壁皮肤和脂肪不够覆盖受区;③有烟瘾(腹部切口愈合慢,脂肪组织容易转变为瘢痕组织)。

### (一)手术主要步骤和护理配合

1.手术前准备

手术患者行全身麻醉,取仰卧位,患侧手臂外展≤90°。术者测量胸部受区的大小,计算所需皮瓣体积,并在腹部确定相应供区位置和大小。将受区和供区用记号笔在体表做好标记。切口消毒范围:上至锁骨和颈部,下至大腿上 1/3,两侧至腋中线,按照乳癌手术切口加腹部手术切口范围铺巾建立无菌区域。

2.手术主要步骤

(1)创面暴露:胸部按照标记好的切口范围切除原有的乳癌手术瘢痕,暴露受区创面,游离出胸廓内动静脉。术中主要使用的器械有刀柄 22 号大圆刀、血管钳(或蚊式钳)、骨膜剥离器、电刀、双极电凝、吸引器、小拉钩、结扎线。

(2)腹部皮肤、皮下脂肪切取:腹部按照术前的标记作横行梭形切口,切取皮肤、皮下脂肪,暴露并游离出腹壁下动静脉,血管切取长度必须足够供后续行血管吻合之用。术中主要使用的器械有刀柄 22 号大圆刀、血管钳(或蚊式钳)、电刀、双极电凝、吸引器、小拉钩、结扎线、橡皮引流片。

（3）腹部切口缝合：将皮瓣取下，腹部切口仔细止血后做横行的切口线性缝合，创面可视情况放置引流管以防止创面积血积液。术中主要使用的器械有血管钳（或蚊式钳）、电刀、有齿镊，圆针、角针、缝线、引流管。

（4）血管吻合：将皮瓣修剪以适应受区所需后在显微镜下做血管吻合。这是整个手术中耗时最长，手术难度最大的步骤。血管吻合的成败直接决定皮瓣存活与否。需要给术者以及助手安静平和的环境保证手术质量。术中主要使用的器械有血管吻合专用器械、显微镜、血管缝线。

（5）皮瓣缝合：血管吻合后观察皮瓣血供确认无缺血坏死后，将皮瓣缝合于受区，手术完成。创面根据情况放置引流管防止积血积液。术中主要使用的器械有血管钳（或蚊式钳）、电刀、皮镊，圆针、三角针、缝线、引流管。

3.术后处理

创面皮肤需用纱布棉垫加压包扎，将皮瓣中央区域露出以利于术后观察皮瓣存活状态。将患者送恢复室观察后转回病房，进行交接。处理术后器械和设备。

**（二）围术期特殊情况及处理**

1.术中显微镜及精细的显微手术器械的管理

显微外科是利用光学放大，即在放大镜或显微镜下，使用显微器材，对细小组织进行精细手术的学科。显微外科需要手术显微镜和放大镜、显微手术器材、显微缝合针线等。显微镜和显微器械是 DIEP 手术中的重要器械，手术显微镜的要求包括：①放大镜 6～30 倍自动变化。②工作距离 200～300 mm，可根据需要调整。③至少有 2 套双筒目镜，视场较大，影像正立。④同轴照明的冷光源。⑤轻便、操作灵活。⑥有参观镜、照相机、摄像系统。显微手术器械具体包括手术剪、手术镊、血管夹等。显微手术器械要求小型、轻巧、纤细、无磁性。血管吻合器械属于精细器械，手术后应分开单独清洗，以保护利刃及尖端部分。

2.显微外科手术常用血管冲洗液的配制

常用的显微外科血管冲洗液由 200 mL 生理盐水＋20 mL 2％利多卡因＋12 500 U 肝素组成，利多卡因可防止血管因刺激而发生痉挛，肝素可防止血栓形成，保证血管吻合过程中及吻合后血液可以正常通过吻合口，保证血管吻合的成功。

（赵月英）

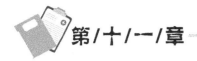

# 第/十/一/章

# 影像科护理

## 第一节 计算机体层成像检查的护理

### 一、CT常规检查护理

**(一)CT普通检查护理**

1.检查前护理

(1)信息确认:患者凭检查信息通过PACS系统进行预约、登记确认。留取联系电话,遇特殊情况便于通知患者。

(2)检查分检:护士或登记员根据检查信息进行分检,指导患者到相应地点等待检查。

(3)评估核对:护士仔细阅读检查申请单,核对患者信息(姓名、性别、年龄、检查部位、检查设备等)。详细询问病史,评估患者病情,核实患者信息、检查部位、检查方式,对检查目的要求不清的申请单,应与临床申请医师核准确认。

(4)健康教育:护士进行分时段健康教育,特殊患者采取个性化健康教育,讲解检查整个过程、检查所需时间、交代检查注意事项,以及需要患者配合的相关事宜。健康教育形式有口头宣教、健康教育手册、视频宣教等。

(5)去除金属异物:指导或协助患者去除被检部位的金属物件及高密度伪影的衣物,防止产生伪影。

(6)呼吸训练:护士耐心指导胸、腹部检查患者进行呼吸训练。胸部检查应指导患者先吸一口气,再闭住气,保持胸、腹部不动,防止产生运动伪影;腹部检查可以直接屏气。

(7)镇静:对小儿、昏迷、躁动、精神异常的患者,采取安全措施防止坠床,必要时遵医嘱使用镇静药。

(8)指导腹部检查患者正确饮水。

(9)PACS系统呼叫:及时应用PACS系统呼叫患者到检。

2.检查中护理

(1)再次核对患者信息,协助患者进检查室、上检查床,避免坠床或跌倒。有引流管者妥善放置,防止脱落。

(2)按检查部位要求设计体位,指导患者勿移动身体变换体位。

（3）检查时注意保暖，避免患者着凉。

（4）做好患者非照射部位的 X 线防护。

（5）检查结束后询问患者情况，协助下检查床。

3.检查后护理

告知患者及家属取片与报告的时间、地点。

**（二）CT 增强检查护理**

1.检查前的护理

（1）信息确认：患者凭检查信息通过 PACS 系统进行预约、登记确认；在申请单上准确记录患者身高、体重、联系电话。

（2）评估核对：护士仔细阅读检查申请单，核对患者信息（姓名、性别、年龄、检查部位、检查设备等），详细询问病史（既往史、检查史、用药史、现病史、过敏史等），评估患者病情，筛选高危人群。核实患者信息、检查部位、检查方式。

（3）心理护理和健康宣教：在常规宣教的基础上重点告知增强检查的目的及注意事项、合理水化的重要性，注射对比剂后可能出现的正常现象（口干、口苦、口腔金属味、全身发热、有尿意等）和不良反应（如恶心、呕吐、皮疹等），进行针对性护理，消除患者紧张、焦虑的不良情绪。

（4）指导患者或家属签署碘对比剂使用知情同意书。

（5）认真评估血管，安置 18～20 G 静脉留置针；注意保护，防止留置针脱出。

（6）对比剂常规加温准备。

（7）其他参照 CT 普通检查前的护理。

2.检查中的护理

（1）高压通道的建立与确认：连接高压注射器管道，试注水，做到"一看二摸三感觉四询问"，确保高压注射器、血管通畅。

（2）患者沟通：再次告知检查注意事项，以及推药时的身体感受，缓解患者紧张情绪。

（3）心理安慰：对高度紧张患者在检查过程中护士通过话筒给予安慰，鼓励患者配合完成检查。

（4）严密观察：注射对比剂时密切观察有无局部和全身症状，防止不良反应的发生，做到及时发现、及时处理。

（5）防止渗漏：动态观察增强图像对比剂进入情况，及时发现渗漏。

（6）检查结束后询问患者情况，评估有无不适，协助下检查床。

（7）指导患者在观察区休息 15～30 分钟，如有不适及时告知护士。

（8）其他参照 CT 普通检查中的护理。

3.检查后的护理

（1）定时巡视：准备护士定时巡视观察区，询问患者有无不适，及时发现不良反应。

（2）合理水化：指导患者进行水化（每小时不少于 100 mL）以利于对比剂的排出，预防对比剂肾病。

（3）拔留置针：观察 15～30 分钟，患者无不适后方可拔取留置针，指导正确按压穿刺点，无出血方可离开观察区。

（4）告知患者及家属取片与报告的时间、地点，以及回家后继续观察和水化，如有不适及时电话联系。

(5)发生不良反应的处理方法请参照碘对比剂的相应内容。

## 二、CT常见部位检查护理要点

### (一)头颈部与五官CT检查护理要点

头颈部与五官CT包括颅脑、鞍区、眼眶、鼻和鼻窦、颞骨及内听道、鼻咽口咽、喉部、口腔颌面部等部位肿瘤、炎症、外伤等病变的检查和头部及颈部血管成像等。

1.检查前的准备要点

(1)评估核对:核对患者信息,阅读检查单,确定检查方式(平扫、增强)。

(2)心理护理与健康教育:护士主动与患者沟通,组织患者观看健康教育视频和健康教育手册。

(3)患者适当进食、饮水。

(4)去除头颈部所有金属异物(包括活动性义齿)。

(5)女性患者检查前将发结打开,指导扫描时头部保持不动。

(6)鼻咽部及颈部检查时训练患者屏气,不能做吞咽动作。

(7)增强者指导患者或家属签署碘对比剂使用知情同意书,筛查高危因素、建立静脉留置针等。

2.检查中的护理要点

(1)体位设计:患者仰卧于检查床,头先进,头部置于头架上,保持正中位,人体长轴与床面长轴一致,双手置于身体两旁或胸前。

(2)眼部扫描时要求闭眼,并保持眼球固定不动,因故不能闭眼者,可指导患者盯住一目标保持不动。小儿做眼部CT需要自然睡眠或遵医嘱口服水合氯醛,安睡后方可检查。

(3)鼻咽部及颈部检查时按技师口令进行屏气,不做吞咽动作。

(4)增强检查患者需观察注射对比剂后有无局部和全身的异常反应。

3.检查后的护理要点

参照CT普通检查和增强检查后的护理。

### (二)胸部及食管纵隔CT检查护理要点

1.检查前的准备要点

(1)评估核对:核对患者信息,阅读检查单,确定检查方式(平扫、增强)。

(2)心理护理与健康教育:主动与患者沟通,组织患者观看健康教育视频和健康教育手册。

(3)患者适当进食、饮水。

(4)去除胸部所有的金属异物(包括文胸、带有拉链的衣服)。

(5)指导训练患者屏气。

(6)婴幼儿或不配合者检查前采取药物镇静。

(7)增强者指导患者或家属签署碘对比剂使用知情同意书,筛查高危因素、建立静脉留置针等。

(8)食管纵隔CT检查前准备碘水,碘水配制:100 mL温开水＋2 mL碘对比剂,浓度0.02%。

(9)其他参照普通或增强检查前的护理。

2.检查中的护理要点

(1)体位设计:患者仰卧于检查床上,可以取头部先进或足先进,保持正中位,人体长轴与床面长轴一致,双手置于头上方。

(2)食管纵隔检查体位设计前需指导患者喝两口碘水,再含一口碘水在口腔内。检查时技师通过话筒指示患者将口腔里的碘水慢慢咽下即刻扫描。通过碘对比剂缓慢下咽的过程扫描查看检查部位的充盈缺损像,提高周围组织的分辨率和对比度。

(3)扫描时配合技师的口令进行屏气,叮嘱患者尽量避免咳嗽,并保持肢体不动。

(4)增强检查患者需观察注射对比剂后有无局部和全身的异常反应。

(5)其他参照普通或增强检查中的护理。

3.检查后的护理要点

参照CT普通检查和增强检查后的护理。

**(三)冠状动脉CTA检查护理要点**

多层螺旋CT冠状动脉造影(MSCTCA)作为一种无创、安全性高的新技术已广泛应用于临床。冠状动脉造影检查是评价冠状动脉变异和病变,以及各种介入治疗后复查随访的重要诊断方法,具有微创、简便、安全等优点。但是冠状动脉CTA检查受多种因素的影响,如心率、呼吸配合、心理、环境等因素的影响,检查前护理准备质量是决定检查是否成功的关键。

1.检查前的准备要点

(1)环境及物品的准备。为患者提供安静、清洁、舒适的环境,安排患者到专用心脏检查准备室或候诊区域;挂心脏检查识别牌。①物品准备:脉搏血氧饱和度仪(Prince-100B)、心电监护仪、氧气、计时器或手表等。②药品准备:美托洛尔药片。

(2)评估核对。阅读申请单,核对患者信息,明确检查目的和要求,评估患者病情、配合能力、沟通能力(听力)、心理状态,详细询问病史(既往史、检查史、用药史、现病史、过敏史等)、筛查高危人群,必要时查阅心电图和超声心动图检查结果,重点掌握患者基础血压、心率和心电图情况,并记录在申请单上。

(3)健康教育和心理护理。护士集中对患者进行健康宣教,讲解检查目的、心率准备和呼吸配合的重要性,以及检查中快速注射对比剂时全身发热的现象,让患者对检查过程和可能出现的问题有较全面的了解,尽量减少由于紧张、恐惧心理而导致的心率加快。告诉患者检查当日可适当进食、不禁水,避免空腹或饱餐状态下检查;空腹时间过久易导致低血糖,引起心率加快或心率不稳(特别是糖尿病患者);过饱出现不良反应时易发生呕吐。

(4)心率准备。①患者到达检查室先静息10~15分钟后测心率。②测心率:按心率情况分组,60~80次/分为1组;80~90次/分为2组;90次/分以上或心律波动>3次、心律失常、老年人、配合能力差、屏气后心率上升明显的为3组。64排CT心率控制在75次/分以内,双源CT或其他高端CT可适当放宽。③对静息心率>90次/分、心律波动>3次或心律失常,对β受体阻滞药无禁忌证者,在医师指导下服用β受体阻滞药,以降低心率和/或稳定心律;必要时服药后再面罩吸氧5~10分钟,采用指脉仪或心电监护仪持续心电监护,观察服药及吸氧前后心率或心律变化情况,训练吸气、屏气,心率稳定后可检查。对于心律失常的患者,了解心电图检查结果,通过心电监护观察心率或心律变化规律,与技师沟通、确认此患者是否进行检查;对于心率>100次/分或无规律的心律者可以放弃检查。

(5)呼吸训练。重点强调如何吸气、屏气,什么时候出气的要领,训练方式分四种。①用鼻子慢慢吸气后屏气;②深吸气后屏气;③直接屏气;④直接捏鼻子辅助。根据患者不同情况采取不同训练方式,重点强调呼气幅度保持一致,防止呼吸过深或过浅,屏气时胸、腹部保持静止状态,避免产生呼吸运动伪影,屏气期间全身保持松弛状态,观察屏气期间心率和心律变化;1组患者心律相对平稳(波动在1～3次/分),训练吸气、屏气后,心率呈下降趋势且稳定可直接检查;2组反复进行呼吸训练,必要时吸氧(浓度为40%～50%)后继续训练,心率稳定可安排检查,检查时针对性选择吸氧。

(6)选择18G静脉留置针进行肘前静脉穿刺。对旁路移植(搭桥)术后患者在对侧上肢建立静脉留置针。

(7)其他的参照普通或增强检查前的护理。

2.检查中的护理要点

(1)设计体位:仰卧位、足先进、身体置于检查床面中间,两臂上举,体位舒适。

(2)心电监测:安放电极片,将电极片、导线及双臂置于心脏扫描野外。连接心电门控,观察心电图情况,确认R波信号清晰,心率控制理想,心律正常,心电图波形不受呼吸运动和床板移动影响。

(3)呼吸训练:再次训练患者呼吸和屏气,观察患者可稳定大约5秒屏气的时间及屏气后心率和心律变化规律。

(4)必要时指导患者舌下含服硝酸甘油片。

(5)连接高压注射器管道,试注水,做到"一看二摸三感觉四询问";确保高压注射器、血管通畅。

(6)再次告知检查注意事项,以及推药时的身体感受,缓解患者紧张情绪,对高度紧张的患者在检查过程中护士通过话筒给予安慰,鼓励患者配合完成检查。

(7)动态观察增强图像对比剂进入情况,及时发现渗漏。

(8)其他参照普通或增强检查中的护理。

3.检查后的护理要点

参照CT增强检查后的护理。

**(四)主动脉夹层患者CT检查护理要点**

主动脉夹层是指动脉腔内的血液从主动脉内膜撕裂口进入主动脉壁内,使主动脉壁中层形成夹层血肿,并沿主动脉纵轴扩张的一种较少见的心血管系统的急性致命性疾病,早期正确诊断是取得良好治疗效果的关键。

1.检查前的准备要点

(1)开设绿色通道:对怀疑有主动脉夹层的患者应提前电话预约,按"绿色通道"安排检查。告知家属检查相关事宜和注意事项,要求临床医师陪同检查,通知CT室医师和技师做好检查准备。

(2)护士准备好急救器材、药品、物品,随时启动急救程序。

(3)病情评估:包括意识、面色、血压、心率、呼吸、肢体活动、肾功能以及发病时间与发病过程,快速查看检查申请单、核对信息、详细询问病史,筛查高危因素。

(4)呼吸训练:检查前指导患者正确呼吸及屏气,屏气一定要自我掌握强度,以能耐受为准,切忌过度屏气,以防引起强烈疼痛不适及夹层破裂。

(5)指导家属签署碘对比剂使用知情同意书,快速建立静脉通道。

(6)其他参照普通或增强检查前的护理。

2.检查中的护理要点

(1)正确转运:搬运患者时动作要轻稳,避免大动作引发夹层破裂。

(2)体位设计:仰卧位、足先进、身体置于检查床面中间,两臂上举(无法上举的患者也可以放于身体的两侧)。

(3)注意保暖:避免受凉引起咳嗽而导致夹层破裂。

(4)技师扫描时注意控制注射对比剂的量和速度。

(5)患者监测:严密观察病情和监测生命体征,出现脉搏细速、呼吸困难、面色苍白、皮肤发冷、意识模糊等症状,提示可能因动脉瘤破裂出现失血性休克,应立即停止扫描,通知医师抢救,必要时行急诊手术,做好记录。

(6)疼痛性质的观察:如突发前胸、后背、腹部剧烈疼痛,多为撕裂样或刀割样,呈持续性,患者烦躁不安、大汗淋漓,有濒死感,疼痛放射范围广泛,可向腰部或下腹部传导,甚至可达大腿部,提示动脉瘤破裂,应启动急救应急预案。

(7)其他参照普通或增强检查中的护理。

3.检查后的护理要点

(1)扫描中发现有主动脉夹层应按放射科危急值处理,禁止患者自行离开检查室,并立即电话告之临床医师检查结果,由专人或在医师陪同,用平车将患者立即护送回病房或急诊科,勿在CT室停留过久。

(2)告知家属30分钟内取片及报告。

(3)其他参照普通或增强检查后的护理。

**(五)肺栓塞 CT 检查护理要点**

肺栓塞是指以各种栓子阻塞肺动脉系统为其发病原因的一组临床病理生理综合征,其发病率高、误诊率高和死亡率高。多层螺旋 CT 肺动脉造影是对急性肺动脉栓塞的一种无创、安全、有效的诊断方法。

1.检查前的准备要点

(1)开设绿色通道:对怀疑有肺栓塞的患者应提前电话预约,对病情急、重、危者应立即按"绿色通道"安排检查。告知家属相关检查事宜和注意事项,要求临床医师陪同检查,通知 CT 室内医师和技师做好检查准备。

(2)护士准备好急救器材、药品、物品,随时启动急救程序。

(3)病情评估:查看检查申请单,核对信息,严密观察其有无口唇发绀、呼吸急促、胸闷、气短、胸痛、咯血等表现;心电监护,测量生命体征及血氧饱和度的变化;评估心、肺、肾功能情况。重点了解胸痛程度,必要时提前使用镇痛药。

(4)吸氧:给予高浓度氧气吸入,以改善缺氧症状,缓解患者恐惧心理。

(5)呼吸训练:检查前指导患者正确呼吸及屏气,屏气一定要自我掌握强度,以能耐受为准,切忌过度屏气,以防引起强烈疼痛、不适及栓子脱落。

(6)去掉胸部所有金属物品及高密度衣物,防止产生伪影,影响图像质量。

(7)其他参照普通或增强检查前的护理。

2.检查中的护理要点

(1)正确转运:重点指导正确转运患者,摆好体位,避免大动作导致静脉血栓脱落,发生意外。

(2)体位设计:仰卧位、足先进、身体置于检查床面中间,两臂上举(无法上举的患者也可以放于身体的两侧）。

（3）注意保暖,避免受凉,防止咳嗽引起栓子的脱落。

（4）技师扫描时注意控制注射对比剂的量和速度。

（5）患者监测:严密观察病情和监测生命体征,重点观察呼吸频率和血氧饱和度的变化,并做好记录。

（6）其他参照普通或增强检查中的护理。

3.检查后的护理要点

（1）扫描中发现有肺栓塞应按放射科危急值处理,禁止患者自行离开检查室,告诉患者及家属制动,并立即电话告之临床医师检查结果,由专人或在医师陪同下用平车将患者立即护送回病房或急诊科,勿在 CT 室停留过久。

（2）告知家属 30 分钟内取片及报告。

（3）其他参照普通或增强检查后的护理。

**（六）腹部 CT 检查护理要点**

CT 腹部检查分上腹、中腹、盆腔、全腹,包括肝、胆、脾、胰、胃、肾、肾上腺、肠、膀胱、子宫和附件等。腹部脏器复杂、相互重叠,空腔脏器(胃、肠、膀胱)因含气体和/或液体及食物残渣,位置、形态、大小变化较大,可影响图像质量和检查效果,因此做好腹部 CT 检查前各环节的准备至关重要。

1.检查前的准备要点

（1）患者评估:仔细询问病史、检查史、过敏史,注重患者其他检查的阳性体征和结果,如B 超、肝功能、胃镜、肠镜、消化道钡剂及甲胎蛋白等,确定患者能否饮水、饮水量和时间,确认是否进行增强检查。

（2）胃肠道准备:①检查前 1 天晚餐进清淡饮食,晚饭后禁食 4~8 小时,不禁饮(急诊除外);②检查前 1 周禁止胃肠钡剂造影,必要时对胃肠钡剂造影者可先行腹部透视,以了解钡剂的排泄情况;③年老体弱者胃肠道蠕动减慢,必要时给予清洁灌肠或口服缓泻药帮助排空。

（3）心理护理:护理人员可针对不同文化层次患者的心理状态,分别进行解释和疏导,用通俗易懂的语言讲解与患者病情有关的医学知识,使患者对疾病的发展和转归有较明确的认识,缓解患者紧张情绪,使其积极配合检查。

（4）患者准备:防止金属伪影,患者需取下身上所有带金属的衣裤、物品、饰品,解除腹带及外敷药物,提供检查服。

（5）呼吸训练:呼吸运动是影响 CT 检查质量的重要因素,扫描时呼吸运动不仅会引起病灶遗漏和误诊,而且对于判断胃肠道走行和分析病变的结构都有很大影响。因此检查前需对患者进行屏气训练,保持呼吸平稳,均匀一致,直至患者能够准确接受口令。

（6）对比剂准备:具体如下。

常用对比剂种类:①高密度对比剂。常用的有 1%~2% 有机碘溶液,800~1 000 mL 温开水加 10~20 mL 碘对比剂,这种对比剂在 CT 上显影良好,能满意地标记被检器官,便于观察胃肠道的走行。但浓度过高、剂量较大时常能遮蔽部分胃壁组织,对胃黏膜改变不能较好显示,限制了对癌肿的检出和浸润深度的判断。②等密度对比剂。纯水作为对比剂方便、价廉、无不良反应;不会产生高密度的伪影。CT 平扫时即可与胃壁构成良好的对比,有利于病变的诊断和分期,是胃部 CT 检查最理想的对比剂。③低密度对比剂。气体是 CT 仿真结肠内镜检查中理想的肠道内对比剂,气体能较好地充盈扩张肠管,气体的弥散性好,比液体对比剂更容易到达盲升结肠;气体扩张肠管均匀,使用气体作为对比剂,可以通过定位片来判断肠道内气量是否充足,可随时补充气量。

对比剂的应用:①水可用于上、中腹的胃肠充盈。②1.2%的口服对比剂适宜于胃部平扫患者的充盈准备。③1.5%的口服对比剂较适宜于胃部直接增强的对比剂充盈准备。④0.8%的口服对比剂适宜于中消化道的肠道充盈准备。⑤0.6%的口服对比剂适宜于下消化道的肠道充盈准备。

饮用对比剂的量和时间:①上腹检查前0.5小时服水200~300 mL,检查前10分钟服水200~300 mL。②上中腹部检查前1小时、30分钟各服用300 mL,检查时加服200~300 mL。③下腹部检查前4小时、3小时、2小时分别服用300 mL。检查前1小时排空膀胱1次,加服300 mL,患者自觉膀胱充盈即行CT检查。膀胱造瘘者应夹闭引流管,待膀胱充盈后再做检查。④全腹部检查前4小时、3小时、2小时分别服用300 mL,检查前1小时排空膀胱1次,再服300 mL,患者自觉膀胱充盈后加服300 mL口服对比剂即行CT检查。⑤胰腺CT扫描时,往往出现胰头、胰体、胰尾与胃、十二指肠及空肠部位分辨不清的情况,从而导致诊断困难,为了使胰腺与胃肠道影像区分开来,衬托出胰腺的轮廓与形态,提高诊断正确性,因此选择最优良对比剂浓度及吞服时间帮助医师判断及区分病变与生理解剖部位,提高诊断率。扫描前30分钟口服2%的对比剂300 mL。空肠部分得到充盈满意,达到衬托目的,扫描前加服2%的对比剂200 mL。以达到胃体部及十二指肠空肠完全显示。

饮用对比剂的目的:①使胃及十二指肠充盈与邻近组织形成对比度,便于观察胃壁、黏膜及胃腔情况。胃充盈使肠道下移,充分暴露肝、胆、脾、胰。②充盈膀胱与邻近组织形成对比度,便于观察膀胱壁、黏膜及腔内情况,尤其是膀胱腔内充盈缺损性病变的显示。③子宫、附件与邻近组织形成对比度。④胃肠道充分扩张,获得了腹盆腔各段肠道的良好充盈相,有助于胃肠道病变的早期发现、病变的定位和定性,同时因伪影的减少或消除,图像质量明显提高,更有利于实质脏器的显示与观察。

饮用对比剂的注意事项:筛查患者无碘过敏、结石、胰腺炎、出血、严重腹水、排尿困难、重大急诊外伤及禁食、禁水等情况后再指导患者喝碘水。重症胰腺炎、急性消化道出血、穿孔、肠梗阻等患者禁食禁水,对体质较弱、心肺功能不全的患者禁止大量饮水。

(7)检查前用药:必要时扫描前10分钟肌内注射山莨菪碱注射液20 mg,山莨菪碱针为胆碱能神经阻滞药,能对抗乙酰胆碱所致的平滑肌痉挛,使消化道的平滑肌松弛,使胃和肠管充分扩张,以减少胃肠蠕动。青光眼、前列腺肥大、尿潴留等患者禁用。

(8)其他参照普通或增强检查前的护理。

2.检查中的护理要点

(1)体位设计:患者仰卧,足先进,双臂上举伸直,身体尽量置于床面正中间,侧面定位线对准人体正中冠状面。特殊情况可根据观察部位的需要采用侧卧位或俯卧位。

(2)女性盆腔检查时必要时用2%~3%的碘水300~600 mL保留灌肠,使盆腔内的小肠、乙状结肠、直肠显影。

(3)对已婚女性患者,推荐检查时置入阴道气囊或填塞含碘水的纱条,以显示阴道和宫颈的位置。

(4)特殊患者的护理:①严重腹水的患者因横膈受压迫平卧困难,可垫高胸部高度以不影响扫描床进出为准。②神志不清者,需家属陪同(陪护人员进行合理的 X 线安全防护)。③幼儿检查时护士将室内灯管调暗,家属陪同,防止患儿坠床,同时注意保暖。④CT 尿路成像患者进行延迟扫描时,技师可根据肾盂积水情况决定延迟扫描时间,一般 15～30 分钟进行第一次延迟扫描,中、重度积水者 3 小时左右再进行第二次扫描,护士要告知患者延迟扫描时间。⑤为诊断或鉴别肝血管瘤可于注射对比剂后 5～7 分钟再做病灶层面扫描,护十注意提示患者扫描时间。

(5)其他参照普通或增强检查中的护理。

3.检查后的护理

(1)腹部检查前禁食,检查完毕需协助患者下检查床,防止发生低血糖、直立性低血压。

(2)膀胱过度充盈者小便时排泄不易过快、过多,防止发生虚脱和低血压。

(3)检查后可进食。

(4)其他参照普通或增强检查后的护理。

**(七)CT 仿真肠镜检查护理要点**

CT 仿真肠镜指将螺旋 CT 扫描所获得的原始数据进行后处理,对空腔器官内表面进行三维重建,再利用计算机的模拟导航技术进行腔内观察,并赋予人工伪色彩和不同的光照强度,最后连续回放,即可获得类似纤维肠镜行进和转向直视观察效果的动态重建图像。目前 CT 仿真肠镜检查技术临床应用的可靠性和实用性日趋成熟,在结肠癌定位、定量和定性诊断中发挥着重要的作用,但是检查前肠道的准备和检查中配合的好坏是决定检查成功与否的关键因素。

1.检查前的护理要点

(1)患者评估:排除检查禁忌证(月经期、妊娠期、肠道出血等)。检查前 1 周是否做钡剂检查,评估患者肠道准备及排便情况,判断是否可以进行检查。

(2)饮食准备:患者检查前 1 天吃清淡、无渣饮食(稀饭、面条等),晚餐后禁食,晚八点至零点可饮糖盐水,以减轻患者饥饿感。零点后禁水。

(3)肠道准备。①蓖麻油:取蓖麻油 30 mL,在检查前晚餐后服用,然后饮温开水 800 mL。蓖麻油服后 3～4 小时排便,2～3 次排便后肠道清洁。②番泻叶:番泻叶作用慢,因此要求患者在检查前 1 天午餐后以番泻叶 30 g 用沸开水 500 mL 浸泡 0.5 小时后饮服,番泻叶服后 7～8 小时排便,3～5 次排便后肠道清洁。晚餐后再用 20 g 番泻叶泡水 100 mL 服用,效果更佳。由于导泻作用非肠内所致,故患者常有腹痛、腹胀,甚至血便。因腹泻持续时间较长,因此年龄大、体弱者应慎用。③和爽:规格为 1 包 68.56 g,检查前晚餐后禁食,晚餐后 1 小时给药,1～2 包溶水 2～4 L。以 1 L/h 的速度口服,排出物为透明液体时结束给药,或遵医嘱。④清洁灌肠:对于便秘患者,服用蓖麻油、番泻叶效果不好者,可提前 1 天清洁灌肠再服泻药。

(4)心理准备健康宣教:检查前要耐心、细致地向患者讲解 CT 仿真肠镜检查的必要性和过程,告诉患者此检查无痛苦、无创伤,消除患者紧张心理,取得患者信任与配合,完成检查。

(5)呼吸训练:指导患者扫描时正确屏气,避免产生呼吸伪影,影响图像质量。

(6)检查前用药:扫描前 30 分钟肌内注射山莨菪碱注射液 10～20 mg,以抑制肠道痉挛,降低管壁张力,充分扩张肠管,减少因肠蠕动而造成的伪影,注射前询问患者有无禁忌证。

(7)其他参照普通或增强检查前的护理。

2.检查中的护理要点

(1)物品准备:双腔止血导尿管(18～20 号)1 根、20 mL 空针 1 副、血压计球囊 1 个、止血钳子 1 把、液状石蜡(石蜡油)、棉签 1 包、纱布 2 张、手纸、治疗巾 1 张。

(2)左侧卧位：双下肢弯曲,臀部垫治疗巾;选择双腔止血导尿管(18～20号),充分润滑导管前端及肛门口,呈螺旋式插入肛门6～10 cm,气囊内注入10 mL气体。

(3)充气体位：取左侧、右侧、俯卧位经肛门注入空气(1 000～1 200 mL)充盈肠道,总注气量因人而异,以结肠充分扩张,患者感觉轻微腹胀为宜,嘱患者尽量控制排气。保留肛管,在定位片上观察结肠管充气情况,以基本显示各段结肠(按照八段法分为直肠、乙状结肠、降结肠、脾曲、横结肠、肝曲、升结肠、盲肠)作为充盈良好的参照;如果结肠充气不理想,可继续追加一次,当患者诉腹胀明显时停止打气,夹闭导管,嘱患者平卧,立即行CT扫描,扫描时嘱患者平静吸气后屏气。

(4)观察病情：肠道充气时根据患者具体情况,注意打气的速度、压力和插管深度,打气时主动与患者交流,询问患者的感觉,有无头晕、恶心、腹痛,观察患者面色等。

(5)扫描时发现肠腔内有液平面时立即俯卧位扫描。

(6)扫描完毕图像质量符合要求后通过尿管抽出肠腔内气体,抽出气囊内气体。观察有无腹胀、腹痛、呃逆等症状。拔出尿管,清洁肛门。

(7)其他参照普通或增强检查中的护理。

3.检查后的护理要点

(1)扫描结束后留观30分钟。密切观察腹部体征。

(2)肌内注射山莨菪碱注射液的患者检查结束待肠蠕动恢复、肛门排气后方可进食。

(3)腹部胀气时可按顺时针方向按摩,加速气体排出,减轻腹胀。对检查结束后出现腹痛、腹胀明显者,应严密观察病情变化,并指导适当走动。并交代患者如腹部异常、不适立即就诊。

(4)为避免发生低血糖反应,必要时可静脉补液。

(5)其他参照普通或增强检查后的护理。

**(八)CT仿真胃镜检查护理要点**

胃溃疡和胃癌是消化科常见的疾病,以往主要依赖于胃镜或X线钡剂检查。胃镜检查仅能观察病灶的腔内改变,在有食管狭窄的患者,胃镜无法顺利通过,无法明确病灶下端的情况;胃镜和X线钡剂对于病灶的浸润程度和病灶与周围脏器的关系以及远处转移的情况都无法明确。CT仿真胃镜检查可以弥补上述缺陷。

1.检查前的准备要点

(1)饮食准备：检查前1天晚上吃少渣易消化的食物,晚八点后禁食,零点后禁饮。

(2)消化道准备：如遇幽门梗阻患者,在检查前1天晚上洗胃,彻底洗净胃内容物,直到冲洗液清晰为止。幽门梗阻患者不能在当天洗胃,因洗胃后可导致胃黏膜颜色改变,影响诊断。

(3)患者评估：排除检查禁忌证(胃出血、穿孔等)。评估患者消化道准备情况,判断是否可以进行检查。

(4)心理护理、健康宣教：向患者讲解整个检查过程及身体感受,缓解患者紧张情绪,使其主动配合检查。

(5)呼吸训练：指导患者扫描时正确屏气,避免产生呼吸伪影而影响图像质量。

(6)检查前用药：扫描前30分钟肌内注射山莨菪碱注射液10～20 mg。注射前询问患者有无前列腺疾病、青光眼等禁忌证。

(7)其他参照普通或增强检查前的护理。

2.检查中的护理要点

(1)体位设计:常规为患者仰卧,足先进,双臂上举伸直,身体尽量置于床面正中间,侧位定位线对准人体正中冠状面。特殊情况可根据观察部位的需要采用侧卧位或俯卧位。

(2)口服产气剂:检查时先设计好体位,嘱患者口服产气剂1~2包后快速仰卧位扫描。发现液平面时再俯卧位扫描。

(3)呼吸配合:扫描时在技师的口令下配合吸气与屏气,扫描时勿打嗝。

(4)其他参照普通或增强检查中的护理。

3.检查后的护理要点

(1)检查后指导患者休息15~30分钟无不适后方可离开。

(2)肌内注射山莨菪碱注射液的患者检查后待肠蠕动恢复、肛门排气后方可进食。

(3)为了避免引起低血糖反应,必要时可静脉补充液体。

(4)其他参照普通或增强检查后的护理。

## 三、特殊患者CT检查护理要点

### (一)气管切开患者CT检查护理要点

气管切开患者由于意识障碍,气道内分泌物多,检查时平卧位导致分泌物不易排出,而引起呛咳、呼吸不畅、缺氧等症状,使患者无法顺利完成检查,因此做好气管切开患者CT检查前的气道管理非常重要。

1.检查前的准备要点

(1)患者预约:开设绿色通道,临床医师确定患者是否能完成CT检查,提前将检查信息传至CT室,提前电话通知并送入检查单。迅速阅读检查单,提前录入患者信息。

(2)医师沟通:电话通知检查时间,由家属、护士或医师陪同,检查气管导管是否为金属材质,必要时请医师进行更换后再检查,以免影响扫描产生金属伪影。

(3)患者评估:到达CT室后护士阅读检查申请单、核对信息、评估病情,重点评估患者呼吸道是否通畅,患者有无痰鸣音,是否需要吸痰。

(4)患者沟通:可采用笔、纸、写字板等工具,让患者将自己的感受、想法写出来进行交流。对于文化层次比较低的患者,仔细观察患者的表情、手势,并鼓励其重复表达,与家属配合能起到很好的交流与配合作用。

(5)清理呼吸道:护士准备好吸痰装置和吸痰盘,进入CT检查室前充分吸氧、吸痰,保持呼吸道通畅,防止检查时患者呛咳导致检查失败。

(6)吸氧:备好氧气袋给氧,维持有效的血氧饱和度。

(7)其他参照普通或增强检查前的护理。

2.检查中的护理要点

(1)体位设计:调整检查床高度与平车平行,由医师、技师与护士共同将患者转移到检查床,动作要轻,将头放于舒适的位置,避免咳嗽。妥善固定患者身体所有通路管道,防止脱落、移位。

(2)患者监测:检查中监测生命体征的变化,发现异常立即处理。必要时氧气枕低流量吸氧。保持呼吸道通畅。

(3)注意保暖:由于扫描房间温度较低,注意保暖,防止受凉诱发咳嗽。

(4)对于躁动不配合患者遵医嘱提前使用镇静药,检查时由家属陪同,注意安全,防止坠床。

(5)其他参照普通或增强检查中的护理。

3.检查后的护理要点

(1)检查结束后将患者安全转移至平车上,再次评估患者情况,必要时清理呼吸道,在医师或护士的陪同下将患者安全送回病房。

(2)其他参照普通或增强检查后的护理。

**(二)多发伤患者 CT 检查护理要点**

多发伤是指多系统、多脏器损伤,其具有病情急、重、伤情复杂、变化快、失血量大、易发生休克、生理功能紊乱、处理难、易漏诊、病死率高等特点。MSCT 在多发伤检查中的应用是一种革命性进步,能在极短时间内,以单一检查方法、单一检查体位完成多部位多系统检查,已逐渐广泛用于创伤患者的伤情评估,被公认为是目前评估多发伤的首选检查方法。

1.检查前的准备要点

(1)开设绿色通道:急诊科医师评估患者是否能配合完成 CT 检查,提前将检查信息传至 CT 室,电话通知并送入检查单,告知检查相关事宜和注意事项。迅速阅读检查单,录入患者信息。并向医师确认检查方式(平扫或增强),预先建立静脉留置针,告知检查相关事宜和注意事项。

(2)医师沟通:电话通知检查时间,要求临床医师陪同检查,放射科医师和技师做好检查准备。

(3)急救准备:护士准备好急救器材、药品、物品,随时启动急救程序。

(4)环境准备:调节好室内温度(22~24 ℃),检查床上铺上一次性床单、尿垫保护设备,防止血液、呕吐物、分泌物渗漏,影响设备的性能。

(5)患者评估:到达 CT 室后护士阅读检查申请单、核对信息、评估病情、询问病史。严密观察瞳孔、意识、$SpO_2$、皮肤颜色、生命体征的变化,保持呼吸道通畅,及时清除口腔、鼻腔、气管内的血凝块、呕吐物、分泌物,充分吸氧。检查静脉通道及各类引流管是否通畅。

(6)心理护理:针对多发伤清醒的患者处于极度恐惧状态,护士应给予安慰和鼓励。

(7)自身防护:医务人员戴好口罩、帽子、手套、防止被患者的血液、体液污染,接触患者后及时洗手。

(8)患者镇静:对于躁动不配合的患者必要时在医师指导下使用镇静药,防止运动伪影产生。

(9)多发伤患者一般无家属陪同,需要增强检查的患者由经管医师代为签署碘对比剂使用知情同意书。

(10)其他参照普通或增强检查前的护理。

2.检查中的护理要点

(1)体位设计:多发伤患者一般为多部位扫描。常规取仰卧位,头先进,双臂放于身体的两侧,身体尽量置于床面正中间,侧位定位线对准人体正中冠状面。

(2)患者转运:指挥和协助搬运患者,调整检查床高度与平车平行,利用平车上的床单轻、稳、平移动患者于检查床上。对怀疑有骨折的部位应重点保护,避免拖拉而造成骨折断端移位,刺伤周围的神经、血管、组织造成患者不必要的痛苦。妥善保护好各种管道,防止牵拉、脱落、引流液倒流。妥善放置监护设备,便于检查中观察患者生命体征的变化。

(3)防止坠床:对于躁动、神志不清的患者检查时注意安全,妥善固定,留人陪伴,防止坠床。

(4)注意保暖:多发伤患者由于失血性休克,救治中输入大量冷的液体或血液,而导致低体温综合征,检查时要注意保暖。

(5)保持静脉补液的通畅,维持有效的血容量。

(6)持续吸氧:便携式氧气瓶或氧气袋持续吸氧。

(7)严密观察:检查中严密观察患者生命体征的变化。对于病情严重、意识障碍、休克等患者,病情容易掩盖对比剂不良反应的症状,重点观察对比剂注射前后生命体征的细微变化及皮肤症状。

(8)其他参照普通或增强检查中的护理。

3.检查后的护理要点

(1)检查结束严密观察患者情况,在医师或护士的陪同下将患者快速转移到病房或急诊科,多发伤患者多处于脱水状态,检查后告知陪同医师合理水化、进行肾功能监测、记录尿量,预防对比剂肾病的发生。

(2)检查后及时将危及生命的阳性体征通知临床医师,便于医师制订治疗方案。

(3)告知医师或家属 30 分钟取片及报告。

(4)其他参照普通或增强检查后的护理。

**(三)机械通气患者 CT 检查护理要点**

机械通气患者一般病情危重,外出检查存在风险。近年来临床医师为了尽快查明疾病的原因,为了给患者提供最佳的治疗方案,而选择 CT 检查来满足临床及患者的需求。如何保证机械通气患者 CT 检查的安全性,是 CT 室护士需解决的难题。

1.检查前的准备要点

(1)风险评估:由医师与家属详谈 CT 检查的必要性与危险性。家属签字同意后方可安排检查。主管医师认真评估及权衡检查的必要性与转送风险,制订检查计划。

(2)开设绿色通道:临床医师评估患者是否能配合完成 CT 检查,提前将检查信息传至 CT 室,提前电话通知并送入检查单。迅速阅读检查单,确认患者到达时间。并向医师确认检查方式(平扫或增强),预先建立静脉留置针。告知检查相关事宜和注意事项。

(3)急救准备:护士准备好急救器材、药品、物品,如小型呼吸机、简易人工呼吸器、足够的氧源、微量泵、便携式监护仪等,随时启动急救程序。

(4)检查前遵医嘱查血气分析。待血氧饱和度及生命体征较稳定情况下由护士和医师陪同检查,更换专用便携式小型呼吸机或简易呼吸器。

(5)患者评估:按照预约时间到达 CT 室,护士快速查看检查申请单、核对信息、询问病史、评估患者意识、生命体征、呼吸道及静脉输液是否通畅、配合程度,确保患者检查安全。并填写危重患者检查记录单。

(6)清洁呼吸道:检查前评估气道有无痰液,吸痰前给予高流量吸氧,再清理呼吸道,提高患者血氧饱和度。

(7)其他参照普通或增强检查的护理。

2.检查中的护理要点

(1)体位设计:由医师、技师与护士共同将患者安全转移到检查床,动作要轻,将头部放于舒适位置;妥善放置呼吸机、监护设备,固定所有管道通路,防止脱落、移位、引流瓶倒流等情况发生。

(2)专人陪同:必要时由家属陪同患者完成检查。

(3)患者监测:检查时持续心电监护、血氧饱和度监测,严密观察呼吸机运行情况,并做好记录。

(4)注意保暖:由于扫描房间温度较低,注意保暖,防止受凉诱发咳嗽。

(5)对于清醒的患者告知检查时一定要保持不动,防止移动体位和咳嗽等动作。

(6)保持静脉补液的通畅,维持有效的血容量。

(7)其他参照普通或增强检查中的护理。

3.检查后的护理要点

(1)检查结束将患者安全移下检查床,观察呼吸机运行情况,再次评估患者气道是否通畅,生命体征是否平稳,在护士和医师陪同下立即返回病房。

(2)检查后整理呼吸机,消毒呼吸机管理,及时充氧备用,做好使用记录。

(3)其他参照普通或增强检查后的护理。

**(四)躁动患者 CT 检查护理要点**

躁动是颅脑功能区损伤或病变后出现的精神与运动兴奋的一种暂时状态。CT 检查是颅脑损伤术前诊断和术后评估的首选检查方法。如何保证躁动患者顺利完成检查是 CT 室护士一项非常重要的工作。

1.检查前的准备要点

(1)开设绿色通道:临床医师评估患者是否能配合完成 CT 检查,提前将检查信息传至 CT 室,电话通知并送入检查单,确认患者到达时间。向医师确认检查方式(平扫或增强),预先建立好静脉留置针,告知检查相关事宜和注意事项。

(2)医师沟通:对于躁动的患者,CT 室护士应与临床医师沟通,提前使用镇静药、镇痛药,提供护理干预,待患者安静后立即安排检查,最好由医师陪同检查。

(3)患者评估:阅读检查申请单、核对信息、询问病史,评估病情及配合程度。了解患者躁动的原因,如颅脑外伤(额叶或颞叶脑挫伤、蛛网膜下腔出血)、术后疼痛等。

(4)环境准备:声、光、冷的刺激可诱发患者躁动的发生,检查前将检查室光线调暗、调节室温、尽量减少刺激。

(5)镇静的监护:重点观察使用镇静药后患者呼吸是否平稳,血氧饱和度的变化。必要时给予持续吸氧。

(6)其他参照普通或增强检查前的护理。

2.检查中的护理要点

(1)体位设计:技师与护士转运患者时动作要轻、快、稳,肢体制动。妥善固定所有管道通路,防止脱落、移位、引流液倒流等情况发生。

(2)专人陪同:必要时由家属陪同,适当固定患者肢体,指导家属正确按压的方法。

(3)患者监测:技师与护士通过防护窗严密观察患者的情况,防止坠床。监测血氧饱和度变化,注射对比剂时观察患者有无局部和全身不良反应发生,并做好记录。

(4)快速扫描:由经验丰富的技师实施扫描,动态观察 CT 图像,及时发现异常征象,并上报值班医师。

(5)其他参照普通或增强检查中的护理。

3.检查后的护理要点

(1)检查结束后将患者安全转移至平车,评估患者病情,住院患者由医师陪同立即返回病房。

(2)门诊患者在观察室留观,待生命体征平稳后方可离开。

(3)其他参照普通或增强检查后的护理。

## (五)CT引导下$^{125}$I粒子置入术护理要点

CT引导下$^{125}$I粒子置入近距离放疗肿瘤是根据三维内放疗系统计划,通过CT引导下将微型放射源$^{125}$I按肿瘤形状精确置入肿瘤组织中,通过其发出的低能量射线持续照射、杀伤或抑制肿瘤细胞的增殖,从而控制肿瘤的发展及消除肿瘤。

1.术前的准备要点

(1)环境准备:调节检查室温度(22~24 ℃),防止患者受凉。CT检查间采用紫外线消毒30分钟,光线充足。

(2)资料准备:查看相关检查是否完善,如术前三大常规、肝肾功能、凝血酶原时间,以及B超、CT、X线、心电图等检查。

(3)心理护理及健康教育:针对患者存在疑虑、焦虑、恐惧不安的心理变化,应主动与患者进行沟通,耐心、细致地向患者及家属解释,说明置入完全封闭的放射源$^{125}$I能有效持续杀伤肿瘤细胞,$^{125}$I辐射直径只有1.7 cm,经系统规划治疗,可使正常组织不受到辐射,是目前治疗肿瘤较好的方法,并讲解检查中配合的方法及重要性。

(4)严格查对制度:评估患者基本情况,签署CT引导下$^{125}$I粒子置入术知情同意书。

(5)其他参照普通或增强检查前的护理。

2.术中的护理要点

(1)体位摆放:通常采用仰卧位俯卧位、侧卧位,将患者固定于最舒适的体位,以便能更好地配合手术。需要俯卧位的患者,胸腹部垫一小枕,足背垫一软枕,头侧向一边,侧卧位的患者身体两侧用软枕固定,患者制动以免置入针移位。

(2)固定穿刺针:根据穿刺部位深浅的不同选择不同长度的穿刺针,固定好穿刺针尾端不受污染。

(3)指导患者在操作过程中若出现疼痛、皮肤发麻、寒冷、体位不舒服时应及时告知,做好术中沟通工作。

(4)对于表浅部位如咽部肿瘤患者,在置入过程中严密注意是否有粒子随着唾液的下咽而进入胃肠道,如有发生,嘱患者术后第1次大便注意观察。

(5)粒子置入前、中、后均应清点粒子的颗数,并做好登记工作,怀疑有粒子丢失立即用粒子监测仪监测,直至找到为止。术毕立即监测扫描床、地面及丢弃的废物,甚至操作者鞋底,防止粒子遗漏。

(6)术中严密观察患者的病情变化,认真听取患者主诉,必要时行心电监护,及时发现并发症。

(7)检查中做好患者与医护人员安全防护。

(8)其他参照普通或增强检查中的护理。

3.术后护理要点

(1)交代注意事项:放射性粒子置入治疗后可能出现粒子移位、肺栓塞、腹腔内出血,局部组织液化、感染、胆管狭窄、胆漏、放射性肠胃炎、腹部切口延迟愈合等并发症。出院后应定期回医院复查血象、X线检查放射源在体内的数量及位置。

(2)注意防护:儿童、孕妇不宜接触患者,6个月后通常无须特别防护。

(3)其他参照普通或增强检查后的护理。

### (六)CT引导下经皮肺穿刺活检术护理要点

在CT引导下经皮肺穿刺活检获得病变组织进行病理学检查,检查的准确率可达86%～95%,极大地提高了病变的诊断和鉴别诊断的准确性,对疾病治疗方案的制订,病情预后评估具有重要的参考价值。

1.术前准备要点

(1)环境准备:调节检查室温度(22～24 ℃),防止患者受凉。CT检查间采用紫外线消毒30分钟,光线充足。

(2)物品、药品及器械准备:准备无菌穿刺包、小容器、穿刺活检针和枪;10%的甲醛、95%乙醇、2%利多卡因。

(3)资料准备:检查相关检查是否完善,如术前三大常规、肝肾功能、凝血酶原时间、B超、CT、X线、心电图等检查资料。

(4)心理护理与健康教育:护士应耐心讲解该项检查的过程和穿刺的必要性,以及对治疗的指导意义。增强患者信心和勇气,取得患者和家属的理解及配合,使患者保持良好的心理状态,从而保证穿刺的顺利进行。

(5)严格查对制度,评估患者基本情况,履行告知义务并签署穿刺同意书。

(6)其他参照普通或增强检查前的护理。

2.术中的护理要点

(1)体位摆放:根据穿刺的位置设计体位,以患者感觉舒适为准。

(2)呼吸训练:训练患者穿刺或扫描中吸气、屏气和配合方法。

(3)操作者准备:洗手、戴口罩、严格无菌技术操作,防止交叉感染。

(4)配合医师进行消毒和铺无菌单,协助取活检,10%的甲醛进行标本固定。

(5)观察病情:术中认真听取患者的主诉,严密观察患者面色及生命体征的变化,必要时心电监护。

(6)做好患者与医护人员的安全防护。

(7)穿刺结束后评估病情,有无出血、气胸及其他并发症发生。穿刺点局部加压包扎,防止出血。

(8)其他参照普通或增强检查中的护理。

3.术后护理要点

(1)交代注意事项:嘱患者卧床休息6～12小时,避免剧烈运动。可能会出现疼痛、出血、气胸等并发症,如有不适请及时告诉医师或护士。

(2)将病理标本及时交给穿刺医师,标贴患者信息。

(3)观察30分钟无异常情况由护士或医师陪同返回病房。

(4)其他参照普通或增强检查后的护理。

### (七)颈外静脉高压注射碘对比剂护理要点

1.检查前的准备

(1)检查前的评估:①掌握适应证。为穿刺特别困难者提供一条安全的增强检查途径。主要用于上肢血管条件特别差,长期放疗、化疗,肥胖,糖尿病,穿刺失败2次以上的患者。②掌握禁忌证。颈部粗短、呼吸困难、颈部有淋巴结肿大、颈部有肿块、颈部损伤、气管切开或其他颈部手术、穿刺侧静脉回流障碍、心功能差、不配合者。③心肺功能评价。严重心肺功能不全的患者禁止行颈外静脉高压注射对比剂。

（2）物品准备：常规消毒物品 1 套、静脉留置针 1 副、一次性无菌透明敷贴 1 张、无菌注射用水 1 支。

（3）穿刺方法：①选择美国 BD 公司生产的 20 G 浅静脉留置针，针尾接 0.9％氯化钠注射液空针，排尽空气。②患者取平卧位，头后仰偏向一侧，暴露颈部，选择颈外静脉直且充盈一侧。③操作者站在患者头侧，助手在穿刺侧。④穿刺部位常规消毒，消毒范围为 8～10 cm，待干。⑤助手按压锁骨上方颈外及胸锁乳突肌上下缘，使穿刺区域相对平坦易于穿刺，同时便于颈外静脉充盈。必要时嘱患者屏气，颈外静脉充盈会更加明显。⑥操作者左手按压颈外静脉上段并绷紧皮肤，右手持静脉留置针，选择颈外静脉上 1/3～2/3 进针，进针角度以 15°～30°为宜，见回血或落空感，回抽空针，见回血后抽出针芯少许，降低穿刺角度送软管，使针与血管平行再潜行 2～3 mm，拔出针芯，推注生理盐水 5～10 mL，用 3M 敷贴固定。

（4）健康教育：嘱患者头部制动，避免剧烈咳嗽。

（5）立即安排检查，避免等待过久。

2.高压注射操作方法

（1）体位设计：双人扶患者上检查床，妥善放置患者头部，保持静脉留置针通畅。

（2）更换高压注射连接管、排气。

（3）用带生理盐水的空针回抽颈外静脉留置针，见回血后推注生理盐水，询问患者有无疼痛、胀感。

（4）连接高压注射管路，试注射水，观察穿刺部位有无疼痛、肿胀、皮肤发红。

（5）推注对比剂时严密观察患者反应和生命体征变化，发现异常立刻停止注射。

（6）检查完毕，分离高压注射管道。

3.检查后的观察

检查后嘱患者休息 15～30 分钟无任何不适方可拔除留置针，按压 5～10 分钟。

## 四、小儿 CT 检查护理要点

### （一）小儿 CT 普通检查护理要点

（1）评估患儿面色、体温、呼吸、脉搏、皮肤等情况。询问患儿用药史、过敏史，目前小便情况，有无恶心、呕吐，了解相关检查情况。

（2）取出检查部位金属异物：需镇静的患儿在入睡前，指导或协助家长取出患儿检查部位的高密度金属物品。

（3）膀胱和尿裤的准备：对配合的患儿，腹部扫描若无禁忌，检查前根据年龄大小适量饮水，泌尿系统扫描前尽量饮水使膀胱充盈，充盈后及时安排检查；其他部位检查尽量先排小便；对不配合的患儿事先穿好尿裤。

（4）选择性地进行屏气训练对配合的患儿进行屏气训练，方法与成人相同，不配合的患儿处于睡眠状态或平静呼吸即可。

（5）腹部 CT 检查前 1 周不服用重金属药物，如 1 周内做过胃肠道钡剂造影者，则于检查前先行腹部透视，确认腹腔内无钡剂残留。

（6）耐心解答家属和患儿的问题，告知检查配合、注意事项、检查时间及检查流程，护士用亲切的语言呵护患儿，给予榜样激励，让其放松，务必告诉患儿检查中保持安静不动，必要时适当满足或承诺患儿的喜好,以便顺利完成检查。

(7)对确实不能配合的患儿可以在其自然睡眠后检查;对于易惊醒的患儿,必要时遵医嘱给予镇静药,熟睡后检查。

(8)其他参照成人普通检查护理。

**(二)小儿 CT 增强检查护理要点**

1.检查前的护理要点

(1)患儿的评估:阅读申请单,查对患儿信息、检查目的、部位,测患儿体重、生命体征,评估病情,筛查高危人群。

(2)健康宣教及心理护理:给家属及患儿说明检查要求及风险,告之注射对比剂瞬间可能有一过性发热、口腔金属异味等正常反应和恶心、呕吐等异常反应。重点告知家长镇静的目的、方法、重要性及配合技巧。

(3)合理水化:增强检查前 4 小时内根据病情及患儿年龄大小给予合理水化。但需镇静或麻醉的小儿检查前要禁食、禁水 6～8 小时。

(4)知情同意:由患儿家长或者监护人签署碘对比剂使用知情同意书。

(5)选择血管:选择直径较粗的头皮静脉和外周静脉,必要时选择颈外静脉,置入适宜的留置针,妥善固定,肘部穿刺时防止弯曲。

(6)患儿镇静:对新生儿、婴幼儿、多动症及智障者儿童,在进行检查前均应进行镇静及制动,遵医嘱口服 10%水合氯醛或肌内注射镇静药。对入睡特困难的患儿,必要时在监测麻醉下进行检查。

(7)环境准备:调节室温(22～24 ℃),光线调暗,防止患儿因受凉和强光刺激而惊醒。

(8)其他参照成人增强检查前的护理。

2.检查中的护理要点

(1)体位摆放:动作轻柔,对监测麻醉的患儿,去枕平卧,肩下垫一小薄枕,头偏向一侧,保持呼吸道通畅;一般小儿采取平卧位,根据检查要求放置手的位置,注意体位摆放和管道长度,避免移床过程中高压管道打折或牵拉导致留置针脱出。适当固定肢体,避免检查期间突然不自主运动造成检查失败。

(2)防止坠床:必要时由家属或工作人员陪护在旁防止坠床。

(3)做好患儿及家属的辐射防护。

(4)密切观察病情:对监测麻醉的患儿进行心电监护,密切观察脸色、唇色、生命体征及血氧饱和度变化,常规低流量吸氧。

(5)对配合的患儿用通俗易懂的语言告之检查时一定保持安静不动。

(6)防止对比剂渗漏:注射对比剂前手动注入生理盐水 2～5 mL,观察穿刺部位有无疼痛、红、肿现象,患儿有无因疼痛引起肢体回缩,确保留置针安全无渗漏方可高压注入对比剂。注药时严格控制流速、压力和流量。对睡眠患儿检查期间同时固定好非检查部位,以免推药时患儿突然惊醒躁动导致检查失败。检查时患儿若出现异常情况,立即停止推药,及时处理。

(7)其他参照成人增强检查中的护理。

3.检查后的护理要点

(1)患儿监测:检查完毕将患儿抱入观察室观察 30 分钟,对使用镇静药或监测麻醉的患儿,密切观察其睡眠深度、面色、呼吸、脉搏等情况,必要时延长观察时间。拔针前应仔细观察并询问患儿有何不适,如发现皮疹、打喷嚏、流泪、眼结膜充血等症状应推迟拔针时间,对症处理。

(2)对患儿的良好表现给予口头表扬或奖励。

(3)避免门诊患儿"带针"离院引起并发症,住院患儿要带针回病房者,强调注意事项,并贴上穿刺时间和穿刺护士。

(4)拔针后,嘱咐家属用棉球轻压穿刺处 3～5 分钟,防止穿刺处渗血。按压应以穿刺点为直径 1～3 cm 的范围,按压时应固定,不可来回揉搓。

(5)指导家长给患儿合理水化,促进对比剂排泄。

(6)对个别检查未成功者,告知家长后与临床医师联系沟通,确定是否需要重新预约检查。

(7)其他参照成人增强检查后的护理。

**(三)儿童先天性复杂型心脏病及血管畸形检查护理要点**

1.检查前的准备要点

(1)病情评估:阅读申请单,查对患儿信息、测患儿体重、生命体征;评估患儿的心理状态、活动耐力、生长发育、生命体征、有无发绀及发绀程度、有无心力衰竭表现(杵状指、蹲踞现象、缺氧发作等)、有无呼吸道感染、吃奶中断,以及用药史、过敏史、配合能力等。

(2)健康宣教及心理护理:由于先天性复杂型心脏病本身疾病的特点,给家属及患儿说明检查的风险及要求,告之注射对比剂瞬间可能有一过性发热、口腔金属异味等正常反应和恶心、呕吐等异常反应。重点告知家长镇静的目的、方法、重要性及配合技巧。

(3)合理水化:增强检查前 4 小时内根据病情及患儿年龄大小给予合理水化。需镇静或麻醉的小儿检查前要禁食、禁水 6～8 小时。

(4)由患儿家长或监护人签署碘对比剂使用知情同意书。

(5)选择穿刺血管:静脉穿刺前坐位选择确定血管,穿刺时再平卧,助手固定进行静脉穿刺,尽量避免用力按压患儿以免导致哭闹引起缺氧加重症状,尤其是颈外静脉穿刺时要特别注意,固定敷贴同时观察患儿病情变化,若出现呼吸困难立即抬高肩背部半卧、氧气吸入,缓解缺氧症状,同时通知医师进一步处理。

(6)其他参照小儿、成人增强检查前的护理。

2.检查中的护理要点

(1)体位摆放:动作轻柔,对监测麻醉的患儿,去枕平卧,肩下垫一小薄枕,头偏向一侧,保持呼吸道通畅;一般小儿采取平卧位,根据检查要求放置手的位置,注意体位的摆放和管道的长度,避免移床过程中高压管道打折或牵拉导致留置针脱出。适当固定肢体,避免检查期间突然不自主运动造成检查失败。

(2)必要时由家属或工作人员陪护在旁防止坠床,做好患儿及家属的 X 线防护。

(3)密切观察病情:持续心电监护,密切观察其脸色、唇色、生命体征及血氧饱和度等变化,有无呕吐、躁动等情况,若出现紧急情况,立即停止扫描进行抢救,常规低流量吸氧。

(4)其他参照小儿、成人增强检查中的护理。

3.检查后的护理要点

参照小儿、成人增强检查后的护理。

**(四)儿童支气管异物 CT 检查护理要点**

(1)患儿评估:阅读申请单,查对患儿信息,评估患儿呼吸及配合情况,有无窒息危险。喉部异物患儿可出现喉痛、声音嘶哑、强烈咳嗽、呼吸困难、喉痉挛等症状,较大的异物可立即发生窒息。气管、支气管异物患儿最初症状为痉挛性咳嗽伴有呼吸困难。

（2）开启绿色通道，快速安排检查。

（3）确定氧气装置、简易呼吸器、吸痰器等急救器材和药品处于备用状态。

（4）观察患儿呼吸情况，保持患儿安静，避免哭闹引起异物移位增加耗氧量。必要时遵医嘱使用镇静药，忌用吗啡、哌替啶等抑制呼吸的药物。

（5）必要时给予氧气吸入，如呼吸困难加重，应立即加大氧流量至 5～6 mL/min。将患儿侧卧轻拍背部，同时派人通知医师采取对症措施。

（6）去除患儿颈胸部金属异物。

（7）由家属或医师陪同检查。

（8）待患儿安静或入睡时及时安排检查。

（9）必要时检查过程中实施急救措施。①拍背法：让小儿趴在救护者膝盖上，头朝下，托其胸，拍其背部，使小儿咳出异物，也可将患儿倒提离地拍背。②催吐法：对略靠近喉部的气管异物，可用匙臂、压舌板或手指刺激咽喉部，引起呕吐反射，将异物呕出。③拍挤胃部法：即海默立克手法（Heimlich 手法）。对较大患儿，救护者站在患儿身后两手臂挟住儿童，一手握拳，另一手搭在握拳的手上，放在脐与胸骨剑突之间，有节奏地使劲往内上方推压，使横膈抬起，压后放松，重复而有节奏进行，必要时冲击可重复 7～8 次，促使肺内产生强大气流逼迫异物从气管内冲出。④如果抢救过程中，患儿出现呼吸停止，应立即实施心肺复苏术。

（10）检查后尽快将结果告知临床医师，必要时协助 CT 医师按危急值报告流程处理。

（11）其他参照小儿 CT 普通检查。

**（五）儿童检查的镇静护理要点**

1.镇静的要求及准备

（1）按国家规定及药品使用说明书用药。

（2）建议按 JCI 标准要求进行镇静的管理规程。

（3）严格执行医院的镇静管理规范。

（4）告知家属镇静的要求、方法、必要性、注意事项、配合要点等，签署知情同意书。

（5）镇静前病情允许情况下尽量限制睡眠。根据病情及平时睡眠习惯进行调整，建议限制睡眠时间为预约时间前数小时。一般 1 岁以内 2～4 小时、1～3 岁 4～6 小时、4 岁以上 6～8 小时、年长儿晚睡早起白天限制睡眠再适当活动让其疲倦，检查前按照工作人员安排的时间使用镇静药，熟睡后再接受检查。

（6）遵医嘱使用 10% 水合氯醛口服或灌肠，按体重计算，常规用量每次为 0.5 mL/kg，一般婴幼儿不超过 12 mL，口服时可加等量糖浆稀释以改善口感；苯巴比妥钠肌内注射，按体重计算，常用用量每次为5 mg/kg，一般不超过 100 mg；必要时静脉用药镇静。新生儿忌用地西泮，以免抑制呼吸。对上述方法镇静效果不佳的患儿可请麻醉科进行监测麻醉，由医师陪同检查。

（7）仔细询问镇静前的用药情况，严格执行查对制度，遵医嘱用药。

（8）小剂量液体药物，应精确量取，确保剂量准确，避免超量致中毒或剂量不足影响疗效。

（9）可用吸管、去针头的注射器、小药匙喂药，尽量选择喂药器。

2.镇静的操作方法

（1）若用小药匙喂药，则从婴儿口角处顺口颊方向慢慢喂入，待药液咽下后，才将药匙拿开，以防止婴儿将药液吐出。可用拇指和示指轻捏患儿双颊，使之下咽。注意不要让患儿完全平卧或在其睡眠、哽咽时喂药,喂药时可抱起或抬高患儿头部,以防呛咳。婴儿喂药前 1 小时左右勿喂奶,避免因服药呕吐引起误吸。不要将药液混于奶中哺喂,可在喂药 5～10 分钟后适量饮水进食,再熟睡。

(2)用 10％水合氯醛灌肠时,患儿取左侧卧位,垫高臀部,润滑肛管(或使用一次性吸痰管)前端,将肛管从肛门轻轻插入 7 cm 左右,缓慢推药,轻轻拔出肛管,指导家属轻轻夹紧患儿两臀。尽量保留药液30 分钟左右。

(3)肌内注射镇静时,对不合作、哭闹挣扎的婴幼儿,可采取"三快"的注射方法,即进针快、注药快、拔针快,缩短时间,防止发生意外。

(4)静脉推注镇静药时速度要慢。

(5)密切观察用药后的效果及病情变化,做好记录。

**(六)儿童 CT 增强检查留置针操作要点**

1.常规准备及穿刺

(1)全面评估血管。

(2)根据检查要求确定穿刺部位。

(3)根据对比剂的浓度及推注的速度,尽量选择粗直且弹性好的血管,避免选择前额靠近面部的血管,防止对比剂渗漏,避免造成皮下组织肿胀、疼痛、甚至水疱、溃烂、坏死等情况。

(4)根据检查部位、注射对比剂总量、推注速度及血管情况选择合适的密闭式静脉留置针,20 G、22 G、24 G。

(5)尽量一次穿刺成功,避免同一部位反复穿刺。

(6)胶布和敷贴妥善固定。

(7)试推生理盐水检查,确定穿刺成功。

(8)向家长和患儿交代注意事项。

2.对于肥胖、躁动、放疗、化疗、久病等特殊患儿的准备及穿刺

(1)高度重视,耐心反复评估。

(2)避免盲目穿刺。

(3)助手固定体位,配合穿刺。

(4)必要时先选择血管、再镇静,待患儿较安静、入睡前再穿刺;一般情况先建立静脉留置针再镇静,防止个别患儿镇静后留置针安置困难而镇静药半衰期已过,影响检查。

(5)常规部位无法穿刺时再选择颈外静脉,头颈部检查除外。

3.特殊静脉通道的使用注意事项

(1)禁止使用 PICC 通道。

(2)慎用临床带来的留置针通道,评估穿刺时间、留置针型号是否合适,检查局部有无肿胀、皮肤颜色有无异常。留置针安置时间超过 24 小时尽量不用。

(3)颈外静脉穿刺时哭闹、呼吸困难的患儿勿用力按压头部,严密观察病情,防止颈椎骨折和呼吸困难。并在检查单上粘贴醒目标识,提示技师调整注射剂量、速度和扫描时间。

(4)可以使用深静脉通道,如颈静脉、股静脉,但必须严格无菌操作,试推生理盐水观察确认深静脉通畅,检查后按要求冲管、封管。并粘贴醒目标识,提示技师调整注射剂量、速度和扫描时间。

4.哭闹躁动患儿留置针的穿刺方法

(1)穿刺用物备齐,先选好血管,扎止血带时间控制在 30 秒以内。

（2）穿刺时可用玩具或物品逗乐患儿，需多个助手协助固定患儿身体及穿刺部位。

（3）不同部位的固定方法：①穿刺头皮时穿刺者左手大拇指和示指固定穿刺点前后皮肤。②穿刺颈部时穿刺者左手固定好穿刺侧颞部及下颌。③穿刺四肢，如穿刺手背时，穿刺者左手握住患儿5个手指，并绷紧穿刺点靠近远心端皮肤。④另一手持针在静脉走向最明显处后退 2～5 mm进针，见回血后降低穿刺角度10°～15°，将留置针继续沿血管方向推进1～2 mm，此时停止进针，将针芯后退 3～4 mm，右手持留置针顺势将导管和针芯同时推入血管，见回血正常，将针芯全部退出，助手固定好患儿，防止躁动时留置针脱出，敷贴妥善固定。

（4）对循环较差的可用生理盐水注射器抽回血及导管内空气，回血良好推生理盐水，检查并保留留置针。

5.留置针的加强固定和保护

（1）皮肤准备：穿刺前对出汗多的患儿擦干局部皮肤，消毒待干，避免敷贴不牢。

（2）胶布加强固定：敷贴固定后，外加胶布与血管走行方向垂直固定。对于四肢，可用胶布螺旋方式加强固定敷贴和留置针，不易过紧，注意观察指端血循环。注意固定好导管座部位，避免前端导管轻，而导管座和延长管较重而导致导管滑出，最后用胶布固定好延长管部分。

（3）检查前留置针的观察和保护：嘱咐家长患儿静脉留置针留置期间的注意事项，避免摩擦或意外拔管，穿刺侧肢体制动，穿刺局部保持干燥，若敷贴松脱、潮湿或留置针脱出及时告诉护士。使用口服、灌肠、肌内注射镇静药时患儿常哭闹躁动，注意保护，镇静后再注意检查留置针是否完好，有异常及早重新穿刺。

（4）检查中的固定：摆好体位，按检查要求将手放在舒适的位置，保持穿刺处血管平直，不要弯曲打折，将高压连接管妥善固定，保持足够的长度，避免牵拉导致留置针脱出。

6.穿刺困难患儿的应急处理方法

对穿刺特别困难的患儿，多与家长沟通，请有经验的护士穿刺，两次穿刺失败，患儿休息后再请下一位护士操作，避免一人反复多次穿刺。若仍未成功，邀请儿科护士穿刺。必要时根据病情改约时间，待休息调整、进食、改善循环后再行穿刺检查。

（李　萍）

# 第二节　磁共振成像检查的护理

## 一、MRI 检查护理

### （一）MRI 普通检查护理

1.检查前护理

（1）患者预约：患者凭检查信息通过 PACS 系统进行预约、登记确认。正确留取患者身高、体重，并记录在申请单上。

（2）检查分检：护士或登记员根据检查信息进行分检，指导患者到相应地点等待检查。

（3）评估核对：护士仔细阅读检查申请单，核对患者信息（姓名、性别、年龄、检查部位等），详细询问病史，明确检查目的和要求；评估患者病情，确认患者信息、检查部位、检查方式的正确；对检查目的要求不清的申请单,应与临床申请医师核准确认。

(4)风险筛查:确认受检查者无 MRI 检查绝对禁忌证,患者进入机房前需将身上一切金属物品摘除,包括义齿、钥匙、手表、手机、发夹、金属纽扣,以及磁性物质和电子器件。安置有金属节育环的盆腔受检查者,应嘱其取环后再行检查;由于某些化妆品含有微量金属,必要时检查之前卸妆。

(5)消化道准备:腹部脏器检查者于检查前 6~8 小时禁食、禁水;做盆腔检查者禁止排尿(膀胱内保持少量尿液);并进行严格的呼吸训练。

(6)心理护理和健康宣教:介绍检查的目的、禁忌证、适应证、注意事项、配合、环境及机器情况,过度焦虑紧张可由家属陪同(筛查有无焦虑症、恐惧症等)。告知患者扫描检查大概所需的时间,磁场工作时会有嘈杂声响或发热,均属正常,扫描过程中平静呼吸,不得随意运动,以免产生运动伪影(如吞咽动作易导致颈、胸部检查时出现运动伪影,眨眼和眼球运动易导致头颅、眼眶等检查时出现运动伪影,腹部运动过于明显易导致盆腔检查时出现运动伪影等)。若有不适,可通过话筒和工作人员联系。

(7)对于咳嗽的患者检查前遵医嘱止咳后再安排检查。

(8)婴儿检查前 0.5 小时不可过多喂奶,防止检查时溢乳导致窒息发生。需行监测麻醉者需禁食、水 4~6 小时。

(9)镇静准备:对小儿、昏迷、躁动、精神异常的受检者,应在临床医师指导下适当给予镇静处理(10%水合氯醛、苯巴比妥钠、监测麻醉等)。

2.检查中护理

(1)体位设计:按检查部位要求设计体位,安放线圈,指导患者保持正确的姿势,确保体位不动。严禁患者体位在体内形成回路(两手不能交叉放在一起,双手不与身体其他部位的皮肤直接接触,其他部分的裸露皮肤也不能相互接触,以免产生回路),同时患者皮肤不能直接触碰磁体内壁及各种导线,防止患者灼伤。

(2)患者沟通:再次告诉患者检查时间、设备噪声和发热现象。有特殊需要的患者给予保暖,防止患者着凉。

(3)听力保护:提供听力保护装置(比如耳塞、棉球或 MRI 专用耳麦等),保护受检者听力。

(4)观察病情:检查中注意观察患者有无异常反应。

(5)检查结束后询问患者情况,协助下检查床。

3.检查后护理

告知患者及家属取片与报告的时间及地点。

**(二)MRI 增强检查护理**

MRI 增强扫描可提供更多的诊断信息,可显示微小病灶,能够更清晰地分辨病灶的性质及范围,有助于明确诊断和鉴别诊断。磁共振增强扫描成功与否直接影响到疾病的诊断,患者配合的好坏是扫描成功的关键因素之一,全程有效的护理干预不但能保证患者安全,而且有利于提高图像质量和诊断效果。

1.检查前的护理

(1)患者预约:患者凭检查信息通过 PACS 系统进行预约、登记确认;正确记录患者身高、体重,并记录在申请单上,便于计算注射对比剂使用量。

(2)评估核对:护士仔细阅读检查申请单,核对患者信息(姓名、性别、年龄、检查部位、检查设备等),详细询问病史(既往史、检查史、用药史、现病史、过敏史等),明确检查目的和要求;评估患者病情,筛选高危人群;确认患者信息、检查部位、检查方式的正确。对检查目的要求不清的申清单,应与临床申请医师核准确认。

(3)心理护理和健康宣教:在常规宣教的基础上重点告知增强检查的目的及注意事项、合理水化的重要性,注射对比剂后可能出现的正常现象(口干、口苦、口腔金属味、全身发热、有尿意等)和不良反应(如恶心、呕吐、皮疹等),进行针对性护理,消除患者紧张、焦虑的不良情绪。

(4)必要时镇静:对小儿、昏迷、躁动、精神异常的受检者,应在临床医师指导下适当给予镇静处理(10%水合氯醛、地西泮、监测麻醉等)。

(5)建立静脉通道:认真评估血管,安置22 G留置针;嘱患者等待中穿刺侧肢体制动,防止留置针脱出。

(6)指导患者或家属签署钆对比剂使用知情同意书。对于危重患者,原则上不做增强检查,如果特别需要,必须由有经验的临床医师陪同。

(7)急救准备:因MRI设备的特殊性,应在MRI检查室隔壁设立抢救室,常备各种急救药品和仪器,固定放置,定期查对。护理人员应熟悉抢救药品的药理作用、常用剂量及使用方法,熟练使用抢救器械。若患者发生了对比剂不良反应,应及时地进行抢救。并向临床医师说明发生意外不能在机房内实施抢救,必需转移到抢救室处理。

(8)其他内容参照MRI普通检查。

2.检查中的护理

(1)再次沟通:告诉患者检查时间、设备噪声、发热现象以及注射对比剂后可能出现的反应,减轻患者紧张情绪;有特殊需要的患者给予保暖,防止患者着凉。

(2)确保静脉通畅:按要求抽吸钆对比剂,连接高压注射器管道,试注水,做到"一看二摸三感觉四询问";确保高压注射器、血管通畅。

(3)严密观察:注射对比剂时密切观察患者有无局部和全身症状,防止不良反应的发生,及时发现、及时处理。

(4)检查结束后询问患者情况,评估有无不适,协助下检查床。

(5)指导患者到观察区休息15~30分钟,如有不适及时告知护士。

(6)其他参照MRI普通检查。

3.检查后的护理

(1)定时巡视:准备护士定时巡视观察区,询问患者有无不适,及时发现不良反应。

(2)合理水化:MRI对比剂的半衰期为20~100分钟,24小时内约有90%以原型在尿液中排出。若病情允许,指导患者进行水化(100 mL/h)以利于对比剂的排出,预防肾源性系统纤维化(NSF)的发生。

(3)观察15~30分钟患者无不适后方可拔取留置针,指导正确按压穿刺点,无出血方可离开观察区。

(4)告知患者回家后继续观察和水化,如有不适及时电话联系。

(5)发生不良反应的处理方法请参照钆对比剂预防与处理的相关内容。

(6)其他参照MRI普通检查。

## 二、MRI 常见部位检查护理要点

**(一)头部 MRI 检查护理要点**

头部 MRI 检查包括颅脑、鞍区、内听道、眼部、鼻旁窦、鼻咽、颅底、腮腺、内耳等部位。

1.检查前准备要点

参照 MRI 普通或增强检查。

2.检查中护理要点

(1)线圈选择:头部专用线圈。

(2)体位设计:患者仰卧在检查床上,头先进,头置于线圈内,人体长轴与床面长轴一致,双手置于身体两旁或胸前。头颅正中矢状面尽可能与线圈纵轴保持一致,并垂直于床面。

(3)成像中心:颅脑、鞍区以眉间线位于线圈横轴中心;内听道、鼻旁窦、鼻咽、颅底、腮腺、内耳以鼻根部位于线圈横轴中心;眼部以眶间线位于线圈横轴中心。即以线圈中心为采集中心,锁定位置,并送至磁场中心。

(4)制动并保护眼部:嘱患者保持头部不动,平静呼吸,眼球检查时嘱患者闭眼,双眼球不能转动,避免产生运动伪影。对于眼睑闭合不全的患者,可用纱布遮盖患者双眼。

(5)其他参照 MRI 普通或增强检查。

3.检查后护理要点

参照 MRI 普通或增强检查。

**(二)颈部 MRI 检查护理要点**

颈部 MRI 检查包括颈部软组织、颈部血管成像、喉及甲状腺。

1.检查前准备要点

参照 MRI 普通或增强检查。

2.检查中护理要点

(1)线圈选择:颈部专用线圈。

(2)检查体位患者仰卧在检查床上,头先进,颈部置于线圈内,人体长轴与床面长轴一致,双手置于身体两旁或胸前。头颅正中矢状面尽可能与线圈纵轴保持一致,并垂直于床面。

(3)成像中心:线圈中心对准甲状软骨,移动床面位置,使十字定位灯的纵横交点对准线圈纵横轴中点。即以线圈中心为采集中心,锁定位置,并送至磁场中心。

(4)嘱患者保持安静,平静呼吸,叮嘱患者尽量避免咳嗽或吞咽,以免产生伪影影响图像质量。确实无法控制咳嗽时,可在扫描间隙期进行动作(即机器没声音时)。

(5)其他参照 MRI 普通或增强检查。

3.检查后的护理要点

参照 MRI 普通或增强检查。

**(三)胸部 MRI 检查护理要点**

1.检查前准备要点

(1)呼吸训练:正确指导患者呼吸训练,耐心解释说明屏气重要性,使患者在实际检查过程中适应憋气扫描。

(2)其他内容参照 MRI 普通或增强检查。

2.检查中护理要点

(1)线圈选择:体表线圈或者专用心脏线圈。

(2)体位设计:患者仰卧在检查床上,头先进,人体长轴与床面长轴一致,双手置于身体两旁。

(3)成像中心:线圈中心对准胸部中点(胸骨柄切迹与剑突连线中点和正中矢状面),移动床面位置,使十字定位灯的纵横交点对准线圈纵横轴交点对准胸部中点,即以线圈中心为采集中心,锁定位置,并送至磁场中心。

(4)呼吸控制:呼吸门控放置于呼吸动度最大处,如呼吸动度过大,可加用腹带捆绑以限制患者的呼吸。

(5)在检查过程中,叮嘱患者尽量避免咳嗽或吞咽。

(6)其他参照 MRI 普通或增强检查。

3.检查后护理要点

参照 MRI 普通或增强检查。

**(四)冠状动脉 MRI 检查护理要点**

冠状动脉 MRI 受到心跳、呼吸等各种生理运动的影响,其成像质量与这些生理参数的控制密切相关,而患者在检查中的配合也至关重要。

1.检查前准备要点

(1)指导呼吸训练:呼吸运动是影响呼吸导航采集率的关键因素,直接影响图像的采集速度和质量。告知患者浅慢、均匀呼吸,避免深呼吸是冠状动脉检查成功的关键环节。耐心解释说明屏气重要性,使患者在实际检查过程中适应憋气扫描。

(2)控制心率:心率过快引起伪影是影响磁共振冠状动脉成像的主要因素之一,适当控制心率<75 次/分有助于减轻或消除冠状动脉的运动伪影。必要时给予 β 受体阻滞药(美托洛尔)口服,适当降低心率。

(3)其他参照 MRI 普通或增强检查。

2.检查中护理

(1)线圈选择:体表线圈或者专用心脏线圈。

(2)体位设计:患者仰卧在检查床上,头先进,人体长轴与床面长轴一致,双手置于身体两旁。

(3)成像中心:线圈中心对准胸部中点(胸骨柄切迹与剑突连线中点和正中矢状面),移动床面位置,使十字定位灯的纵横交点对准线圈纵横轴交点对准胸部中点。即以线圈中心为采集中心,锁定位置,并送至磁场中心。

(4)安放电极:嘱患者保持体位不动,心脏检查者正确安放电极,右上电极(黄色)放右锁骨中线,左上电极(绿色)左侧第 2 肋间,左下电极(红色)放心尖处。告知患者在扫描过程中体表线圈和身体下矩阵线圈有发热感,属正常现象。

(5)呼吸控制:呼吸门控放置于呼吸动度最大处。如呼吸动度过大,可加用腹带捆绑以限制患者的呼吸。

(6)其他参照 MRI 普通或增强检查。

3.检查后护理

参照 MRI 普通或增强检查。

**(五)乳腺 MRI 检查护理要点**

MRI 是目前诊断乳腺疾病重要的检查手段,但是由于其检查环境的特殊性、检查时间长、俯卧位,以及检查中需动态增强等因素导致患者不舒适,而影响图像质量。因此检查前护士准备质量、检查中患者的配合程度是检查成功与否的关键因素。

1.检查前准备要点

(1)更换开式检查服或病员服。

(2)建立静脉通道:选择适宜的注射部位,建立静脉留置针,保持畅通。

(3)心理护理和健康教育:重点向患者说明乳腺检查时间,俯卧位可能导致体位不舒适、胸部及面部皮肤的压迹,如有其他特殊不适,请及时告诉技师。

(4)乳管内乳头状瘤的患者可有乳头溢液的现象,溢液通常是血性、暗棕色或者黄色液体,会污染内衣,在检查前协助患者用温水拭去外溢的分泌物,避免污染检查线圈,必要时在线圈内铺上治疗巾。

(5)乳腺囊性增生病主要是由于女性体内雌、孕激素比例失调,临床突出表现是乳房胀痛和肿块,疼痛与月经周期有关,在月经前疼痛加重。可以采用预约检查,也就是错过周期性疼痛的时间进行检查。

(6)其他参照 MRI 普通或增强检查。

2.检查中护理要点

(1)线圈选择:乳腺专用线圈。

(2)体位设计:取俯卧位,将头置于专用海绵圈内,双乳自然悬垂入线圈内。双手上举或放身体两旁,膝部、足部垫上软枕以起到支撑作用。乳腺癌及乳腺纤维腺瘤患者如疼痛感明显,采用俯卧位同时把乳腺线圈的头侧垫高 15°~30°,以防止乳腺过度受压引起疼痛,尽量让患者保持舒适的体位,嘱患者保持体位不动。

(3)成像中心:线圈中心对准双乳头连线,移动床面位置,即以线圈中心为采集中心,锁定位置,并送至磁场中心。

(4)检查中注意保护患者的隐私。

(5)对乳腺癌术后体质虚弱的患者,检查中技师与护士重点观察呼吸情况,发现异常应及时处理。

(6)其他参照 MRI 普通或增强检查。

3.检查后护理

参照 MRI 普通或增强检查。

### (六)腹部 MRI 检查护理要点

腹部 MRI 检查包括肝、胰腺、肾、前列腺、女性盆腔、尿路造影。

1.检查前准备要点

(1)消化道准备:腹部检查前需禁食、水 6~8 小时,尿路造影检查前 12 小时禁食、禁水,排便,禁服促进肠液分泌药物,如泻药等。

(2)正确指导呼吸训练:耐心解释说明屏气重要性,训练方式为深吸气-屏气-呼气,告知患者在扫描时需数次屏气,每次吸气幅度保持一致。另外,训练患者屏气最长时间达 22 秒,使患者在实际检查过程中适应憋气扫描。对一些屏气较差的患者,可采取加腹带及捏鼻的方法,使其被动屏气,也可获得很好的效果。

(3)盆腔检查者需要憋小便使膀胱充盈以便更好地显示盆腔脏器,女性在盆腔 MRI 检查前需取掉节育环。

（4）其他参照 MRI 普通或增强检查。

2.检查中护理要点

（1）线圈选择：体表线圈。

（2）体位设计：患者仰卧在检查床上，取头先进，体线圈置于腹部并固定于床缘，人体长轴与床面长轴一致，双手置于身体两旁或双手上举。

（3）成像中心：肝、胰腺线圈中心对准脐与剑突连线中点，肾、肾上腺线圈中心对准脐中心，盆腔线圈中心对准脐和耻骨联合连线中点，前列腺线圈中心对准脐和耻骨联合连线下 1/3 处前列腺中点。移动床面位置，开十字定位灯，使十字定位灯的纵横交点对准脐与剑突连线中点。即以线圈中心为采集中心，锁定位置，并送至磁场中心。

（4）其他参照 MRI 普通或增强检查。

3.检查后护理

参照 MRI 普通或增强检查。

### （七）胰胆管水成像（MRCP）护理要点

1.检查前准备要点

（1）消化道准备：禁食、禁水 6 小时，可使胆胰管充分扩张，管壁显示清晰。

（2）对比剂准备：检查前 15 分钟左右饮温开水 300 mL 加枸橼酸铁铵泡腾颗粒铁剂 3 g（0.6 g 1 包），或 100 mL 温开水中加入 1～2 mL 静脉用钆喷酸葡胺口服，目的在于抑制周围肠道水信号，使十二指肠充盈良好，从而使十二指肠壶腹及乳头显示清晰，能更准确地判断该处是否存在梗阻占位病变。

（3）减少胃肠道蠕动：必要时检查前 10～15 分钟肌内注射山莨菪碱注射液 10 mg，以减少胃肠道的蠕动，避免出现运动性伪影。

（4）呼吸训练：于检查前训练患者屏气（深吸气-屏气-呼气），告知患者在扫描时需数次屏气，每次吸气幅度保持一致。另外，训练患者屏气最长时间达 22 秒，使患者在实际检查过程中适应屏气扫描，清晰显示胰胆管的结构及十二指肠的形态。耐心说明屏气的重要性，如屏气不成功，会影响图像质量与诊断。

（5）必要时镇静或镇痛：胆胰疾病的患者伴有不同程度的疼痛，对于耐受力差的患者，必要时按医嘱给予镇痛药或镇静药，以解除疼痛，防止过度疼痛影响检查质量。

（6）其他参照 MRI 普通或增强检查。

2.检查中的护理要点

（1）线圈选择：体表线圈。

（2）体位设计：患者仰卧在检查床上，头先进，体线圈置于腹部并固定于床缘，人体长轴与床面长轴一致，双手置于身体两旁或双手上举。

（3）成像中心：线圈中心对准脐与剑突连线中点，移动床面位置，开十字定位灯，使十字定位灯的纵横交点对准脐与剑突连线中点。即以线圈中心为采集中心，锁定位置，并送至磁场中心。

（4）患者制动：嘱患者在检查中避免咳嗽及身体运动，以免造成运动伪影。对于精神紧张的患者，此时再次耐心指导患者检查时如何配合，允许家属陪同，并采取腹部加压，盖上软垫或床单，以减少伪影的产生。

（5）对一些屏气较差的患者，可采取加腹带及捏鼻的方法，使其被动屏气，也可获得很好的效果。

（6）其他参照 MRI 普通或增强检查。

3.检查后的护理要点

参照 MRI 普通或增强检查。

### （八）脊柱及四肢关节 MRI 检查护理

脊柱 MRI 检查包括颈椎、胸椎、腰椎、骶椎,髋关节,四肢关节包括肩关节、肘关节、腕关节、膝关节、踝关节等。

1.检查前准备要点

参照 MRI 普通或增强检查。

2.检查中护理要点

（1）线圈选择:根据不同的部位选择相应的线圈。颈椎选用颈线圈,胸椎、腰椎、骶椎、髋关节选用体表线圈,肩关节选用专用肩关节线圈,四肢关节选用专用四肢关节线圈。

（2）体位设计:脊柱 MRI 患者仰卧在检查床上,头先进,人体长轴与床面长轴一致,双手置于身体两旁。四肢关节 MRI 根据相应线圈和机器选择合适的检查体位。患者取仰卧位,用海绵垫垫平被查肢体并用沙袋固定,使患者舒适易于配合。单侧肢体检查时,尽量把被检侧放在床中心。可用体线圈行两侧肢体同时扫描,以便对照观察,或用特殊骨关节体表线圈。

（3）成像中心:颈椎成像中心在喉结处,胸椎对准双锁骨连线处,腰椎对准脐上两横指;肩关节对准喙突,下肢以踝关节为中心,膝关节以髌骨为中心,四肢关节成像中心应根据不同的关节部位而定。

（4）其他参照 MRI 普通或增强检查。

3.检查后护理要点

参照 MRI 普通或增强检查。

## 三、特殊患者 MRI 检查护理要点

### （一）老年患者 MRI 检查护理要点

老年患者因机体器官功能逐渐减退,身体贮备能力下降,加上本身疾病因素、心肺功能不全、环境改变、MRI 噪声的影响,部分患者会出现紧张、焦虑、恐惧等不良情绪,给 MRI 检查带来了一定困难。因此,认真做好老年患者 MRI 检查前准备是检查成功的关键。

1.检查前准备要点

（1）患者评估:阅读申请单,评估患者病情、配合程度、精神状态,增强者重点评估过敏史和肾功能情况。仔细询问有无 MRI 禁忌证,因老年患者体内接受置入物的相对频率较高,常见的有冠状动脉支架、人造心脏瓣膜、血管夹、人工耳蜗、胰岛素泵等,对此类患者除详细阅读 MRI 申请单外,还需向患者及家属进一步核实,发现有疑问应及时与临床医师核实,确认体内置入物是非铁磁性材料方可进行检查。对携带动态心电图的患者择日安排检查。

（2）心理护理、健康教育:向患者及家属交代 MRI 检查环境、设备噪声特点、检查时间等,组织患者观看视频,了解整个检查过程,消除患者焦虑、紧张、恐惧的心理,使患者愿意接受 MRI 检查。要求患者检查过程中制动,任何轻微的动作如咳嗽、吞咽、喘息等均会造成图像伪影;嘱患者平稳呼吸,手握报警球,如有不适随时与医护人员沟通。

（3）呼吸训练:胸腹部检查需使用呼吸门控、心电门控及屏气扫描技术,老年患者反应迟缓、听力差,检查前需反复进行呼吸训练,对屏气扫描者要求扫描前深呼吸 3～5 次,吸气末进行屏

气,尽可能延长屏气时间。必要时由家属协助患者完成呼吸训练。

(4)检查前排空膀胱。

(5)必要时镇静。

(6)其他参照 MRI 普通或增强检查。

2.检查中的护理要点

(1)体位设计:上检查床时,护士与技师注意搀扶患者,防止跌倒。

(2)专人陪同:必要时检查中专人陪同患者完成检查。

(3)患者监测:危重患者检查时启用心电门控或使用 MRI 专用指夹式脉搏血氧仪,监测生命体征的变化。必要时氧气枕低流量吸氧,保持呼吸道通畅。扫描过程中严密观察患者情况,话筒开放,随时询问有无不适。

(4)注意保暖:由于扫描房间温度较低,防止受凉引起咳嗽。

(5)告知患者检查时一定要保持不动防止移动体位和咳嗽等动作。

(6)其他参照 MRI 普通或增强检查。

3.检查后的护理要点

(1)检查结束后询问、观察患者有无不适,协助患者下检查床,做到“一动、二坐、三下床”。“一动”就是检查结束时四肢活动;“二坐”是在“一动”的基础上缓慢坐起;“三下床”是指扶患者下床并至安全位置休息以防跌倒,同时避免因体位突然改变引起不适。

(2)其他参照 MRI 普通或增强检查。

**(二)幽闭症患者 MRI 检查护理要点**

幽闭恐惧症是被幽闭在限定空间内的一种病态恐惧,是一种心理疾病,在 MRI 检查过程中经常可以遇到(占 5%～10%),部分患者主动放弃检查。产生原因:MRI 扫描仪中央孔洞幽闭狭长、光线暗淡、视野受限、扫描中噪声刺激、活动受限、较长的检查时间和担心检查结果不好。曾有神经系统病变、肥胖、心肺疾病的患者发生率较高。因此,针对性地做好幽闭恐惧症患者检查的全程管理是检查成功的关键。

1.检查前准备要点

(1)患者评估:阅读申请单,评估患者病情、配合程度、精神状态。对曾有幽闭恐惧症病史的患者,护士应了解其发生过程、发生程度、临床表现、检查结果等,做到心中有数。

(2)心理护理与健康教育:检查前多与患者沟通,简单介绍 MRI 原理及步骤,如检查环境、MRI 扫描孔径的大小、噪声强度、检查时间等,组织患者观看健康教育视频,使患者了解整个检查过程及配合方法。必要时让已检查成功的患者介绍检查中的体会。

(3)熟悉环境:检查前让患者进检查室观看其他患者的检查过程,感受一下 MRI 噪声的特点,测试患者是否能承受。

(4)演示报警球的使用方法。机房播放轻音乐,分散患者注意力。

(5)药物控制:经准备仍无法完成检查者,在患者及家属同意后遵医嘱使用镇静药。

(6)其他参照 MRI 普通或增强检查。

2.检查中配合要点

(1)抚摸患者的肢体:可让家属陪同一起进入扫描室,让家属握住患者的手或抚摸患者的肢体使其有安全感。

(2)随时沟通:医务人员在检查时可通过话筒和患者保持通话,让患者感觉到近距离的接触,心情自然会放松。

(3)保护听力:让患者戴上耳塞,播放舒缓的音乐。

(4)改变体位:如仰卧位改为俯卧位,头先进改为足先进等。

(5)必要时吸氧:对检查前诉有头晕、胸闷、心悸者可给予氧气袋低流量吸氧。

(6)患者进入磁体腔之前嘱其闭上眼睛或戴上眼罩使患者不知道自己在密闭环境中,或者让受检者俯卧位抬高下巴,使其可以看到磁体腔外的环境,同时在磁体内安装反光镜,可以使患者看到磁体外的环境,分散患者的注意力。

(7)打开扫描孔内的灯,增加空间感。

(8)操作者要技术娴熟,定位准确,合理缩短检查时间,必要时可采用快速成像序列以缩短扫描时间。

(9)其他参照 MRI 普通或增强检查。

3.检查后的护理要点

(1)检查完后立即将患者退出检查床,同患者交谈,给予鼓励、表扬等,缓解其紧张、恐惧、焦虑心理。

(2)其他参照 MRI 普通或增强检查。

**(三)气管切开患者 MRI 检查护理要点**

气管切开患者由于丧失了语言交流及呼吸道完整性,气道内分泌物多,检查时平卧位导致分泌物不易排出,而引起呛咳、呼吸不畅、缺氧等症状,使患者无法顺利完成检查,因此做好气管切开患者 MRI 检查全程的气道管理非常重要。

1.检查前准备要点

(1)患者预约:开设绿色通道,临床医师确定患者是否能完成 MRI 检查,提前将检查信息传至 MRI 室,提前电话通知并送入检查单。迅速阅读检查单,提前录入患者信息,确认患者到达时间。

(2)评估核对:患者到达检查室快速核查信息、评估病情(生命体征、意识、呼吸道是否通畅、有无气道危险)、配合程度等,详细询问病史(手术史、检查史、过敏史),筛选高危人群。将金属套管更换为一次性塑料套管,并妥善固定。

(3)患者沟通:可采用笔、纸、写字板等工具,让患者将自己的感受、想法写出来进行交流。对于文化层次比较低的患者,仔细观察患者的表情、手势,并鼓励其重复表达,与家属配合能起到很好的交流及配合作用。

(4)清理呼吸道:进入 MRI 检查室前充分吸氧、吸痰,保持呼吸道通畅,防止检查时患者呛咳导致检查失败。

(5)备好氧气袋持续给氧,维持有效的血氧饱和度。

(6)其他参照 MRI 普通或增强检查。

2.检查中护理要点

(1)体位设计:由医师、技师与护士共同将患者转移到检查床,动作要轻,将头放于舒适的位置,避免咳嗽。

(2)专人陪同:由医师、护士或家属陪同患者完成检查。

(3)患者监测:检查时启用心电门控或使用 MRI 专用指夹式脉搏血氧仪,监测生命体征的变化。必要时给予氧气枕低流量吸氧,保持呼吸道通畅。扫描过程中严密观察患者情况,发现异常立即处理。

(4)注意保暖:由于扫描房间温度较低,防止患者因受凉引起咳嗽。

(5)对于清醒的患者告知检查时一定要保持不动,防止移动体位和咳嗽等动作。

(6)其他参照 MRI 普通或增强检查。

3.检查后护理要点

(1)检查结束后将患者安全转移至平车上,再次评估患者情况,必要时清理呼吸道,在医师或护士的陪同下将患者安全送回病房。

(2)其他参照 MRI 普通或增强检查。

**(四)机械通气患者 MRI 检查护理要点**

MRI 检查由于环境及设备的特殊性,检查中观察患者存在盲区,一些监测设备及抢救设备无法进入检查室,如何保证机械通气患者 MRI 检查的安全性是目前面临的难题。

1.检查前准备要点

(1)风险评估:由医师与家属详谈 MRI 检查的必要性与危险性,由家属签字同意后方可安排检查。主管医师认真评估及权衡检查的必要性与转送风险,制订检查计划。要求医师将金属气管导管更换为一次性塑料气管导管,并妥善固定。

(2)患者预约:开设绿色通道,临床医师确定患者是否能完成 MRI 检查,提前将检查信息传至 MRI 室,提前电话通知并送入检查单。迅速阅读检查单,确认患者到达时间,并向医师确认检查方式(平扫或增强),预先安置好留置针。

(3)检查前需遵医嘱查血气分析,在血氧饱和度及生命体征较稳定情况下由护士和医师陪同检查,更换专用的便携式小型呼吸机或简易呼吸器。

(4)MRI 专用呼吸机准备:接通电源、开机、氧气充足、自检、设置患者体重、测试管道的密闭性、根据病情设置模式。

(5)评估核对:患者到达检查室后快速核查信息、评估病情(生命体征、意识、呼吸道是否通畅、有无气道危险),详细询问病史(手术史、检查史、过敏史),筛选高危人群。并填写危重患者检查记录单。

(6)清理呼吸道:进入 MRI 检查室前充分吸氧、吸痰,保持呼吸道通畅。分离普通呼吸机管道,接好 MRI 专用呼吸机管道,调节参数,观察呼吸机运行是否正常,观察生命体征情况,并做好记录。

(7)嘱陪同医师、家属去除患者身上的一切金属异物,包括监护仪、微量泵等急救设备。护士运用金属探测器再次检查,确认患者身体无金属异物的存在。

(8)家属准备:询问家属有无手术史,禁止体内安有金属异物的陪护进入检查室,并取下身上的一切金属物品,护士运用金属探测器再次检查以确保安全。并交代家属所有转运患者的工具不能进入检查室,并指导转运方法。

(9)保持静脉补液通畅,暂时夹闭其他引流管。

(10)其他参照 MRI 普通或增强检查。

2.检查中护理要点

(1)体位设计:由医师、技师与护士共同将患者安全转移到检查床,动作要轻,将头放于舒适的位置;并将呼吸机放置于检查室指定的位置,妥善放置呼吸机管道及引流管,防止脱落,并观察呼吸机是否能正常运行。

（2）专人陪同：由医师、护士或家属陪同患者完成检查。

（3）患者监测：检查时启用心电门控或使用MRI专用指夹式脉搏血氧仪，监测生命体征的变化。检查时医师、护士定时巡视，重点观察血氧饱和度的变化、呼吸机运行情况，并做好记录。

（4）注意保暖：由于扫描房间温度较低，注意保暖，防止患者因受凉引起咳嗽。

（5）对于清醒的患者告知检查时一定要保持不动，防止移动体位和咳嗽等动作。

（6）其他参照MRI普通或增强检查。

3.检查后护理要点

（1）检查结束后将患者安全转移至平车上，检查管道有无脱落，开放引流管并妥善放置。

（2）再次评估患者气道是否通畅，生命体征是否平稳，清理呼吸道后分离专用呼吸机管道，接好普通呼吸机管理；连接心电监护仪、微量泵等，在医师或护士的陪同下将患者安全送回病房。

（3）检查后整理呼吸机，消毒呼吸机管理，及时充氧备用，做好使用记录。

（4）其他参照MRI普通或增强检查。

**（五）癫痫患者MRI检查护理要点**

癫痫是大脑神经元突发性异常放电，导致短暂的大脑功能障碍的一种慢性疾病。MRI技术是目前诊断癫痫疾病的首选方法。但由于MRI检查时间长、噪声大、空间密闭等因素，检查中可能会诱发或突发癫痫发作，存在安全隐患。如何确保癫痫患者MRI检查中的安全性，是目前MRI室护士应解决的问题。

1.检查前的准备要点

（1）患者评估：认真阅读检查单，针对有癫痫病史的患者MRI护士应详细询问癫痫发作症状、发作时间、持续时间、有无规律、服药情况、诱发因素等。评估患者是否能进行MRI检查。

（2）医师沟通：对于癫痫频繁发作的患者，护士应与临床医师沟通，告知癫痫患者MRI检查中发作的风险，检查前进行对症处理，待症状控制后再检查，最好由医师陪同到MRI室检查。

（3）心理护理与健康教育：癫痫患者因反复发作，治愈困难，给患者及家属带来巨大的经济负担和精神压力。应加强与患者的沟通，给予心理辅导，告知患者MRI检查的必要性、注意事项、检查时间及配合要领。检查前应告知患者适当进食，避免饥饿与脱水；避免过度疲劳，保持充足的睡眠；勿大量饮水；禁饮酒；防止滥用药物与突然停药等。

（4）环境及物品准备：MRI机房温度设置在22～24 ℃，检查区光线柔和舒适，通风效果要好；准备眼罩，减少光线的刺激；准备棉球或耳塞。尽量减少刺激，防止癫痫发作。检查前让患者进检查室感受一下MRI噪声的特点，看患者是否能适应。

（5）准备好急救物品、药品，重点准备氧气袋和地西泮。

（6）演示报警球的使用方法，告知患者检查中如出现发作先兆症状，请按报警球。

（7）药物控制：对于癫痫频繁发作的患者，检查前遵医嘱给予静脉缓慢推注地西泮后立即检查。同时技师、护士加强观察，防止出现呼吸抑制。

（8）其他参照MRI普通或增强检查。

2.检查中护理要点

（1）专人陪同：由医师、护士或家属陪同患者完成检查。让家属握住患者的手或抚摸患者的肢体使其有安全感。

（2）随时沟通：医务人员在检查时可通过话筒和患者保持通话，让患者感觉到近距离的接触，心情自然会放松。

(3)患者监测:医师、护士定时巡视,重点观察有无癫痫发作先兆,当出现癫痫发作时,立即停止检查,退出并降低检查床,陪同人员站在检查床两边,避免患者坠床,通知医师的同时立即静脉缓慢推注地西泮,头偏向一侧,保持呼吸道通畅,高流量吸氧。必要时迅速将压舌板或者纱布成卷垫在患者上下牙齿中间,预防牙关紧闭时咬伤舌部。待患者抽搐痉挛控制后,迅速将患者转移到抢救室处理与观察,并做好记录。抢救时禁止将铁磁性抢救设备带入磁体间。

(4)注意保暖:由于扫描房间温度较低,防止患者受凉诱发癫痫发作。

(5)其他参照 MRI 普通或增强检查。

3.检查后护理要点

(1)检查完后立即将患者退出检查床,安排患者到候诊室休息,无任何不适方可离开。对于检查中有癫痫发作的患者,待病情平稳后由专人送回病房。

(2)其他参照 MRI 普通或增强检查。

**(六)躁动患者 MRI 检查护理要点**

躁动是意识障碍下以肢体为主的不规则运动,表现为患者不停扭动肢体,或大声叫喊等,是颅脑功能区损伤或病变后出现的精神与运动兴奋的一种暂时状态。MRI 检查是诊断颅脑疾病的重要手段,由于 MRI 检查环境的特殊性,检查前患者的准备质量是保证躁动患者顺利完成检查的关键。

1.检查前准备要点

(1)开通绿色通道:提前电话预约,告知检查相关事宜、注意事项、检查时间。

(2)患者评估:阅读检查申请单、核对信息、询问病史,评估病情及配合程度。了解患者躁动的原因,如颅脑外伤(额叶或颞叶脑挫伤、蛛网膜下腔出血等)、术后疼痛、颅内压增高、缺氧(呼吸道分泌物阻塞气道)、昏迷患者尿潴留、管道的刺激(气管插管、气管切开等)等。

(3)医师沟通:对于躁动的患者,护士应与临床医师沟通,告知躁动患者 MRI 检查中的风险,提前使用镇静药、镇痛药,提供护理干预,待患者安静后立即安排检查。最好由医师陪同到 MRI 室检查。

(4)环境及物品准备:声、光、冷的刺激可诱发患者躁动的发生,检查前调节室温、光线调暗、准备好棉球和/或耳塞。尽量减少刺激。

(5)其他内容参照 MRI 普通或增强检查。

2.检查中的护理要点

(1)体位设计:技师与护士转运患者时动作要轻、快、稳,妥善固定肢体。

(2)专人陪同:检查时由家属陪同,适当固定患者的肢体,指导家属正确的按压方法,防止坠床。

(3)快速扫描:由经验丰富的技师采用快速扫描方式进行检查,检查时间不宜过长。

(4)推注对比剂时密切观察穿刺部位有无肿胀和肢体回缩现象,及时发现对比剂渗漏先兆,确保高压注射的安全。

(5)患者监测:医师、护士定时巡视,观察呼吸是否平稳,监测血氧饱和度的变化,并做好记录。

(6)其他参照 MRI 普通或增强检查。

3.检查后的护理要点

参照 MRI 普通或增强检查。

## 四、小儿及胎儿MRI检查护理要点

小儿由于意志力、自觉性、自制力差,加上患儿自身躯体疾病、环境改变和MRI设备噪声大、检查耗时长等因素导致部分患儿不能顺利地完成MRI检查。因此,做好小儿MRI检查的准备是决定检查成功与失败的关键。

### (一)小儿MRI普通检查护理要点

1.检查前准备要点

(1)患儿评估:阅读申请单,评估患儿病情、配合程度、精神状态、有无MRI检查禁忌证等。

(2)家属的沟通:向家属交代由于MRI检查环境的特殊性、设备噪声大、检查耗时长等因素,使检查很难达到一次性成功,希望家属要有耐心,积极配合护士做好检查前的准备。重点告知家长镇静的目的、方法、重要性及配合技巧。检查时可由家长陪同患儿完成检查。

(3)检查镇静:一部分患儿在自然睡眠时行检查时容易惊醒,一部分患儿因无法入睡或伴有幽闭恐惧症不能配合完成检查.对上述患儿都需要进行镇静治疗。护士根据设备检查情况合理安排患儿镇静时间,一旦熟睡立即安排检查,尽量避免重复使用镇静药。镇静具体方法及护理参照小儿CT镇静的相关内容。

(4)饮食要求:婴儿检查前0.5小时不可过多喂奶,防止检查时溢乳导致窒息发生。需行监测麻醉者需禁食、水4～6小时。

(5)需镇静的患儿在入睡前指导或协助家长取出患儿身上一切金属物品,技师与护士共同确认无金属异物的存在。

(6)脑肿瘤伴颅内高压者应先采取降颅压措施,防止检查中患儿出现喷射性呕吐而造成窒息与吸入性肺炎。

(7)婴幼儿患者检查前应更换尿裤。

(8)其他参照成人MRI普通检查。

2.检查中护理要点

(1)体位设计:动作轻柔,采取平卧位;对监测麻醉的小儿,去枕平卧,肩下垫一小薄枕,头偏向一侧,保持呼吸道通畅(头部检查除外)。适当固定肢体,避免检查期间突然不自主运动造成检查失败。

(2)专人陪同:检查中专人陪同患儿检查,监测麻醉的小儿由麻醉师陪同。

(3)患儿监测:危重或镇静的患儿检查时启用心电门控或使用MRI专用指夹式脉搏血氧仪,监测生命体征的变化。氧气枕常规低流量吸氧,保持呼吸道通畅。

(4)注意保暖:由于扫描房间内温度较低,患儿体温调节功能不完善,对温度差异很敏感,因此应注意保暖,防止受凉。

(5)防止灼伤:检查中患儿身体(皮肤)不能直接接触磁体洞壁及导线,以防止患者灼伤。患儿两手不要交叉放在一起,也不要与身体其他部位的皮肤直接接触,以减少外周神经刺激症状的出现。

(6)其他参照成人MRI普通检查。

3.检查后护理要点

(1)患儿监测:检查后将镇静的患儿抱入观察室,待患儿清醒、能辨别方向、生命体征平稳后方可离开。

(2)其他参照成人MRI普通检查。

**(二)小儿MRI增强检查护理要点**

1.检查前护理要点

(1)患儿评估:阅读申请单,评估患儿病情、配合程度、精神状态、有无过敏史等。测患儿体重、生命体征(记录在申请单上)。

(2)家属沟通:重点向家属说明增强检查的必要性,告知注射对比剂瞬间可能出现的异常反应。

(3)合理水化:增强检查前4小时内根据病情及患儿年龄大小,给予合理水化。但需镇静或监测麻醉的小儿检查前要禁食、禁水4~6小时。

(4)由家属签署钆对比剂增强检查知情同意书。

(5)建立静脉通道:选择直径较粗的头皮静脉或外周静脉,置入适宜的留置针,妥善固定,肘部穿刺时防止弯曲。

(6)其他参照小儿MRI普通检查和成人增强检查。

2.检查中护理要点

(1)体位设计:根据检查要求放置手的位置,注意体位的摆放和高压管道的长度,避免移床过程中高压管道打折或牵拉造成留置针脱出。适当固定肢体,避免检查期间突然不自主运动造成检查失败。

(2)患儿监测:观察使用对比剂后患儿的反应,发现异常及时处理。

(3)防止对比剂渗漏:注射对比剂前手动注入生理盐水3~5 mL,观察穿刺部位有无疼痛、红、肿现象,患儿有无因疼痛引起肢体的回缩,确保留置针安全无渗漏方可高压注入对比剂。注药时严格控制速度、压力和量。对睡眠中的患儿,检查时同时固定好非检查部位,以免推药时患儿突然惊醒躁动使检查失败。检查时患儿若出现异常,立即停止推药,及时处理。

(4)其他参照小儿MRI普通检查和成人增强检查。

3.检查后护理要点

参照小儿MRI普通检查和成人增强检查。

**(三)胎儿MRI检查护理要点**

1.检查前准备要点

(1)孕妇的评估:阅读申请单,评估孕妇的一般情况及配合程度。仔细询问有无磁共振检查禁忌证。排除幽闭恐惧症,孕妇如有幽闭恐惧症,采用仰卧位可能会加重症状。

(2)饮食要求:检查前孕妇需禁固态食物3小时以上,禁流质2小时以上,因为食物消化后肠内可出现伪影,影响诊断。

(3)适应环境:让孕妇熟悉检查的环境和空间,使其在检查前有充分的思想准备,以便于很好地配合。

(4)心理护理与健康教育:护士应简单告知孕妇及家属MRI的原理、安全性、检查过程以及强调MRI检查的禁忌证。通过各种方式了解孕妇的心理状态,并针对性地进行疏导和帮助,消除孕妇紧张心理,更好地配合检查。

(5)呼吸训练:孕妇的身体移动、呼吸运动等都会严重影响图像质量。检查时可以使用屏气扫描序列克服孕妇呼吸运动的影响。所以做好孕妇的呼吸、屏气训练非常重要。

(6)其他参照成人MRI普通检查和增强检查。

**2.检查中护理要点**

(1)线圈选择:体表线圈。

(2)体位设计:患者仰卧在检查床上,头先进,体线圈置于腹部并固定于床缘,人体长轴与床面长轴一致,双手置于身体两旁或双手上举。询问体位舒适情况,嘱孕妇在检查中避免咳嗽及身体运动,以免造成运动伪影。

(3)成像中心:线圈中心对准腹部隆起处,扫描以胎儿为中心,移动床面位置,开十字定位灯,使十字定位灯的纵横交点对准脐与剑突连线中点。即以线圈中心为采集中心,锁定位置,并送至磁场中心。

(4)随时沟通:再次交代检查中注意事项,嘱其放松心情、耐心检查,告知此检查安全、对腹内胎儿也无放射损伤。

(5)检查中因平卧位可能会导致膈肌上移、肺受压,造成孕妇轻度呼吸困难,可给予孕妇低流量吸氧。

(6)听力保护:提供听力保护装置(比如耳塞、棉球或 MRI 专用耳麦等),保护受检者听力。针对检查中机器的噪声,给孕妇播放喜欢的音乐,减轻其紧张情绪。

(7)其他参照成人 MRI 普通检查和增强检查。

**3.检查后护理要点**

参照成人 MRI 普通检查和增强检查。

（李　萍）

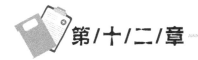

# 体检中心护理

## 第一节　健康体检项目及其临床意义

如今健康体检越来越普及,想保证自身健康指数的大多数人都会选择每年定期体检,了解了每个体检项目的具体内容及意义,才能让每次的健康体检更有意义,下面对于健康体检的项目和意义做全面的介绍。

### 一、一般情况

#### (一)身高

正常人体的身高随年龄变化也会有不同,从出生开始,男性到 25 岁左右,女性到 23 岁左右停止长高,从 40 岁开始男性老年人的身高平均要降低 2.25%,女性平均要降低 2.5%。甚至一天中也会有 1~3 cm 的改变。影响身高的因素有很多,遗传因素较为普遍但也不是绝对,一个人后天的生活习惯,运动方式,都会影响到身高。国际上也有不同年龄段身高的计算方法,可适用于大多数人群。一般在常规检查中用身高增长来评定生长发育、健康状况和疲劳程度。

#### (二)体重

体重是反映和衡量一个人健康状况的重要标志之一。

#### (三)体重指数

$BMI=体重/(身高)^2$

1.正常体重

体重指数 $=18\sim25$(中国体质标准为女性 $18\sim22$,男性 $20\sim24$)。

2.超重

体重指数 $=25\sim30$。

3.轻度肥胖

体重指数 $>30$。

4.中度肥胖

体重指数 $>35$。

5.重度肥胖

体重指数 $>40$。

### (四)血压

血管内的血液对于单位面积血管壁的侧压力。通常所说的血压是指动脉血压。

**1.理想血压**

收缩压<16.0 kPa(120 mmHg)、舒张压<10.7 kPa(80 mmHg)。

**2.正常血压**

收缩压<17.3 kPa(130 mmHg)、舒张压<11.3 kPa(85 mmHg)。

**3.血压升高**

血压测值受多种因素的影响,如情绪激动、紧张、运动等;若在安静、清醒的条件下采用标准测量方法,至少 3 次非同日血压值达到或超过收缩压 18.7 kPa(140 mmHg)和/或舒张压 12.0 kPa(90 mmHg),即可认为有高血压,如果仅收缩压达到标准则称为单纯收缩期高血压。高血压绝大多数是原发性高血压,约 5% 继发于其他疾病,称为继发性或症状性高血压,如慢性肾炎等。高血压是动脉粥样硬化和冠心病的重要危险因素,也是心力衰竭的重要原因。

**4.血压降低**

凡血压低于 12.0/8.0 kPa(90/60 mmHg)时称低血压。低血压也可有体质的原因,患者自诉一贯血压偏低,患者口唇黏膜,使局部发白,当心脏收缩和舒张时则发白的局部边缘发生有规律的红、白交替改变即为毛细血管搏动征。

## 二、查体

### (一)内科检查

**1.脉搏**

脉搏是心脏搏动节律在外周动脉血管的表现,检查的常用部位有桡动脉、颞动脉、足背动脉。其节律同心律。

**2.胸廓**

检查胸廓的前后、左右径,是否对称,有无扁平胸、桶状胸、鸡胸,有无胸椎后凸(驼背)、侧弯、有无呼吸困难所致"三凹症"等。

**3.肺部**

肺部主要检查气管是否居中,呼吸动度、呼吸音是否正常,有无过清音、实音,有无干湿啰音、胸膜摩擦音,并叩诊肺下界,初步诊断肺炎、慢性支气管炎、肺气肿、气胸、胸腔积液等。

**4.心率**

心脏搏动频率,正常 60~100 次/分,心率>100 次/分为心动过速,心率<60 次/分为心动过缓。

**5.心界**

用叩诊法在前胸体表显示出的心脏实音区,初步判断心脏大小及是否存在左右心室肥大。

**6.心律**

心脏搏动节律。正常为窦性心律,节律规整,强弱一致,且心率在正常范围。否则为心律不齐,常见异常心律有期前收缩、二或三联律、房颤等。

**7.杂音**

血流在通过异常心脏瓣膜时发出的在第一、二心音以外的声音。根据杂音发生时限可分为收缩期或舒张期杂音;根据杂音强弱可分为若干级杂音;根据杂音所在听诊区可确定某处瓣膜病变。正常心脏无杂音或仅闻及一到二级收缩期杂音。三级以上收缩期或舒张期杂音均视为异常。瓣膜病变的确诊须行心脏彩超检查。

8.腹部压痛

正常腹部触诊为柔软、无压痛、无反跳痛、无包块。如有压痛应考虑所在部位病变。腹部以九分法分区,腹部分区相对应的器官如下。

(1)右上腹:肝、胆、十二指肠、结肠肝曲。

(2)上腹部:胃、横结肠、胰。

(3)左上腹:脾、胰尾,结肠脾曲。

(4)右侧腹:右肾、右输尿管、升结肠。

(5)中腹部:小肠。

(6)左侧腹:左肾、左输尿管、降结肠。

(7)右下腹:回盲部(阑尾)、右输尿管。

(8)下腹部:膀胱。

(9)左下腹:左输尿管、乙状结肠。

9.肝脏

肝脏呈楔形位于右上腹,上界为右锁骨中线第六肋间,下界于剑突下<3 cm,右肋缘下不能触及质地柔软,边缘锐,无结节,无压痛。肝脏主要功能为糖、蛋白、脂肪代谢场所;分泌胆汁;并有防御及解毒功能。肝脏疾病时其上下限可发生改变。

10.脾脏

脾脏位于左上腹,正常于左肋下不能触及。其主要功能为处理衰老红细胞及血小板,并能储存血液。如脾大常为肝脏、血液、免疫系统疾病。

11.肾脏

肾脏呈半圆形,左右各一,位于腰椎两侧肋脊角。主要功能是产生尿液,调节体液,排泄代谢废物。如有病变常表现肾区叩痛。

12.肿块

医师可通过视触叩听的检查方法初步判断有无腹部包块,并提出进一步检查的建议。

(二)外科检查

1.淋巴结

人体皮下有许多表浅淋巴结群,其主要分布在头颈部、腋下、腹股沟,这些淋巴结汇集相应皮肤表层淋巴液。淋巴结是人体防御器官,将淋巴液中有害物质吞噬清除。当淋巴结肿大压痛时常表示相应区域有病变。

2.甲状腺

甲状腺呈蝶形位于颈前气管甲状软骨两侧,其分泌的甲状腺素对人体新陈代谢起重要作用。正常甲状腺外观不明显,不可触及,无血管杂音,无结节。甲状腺常见病变有单纯性肿大、甲状腺炎、甲亢、甲减、腺瘤、囊腺瘤,极少数有癌症。

3.脊椎

人体脊柱由32个椎体相互连接从头后枕骨大孔直至臀部尾骨,其中颈椎7个,胸椎12个,腰椎5个,骶椎5个,尾椎3个。正常脊柱无侧弯,有四个生理弯曲:颈、腰椎稍前凸;胸、骶椎稍后凸。胸椎和骶椎无活动度,颈椎和腰椎具有一定的活动度,不注意保护易造成损伤如颈椎病、腰椎间盘突出等。组成人体脊柱的 32 个椎体的椎弓相连形成椎管,穿行其内的脊髓是神经传导的重要组成部分,自椎间孔发出外周神经控制躯干及四肢的运动和感觉。故脊椎病变还可表现外周神经损伤的症状。

4.四肢

注意患者步态,检查上下肢有无畸形、外伤、感染、活动障碍及水肿等。

5.关节

检查有无关节畸形、红、肿、热、痛及活动障碍等。

6.皮肤

检查皮肤颜色有无苍白、发红、发绀、黄染及色素,有无斑疹、丘疹、荨麻疹等皮疹,有无脱屑,有无瘀点、瘀斑等皮肤出血,有无肝掌及蜘蛛痣、水肿、皮下结节及瘢痕等。

7.外周血管

有无下肢静脉曲张、有无动脉血管搏动减弱或消失。

**(三)眼科**

1.视力

常使用远视力表(在距离视力表 5 m 处)及近视力表(在距离视力表 33 cm 处),两表均能看清 1.0 视标者为正常视力。近视力检查能了解眼的调节功能,配合远视力检查可初步诊断屈光不正(包括散光、近视、远视)、老视或器质性病变(如白内障、眼底病变)。

2.辨色力

色力可分为色弱和色盲两种。可分为先天性和后天性。先天性以红绿色盲最常见;后天性多由视网膜病变、视神经萎缩和球后神经炎引起。

3.外眼

外眼包括眼睑、泪器、结膜、眼球位置和眼压的检查。

4.内眼

内眼包括角膜、前房、虹膜、瞳孔、晶状体、玻璃体和眼底的检查。常见疾病有角膜炎、青光眼、白内障、视网膜病变等。

**(四)耳鼻喉科**

1.耳

检查外耳(耳郭、外耳道)、中耳(鼓膜)、乳突、听力。常见疾病有外耳道疖肿、中耳炎、鼓膜穿孔、胆脂瘤和听力减退等。

2.鼻

检查鼻外形、鼻腔(鼻甲、鼻黏膜、鼻中隔、鼻腔分泌物)、鼻窦(上颌窦、额窦、筛窦等)。常见疾病有鼻中隔偏曲、鼻炎、鼻出血、鼻息肉、鼻甲肥大及萎缩和鼻窦炎等。

3.咽

咽分为鼻咽、口咽及喉咽部。常见疾病有咽炎、扁桃体炎、扁桃体肿大和鼻咽癌等。

4.喉

检查声带和会厌。常见疾病有喉炎、声带小结、会厌囊肿、声带麻痹和喉癌等。

**(五)口腔科**

1.牙齿

主要是检查有无龋齿、残根、缺齿。

2.黏膜

口腔黏膜及腺体有无异常。

3.牙周

牙龈、牙周及下颌关节有无异常。

### (六)妇科

1.外阴部

已婚妇女处女膜有陈旧性裂痕,已产妇处女膜及会阴处均有陈旧性裂痕或会阴部可有倒切伤痕。必要时医师会嘱患者向下屏气,观察有无阴道前后壁膨出、子宫脱垂或尿失禁等。

2.阴道

阴道壁黏膜色泽淡粉,有皱襞,无溃疡、赘生物、囊肿、阴道隔及双阴道等先天畸形。

3.宫颈

宫颈糜烂的分度(轻、中、重),宫颈肥大的程度,以及赘生物的大小、位置等。

4.子宫及附件

子宫位置,有无肌瘤。卵巢及输卵管合称"附件",有无囊肿。

## 三、实验室检查

### (一)糖尿病筛查

1.空腹血糖

空腹血糖即空腹时血液中的葡萄糖浓度,葡萄糖是供给人体能量最重要的物质,它在血中的浓度受肝脏、胰岛素及神经系统等的调节,保持在正常范围内。参考范围是 $3.8\sim6.1$ mmol/L,若$\geq7.0$ mmol/L 应考虑为糖尿病,如血糖超过肾糖阈(9 mmol/L)即可出现尿糖。如果长时间的糖尿病未治疗,可能引起心脏血管、脑血管、神经系统、眼底病变及肾脏功能障碍等并发症。此外血糖增高还可见于内分泌疾病(肢端肥大症、皮质醇增多症、甲亢、嗜铬细胞瘤、胰高血糖素瘤),应激性高血糖(如颅脑损伤、脑卒中、心肌梗死),药物影响(口服避孕药等)。亦可见于生理性增高(如饱食后、高糖饮食、剧烈运动、情绪紧张)。

2.餐后 2 小时血糖

当空腹血糖稍有升高时,需做餐后 2 小时血糖测定,它是简化的葡萄糖耐量实验,可以进一步明确有无糖尿病。若餐后 2 小时血糖值为 $7.8\sim11.1$ mmol/L,应考虑为糖耐量降低,表示体内葡萄糖代谢不佳,可能存在胰岛 β 细胞分泌胰岛素功能减退,或胰岛素抵抗,应予以饮食和运动治疗。若$\geq11.1$ mmol/L,就可诊断为糖尿病,应进一步咨询糖尿病专科医师(高度怀疑糖尿病者不宜做糖耐量试验)。

3.糖化血红蛋白

是血糖与血红蛋白的结合产物,由于糖化过程非常缓慢,一旦形成不易解离,故反映的是在检测前 120 天内的平均血糖水平,而与抽血时间,患者是否空腹,是否使用胰岛素等因素无关,不受血糖浓度暂时波动的影响。对高血糖、特别是血糖、尿糖波动较大的患者有独特的诊断意义,也是判定糖尿病各种治疗是否有效的良好指标。糖化血红蛋白的测定结果以百分率表示,指的是和葡萄糖结合的血红蛋白占全部血红蛋白的比例。

糖化血红蛋白 A1C 正常值为 $4\%\sim6\%$。$<4\%$时表示控制偏低,患者容易出现低血糖;$6\%\sim7\%$时表示控制理想;$7\%\sim8\%$时表示可以接受;$8\%\sim9\%$时表示控制不好;$>9\%$时表示控制很差,是糖尿病并发症发生发展的危险因素。糖尿病性肾病,动脉硬化,白内障等并发症,并有可能出现酮症酸中毒等急性并发症。

4.糖尿病风险评估

通过汗腺离子密度的测定来分析自主神经病变的程度,检测出胰岛素抵抗的病变程度,判断出糖尿病并发症及罹病风险。

**(二)血流变检测**

血液流变学是研究血液中各种成分的流变规律。当血液的流动性和黏滞性(即黏稠度)发生异常时,可出现血流缓慢、停滞和阻断,可致血液循环障碍,组织缺血缺氧,引起一系列的病理变化。临床常见的与血黏度增高有关的疾病有高脂血症、冠心病、高血压病、糖尿病、动脉硬化、脑血栓、心力衰竭、急性肾炎、肾病综合征、慢性肾衰竭、急性肾衰竭等。例如,血液中脂蛋白和胆固醇增加,可使血液黏稠度增加,血流速度减慢,血管内皮损害,血管壁内膜粗糙,形成粥样硬化,造成血管弹性变差,易导致血栓形成。此外吸烟、超重(肥胖)也是血栓性疾病的发病因素。因此检测全血黏度、血浆黏度、红细胞变性的临床意义,要结合患者具体情况综合判断。

**(三)冠心病危险因素检测指标**

1.同型半胱氨酸(HCY)

HCY 水平升高与遗传因素和营养因素有关。现认为 HCY 反应性的增高是引起血管壁损伤的重要因素之一,它与心肌梗死和心绞痛的发生率和死亡率增高有关,目前国内外逐渐把它作为心血管疾病临床常规检查指标。

2.超敏 C-反应蛋白(hs-CRP)

hs-CRP 是用高灵敏度的方法检测的血浆 C-反应蛋白水平,大量研究证实,hs-CRP 可能是比 LDL-C 更有效的独立的心血管疾病预测指标。个体 hs-CRP 的观测值应取两次(最好间隔 2 周)检测的平均值。hs-CRP 可对表观健康的人群预示未来发生脉管综合征的可能性,对急性冠脉综合征(ACS)患者则是预后指标。心肌梗死后的 hs-CRP 水平预示未来冠心病的复发率和死亡率,和梗死面积无关。

# 四、影像学检查

## (一)心电图

心电图是诊断心血管疾病最常用的辅助手段。分析各波形出现的顺序及基线水平的变化可为诊断各种心脏疾病或全身疾病提供线索。P 波为心房兴奋产生;QRS 波为心室所形成;T 波为心室激动恢复(复极)的结果;P-R 间期代表激动由心房传到心室时所需的时间,正常值为0.12~0.20 秒,当 P-R 间期延长时提示房室间传导障碍;QRS 间期为心室除极时间,正常应在0.08 秒以内,Q-T 间期代表心室复极的时间,在某些疾病时 Q-T 间期可明显延长。

可用心电图诊断的疾病。①心律失常:如房性及室性期前收缩、室性及室上性心动过速、病窦综合征、房室及室内传导阻滞。主要表现为 P、QRS 波群出现的顺序及形态,节律的异常以及P-R 段的延长或 P、QRS 波无固定关系。②心肌梗死:主要表现为异常 Q 波及 ST 段的上移、T 波倒置等。③冠心病心绞痛:主要表现为 S-T 段下移和 T 波倒置或低平。④药物中毒或电解质紊乱:可表现为 QRS 波增宽,Q-T 间期延长及巨大 U 波等。⑤心包积液:表现为肢导联低电压。

心电图与运动试验相结合称为运动心电图,主要用于诊断冠心病及某些心律失常如窦性心动过缓及室性心动过速。平时心电图正常者,若运动后出现 S-T 段压低则为冠心病的临床诊断提供了重要依据。

### (二)胸片

#### 1.数肋骨

数肋骨是看片的基础,正常胸片肋骨从后上向前下数,第一肋与锁骨围成一个类圆形的透亮区,这一部分也是肺尖所在的区域,两侧对比有利于发现肺尖的病灶。

#### 2.肺纹理

一侧肺野从肺门到肺的外周分为三等份分别称为肺的内、中、外带,正常情况下肺内中带有肺纹理,外带没有,如果外带出现了肺纹理则有肺纹理的增多,反之内中带透亮度增加则肺纹理减少。对肺内中外带的区分还有一个意义,那就是对肺气肿时肺压缩的判断,一般来说,肺内中外带占肺的量分别为 60%、30%、10%。

#### 3.纵隔与肺门

肺门前方平第二到四肋间隙,后平对四到六胸椎棘突高度,在后正中线与肩胛骨内侧缘连线中点的垂直线上。

#### 4.心脏

心脏后对 $T_{5\sim8}$,前对二到六肋骨(补心胸比)。在读片的时候经常听到有一个概念叫"主动脉结",主动脉结就是主动脉弓由右转向左出突出于胸骨左缘的地方,它平对左胸第二肋软骨。另外,肺动脉段位于主动脉结下方,对判断肺动脉高压很有意义。

#### 5.膈肌和肋膈角

一般右肋膈顶在第五肋前端至第六肋前间水平,由于右侧有肝脏的存在,右膈顶通常要比左侧高 1~2 cm。胸腔或腹腔压力的改变可以改变膈肌的位置如气胸时膈位置可以压低;膈神经麻痹出现矛盾呼吸。正常的肋膈角是锐利的,如果肋膈角变钝则胸腔有积液或积血存在,一般说肋膈角变钝:积液 300 mL;肋膈角闭锁:500 mL。

#### 6.乳头位置

乳头位置也是经常碰到的一个问题,男性乳头一般位于第五肋前间,女性乳头位置可较低,两侧不对称的乳头阴影易误诊为结节病灶。

#### 7.病灶来源

一般来说如果病灶大部分在肺内则病灶来自肺内;可以结合侧位片来判断,同时 CT 可以精确鉴别。

### (三)骨密度检查

检测部位为腰椎 $L_1\sim L_4$、髋关节及股骨颈。骨密度测定是目前诊断早期骨质疏松最敏感的特异指标。

### (四)经颅多普勒

TCD 是检测颅内、外血管病变的无创伤性新技术,是目前诊断脑血管疾病的必备设备。经颅多普勒在临床上主要应用于高血压病;此外尚可用于脑血管疾病,包括脑动脉硬化症、脑供血不足、脑血管狭窄及闭塞等;以及椎动脉及基底动脉系统疾病等。还可应用于临床疾病的病因学诊断,包括头痛、头晕、眩晕、血管性头痛、功能性头痛、神经症、偏头痛等,并可用于脑血管疾病治疗前后的疗效评价等方面。

## 五、特殊检查

### (一)呼气试验

1.$^{13}$C-尿素呼气试验

$^{13}$C-尿素呼气试验是敏感性和特异性都较高的无创性检测方法;能方便、快捷地反映出胃内幽门螺杆菌感染的情况,且无放射性,广泛适用于各种人群,尤其是老年人及患高血压、心脏病等不能耐受胃镜检查者。并能监测幽门螺杆菌经治疗后的效果。

2.$^{14}$C检测

观察$^{14}$C呼气试验对上消化道疾病中胃幽门螺杆菌感染的检出率及胃幽门螺杆菌感染对上消化道疾病的诊治意义。

### (二)女性 TCT 检查

TCT 是液基薄层细胞检测的简称,TCT检查是采用液基薄层细胞检测系统检测宫颈细胞并进行细胞学分类诊断,它是目前国际上最先进的一种宫颈癌细胞学检查技术,与传统的宫颈刮片巴氏涂片检查相比明显提高了标本的满意度及宫颈异常细胞检出率。

### (三)动脉硬化检测

PWV(脉搏波传播速度)、ABI(踝臂血压指数)。

1.意义

通过 PWV、ABI 异常,诊断下肢动脉疾病,常提示可能存在全身动脉粥样硬化疾病。及时进一步检查、通过改变不良生活习惯及药物治疗等方式进行干预,避免将来重大心脑血管疾病的发生。

2.适用人群

(1)年满 20 周岁以上。

(2)已被诊断为高血压(包括临界高血压)、高脂血症、糖尿病(包括空腹血糖升高和糖耐量异常)、代谢综合征、冠心病和脑卒中者。

(3)有早发心脑血管疾病家族史、肥胖、长期吸烟、高脂饮食、缺乏体育运动、精神紧张或精神压力大等心脑血管疾病高危因素者。

(4)有长期头晕不适等症状尚未明确诊断者;有活动后或静息状态下胸闷、心悸等心前区不适症状尚未明确诊断者。

3.不适于检查的人群

(1)外周循环不足(有急性低血压、低温)。

(2)频发心律失常。

(3)绑袖捆绑位置局部表皮破损、外伤。

(4)正在静脉注射、输血、血液透析行动静脉分流的患者。

### (四)人体成分分析

对身体脂肪比例和脂肪分布进行测定可以对身体进行健康检查及老年病,如高血压、动脉硬化和高血脂的筛查诊断。另外,它还可以广泛应用于肥胖的诊断、营养状态评估、康复治疗后肌肉物质的变化、身体平衡、物理治疗、透析后体内水分改变和激素治疗后身体成分的改变。通过人体成分分析仪的分析检测,可以找到身体状况改善的轨迹;查找健康隐患,为体检者提供保持健康的建议和知识。对细胞内外液的质量以及比例进行分析尤其适合儿童青少年生长发育过程中的监控。

(韩立红)

## 第二节　健康体检超声影像学检查相关知识

### 一、发展现状

近半个世纪以来,随着超声医学迅速发展及超声新技术的不断出现,超声医学作为影像医学的重要组成部分在临床应用中发挥着重要作用。回顾超声诊断发展历程,从 20 世纪 50 年代的 A 超、M 超发展到如今的二维(B 超)、三维超声;从静态的灰阶超声成像发展到实时二维、实时三维超声成像;由黑白超声显像发展到彩色多普勒血流显像(CDFI);随着超声造影技术的应用,超声诊断开始从解剖成像向功能成像迈进;超声技术与其他技术结合应用,相得益彰,开辟了超声检查的新途径,如内镜超声、腹腔镜超声、术中超声、介入超声等。超声显像技术已经与 X 线、CT、MR、放射性核素并驾齐驱,成为诊断信息丰富、临床使用最多、最方便、无创和安全的医学影像诊断方法之一。

### 二、基本特性

超声波是指超过人耳听力范围的高频率的声波($>20\,000$ Hz)。诊断常用的超声频率为 $2\sim10$ MHz(兆赫)。超声具有不同于 X 线的重要物理特性,其中与临床检测和诊断密切相关的特性有以下几种。

#### (一)方向性

超声在介质(如人体软组织和水)中可以类似光线一样成束发射(声束),直线传播,方向性很强。

#### (二)声阻抗

超声在介质传播过程中会遇到声阻抗(Z)。超声垂直通过两个不同介质构成的交界面上,产生最大的界面反射——回声。

#### (三)声衰减

超声在人体组织中传播,能量逐渐减低,这种现象称作声衰减。

#### (四)频移

超声遇到运动中的物体,如血管内流动的大量红细胞,反射回来的声波频率发生改变即频移($\Delta f$),称为 Doppler 效应。

### 三、超声诊断的优点和不足

#### (一)优点

(1)无创伤、无放射性。

(2)分辨力强,取得的信息丰富。

(3)可以实时、动态观察组织及器官。

(4)可以观察血流方向及流速。

(5)能多方位、多切面地进行扫查。

（6）检查浅表器官及组织不需空腹、憋尿及排便，随时可以检查。

（7）可在床旁、急症及手术中进行检查，不受条件限制。

（8）可以追踪、随访观察，并比较前后两次治疗的效果等。

**（二）不足**

（1）超声检查切面的随意性较大，对切面的认识和理解还没有形成完全统一的规范标准。

（2）现有的探头构造技术限制了一个切面的扫查范围，不能保证一幅图像具有如 CT、MRI 图像一样的完整性。

（3）图像质量受呼吸、心搏等生理活动，以及气体、骨骼等解剖因素的影响或干扰等。

## 四、临床应用

随着影像医学的飞速发展，超声影像学已经成为一门具有临床特色的独立学科，其临床应用的领域不断拓展。超声波属纵波，即机械振动波。它在不同的介质中，传播速度不相同，反射的声波亦不相同。超声对人体软组织、脏器（如膀胱、胆囊）内液体有良好的分辨力，有利于诊断及鉴别微小病变。

**（一）检查内容**

**1.形态学检查**

体积大小、形态改变、有无占位等。

**2.功能检查**

心脏功能、血流动力学、胆囊收缩功能等。

**3.介入性诊断和治疗**

在超声引导下，将穿刺针刺入病灶，进行细胞学及组织学的诊断，同时也可以对某些部位的积液、积脓、囊肿等进行抽液并注入药物治疗。

**（二）应用范围**

**1.腹腔脏器**

腹部疾病种类繁多，病情复杂，高敏感度彩色多普勒血流显像技术在腹部疾病的应用研究进展迅速，显示了极为重要的临床应用价值，更拓宽了超声在腹部领域的诊断范围，使超声诊断为腹部外科临床解决了大量的难题，在临床医学中占有举足轻重的地位，已成为各级医疗机构不可缺少的重要诊断手段之一。在肝脏、胆囊、胰腺、脾脏、肾脏、输尿管、膀胱、肾上腺、前列腺、胃肠道等领域可为临床提供丰富且有价值的影像诊断信息。

**2.盆腔脏器**

妇产科是超声应用的一个非常广阔的领域。自 20 世纪 70 年代超声诊断应用于妇产科临床后，使妇产科疾病的诊断水平有了大幅度的提高。

**3.心血管**

作为重要的心血管影像学技术，超声心动图的最大优势是能够为临床医师提供心血管系统结构、心内血流和压力以及心脏功能等重要信息。超声心动图对一些心血管疾病起着决定性的诊断作用，如结构性心脏病、心肌疾病、心腔内肿瘤、心包积液、主动脉夹层、急性心肌梗死后机械并发症等。

**4.浅表器官**

随着高频探头（10～20 MHz）的出现，使皮肤及皮下等浅表组织的超声探测，不仅成为可能，而且有了迅速发展。应用范围包括眼部、甲状腺、甲状旁腺、颌面与颈部、乳腺、浅表淋巴结、肌肉与肌腱、骨与关节等。

5.颅脑与外周血管

20世纪90年代随着超声血流成像多普勒技术的使用,使超声诊断颅脑与外周血管疾病从形态学与血流动力学结合,得到客观图像特征及血流动力学的参数表达。应用范围包括脑血管、颈部血管、腹腔血管、上肢血管、下肢血管等。

6.介入性超声

采用超声影像引导经皮穿刺抽吸、活检和引流等介入技术,实现对病灶的诊断和治疗目的。主要优点是实时监护,无放射损伤,操作重复性强。对人体内微量积液、微小肿物和微细管腔的穿刺准确率高。经体腔超声显像技术如经食管、经膀胱、经血管和术中超声检查等也归纳于介入超声的范畴。

7.超声造影

随着超声成像技术的不断发展,新型声学造影技术成功地运用于临床诊断。超声造影剂是一类能够显著增强超声检测信号的诊断用药,在人体微循环和组织灌注检验与成像方面用超声造影剂进行超声检测,简便、实时、无创、无辐射,具有其他影像学检查方法如CT、MRI等无法比拟的优点。应用新型造影增强超声成像技术,可清楚显示微细血管和组织血流灌注,增加图像的对比分辨率,显著提高病变组织在微循环灌注水平的检测水平,进一步开拓了临床应用范围,是超声医学发展历程中新的里程碑。

## 五、超声诊断在体检预防医学中的重要价值

### (一)脂肪性肝病

1.临床病理

体检中脂肪性肝病发生率高居榜首。脂肪在组织细胞内贮积量超过肝重量的5%,或在组织学上有30%肝细胞出现脂肪变性时,称为脂肪肝。脂肪肝是一种常见的肝脏异常现象,而不是一个独立的疾病。常见的原因有过量饮酒,肥胖,糖尿病、妊娠和药物毒性作用等引起的肝细胞内脂肪堆积。与脂肪性肝病肝脏不同程度的脂肪浸润及肝细胞变性有关。肝外组织的三酰甘油主要由高密度脂蛋白携带通过HDL受体途径进入肝脏代谢。当高血脂导致肝组织被脂肪堆积、浸润变性时,会使血脂代谢和脂蛋白合成障碍,尤其是HDL合成减少。肝细胞被浸润变性,同样使肝脏生成极低密度脂蛋白障碍,导致肝内的脂类不能以脂蛋白形式运出肝脏,造成TG在肝内堆积,形成和加重脂肪肝,由于腹部周围的脂肪细胞对刺激敏感,脂肪易沉积于腹部内脏,并将大量脂肪酸输送到肝脏所致。按肝细胞脂肪贮积量的多少,分为轻、中、重度,轻度时脂肪量超过肝重5%~10%,中度为10%~25%,重度者为25%~50%。根据脂肪在肝内的分布情况,分为均匀性和非均匀性脂肪肝两大类,前者居多。

2.超声诊断标准

(1)肝脏呈弥漫性肿大,轮廓较整齐,表面平滑,肝边缘膨胀变钝。

(2)肝实质回声增强,呈点状高回声(肝回声强度＞脾、肾回声)。

(3)肝深部回声衰减,＋~＋＋。

(4)肝内血管显示不清。

(5)不规则脂肪肝可表现为节段型(地图型)、局灶型(图12-1)。

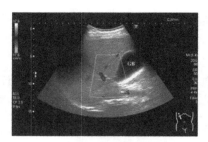

图 12-1　脂肪性肝病超声诊断图

### (二)肝硬化

**1.临床病理**

肝硬化由多种原因引起肝细胞变性、坏死、继而出现纤维组织增生和肝细胞的结节状再生。这三种改变反复交替进行,结果导致肝脏的小叶结构和血液循环系统逐渐改变,形成假小叶,随之肝脏质地变硬。肝硬化是一种常见的慢性疾病,根据病因病变和临床表现的不同有多种临床分型。常见的有门脉性肝硬化、坏死性肝硬化、胆汁性肝硬化、瘀血性肝硬化和寄生虫性肝硬化,其致病因素有肝炎、病毒、饮酒、胆道闭塞、瘀血等。

**2.超声诊断标准**

(1)肝脏改变。①形态:右叶萎缩,左叶肿大。②表面:不光滑,凹凸不平或波浪状。③边缘:边缘显著变钝。④回声:增粗、增强。⑤肝静脉:管腔狭窄,粗细不等。

(2)门脉改变:门静脉、脾静脉扩张,脾大、侧支循环。

(3)其他改变:胆囊壁水肿、腹水(图 12-2)。

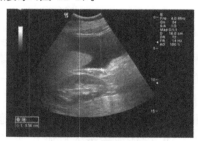

图 12-2　肝硬化超声诊断图

### (三)肝囊肿

**1.临床病理**

肝囊肿病因不明确,有先天性和后天性之分。先天性肝囊肿多认为起源于肝内迷走的胆管,或因肝内胆管和淋巴管在胚胎期的发育障碍所致,或胎儿时期患胆管炎导致肝内小胆管闭塞,引起近端胆管呈囊性扩张。部分患者出生时可能已存在类似的囊肿基础,所以年轻人群中也有很小一部分发现肝囊肿。而后天性肝囊肿则由于肝内胆管退化而逐渐形成,为生理性退行性变,与年龄关系密切。因此肝囊肿检出率随年龄增长而增加,但囊肿的大小与数目发展与年龄的增长无相关。超声检查肝囊肿具有敏感性高、无创伤、简便易行等优点,而且能肯定囊肿的性质、部位、大小、数目和累及肝脏的范围,也易与其他囊性病变鉴别。超声为本病的首选检查方法。

**2.超声诊断标准**

(1)囊肿形态呈类圆形或椭圆形,大小不一。

(2)囊壁薄,轮廓平滑、整齐。

(3)内部回声呈无回声区。

(4)两侧壁处可出现声影。

(5)后方回声明显增强(图 12-3)。

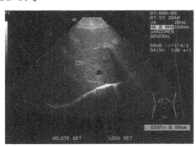

图 12-3　肝囊肿超声诊断图

### (四)肝血管瘤

1.临床病理

肝脏血管瘤属先天性发育异常,是肝脏最常见的良性肿瘤,分为海绵状血管瘤和毛细血管瘤。切面为蜂窝状的血窦腔,由纤维组织分隔,大的纤维隔内有小血管,血窦壁有内皮细胞覆盖。一般质地柔软有弹性,边界清晰,可呈分叶状或较平整,有纤维性包膜。血窦腔内可有血栓形成,血栓及间隔可发生钙化。肝脏血管瘤一般生长缓慢,较小者无症状,常由体检中发现,多为单发,多发的可并发身体其他部位(如皮肤)血管瘤。

2.超声诊断标准

(1)呈类圆形或不规则形。

(2)常为单个,亦可多发,大小不一。

(3)典型呈高回声,不典型呈混合回声或低回声。

(4)与周围肝组织境界清晰或无明显境界(图 12-4)。

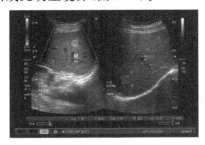

图 12-4　肝血管瘤超声诊断图

### (五)胆囊结石

1.临床病理

胆囊结石是最常见的胆囊疾病。女性胆囊结石发病率明显高于男性与两方面因素相关。

(1)女性妊娠、多孕、产次可引起胆囊排空功能降低,致使胆汁淤积形成胆结石。

(2)雌酮是绝经期女性体内的主要雌激素,可提高胆汁中胆固醇的饱和度,促使胆石的形成。并且绝经期前的中年妇女因为内分泌改变的关系,常影响胆汁的分泌和调节。研究发现,年轻女性易患胆囊结石,与饮食不规律有关,不吃早餐、喜吃甜食等。其原因为空腹时间延长,控制饮食减轻体重等导致胆酸的分泌下降,胆固醇过饱和,从而成石指数升高。年龄增长,胆囊收缩能力呈下降趋势,胆囊中胆汁排泄不畅易造成结石的形成;另外生活水平提高,高蛋白、高胆固醇、高热量类饮食摄入导致胆汁成分和理化性质发生了改变,胆汁中的胆固醇处于过饱和状态,易于形成结石。超声对胆囊结石的诊断有很高的敏感性和特异性,准确率在95%以上。使用高分辨力超声仪在胆汁充盈状态下可发现直径小至1 mm的结石,被公认为是诊断胆囊结石的最好方法,是影像诊断的首选方法。

2.超声诊断标准

(1)典型结石:胆囊形态完整,有一个或多个结石强回声光团,其后方有清晰声影。

(2)充满型结石:胆囊轮廓前半部呈半圆形或弧形强回声带,其后方有较宽的声影,胆囊后半部和胆囊后壁不显示,呈"WES"征。

(3)泥沙型结石:胆囊内有多个小的强回声光团,呈细砂样随体位移动,其后有或无声影(图12-5)。

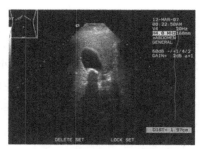

图12-5 胆囊结石超声诊断图

### (六)胆囊息肉

1.临床病理

胆囊息肉为一种非炎症性慢性胆囊疾病。因胆囊黏膜固有层的巨噬细胞吞噬胆固醇,逐渐形成向黏膜表面突出的黄色小突起,有弥漫型和局限型,以后者多见,呈息肉样,故又称胆固醇息肉。随着高分辨力实时超声仪的广泛应用,发病率逐年增加。发病率男女均等,原因不明,似与肥胖、血脂升高、胆固醇结石、胆汁中胆固醇过多积聚等有关。

2.超声诊断标准

(1)形态多呈颗粒状或乳头状,有蒂或基底较窄。

(2)内部呈强回声或中等回声,后方无声影。

(3)体积小,最大直径多小于10 mm。

(4)一般为多发性,以胆囊体部较多见(图12-6)。

### (七)子宫肌瘤

1.临床病理

子宫肌瘤为女性生殖系统最常见的良性肿瘤,受多种因素的影响。雌激素是子宫肌瘤发生与发展的重要促进因素。研究显示40岁组发病率最高,低于或高于此年龄段发病率逐渐下降。此年龄段女性生殖功能旺盛,体内雌激素水平较高,同时社会压力、琐碎家庭事务均可导致中年妇女机体内分泌紊乱。摄取含有激素的食物、药物等,促进子宫肌瘤发生发展。肌瘤增长速度与年龄增加无相关性,肌瘤好发于生育年龄,绝经后肌瘤停止生长,甚至萎缩,受女性激素水平调节。

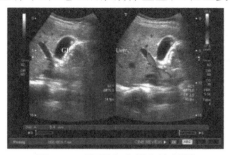

图 12-6 胆囊息肉超声诊断图

2.超声诊断标准

(1)壁间肌瘤:最多见,子宫正常或增大;肌壁可见结节状低回声或旋涡状混合回声,伴后壁回声衰减;如肌瘤压迫子宫腔,可见宫腔线状反射偏移或消失。

(2)浆膜下肌瘤:宫体表面有低回声或中等回声的结节状凸起;子宫形体不规则;常与壁间肌瘤同时存在。

(3)黏膜下肌瘤:宫腔分离征,其间有中等或低回声团块(图 12-7)。

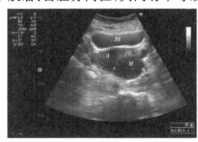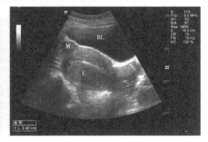

图 12-7 子宫肌瘤超声诊断

### (八)卵巢囊肿

1.临床病理

卵巢囊性肿瘤分为非赘生性囊肿和赘生性囊肿两大类。非赘生性囊肿包括滤泡囊肿、黄体囊肿、黄素囊肿、多囊卵巢;赘生性囊肿包括浆液性囊腺瘤(癌)、黏液性囊腺瘤(癌)、皮样囊肿。

2.超声诊断标准

(1)形态呈圆形或椭圆形无回声区,可单个或多个,可伴线状或粗细不均的分隔光带。

(2)无回声区内可有细小或粗大光点,壁上可有局限性光团突向囊内或囊外。

(3)无回声区内可有规则或不规则的实性回声(图 12-8)。

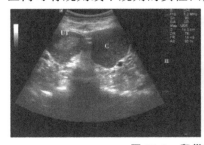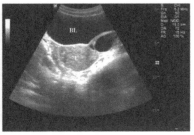

图 12-8 卵巢囊肿超声诊断

### (九)乳腺增生

**1.临床病理**

乳腺增生好发于育龄妇女。研究发现30～40岁乳腺增生发病率高,余各年龄段呈逐渐下降趋势,20～30岁发病率上升较快。调查分析与人们工作、生活条件、人际关系、压力所致精神紧张,内分泌紊乱导致体内性激素失衡,使乳腺导管、腺泡和间质增生和复旧变化同时存在,导致乳腺的组织结构发生紊乱,乳腺导管上皮和纤维组织不同程度增生。国内外学者研究证实,口服避孕药增加年轻女性乳腺增生症的患病风险。50岁以上乳腺增生的发病率逐渐降低,该年龄段绝经期卵巢功能逐渐衰退,雌激素水平相对下降,降低了乳腺增生的发病风险。大量流行病学、病理研究也证实,部分乳腺良性疾病癌变是乳腺癌发生的重要原因。因此,定期检查乳腺非常必要,对降低乳腺癌发病率具有重要意义。

**2.超声诊断标准**

(1)两侧乳房增大,但边界光滑、完整。

(2)内部质地及结构紊乱,回声分布不均,呈粗大强回声点及强回声斑。

(3)如有囊性扩张,乳房内可见大小不等的无回声区,其后壁回声稍强(图12-9)。

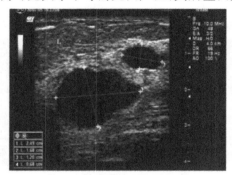

图12-9　乳腺增生超声诊断图

### (十)甲状腺结节

**1.临床病理**

甲状腺结节为代谢障碍引起甲状腺组织增生或腺体增大,过去认为是由于腺垂体分泌促甲状腺素过多所致,现在认为是与原发性免疫疾病有关。年轻女性多见,与精神因素有关。随着高频超声技术的普及,超声体检时可发现越来越多的甲状腺结节,超声不仅对鉴别甲状腺良恶性结节有重要价值,还可以发现有无局部及远处转移,高频超声检查已经成为甲状腺疾病的首选影像学检查方法。

**2.超声诊断标准**

(1)甲状腺两侧叶增大、不对称、表面不光滑,呈多发性大小不等的结节。

(2)结节之间有散在的回声点或回声条形成,为纤维组织增生表现。

(3)结节内部呈中低回声,无包膜、囊性变时,可见无回声区。

(4)结节周围呈点状,或在结节间穿行、绕行的血流信号,血流亦可沿结节包绕呈环状(图12-10)。

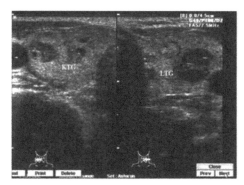

图 12-10　甲状腺结节超声诊断图

### (十一)前列腺增生

**1.临床病理**

发病年龄多在 50 岁以上,并随年龄的增长,发病率逐渐增高,是老年人最常见的前列腺疾病。发病原因尚不清楚,可能与人体雄性激素-雌性激素的平衡失调有关。增生常发生于前列腺移行带和尿道周围腺,即内腺。增生的前列腺由腺体、平滑肌和间质组成,形成纤维细胞性、肌纤维性、肌性、腺体增生性和肌腺性等不同的病理类型,较多见的是肌腺增生,向各个方向发展,呈分叶状或结节状增大,形成体积较大的肌腺瘤。

**2.超声诊断标准**

(1)前列腺形态异常:各径线不同程度增大,通常左右对称,外形规整;少数局限性增生者,外形可不规则。

(2)内腺结节状增大:多数呈分叶状或结节状(结节型),少数为非结节状(弥散型)、内部回声多数呈均匀低回声,少数呈等回声或高回声、外腺被挤压萎缩。

(3)包膜回声平滑、连续、无中断现象。

(4)常有钙质沉着或结石:沿交界处形成弧形排列的散在强回声点或强回声团。

(5)精囊可能受压变形,但无浸润破坏征象(图 12-11)。

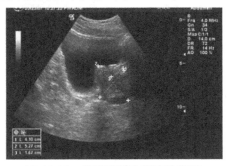

图 12-11　前列腺增生超声诊断图

### (十二)恶性肿瘤

恶性肿瘤是威胁人类生命的一大杀手,恶性肿瘤筛查是肿瘤早发现、早诊断、早治疗,获得较好的预后和生活质量的先决条件。体检中以肝癌、肾癌、卵巢肿瘤、甲状腺癌、乳腺癌、胰腺癌、膀胱癌、前列腺癌居多,往往都无明显症状和临床体征。因此超声诊断在肿瘤早期筛查中具有重要意义,早期发现,早期治疗,降低恶化风险(图 12-12)。

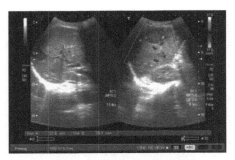

**图 12-12　恶性肿瘤超声诊断图**

### (十三)颈动脉硬化

1.临床病理

动脉粥样硬化为脑卒中最重要的原因,是散在分布于动脉血管壁的一种慢性发展的一系列病理变化,包括脂质沉积、平滑肌增殖、纤维增殖、斑块形成。动脉粥样硬化斑块又可以发生钙化、坏死、出血、溃疡、附壁血栓形成等,使血管狭窄、闭塞或破裂,以及斑块脱落堵塞远端血管,导致脑血管病的发生。

2.超声诊断标准

(1)颈动脉内膜增厚:颈动脉 IMT≥1.0 mm,颈动脉分叉处≥1.2 mm 作为内-中膜增厚的标准,是动脉粥样硬化的早期改变。

(2)颈动脉粥样硬化斑块:IMT 局限性增厚≥1.5 mm 时,称为斑块,斑块的大小、质地、形态变化,可造成不同程度的血管狭窄和血流动力学的改变。

(3)颈动脉狭窄:颈动脉狭窄在 60% 以上,就应积极采取有效的治疗手段。颈内动脉狭窄>70%,可引起缺血性脑血管病的发生,外科治疗效果明显高于药物治疗。

(4)颈动脉闭塞:是在颈动脉狭窄的基础上发生的,颈内动脉或颈总动脉闭塞可造成一侧脑供血中断,产生一系列病理变化和临床改变(图 12-13)。

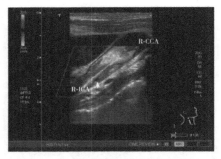

**图 12-13　颈动脉硬化超声诊断图**

### (十四)冠心病

1.临床病理

冠心病全称为冠状动脉性心脏病,又称缺血性心脏病,是指冠状动脉粥样硬化或功能性痉挛使血管腔阻塞导致心肌缺血、缺氧而引起的心脏病。

2.超声诊断标准

(1)内膜增厚:左冠状动脉主干及右冠状动脉近端管腔内径为 3~6 mm,当管腔内径

＜3 mm或＞6 mm者均为异常,而内膜增厚、回声增强且不均匀是冠状动脉粥样硬化的证据。

(2)节段性室壁运动异常:伴随着冠状动脉缺血的心肌缺血常导致左室壁某个部位发生局限性的运动异常,它是切面超声心动图诊断冠心病的较特异性指标。

(3)心肌梗死:是指冠状动脉血供急剧减少或中断,使相应的发生心肌严重而持久的缺血、坏死,表现为室壁运动减弱、消失或矛盾运动;室壁变薄、室壁瘤形成、心功能不全等(图12-14)。

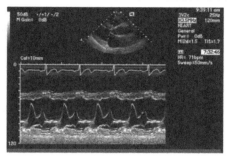

图 12-14　冠心病超声诊断图

## 六、小结与展望

预防医学的工作重点是健康和无症状患者,体检是预防医学的重要组成部分,是预防保健工作的重要手段之一,亦是预防疾病、延缓疾病发展的重要方式。超声影像技术的飞速发展,为预防医学和临床带来了不可估量的价值。超声检查因其实时、无创、价廉、易于重复等优势,极大地拓展了医学领域的早期诊断和早期治疗的价值,为疾病的诊断与治疗提供可靠的依据。

(韩立红)

# 第三节　功能医学检测指标及含义

## 一、功能医学基本概念

### (一)功能医学概念

功能医学是从 20 世纪 70 年代开始的一门新兴的医学模式,它是以科学为基础的保健医学,属预防医学领域。功能医学是一种评估和治疗疾病潜在因素的医疗保健方法,通过个体化治疗方法使机体恢复健康和改善功能。其应用是以人的基因、环境、饮食、生活形态、心灵等共同组合成的独特体质作为治疗的指标,而非只是治疗疾病的症状。

功能医学是一种完整性并具有科学基础的医学,除了治疗疾病外,它更提倡健康的维护,利用各种特殊功能性检查来了解和系统分析身体各系统功能下降的原因,再依其结果设计一套"量身定做"式的营养治疗建议、生活方式指导和功能恢复方法,以达到预防疾病,改善亚健康症状及慢性疾病的辅助治疗,享受更优质的生活。

### (二)功能医学的健康观念

功能医学对健康的定义是健康乃是积极的活力,而不仅是没有疾病而已,健康应是心灵、精神、情绪、体能、环境及社会各个层面在人生的最佳状态。功能医学提倡的是如何提升器官的储备能力，及器官功能年轻化，提高生活品质，让人健康的老化，无疾而终，而并非因疾病老去。

## 二、功能医学检测

### (一)功能医学检测概念

功能医学检测是以科学为基础的保健医学，以先进及准确的实验为工具，检测个人的生化体质、代谢平衡状态、内生态环境，以达到早期改善并维持生理、情绪/认知及体能的平衡的检测方法。

简单地说，功能医学检测是根据每一个亚健康状态的人的体质，评估身体器官无临床症状的功能状况，评估器官的"功能"而非仅器官的"病理"。功能医学检测包括基因检测、免疫系统功能分析、内分泌系统分析、代谢系统功能分析，生理代谢功能分析、胃肠道系统功能分析、营养状况分析等。

### (二)功能医学检测意义

1.了解人体器官功能现在及将来运转状况

任何疾病的形成，都需要时间累积，在器官病变之前，通常器官的功能先下降，当下降到一个临界点时，器官才会有器质性病变，当出现器质性病变时，功能下降会更加明显，这是一个量变到质变的过程。功能医学检测是在生病之前，了解各个器官功能的指数是不是在正常范围之内，发现那些已经下降的指标，了解它们将来对身体产生的影响，同时通过科学的方法改善它们，减慢功能下降速率，达到防患于未然的目的。

2.功能医学检测发现疾病和亚健康的原因

传统的医学检测更多的是检测疾病，告诉患者身体哪里已经发生病理性变化，功能性医学检测更多的是强调是哪些指标的下降才导致生病，也就是病因，为疾病提供一种全新的辅助检查方式。

人们通常会因为有一些不适（如消化不良、胃肠胀气、睡眠不佳、容易疲劳、记忆力下降、关节酸痛等）去医院看病，各种检查、化验后无大问题，医师建议注意休息、舒缓压力、调解饮食，多运动。其实这些不适就是亚健康的表现，亚健康真正的形成是由于饮食、环境、不良生活方式导致的器官功能下降，改变了身体内环境的稳定状态，而产生的一系列的症状。功能性医学检测则能发现亚健康形成的原因，具体检测出身体那些已经不在正常范围的微量元素和指标，这些也就是造成身体亚健康的原因。

3.功能医学检测分析机体衰老的速度

人体衰老有各种各样的原因，但总的来说，除了人体老化基因决定外，每个影响衰老的因素都是因为人体内的器官指标变化所形成的，每个人指标的变化程度不一样，衰老程度也就不同。只有真正了解人体各种健康和衰老指标，才能明白为什么比同龄人更老，身体状况更差的原因，才能真正地针对性地延缓衰老。功能性医学检测能检测出人体各种指标的状况，每种指标都有对身体及衰老的影响，综合所有的指标，也就能更容易地评估出身体衰老速度是否正常，有没有比同龄人更容易衰老。

4.根据功能医学检测结果有目标的补充营养保健食品

生活中，每个人都在比较盲目补充一些保健食品，对身体真正的帮助意义不大。功能医学检测可以通过检测血中各种所需营养浓度，知道身体内部缺少哪种元素，了解身体真正需求及需求量,根据身体代谢反应,来决定补充等量营养。

### (三)功能医学检测方法

功能医学检测只需收集个人的粪便、尿液、唾液、血液及毛发,通过物理、化学、仪器或分子生物方法,检测、了解人体在无临床症状时期器官功能的改变程度。

## 三、功能医学检测内容及其含义

### (一)基因检测

#### 1.基因的概念

基因(遗传因子)是遗传的物质基础,是 DNA(脱氧核糖核酸)或 RNA(核糖核酸)分子上具有遗传信息的特定核苷酸序列。基因通过指导蛋白质的合成来表达自己所携带的遗传信息,从而控制生物个体的性状表现,通过复制把遗传信息传递给下一代,使后代出现与亲代相似的性状。它也是决定人体健康的内在因素。

#### 2.基因检测的概念

基因检测是指通过基因芯片等方法对被检者的血液、体液或细胞的 DNA 进行检测的技术,是从染色体结构、DNA 序列、DAN 变异位点或基因表现程度,分析被检者所含致病基因、疾病易感性基因等情况的一种技术。基因检测可以诊断疾病,也可用于疾病风险的预测。

#### 3.检测疾病类型

基因检测疾病类型包括恶性肿瘤疾病,心脑血管疾病,代谢与免疫系统疾病,呼吸、消化与泌尿生殖系统疾病,肌肉、骨骼关节及神经类疾病,眼、耳鼻喉及皮肤疾病,精神类疾病等。

### (二)免疫系统功能分析

#### 1.免疫系统功能评估

免疫系统是机体执行免疫应答及免疫功能的重要系统。由免疫器官、免疫组织、免疫细胞和免疫分子组成,是防卫病原体入侵最有效的武器,它能发现并清除异物、外来病原微生物等引起内环境波动的因素。免疫系统功能评估各种主要免疫细胞的数量、分布比例、活性及细胞增生与凋亡,了解机体免疫系统的作用,有助于正确的调节免疫功能,维持身体的正常防御。

(1)免疫系统功能评估:嗜中性粒细胞、淋巴细胞、单核细胞、嗜酸性粒细胞、嗜碱性粒细胞、T 淋巴细胞、辅助性 T 细胞、抑制性 T 细胞、Th/Ts 比值、B 淋巴细胞、自然杀伤细胞、自然杀伤细胞活性、细胞分裂周期和细胞凋亡比率。

(2)适合做免疫功能检测人群:免疫功能低下、年龄超过 50 岁、易生病、易发生感染、患有各种慢性病等。

#### 2.自然杀伤细胞功能评估

自然杀伤细胞是一种细胞质中具有大颗粒的细胞,也称 NK 细胞。自然杀伤细胞功能主要评估免疫细胞的数量、分布比例、活性及细胞的增生与凋亡,可以了解机体自然杀伤细胞的功能,有助于正确调节免疫功能维持身体的正常防御。

#### 3.慢性食物变应原分析

食物不耐受是指一种复杂的变态反应性疾病,人的免疫系统把进入人体内的某种或多种食物当成有害物质,从而针对这些物质产生过度的保护性免疫反应,产生食物特异性 IgG 抗体,IgG 抗体与食物颗粒形成免疫复合物,可引起所有组织发生炎症反应。如慢性鼻炎、关节痛、慢性疲劳、便秘、过敏性肠综合征、胀气、痤疮、湿疹、荨麻疹等。慢性食物变应原检测在功能医学检查中是一项基础检查,包括常见食物的慢性过敏 IgG 的强度分析,可分析检测出个人确切的食物变应原。

(1)常见食物变应原检测:肉类、海产品类、蛋奶类、谷物类、坚果类、蔬菜类、水果类以及生姜大蒜等食物。

(2)适合检测人群:眼睛有时发痒或多泪水,消化方面偶尔有胀气、腹泻、便秘情况,有肌肉和关节酸痛情况,皮肤荨麻疹或其他种皮炎,注意力不集中或易感疲劳,呼吸系统经常有气喘、咳嗽、鼻炎、支气管炎,焦虑、头痛及偏头痛现象等人群。

### (三)代谢系统功能评估

**1.代谢功能分析**

代谢功能分析是评估尿液中 40 余种有机酸,这些有机酸是体内碳水化合物、氨基酸、脂肪酸、细胞能量生成、B 族维生素、神经传导物质、肝毒素、肠道有害菌滋生等经过代谢所产生的酸性产物,因此可提供观察机体细胞代谢过程及代谢功能效率的途径,了解细胞能量产生、神经内分泌失衡、环境毒素暴露、维生素缺乏、肠道菌群失调等问题,当代谢障碍被确认,可制订个性化营养方案,使机体症状得到缓解。

(1)代谢功能检测内容:己二酸、辛二酸、乙基丙二酸、丙酮酸、乳酸、羟基丁酸、枸橼酸、顺式鸟头酸、异枸橼酸、酮戊二酸、琥珀酸、焦磷酸、苹果酸、羟甲基戊二酸、琥珀酸、焦磷酸、酮异戊酸、酮异己酸、酮-甲基戊酸、羟基异戊酸、甲基丙二酸、亚胺甲基麸胺酸、香草基扁桃酸、高香草酸、5-羟吲哚醋酸、犬尿胺酸、喹啉酸、2-甲基马尿酸、乳清酸、葡萄糖酸、羟丁酸、焦谷氨酸、硫酸、$D$-乳酸、对羟基苯乙酸、靛、苯丙酸、对羟基苯甲酸。

(2)适合检测人群:超重/肥胖;营养不均衡;易疲劳;记忆力衰退、失眠;胃肠功能失调,便秘,胀气;情绪不稳定,易烦躁,抗压能力不足;抵抗力不足,反复感染;易过敏等人群。

**2.肝脏解毒功能分析**

肝脏解毒功能是指在机体代谢过程中,门静脉收集来自腹腔流的血液,血中的有害物质及微生物抗原性物质,将在肝内被解毒和清除。肝脏解毒功能分析是利用小剂量的物质,如咖啡因、醋胺酚、水杨酸来刺激肝脏,并收集唾液及尿液标本,分析肝脏的解毒功能,评估肝脏的解毒能力及自由基的伤害。肝脏解毒功能失调可能导致的疾病包括慢性疲劳综合征、多重化学物质过敏、帕金森症、多发性硬化症、肌萎缩侧索硬化症等。

(1)肝脏解毒功能检测:咖啡因清除率、甘氨酸结合作用、硫化反应、醛糖酸化反应、PhaseⅠ/Sulfation比值、PhaseⅠ/Glycination 比值、PhaseⅠ/Glucuronidation 比值。

(2)适合检测人群:高血压、高三酰甘油、高胆固醇、吸烟、过量饮酒、肝功能下降、糖尿病、胆结石,常暴露于汽车废气中、居住或工作场所新铺地毯或新刷油漆、乙型肝炎病毒携带者等。

**3.心血管代谢综合征健康评估**

心血管疾病与先天基因体质和后天环境因素、生活形态,包括饮食、运动等密切相关。根据国人十大死因统计,心血管相关疾病占其中的四项,包括心脏病、糖尿病、脑血管疾病和高血压。心血管代谢综合征健康评估包括血脂代谢、血管壁完整性、慢性发炎因子、糖化反应与氧化压力,可提供心血管健康与代谢综合征的全面性评估。

(1)心血代谢综合征健康检测:三酰甘油、总胆固醇、低密度脂蛋白胆固醇、高密度脂蛋白胆固醇、脂蛋白(a)、TG/HDL-C 比值、T-Cho/HDL-C 比值、LDL-C/HDL-C 比值、同型半胱氨酸、非对称性二甲基精胺酸、C-反应蛋白、纤维蛋白原、空腹胰岛素、空腹葡萄糖、糖化血红蛋白、血清铁蛋白、辅酶 Q10、谷胱甘肽。

(2)适合检测人群:年龄＞35 岁、肥胖者(BMI＞24)、有糖尿病家族史或病史者、有高血压、心血管疾病家族史或病史者、有高血脂家族史或病史者、有妊娠糖尿病者或多囊性卵巢病史者、少运动者、工作压力大等。

4.骨质代谢健康评估

骨质代谢分析是对骨质增生标记骨钙素、甲状旁腺素、骨质流失标记及造骨所需营养素维生素 D、促进因子维生素 K、NTx 标志物及血钙分析,来全面性了解骨质破坏与增生的平衡性,以评估骨质生长或骨质疏松的真实情况。并使医师可据以判断正确的临床治疗或营养补充品疗程,以达到确实维护骨骼健康的目的。

**(四)内分泌系统**

1.精神激素分析

激素对人体调节系统扮演着强大的角色,适当的激素平衡是维持健康的必要条件。许多男女在进入 40 或者 50 岁更年期的时候,会经历一系列由激素不平衡引起的症状,包括丧失性欲,思维模糊,体重增加、忧郁、失眠多梦等。此外,激素还是一种自然的能量促进器,能保护机体免受忧郁和心脏病的困扰。当激素缺乏或者过量时会影响睡眠质量、代谢和抵抗疾病的能力。

精神激素检测包括多巴胺、去甲肾上腺素、肾上腺素、麸胺酸酯、血清素、γ-氨基丁酸、色氨酸、5-羟色氨酸、褪黑激素、酪氨酸。

2.雌激素代谢分析

雌激素是一类主要的女性激素,包括雌酮、雌二醇等。雌二醇是最重要的雌激素。雌激素主要由卵巢分泌,少量由肝,肾上腺皮质,乳房分泌。雌激素缺乏会出现骨质疏松、无月经、停经综合征等困扰,过多则有月经过多、子宫肌瘤、乳癌、焦虑和易怒等问题。雌激素代谢分析是评估雌激素在肝脏两个阶段的代谢是否顺畅,是测定尿液中雌激素与雌激素代谢产物的含量,是评估保护雌激素代谢机制的重要步骤。

(1)雌激素代谢检测:雌酮、雌二醇、雌三醇、2-羟基雌酮、4-羟基雌酮、16α-羟基雌酮、2-甲氧基雌酮、4-甲氧基雌酮、2-OHE1/16α-OHE1 比值、2-MeOE1/2-OHE1 比值。

(2)适合检测人群:乳房肿胀、乳房纤维囊肿、乳癌;焦虑、忧郁、经前综合征、子宫肌瘤、子宫内膜异位症、子宫癌;卵巢癌;肥胖;长期口服避孕药;有乳癌、子宫癌等家族史等。

3.肾上腺皮质压力分析

当内在认知与外在事件冲突时,就会产生压力,这时肾上腺就会分泌大量的肾上腺素以应付压力,此时抗压激素也同时增加分泌,身体处在一种平衡的状态,以避免内在的伤害。如果抗压激素与压力激素无法平衡时,就会产生许多情绪的及身体上的疾病。肾上腺压力分析是种功效大又精准的非侵入性检验方法,同时也是测量压力反应的可靠指标,也是发现肾上腺激素不均衡的重要工具。

肾上腺皮质压力检测包括促肾上腺皮质激素、肾上腺皮质醇、活性皮质醇、脱氢表雄固酮(硫酸酯)、分泌型免疫球蛋白 A、DHEA/FreeCortisol 比值。

4.女性激素分析

女性激素包括数种在女性身上比较多的激素。卵巢分泌两大类女性激素:雌激素和孕激素。其中雌激素之中最重要的是雌二醇;孕激素之中最重要的是黄体素。这些激素的分泌量与平衡关系与女性卵巢周期、生育能力和妇科相关疾病、心血管健康、认知与情绪等皆有关。女性激素分析可用于预防和治疗与激素不平衡的相关疾病和症状,以及激素不平衡相关疾病风险的评估,包括乳癌、卵巢癌和子宫癌。

(1)女性激素检测:黄体刺激素、滤泡刺激素、孕烯醇酮、黄体酮、脱氧皮脂酮、皮脂酮、醛固酮、17-羟孕烯醇酮、17-羟黄体酮、11-脱氧皮脂酮、皮脂醇、脱氢异雄固酮、脱氢异雄固酮硫酸盐、雄烯二醇、雄烯二酮、睾酮、二氢睾酮、还原胆烷醇酮、雄酮、雄烯二醇、雌酮、雌二醇、雌三醇、性激素结合球蛋白。

(2)适宜检测人群:月经不规律;不孕;月经前出现烦躁易怒、水肿、头痛或情绪不稳;更年期出现热潮、经期不规律、心情郁闷;对性行为没有兴趣等。

5.男性激素分析

男性激素是促进男性生殖器官的成熟和第二性征发育并维持其正常功能的一类激素。男性激素的主要作用是刺激雄性外生殖器官与内生殖器官(精囊、前列腺等)发育成熟,并维持其功能,刺激男性第二性征的出现,同时维持其正常状态。激素的分泌量与平衡关系与男性之活力、生育能力、心血管健康、认知与情绪、秃发、前列腺健康等皆有关。男性激素健康分析能检测出许多扰乱睾固酮分泌节律的因素,包括老化、慢性疾病、感染、接触病毒、抽烟、创伤等。有助于预防和治疗与激素不平衡的相关疾病和症状,以及激素不平衡相关疾病风险的评估,包括前列腺癌。

(1)男性激素检测:黄体刺激素、滤泡刺激素、孕烯醇酮、黄体酮、脱氧皮脂酮、皮脂酮、醛固酮、17-羟孕烯醇酮、17-羟黄体酮、11-脱氧皮脂酮、皮脂醇、脱氢异雄固酮、脱氢异雄固酮硫酸盐、雄烯二醇、雄烯二酮、睾酮、双氢睾酮、原胆烷醇酮、雄酮、雄烯二醇、雌酮、雌二醇、雌三醇、性激素结合球蛋白、前列腺特异抗原。

(2)适宜检测人群:年龄＞35岁;性功能低落或勃起困难;经常情绪低落、沮丧;肤色变浅;体重增加;有前列腺癌或睾丸癌家族史;没有生殖能力等。

**(五)营养系统**

1.氨基酸平衡性分析

氨基酸是构成蛋白质的基本单位,赋予蛋白质特定的分子结构形态,使他的分子具有生化活性。蛋白质是生物体内重要的活性分子,包括催化新陈代谢的酵素和酶。氨基酸是构建人体结构组织和激素的必需物质,此类化合物或衍生物皆是来自于饮食中的氨基酸。氨基酸平衡性分析是通过检测了解饮食中蛋白质摄取与吸收是否足够与平衡,体内氨基酸如处于不平衡状态可提供许多相关疾病的信息。通过检测结果制订个性化氨基酸营养处方改善胃肠道功能、促进血管健康、改善解毒功能、改善神经肌肉功能以及改善神经系统与行为问题。

(1)氨基酸平衡性检测:精氨酸、组氨酸、异亮氨酸、白氨酸、牛磺酸、苏氨酸、色氨酸、缬氨酸、丙氨酸、门冬酰胺、天冬氨酸、半胱氨酸、谷氨酸、谷氨酸盐、甘氨酸、脯氨酸、丝氨酸、酪氨酸。

(2)适宜检测人群:注意力不集中、厌食、抑郁、免疫力下降、性欲缺乏、慢性疲劳综合征等。

2.抗氧化维生素分析

维生素是一系列有机化合物的统称。它们是生物体所需要的微量营养成分,需要通过饮食等手段获得。维生素对生物体的新陈代谢起调节作用,缺乏维生素会导致严重的健康问题;平衡适量的抗氧化维生素浓度有助于防止自由基对身体的伤害及慢性病形成。

(1)抗氧化维生素检测:维生素 A、茄红素、$\alpha$-胡萝卜素、$\beta$-胡萝卜素、叶黄素、$\delta$-维生素 E、$\gamma$-维生素 E、$\alpha$-维生素 E、辅酵素、维生素 C。

(2)适宜检测人群:长期疲倦状态、有过敏问题、经常肌肉或关节疼痛、经常感冒或有鼻炎问题、工作压力大、吸烟或接触二手烟等。

3.氧化压力分析

氧化压力是指体内自由基过多与抗氧化物不足所产生的结果。一般状况下,机体会自动修补氧化压力所带来的伤害。若身体存在过多的自由基却无足够的抗氧化物来平衡它,就会造成细胞损伤。现代人工作压力大、情绪紧张、饮食不当及环境污染等因素,经常会让身体处于高氧化压力状态。评估氧化损伤与抗氧化储备能力之间的平衡,有助于找出慢性病的潜在原因。氧化压力分析可早期评估组织伤害状况,确定不平衡的程度,有助于制订具体的针对性的补充或调整,达到身体的平衡,提高自身抗氧化水平。

(1)氧化压力检测:血脂、自由基、血浆丙二醛、红细胞超氧化物歧化酶、含硫化合物、总谷胱甘肽、红细胞谷胱甘肽过氧化物酶、谷胱甘肽转硫酶。

(2)适宜检测人群:长期疲倦状态、有过敏问题、经常肌肉或关节疼痛、经常感冒或有鼻炎问题、工作压力大、经常吃快餐、经常接触汽车废气、吸烟或接触二手烟等。

**(六)胃肠道系统**

肠漏症是指当肠道因为各种因素,如发炎、过敏等失去其完整性,使肠道的渗透力增加,未消化的大分子及代谢或微生物毒素透过小肠进入血液循环,刺激活化免疫及自体免疫系统,危害肝脏、胰腺等器官,从而引起各种疾病。

1.小肠渗透力检测

乳果糖回收百分比、甘露醇回收百分比、乳果糖与甘露醇比例,以评估小肠吸收力及屏障功能。

2.适宜检测人群

腹胀、腹痛、腹泻、便秘、体臭、头痛、眩晕、皮肤粗糙或发痒、荨麻疹、食物过敏、关节炎、腰酸背痛等。

**(韩立红)**

# 第四节 健康体检注意事项

## 一、体检前注意事项

(1)体检前3天内保持正常饮食,不要大吃大喝,不吃太甜、太咸、过于油腻、高蛋白食品及大量海产品,不要饮酒及浓茶、咖啡等刺激食物,晚上应该早休息,避免疲劳及情绪激动。各类食物可能对体检造成的影响。①含碘高的食品:如深海鱼油、藻类、海带、海蜇皮等,会影响甲状腺功能检测。②含嘌呤类的食物:如动物内脏、海鲜类食品,会影响血尿酸的检测。③动物血液制品:对大便潜血试验检查有一定影响。④含糖过高食物:对血糖、尿糖的检测有一定影响。⑤高蛋白食品:对肾脏功能检测有一定影响。⑥高脂肪食品:影响血脂的检测。

(2)体检前需禁食至少8小时,否则将影响血糖、血脂、肝功能(但饮少量的清水,送服平时服用的药物,不会影响体检结果)。

(3)体检前3天不要服用非必需药物,因为各种药物在体内作用可能会影响到体检的准确性。

(4)为了保证体检后能准确地了解自己的体检结果,在体检前应认真填写和核对体检表。

(5)体检前勿贸然停药。如高血压病患者每天清晨服降压药,是保持血压稳定所必需的,贸然停药或推迟服药会引起血压骤升,发生危险。按常规服药后再测血压,体检医师也可对目前的降压方案进行评价。服少量降压药对化验的影响是轻微的,所以高血压患者应在服完降压药物后体检。对糖尿病或其他慢性病患者,也应在采血后及时服药,不可因体检而干扰常规治疗。

## 二、体检注意事项

(1)体检当天要注意先做要求空腹检查的项目,如采血、空腹彩超等。

(2)体检当天不要化妆,否则可能影响医师的判断(如贫血、心脏疾病和呼吸系统疾病等)。

(3)穿着简单衣物,女性勿穿连衣裙、高筒袜、连裤袜,男性不要打领带,穿高领套头衫或紧身衣。体检当日最好不要佩戴项链等饰品,不要穿带金属物品的衣服,女性内衣尽量不要带钢托。

(4)精神放松,用一种平常的心态参加体检,切忌紧张,以使检查结果得到客观、真实的反映。

(5)体检化验要求早上 7:30 至 8:30 采空腹血,最迟不宜超过 9:00。太晚会因为体内生理性分泌激素的影响,使血糖值失真。所以受检者应该尽早采血,不要轻易误时。静脉采血时心情要放松,抽血后立即压迫针孔 5 分钟,防止出血,勿揉局部。因个别人需较长时间才能凝血,若出现小片青紫,待 24 小时后进行局部热敷,会慢慢吸收。如有晕血史,请提前告知采血人员。

(6)内科检查前请先测血压、身高、体重。

(7)做 X 线检查时,宜穿棉布内衣,勿穿带有金属纽扣的衣服、文胸,请摘除项链、手机、笔、钥匙等物品。拟在半年内妊娠的夫妇及已妊娠的女士,请勿做 X 线检查、骨密度检查。

(8)做膀胱、前列腺、子宫、附件彩超时请勿排尿,如无尿需饮水至膀胱充盈。

(9)心电图检查前应安静休息 5 分钟左右,不能在跑步、饱餐、冷饮或吸烟后进行检查,这些因素都可以导致心电图异常,从而影响对疾病的判断。

(10)做经颅多普勒检查时,需停服对脑血管有影响的药物 3 天以上,检查前一天应洗头。

(11)做尿常规留取尿标本时,需要保持外阴清洁并留取中段标本,以确保化验结果的准确性,女士留取尿标本应避开月经期(至少经后 3 天)。

(12)便常规检查,可到体检中心后留取标本,也可在体检当日在家中使用干净容器留取。如大便有黏液或血液,应注意选取黏液及血液部分,以便提供准确的信息。

(13)女士做妇科检查(宫颈癌筛查),请避开经期,筛查前 24 小时阴道不上药、不冲洗、不过性生活。未婚女性不做该项检查。

(14)在体检过程中,向体检医师提供尽可能全面准确的疾病病史。

(15)请配合医师检查,务必按预定项目逐科、逐项检查,不要漏检。

## 三、体检后注意事项

(1)请保存好体检结果,以便和历次体检结果对照,也可作为以后就医的参考资料。

(2)如果在当次体检中身体状况良好,请保持良好的生活习惯,并且定期进行全面检查。

(3)如果体检结果反映出您的健康状况存在问题,请根据体检医师建议对异常指标进行复查、进一步检查或就医。

(4)当检查方法不足以作为诊断根据时,就必须到医院做进一步检查。

（5）当体检结果提示有疾病，需要治疗，应及时就医，以明确诊断疾病，以免耽误疾病治疗。

（韩立红）

# 第五节 体检中心护士职责

## 一、体检中心护士长职责

体检中心护士长在体检中心主任和体检部主任的领导下，履行下列职责。

（1）全面负责体检中心护理部的日常管理工作。

（2）组织拟制中心护理工作计划和管理制度。

（3）安排中心护理人员的日常管理、培训、排班、考勤等各项工作。

（4）组织领导中心护理教学、科研、业务训练、技术考核工作。

（5）组织落实各项护理规章制度和技术操作常规，并监督检查。

（6）组织中心护理交班和护理巡查，分析中心护理、心理服务工作质量和安全情况。

（7）负责安排各岗位护士的具体工作，根据需要进行适当调整，提出本科室护理人员调整的建议。

（8）做好与各部门协调工作，加强医护配合。

（9）掌握每天预约的参检人数、人员组成和具体要求，合理安排人员。

（10）负责体检中心消毒隔离制度的修订和组织实施。

（11）负责对中心的内部环境的全面管理。

（12）做好护理相关部门每月的物耗预算上报及日报、月报统计工作。

（13）指导中心护理人员开展新业务、新技术和信息化项目的应用。

（14）完成中心主任交办其他工作。

## 二、前台护士职责

（1）在护士长的领导下进行工作。

（2）提前15分钟到岗，做好体检前准备工作。

（3）负责制作、发放受检客人的《体检指引单》，嘱客人填写个人资料。

（4）负责向受检客人发放标本管（尿、便、尿 TCT 等标本），并负责说明标本管使用方法及注意事项。

（5）熟悉各检测项目、目的、价格等内容，做到熟练掌握。

（6）负责体检客人临时加减项目的录入与确认。

（7）体检结束后，负责收集《体检指引单》并进行认真仔细的查对，防止体检表遗失或体检漏项，一旦发现立即联系相关部门予以弥补。

（8）负责每天体检统计工作，与财务核对个检、团检收费和体检单项收费总额，填写体检日报表。

（9）负责为个检客人开具收费单。

(10)负责做好《体检指引单》在前台期的临时管理与交接工作。

(11)负责做好体检客人的相关咨询与解释工作。

(12)负责做好待查、漏查项目的统计,并在规定时间向外联人员上报及时通知客人补检。

## 三、导检护士职责

(1)在护士长和主管护士的领导下进行工作。

(2)负责迎接与指引体检客人。

(3)负责协助客人办理存包手续。

(4)负责体检客人体检顺序的组织,根据客人的多少,合理安排体检顺序(餐前餐后)。

(5)对空腹项目检查完毕的客人,引导其用餐。

(6)随时根据体检流程情况合理安排检测项目,防止科室忙闲不均,减少客人等候时间。

(7)维持现场秩序,做好客人的疏导工作。

(8)熟悉各检查项目、目的、价格等内容,耐心回答受检客人提出的问题。

(9)对检查完毕的客人嘱其将《体检指引单》交到前台。

(10)负责指导、监督保洁人员将体检客户的尿、便标本及时收集送至检验科。

(11)负责及时收集妇科检查标本,并及时送至检验科。

(12)负责更换体检公共场所的饮用水。

(13)协助相关人员做好客户投诉的处理工作。

## 四、测量血压、身高、体重室护士职责

(1)在护士长的领导下进行工作。

(2)负责体检客人的身高、体重、血压的测量。

(3)负责体检前的准备工作,检查测量仪器是否正常,确保检测数据准确无误。

(4)熟练掌握测量方法、步骤及注意事项,准确记录测量结果。

(5)认真核对受检者姓名、性别及检测项目,防止测量或记录错误。

(6)对异常血压要进行复测并与相关科室联系。

(7)负责测量仪器的使用与保管,需要维修时,要提前申报,不得影响体检工作。

## 五、采血室护士职责

(1)在护士长的领导下进行工作。

(2)负责体检客人的血液采集工作。

(3)严格执行无菌技术操作规程,熟练掌握静脉穿刺技术。

(4)认真执行"三查七对"制度,核对化验单与客人的名字并与客人确认,一旦发现有误,须速与前台核对。

(5)严格执行一次性医疗用品的使用管理有关规定,做到一人、一针、一管、一巾、一条止血带。

(6)按照医疗废物管理规定,负责对使用过的棉签和一次性注射器的处理,并及时送交收集地点集中管理。

(7)做好当日工作量的核对、登记、统计工作(体检表、化验单、外送标本等)。

(8)负责采血物品的请领和保管,并做好使用消耗登记。

(9)负责采血室内的消毒工作。

(10)负责收集整理各科检查报告。

(韩立红)

# 第六节 体检的人性化护理

21世纪以人为本,人则是以健康为本。健康是人生的第一财富,随着我国经济的快速发展、国民生活水平的提高和社会的整体健康意识的增强,人们对预防保健的需求愈加强烈,健康体检中心应运而生,服务模式从过去单一的健康体检发展为健康管理、健康咨询、健康教育等综合的服务模式。以人的健康为中心的护理观念使护理对象从患者扩展到健康者的预防保健,因而对体检中心护理工作提出了更高的要求,实行医院人性化服务是坚持以人为本理念的必然要求。也是医学模式转变的必然要求,更是医院提高核心竞争力的必然要求。

到医院进行健康体检者心理不尽相同,他们希望能够用相对少的时间和精力高质量地完成体检活动并获取准确的有针对性的健康信息。人性化服务的核心就是要了解和重视体检者的健康需求,如人格尊严和个人隐私的需求、体检环境舒适和体检结论准确无误的需求、受到医务人员重视的需求、体检过程温馨方便的需求、体检费用项目知情同意的需求、体检中尊重体贴关心的需求、体检时提前沟通的需求、体检后获得健康指导的需求、对医院工作制度人性化的需求、护士职业形象的需求。因此,这就要求医务人员应该牢记以体检者为中心,以质量为核心,以体检者满意作为我们的工作目标。服务应从细微之处入手,贴近生活,贴近社会。积极主动地用亲情和爱心全程全方位地为体检者提供满意的人性化服务。要尊重体检者的健康需求、人格尊严和个人隐私,营造优美温馨舒适的体检环境,创建方便快捷的工作流程,完善护理服务内容,提供精湛的操作技术,才能使体检者得到满意服务,提高护理工作价值。使其在体检过程中感受到人性的温暖,享受到符合体检者的个性化、专业化、人性化的服务。

## 一、实施人性化护理工作的具体措施

(1)医务人员要强化服务更新理念,树立以人为本的服务意识,护士要具备良好的职业素质和丰富的人文知识还要掌握心理学、社会学等方面的知识。不断提高沟通技巧,另外,还应具备一定的健康教育水平,熟练掌握各个医技检查项目方法、目的和注意事项。

(2)在体检中心,虽然面对的都是一些健康人群和亚健康人群,但是医院对于护士的礼仪要求、服务要求更加严格。这是为了体现体检中心的特色,减轻体检者对医院的恐惧感。

(3)要形成良好护理行为规范,重视外部形象,做到工作制服合体整洁,头发不过肩,首饰不佩戴整体感觉清新利落,淡妆上岗,微笑服务。让人们看着轻松、舒服,缩短相互之间的距离。

(4)要规范服务礼仪,礼仪服务不仅体现于站姿、微笑,还包括护士的仪表、仪容、风度、气质等。所以要用规范的动作和语言向大家展示标准的仪表、站姿、坐姿、行姿和礼貌用语,做到来有迎声,问有答声,走有送声等"三声"服务。见面先问您好,导检先用请,操作失误先道歉,操作完毕说谢谢,体检结束不忘嘱咐今后按时体检。

393

## 二、要建立便民预约服务系统

体检者可通过上网查询体检项目套餐,电话预约和制定体检项目。根据专家的意见针对不同年龄层次、不同生活方式和不同单位以及具体要求、经济基础等特点,设计制定相应的体检项目,如有特殊情况可临时增减体检项目;做到不乱收、多收费用,让体检者明明白白的消费,让受检者放心,充分体现以人为本的思想。并保存和传真体检者体检结果的信息资料,实现体检系统网络自动化管理,方便快捷,准确无误。

## 三、营造一种充满人情味的、尽可能体现温馨和舒适的体检环境

由于等待往往令人焦急、烦躁不安,对体检本来持迟疑态度的人会因此而动摇。所以休闲厅应该设置舒适的座椅、配备饮水机,一次性水杯,微波炉等供体检者使用。摆放各种健康保健宣传资料、创办健康教育专栏、利用电视等多媒体传播医学保健知识,使体检者在等待中获取相关的保健知识,同时也减轻了体检者在等待体检过程中的焦躁情绪。

## 四、实施全面详细健康教育,提高体检者保健意识

### (一)体检前健康教育

介绍体检环境,体检流程,向体检者讲解体检前需注意的事项。其内容是体检前饮食注意的事项,以保证体检结果的真实性、准确性,减少误诊。交代体检项目,让患者了解体检过程中的禁忌,如忌采血时间太晚、忌体检前贸然停药、忌随意舍弃检查项目、忌忽略重要病史陈述、忌轻视体检结果。

### (二)体检中的健康教育

体检中医务人员应主动向体检者讲解一些相关的检查知识和保健知识,包括各项检查的目的和意义,针对存在的健康问题讲解一些相关的疾病知识及注意事项等。

### (三)体检后的健康教育

医务人员在发放体检报告时应向体检者详细讲解其目前的健康状况,以使体检者对自己的健康状况有一个全面而客观的认识,并进行相关的防病知识的宣传,包括健康的生活方式,合理的饮食指导及用药注意事项等。

## 五、建立导诊巡诊岗位

挑选知识全面工作能力强,有亲和力的护士担任导检,结合体检业务特征和功能要求,充分考虑体检者的年龄、职业、文化背景等因素。做到热情接待语言文明,语气柔和。妥善安排体检者排队次序及诊室分流。并及时做好与体检者沟通交流工作,合理调整各科室待检人数既保障体检工作顺利进行又保证每位体检者都享受到了全时服务。从而使体检流程紧密衔接,缩短体检者排队和等待的时间。对受检者提出的疑问,及时耐心地解答,对情绪急躁、有误解的受检者,应及时做好解释和安抚工作。合理安排体检顺序最大限度地减少人员流动,工作人员要自觉做到"四轻":说话轻、走路轻、操作轻、开关门轻,加强宣传使体检者自我约束避免大声喧哗,以减少噪声污染,共同创造一个安静舒适的体检环境,全心全意为体检者提供优质、高效、安全、舒适的体检服务。

## 六、体检各诊室应色彩宜人,空气清新,温度适宜

每天体检完毕应彻底打扫各诊室卫生。每天空气紫外线消毒。家具陈设消毒液擦拭。注意常开窗通风。

## 七、创建方便快捷的人性化一站式体检服务流程

使体检者相对集中在一层楼内完成检验、B超、心电图、内外科、五官科、放射科、妇科、皮肤科、口腔科的检查。以减少来同奔波之苦。

## 八、建立绿色通道

为年老体弱行动不方便者安排专人全程陪护,优先检查,缩短检查时间,让体检者感到受尊重、爱护。对特殊检查者应提前预约并专人陪同以保障查体活动高质量高效率完成。

## 九、提供熟练的操作技术,体检中心护士对受检者应文明用语

微笑服务,如在操作前要说"请";抽血后要说"请屈肘按压5分钟";操作完毕后要说"下一步请做某某检查"。严格执行"一人一巾一带消毒制度",穿刺采用无痛技术,操作熟练轻巧,要求做到"稳、准、快、一针见血",同时也要运用沟通技巧与体检者交流以分散其注意力消除紧张恐惧心理,而达到减轻疼痛的目的。晕针者采取平卧抽血,专人监护,保障安全,并配备热牛奶及糖水等,以免发生意外。测血压体位舒适正确,测量值准确无误。

## 十、提供免费的早餐

就诊者检查完毕后,他们的体能消耗较多,感觉饥饿时能吃到医院提供的品种丰富、花样齐全的免费早餐,心情舒畅,能体会到浓浓的人情味,对医院的信任度、满意度也提高了。

## 十一、后续服务

(1)建立健康档案:将体检结果保存在电脑中以方便体检者查询与对比,方便两次体检结果之间的分析,从而制定出更适合体检者的保健治疗方案。体检结论根据体检者需要,可邮寄、送达或自取。需进一步了解健康状况可电话或上门咨询。实行重大疾病全程负责制,对一些检查出重大疾病的体检者,争取在最短的时间内通知患者单位及本人来院就诊治疗,帮助患者联系相关科室的专家为其诊治并负责联系住院床位,使其尽快接受治疗,争取早日康复。

(2)建立同访制度:满意度调查,对每一个体检单位负责人进行同访,并发放满意度调查表,了解本单位职工对体检工作的满意度,对存在的问题及时分析原因,提出整改措施,以不断改进工作。

(3)电话回访:对存在健康问题的体检者,定时电话了解健康情况,提醒其做必要的复查,并送去温馨的祝福。

(4)对体检者出现的异常指标进行归纳整理,根据情况请专家进行会诊,以明确诊断。应一些单位的特殊要求,派专家到体检单位对体检结果进行详细讲解,并制定出合理的治疗方案。

总之,在健康体检中进行人性化护理是一种整体的、创造性的、个性化的、有效的护理模式。同时补充了"以人为本,以患者为中心"整体护理内涵,充分展现了护士的多种角色功能,扩大了

护理范畴。随着人性化护理服务措施的不断完善,注重体检者人性关爱。使体检者感受到了方便、舒适、温馨、满意,赢得了体检者的信任与尊重。使他们获得了满足感和安全感。而放心地接受体检。并且都能在体检后保持良好的心态,把握自己的健康状况,调整自己的生活方式正确合理用药。不断提高自己的生活质量。使健康者继续更好的保持健康,使亚健康状态逐渐转化为健康状态。达到早诊断、及时治疗、早日康复的目的。此外,人性化护理管理工作运用到体检服务中,医务人员责任感增加了,工作质量和效率不断提高,通过群体的健康筛查还为医院各科室提供了一定数量的门诊及住院患者。使医院的社会效益和经济效益不断得到了提高。

（陈　娜）

# 第七节　小儿体格检查护理

在国民经济水平不断攀升的过程中,对体质健康的情况也越来越重视,尤其是身体组织器官发育并不健全的婴幼儿。由于婴幼儿机体免疫抵抗能力比较差,相对来说更容易患病,因此,为了能够更好地保障儿童健康和促进发育成长,儿童健康体检就显得越来越有必要。而在现阶段医疗改革不断深入的过程中,社会大众对医疗服务的要求不断提升,所以,如何能够做好儿童健康的体检工作,确保儿童体检者能够在短时间内得到更周到、更细心地服务,已经成为目前儿科体检工作中面临的重要课题,为此,我们制定了一些人性化护理服务措施,希望能够更好地提升体检儿童及家属的护理满意程度。综上所述,儿童健康体检可为儿童疾病早期诊治提供可行性依据,而人性化护理服务在儿童健康体检中的应用,更好地帮助体检儿童及家属提升护理服务工作的满意态度,这不仅可以减少医患矛盾纠纷,同时也可以更好地提高儿童体检的积极性,因此,有增强社会效益的作用。

## 一、小儿体格检查的注意事项

不要机械地为执行检查而给患儿造成不良刺激。要随时注意保暖,不要同时过多地暴露小儿的身体。在患儿烦躁不安、情绪反抗的时候,更应当耐心,千万不可急。向母亲询问病史的时候,应频频向患儿说一两句话,使他逐渐解除恐惧心理,易于合作或反抗较少,然后进行诊察。患儿拒绝脱衣检查时,应说服或请母亲协助。

**(一)环境准备**

在给小儿做体格评估的时候,要准备一个舒适的场所,温度适宜,有图画、玩具、娃娃、游戏可以给小儿玩,确保可能会发生危险的设备都在小儿不能触及的地方,可以保护学龄期儿童和青少年的隐私。

**(二)让小儿配合**

在检查前,护士应该和父母交谈、微笑地看着小儿、给予适当的抚摸,然后才让小儿躺在诊疗床上。如果小儿没有做好准备,可以先和父母交谈然后慢慢把注意力移到小儿身上,赞赏小儿的外貌、衣着或喜欢的东西,和小儿讲有趣的小故事,或是用纸套娃娃等替代护士来和小儿交流。

**(三)适当的宣教**

护士可以使用娃娃来给小儿示范将要做的检查,也要让小儿参与到检查中,如让小儿自己选择是睡在诊疗床上还是坐在妈妈身上,让小儿自己拿着小设备,鼓励小儿用小设备去给娃娃或是家长做检查,还要用很简单的话来给小儿解释检查的每一个步骤。

**（四）技术熟练**

在给患儿检查的时候要按照一定的顺序,通常都是从头到脚,年长儿可能自己对检查的顺序有要求的话可以更改,最后检查疼痛的部位,在危急时刻,要先检查受伤的部位和重要的脏器功能,如气道、呼吸和循环。但要避免过长时间的操作宜教,尽快地操作,避免小儿的焦虑。

**（五）鼓励小儿**

在检查完之后要和家长说明检查的结果,还要表扬小儿在检查过程中的配合,可以给一些小粘纸之类的作为奖励。

## 二、体格检查用具

除普通内科常用器具之外,须准备适合小儿的检查用具:各种体温表,准确的计量器具如量尺、小儿用磅秤、台秤,用电池的耳镜,听诊器（用于婴儿的胸件应比成人所用者小,直径约2.5 cm）,配有各种型号袖带的血压计以及小型压舌板。检查婴儿时,可准备一些玩具,以便哭闹时应用。此外,检查室须温暖安静,并有充分的自然光线,便于仔细观察。

## 三、体格检查准备

检查者态度应和蔼可亲,对婴幼儿,宜先一面观察其一般情况,一面与其逗玩,并让小儿熟悉一些检查用品,如听诊器等,以解除其防御、惧怕甚至敌对的心理状态。对年长儿,可直接说明即将进行的检查项目,嘱其合作,不必通过其父母去命令他。检查者的手应保持干净、温暖,不至于刺激小儿皮肤而引起反抗。如果检查者本人患呼吸道感染,还必须戴上口罩。

## 四、患儿体位

小儿体检时所采取的体位宜根据年龄及需要检查部位等而定。新生儿可在检查台上或保温箱内进行检查。婴幼儿则可由父母抱在胸前,面对检查者或面向一侧,横坐在父母的腿上,以利于进行肺部的叩诊和听诊。检查心脏和腹部时,则让小儿仰卧在检查台或父母膝上,将髋部弯曲以助腹部肌肉的放松。对年长儿的检查,则宜嘱其坐、立或躺在检查台上。检查咽部时,宜靠近窗户,利用自然光比用灯光更方便,较大儿童可经说服令其自动张口伸舌,并发出"啊"音,就可不用压舌板而看到全咽,但婴幼儿都需用压舌板。

## 五、体格检查的顺序、技术和内容

**（一）检查顺序及技术**

小儿体格检查顺序可按一定的诊察程序进行,但要根据不同的年龄、病情及临时需要而灵活运用。

测体温宜在腋下试表,试表时间不应超过 5 分钟。正常体温一般平均为 36～37 ℃。如果小儿合作,腹股沟较腋部为好,因该处脂肪多,易于夹紧体温表,个别病例可用肛表。需要时,可于体格检查后试表,以免不合作儿童的挣扎。

体格检查一般先做整体视诊,如观察小儿的面容、表情、营养及发育状况,五官、四肢是否对称,有无畸形,姿势、体位、动作及步态等。以后依次检查头面部,颈部,胸背部,腹部,肛门,外生殖器,神经系统反射等。皮肤与淋巴结的检查可在各部检查时顺便进行,亦可放在系统检查之前。对婴幼儿,则亦先做心脏听诊,腹部听诊与触诊等,因为上述检查需在安静情况下进行,方能获得准确的结果。肺部听诊可稍后进行,由于哭对听诊的影响较小,在哭叫后深吸气时细小,声音可较清晰。

耳、鼻、眼、口腔、咽喉部位的检查最易引起不适,宜于最后进行。小儿有时不能很好合作,也可分段进行检查。例如,在其睡眠时做深腹部的触诊及心脏杂音的听诊,常可取得满意结果。但若病情重笃,不宜做全面系统的检查时,应迅速查明主要体征,以便及时采取抢救措施,不致贻误病情。对于慢性疑难病症,则应反复细致检查,追踪观察,以便获取确诊所需的全部资料。在体检时切忌凭主观臆测而仅注意支持自己假设的阳性体征,忽视甚至遗漏某些检查项目,以致造成误诊。

**(二)体格检查的内容**

**1.脉搏**

小儿脉搏及呼吸易受进食、活动、哭闹等因素影响,故尽可能在小儿安静时测量,测量1分钟,尤其是心律失常者。应当选择较浅的动脉如桡动脉,婴幼儿可通过心脏听诊或颈动脉、股动脉搏动来测量,注意脉搏的速率、节律、强弱和紧张度。由于小儿新陈代谢旺盛而且交感神经占优势,故脉搏相对较快,随年龄增长可逐渐减慢。凡脉搏显著增快而在睡眠时不见减慢者,应怀疑有器质性心脏病。

**2.呼吸**

尽可能在小儿安静时测量,测量2分钟。小婴儿以腹式呼吸为主,可通过观察腹部运动计数,也可用少量棉花纤维置于小儿鼻孔边缘,观察棉花纤维摆动次数。过快的呼吸可用听诊器听呼吸音计数,同时注意呼吸节律及深浅。小儿年龄越小,呼吸频率越快,且容易出现呼吸节律不齐。肺炎患儿呼吸加快,可达40~80次/分,并有鼻翼翕动,重者呈点头状呼吸、三凹征及发绀。各年龄小儿呼吸、脉搏次数见表12-1。

表 12-1　各年龄小儿呼吸、脉搏次数(次/分)

| 年龄 | 呼吸 | 脉搏 |
| --- | --- | --- |
| 新生儿 | 40~45 | 120~140 |
| <1 岁 | 30~40 | 110~130 |
| 2~3 岁 | 25~30 | 100~120 |
| 4~7 岁 | 20~25 | 80~100 |
| 8~14 岁 | 18~20 | 70~90 |

**3.体温**

通常在脉搏和呼吸测量后进行,可通过口、肛门、耳和腋窝等途径测量,口温适用于神志清楚能配合的>6岁小儿,体温表置于舌下,避免小儿咬碎体温表,饮食温度、张口呼吸等可影响测量值;肛温对小儿刺激性大但较准确,适用于1岁以下小儿、不合作的儿童或昏迷、休克患儿等,将肛表涂润滑剂后缓慢推入肛门,儿童进入2.5 cm,婴儿进入1.5 cm;腋温较安全方便,将体温表置于腋窝处夹紧上臂至少5分钟,外周灌注差可能导致度数偏低,穿着、取暖设备、新生儿的棕色脂肪数量可影响测量值;耳温剂的探头直径约8 mm,年幼儿可能因为耳道狭窄而影响测量。

**4.血压**

影响血压精确测量的最重要因素是袖带宽度,一般为上臂长度的 $1/2\sim2/3$,过宽者测量值偏低,太窄则偏高。不同的测量位置血压不同,下肢的收缩压高于上肢。小儿血压随年龄增长而逐渐升高,正常值可用以下公式推算:收缩压＝(年龄×2)＋10.7 kPa(80 mmHg),收缩压的 $2/3$ 为舒张压。正常时下肢血压比上肢血压高约 2.7 kPa(20 mmHg)。收缩压超出标准 2.7 kPa(20 mmHg)者为高血压,低于标准 2.7 kPa(20 mmHg)者为低血压。

5.体重

应在一天的同一时间,最好在晨起,空腹或进食后 2 小时,采用同一量器称量,称时小婴儿应裸体或只穿尿布,儿童应脱鞋,只穿内衣裤,衣服不能脱去时应除去衣服重量,小婴儿用磅秤测量,身下垫棉类织物防止皮肤直接接触磅秤,测量前校零;测量时注意小儿安全,避免小儿因为躁动而跌落,如果小婴儿不合作可让其家长抱起称量,再减去家长体重,即为小儿体重;年长儿用立式秤测量,避免小儿的四肢接触到周围物体或人,精确至 0.1 kg。将测量结果和小儿的外貌和营养状况比较后总体评估。

6.身高(长)

测量时小儿应脱鞋、帽和袜,3 岁以下小儿仰卧位测量,称身长,即让小儿仰卧于量板中线上,让他的头顶接触头板,一手按直他的膝盖使双下肢伸直,紧贴底板,一手移动足板使之紧贴患儿足底,并与底板相互垂直。顶臀长为小儿头顶接触头板,测量者一手提起患儿小腿使膝关节屈曲,大腿与底板垂直而骶骨紧贴底板,一手移动足板紧压臀部测得的读数。3 岁以后立位测量,称身高,即小儿垂直站立,头顶在中线,两眼平视,背靠立柱或墙壁,使两足后跟、臀部及肩胛间同时接触立柱或墙壁,挺胸抬头,腹微收,两臂自然下垂,手指并拢,脚尖分开约 60 度,测量者移动身高计顶板与小儿头顶接触,板呈水平位时读立柱上读数,精确至 0.1 cm。

7.头围

将皮尺的 0 点固定于一侧眉弓上缘,紧贴头皮绕枕骨结节最高点及另一侧眉弓上缘的长度为头围。

8.胸围和腹围

测量沿乳头下缘水平绕胸一周的长度为胸围,取吸气和呼气的测量值的平均值;平脐绕腹一周的长度为腹围;测量时注意小儿的保暖。

9.上臂围

测量上臂中点部位的周径为上臂围。

10.皮肤和毛发

皮肤检查最好在明亮的自然光线下进行,并注意在保暖情况下仔细评估身体各部位,观察皮肤颜色、温度、湿度、质地、弹性等。毛发应观察颜色、分布和质地。注意本身的肤色、水肿、卫生状况、血红蛋白数、光线、房间颜色、温度和化妆品会影响皮肤的观察。要关注明显的异常,如上下肢温度的明显差异等。小儿因自主神经功能不稳定,面颊的潮红与苍白有时不一定能正确反映有无贫血,此时观察甲床、结合膜及唇黏膜更可靠。

11.头部

(1)头颅:观察头颅形状、大小和对称性;前囟为额骨和顶骨边缘形成的菱形间隙,初生时 $1.5\sim2.0$ cm(两对边中点连线)大小,一般在生后 $2\sim3$ 个月,随头围增大而略有增大,以后应逐渐缩小,于 $12\sim18$ 个月时闭合。注意前囟有无紧张感、凹陷或隆起,凹陷可能提示脱水,紧张可能提示有脑膜炎或硬膜下血肿。小婴儿注意有无枕秃和颅骨软化、血肿或颅骨缺损。

（2）面部：观察面部对称性、活动和五官分布,不对称可能由于面神经或三叉神经损伤所致麻痹引起,注意特殊面容可能提示染色体异常导致的疾病,如21-三体综合征(又称先天愚型综合征)患儿有眼距宽、鼻梁低平、眼裂小、眼外侧上斜等特殊面容。

（3）眼：注意有无眼睑下垂、水肿；结膜有无苍白、充血、分泌物；角膜有无浑浊、溃疡；瞳孔大小、对光反应是否灵敏；视力、色觉和视野等视功能检查。

（4）耳：检查双耳外形、分泌物、提耳时是否有疼痛反应；听力测试的结果；若怀疑有中耳炎时应用耳镜检查鼓膜情况。

（5）鼻：观察鼻形状、鼻翼翕动、鼻塞等,分泌物的形状及量,观察通气情况。

（6）口腔：观察口唇色泽有无苍白、发绀、干燥、口角糜烂、疱疹、张口呼吸、糜烂。口腔内颊黏膜、牙龈、硬腭有无充血、溃疡、黏膜斑、鹅口疮、腮腺开口处有无红肿及分泌物。牙齿数目及龋齿数。舌质、舌苔颜色。咽部评估放在最后进行,评估者一手固定小儿头部使其面对光源,一手持压舌板,在小儿张口时进入口腔,压住舌后根部,利用小儿反射性张口暴露咽部的短暂时间,迅速观察双扁桃体是否肿大,有无充血、分泌物、脓点、假膜及咽部有无溃疡、充血、滤泡增生、咽后壁脓肿等情况。若小儿不合作,可让小儿面对镜子,让小儿给家长或护士检查口腔,然后让小儿稍仰头、经口深呼吸,必要时使用压舌板。

12.颈部

观察颈部外形、对称性和活动情况,有无甲状腺肿大；颈静脉充盈情况。

13.胸部

（1）胸廓：注意有无佝偻病的体征,若胸骨下部显著突前,前后径增大,横径缩小,则为鸡胸；若胸骨下部剑突处显著凹陷为漏斗胸；肋骨与肋软骨接连处呈圆形增大为佝偻病串珠；胸部前面肋缘向外突出,而自胸骨剑突沿膈附着的部位向内凹陷为肋膈沟。观察胸廓两侧是否对称、心前区有无隆起、有无桶状胸、肋间隙饱满、凹陷、增宽或变窄等。

（2）肺：望诊应注意呼吸频率和节律有无异常,有无呼吸困难和呼吸深浅改变；吸气性呼吸困难可出现"三凹征"(即胸骨上窝、肋间隙和剑突下在吸气时向内凹陷),呼气性呼吸困难可出现呼气延长。触诊在年幼儿可利用啼哭或说话时进行。小儿胸部叩诊时用力要轻(因其胸壁薄,叩诊反响较强),也可用直接叩诊法,用两个手指直接叩击胸膛。听诊时正常小儿呼吸音较响,呈支气管肺泡呼吸音,应尽量保持小儿安静,或利用小儿啼哭后的深呼吸时容易闻及细湿音。肺炎时腋下、肩胛间区及肩胛下区较易听到湿性啰音,故应特别注意这些部位有无异常。

（3）心：望诊时注意心前区是否隆起,心尖冲动位置、强弱和搏动范围,正常<2岁小儿的心尖冲动在第四肋间,左侧最远点可达乳线外1 cm,5~6岁时在左第五肋间锁骨中线上；范围2~3 cm$^2$,肥胖婴儿不易看到搏动。触诊心尖冲动的位置及有无震颤,并注意震颤出现的部位和性质。心界叩诊时用力要轻才易分辨清浊音界线,3岁以内婴幼儿一般只叩心脏左右界；从心尖冲动点左侧起向右叩,听到浊音改变即为心左界,记录为第几肋间左乳线外或内几厘米,叩出肺肝浊音界,然后在其上一肋间自右向左叩,有浊音改变时即为心右界,以右胸骨线(胸骨右缘)外几厘米记录。应在安静环境下进行心脏听诊,且要用小的听诊器胸件。小婴儿第一心音与第二心音响度几乎相等；随年龄的增长,心尖部第一音较第二音响,而心底部第二音超过第一音。小儿时期肺动脉瓣区第二音比主动脉瓣区第二音响($P_2 > A_2$),有时可出现吸气性第二心音分裂。杂音部位、性质、时期、响度及传导方向等对诊断先天性心脏病有重要价值；也要注意学龄前期及学龄儿童常于肺动脉瓣区或心尖部听到生理性收缩期杂音或窦性心律不齐。

14.腹部

在新生儿或消瘦小儿望诊可见肠型或蠕动波,应注意新生儿脐部有无分泌物、出血、炎症,脐疝大小。触诊应尽量争取小儿的合作,可让其躺在母亲怀里或在哺乳时进行,评估者的手应温暖、动作轻柔,如小儿哭闹不止,可利用其吸气时作快速扣诊。应主要观察小儿表情反应评估有无压痛,而不能完全依靠小儿回答。正常婴幼儿肝脏可在肋缘下1～2 cm扣及,柔软无压痛;6～7岁后不应再触及。婴儿期偶可触及脾脏边缘。肝脾大也常见于婴幼儿贫血,可能提示髓外造血。叩诊可采用直接叩诊或间接叩诊法,其检查内容与成人相同。听诊在小儿可闻肠鸣音亢进,如有腹部血管杂音时应注意其部位。

15.脊柱和四肢

注意有无畸形,躯干与四肢比例失调和佝偻病体征,如"O"形或"X"形腿,手镯、脚镯样变,脊柱侧弯等;观察手、足指(趾)有无杵状指、多指(趾)畸形等。缺铁性贫血者指甲菲薄、脆弱,严重者呈扁平或匙状指。

16.外生殖器与肛门

观察外生殖器有无畸形,有无异常分泌物、包茎、隐睾、鞘膜积液、疝气等。

17.神经系统

根据病种、病情、年龄选择必要的检查。

(1)一般检查:观察小儿的神志、精神状态、面部表情、反应灵敏度、动作语言能力、有无异常行为等。

(2)神经反射:注意新生儿期特有的吸吮反射、拥抱反射、握持反射是否存在;新生儿和小婴儿期提睾反射、腹壁反射较弱或不能引出,但跟腱反射亢进,并可出现踝阵挛;由于中枢神经系统发育尚不成熟,<2岁小儿Babinski征可呈阳性,但若一侧阳性、一侧阴性则有临床意义。

(3)脑膜刺激征:注意颈部有无抵抗、Kernig征和Brudzinski征是否阳性,评估方法与成人一样,由于小儿不配合,要多次评估才能确定。在解释检查结果意义时一定要结合病情及年龄特点全面考虑,因为正常小婴儿在胎内时屈肌占优势,故生后头几个月Kernig征和Brudzinski征也可呈阳性。

**(三)智力测定**

1.学龄前50项智力筛查(SSCC)

学龄前50项智力筛查包括自我认识、运动、记忆、观察、思维和常识5个领域的测试。主要用于将智力异常的儿童从正常儿童中筛查出来,给出智商水平,检查方便,多在30分钟内可以完成。

结果分析:智商≥130为高智能;115～130为中上智能;85～115为中等智能;70～85为中下智能;智商<70为低智能。

2.韦氏智力测定(WISC)

该检查的涉及面广,将测验集中在多种能力测试中,因而可以进行多层次能力差异性比较和进行智力结构的剖面分析,检查结果可以用作智力落后的诊断。测验分为言语(包括常识、类同、算术、词汇、理解、背数)和操作(填图、图片排列、积木、拼图、译码、迷津)两部分。测试结果有:①各分测验的原始分及量表分。②言语分及言语智商。③操作分及操作智商。④总量表分(言语分和操作分之和)。⑤总智商评分、等级及理论分数。⑥WISC剖面图。

智力分类标准:智商≤69为智障者;70～79为边缘智力;80～89为迟钝;90～109为中等智

力;110～119 为聪明;120～129 为优秀;智商≥130 为极优。

3.瑞文智力测定(CRT)

瑞文智力测定是与后天知识积累无甚关系,而与神经的生理结构和功能有关的智力测试,主要测试儿童的直接观察辨别能力和类比推理能力。

结果分析:智商≤69 为智障者;70～79 为边缘智力;80～89 为迟钝;90～109 为中等智力;110～119 为聪明;120～129 为优秀;智商≥130 为极优。

4.图片词汇测验(PPVT)

图片词汇测验是一本画有 120 张图的测验本,每张图由 4 幅画组成,其中规定一幅图代表一个词语,是与后天知识积累相关的智力测试。测试时,测试老师说出一个词语,被测试者指出一幅与词相同的图,主要测定小儿对词汇的理解能力。由于测试时不需要被测试者说话,所以本测验对各种原因而丧失说话能力(如哑巴、失语、脑性瘫痪)或说话表达能力薄弱(如口吃、智能低下、胆怯孤僻等)的儿童特别合适。

结果分析:智商≤69 为智障者;70～79 为边缘智力;80～89 为迟钝;90～109 为中等智力;110～119 为聪明;120～129 为优秀;智商≥130 为极优。

5.绘人试验(DAPT)

测试中要求儿童按照自己的想象绘一个人的全身像。可测试儿童的智力水平、思维、推理、空间概念、感知能力及情绪等。操作简单,一般 10～20 分钟可完成。

结果分析:智商≥130 为高智力;115～130 为中上智力;85～115 为中等智力;70～85 为中下智力;智商＜70 为低智力。

**(韩立红)**

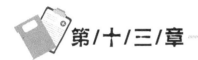

# 第/十/三/章

# 公共卫生与社区护理

## 第一节 公共卫生的概念

### 一、公共卫生的定义

至于公共卫生的概念,各个国家和组织之间没有一个统一的、严格的定义。简单来讲,公共卫生实际上就是大众健康。它是相对临床而言的,临床是针对个体的,公共卫生是关注人群的健康。

1920年,美国耶鲁大学的Winslow教授首次提出了早期经典的公共卫生概念。公共卫生是通过有组织的社区行动,改善环境卫生,控制传染病流行,教育个体养成良好的卫生习惯,组织医护人员对疾病进行早期诊断和预防性治疗,发展社会体系以保证社区中的每个人享有维持健康的足够的生活水准,最终实现预防疾病、延长寿命、促进机体健康、提高生产力的目标。随着社会和公共卫生实践的发展、人们认识的更新,公共卫生的概念也在不断地发展之中。

1988年,艾奇逊将公共卫生定义为"通过有组织的社会努力预防疾病、延长生命、促进健康的科学和艺术。"这一概念高度概括了现代公共卫生的要素。

1995年,英国的Johnlast给出了详细的定义,即"公共卫生是为了保护、促进、恢复人们的健康。是通过集体的或社会的行动,维持和促进公众健康的科学、技能和信仰的集合体。公共卫生项目、服务和机构强调整个人群的疾病预防和健康需求"。尽管公共卫生活动会随着技术和社会价值等的改变而变化,但是其目标始终保持不变,即减少人群的疾病发生、早死、疾病导致的不适和伤残。因此,公共卫生是一项制度、一门学科、一种实践。随着社会经济的发展,医学模式的转变,公共卫生的概念和内涵有了进一步发展。公共卫生通常涉及面都很广泛,包括生物学、环境医学、社会文化、行为习惯、政治法律和涉及健康的许多其他方面。现代公共卫生最简单的定义为"3P",即Promotion(健康促进),Prevention(疾病预防),Protection(健康保护)。

在我国,公共卫生的内涵究竟是什么?公共卫生包括哪些领域?对此至今尚无统一认识和明确定义。2003年7月,中国原副总理兼卫生部部长吴仪在全国卫生工作会议上对公共卫生做了一个明确的定义:公共卫生就是组织社会共同努力,改善环境卫生条件,预防控制传染病和其他疾病流行,培养良好卫生习惯和文明的生活方式,提供医疗服务,达到预防疾病,促进人民身体健康的目的。因此,公共卫生建设需要政府、社会、团体和民众的广泛参与,共同努力。其中,政府主要通过制定相关法律、法规和政策,促进公共卫生事业发展;对社会、民众和医疗卫生机构执行公共卫生法律法规实施监督检查,维护公共卫生秩序;组织社会各界和广大民众共同应对突发公共卫生事件和传染病流行;教育民众养成良好卫生习惯和健康文明的生活方式;培养高素质的公共卫生管理和技术人才,为促进人民健康服务。

从这一定义可以看出,公共卫生就是"社会共同的卫生"。公共即共同,如公理公约。卫生是个人、集体的生活卫生和生产卫生的总称,一般指为增进人体健康,预防疾病,改善和创造合乎生理要求的生产环境、生活条件所采取的个人和生活的措施,包括以除害灭病、讲卫生为中心的爱国卫生运动。

一般情况来讲,公共卫生是通过疾病的预防和控制,达到提高人民健康水平的目的。如对传染病、寄生虫病、地方病,还有一些慢性非传染性疾病的预防控制;借助重点人群或者高危人群,如职业人群,妇女、儿童、青少年、老年人等人群进行的健康防护;通过健康教育、健康政策干预等措施,促进人群健康的社会实践。具体讲,公共卫生就是通过疾病预防控制,重点人群健康防护、健康促进来解决人群中间的疾病和健康问题,达到提高人民健康水平的目的。公共卫生就是以生物-心理-社会-医学模式为指导,面向社会与群体,综合运用法律、行政、预防医学技术、宣传教育等手段,调动社会共同参与,消除和控制威胁人类生存环境质量和生命质量的危害因素,改善卫生状况,提高全民健康水平的社会卫生活动。由此可见,公共卫生具有社会性、系统性、政策法制性、多学科性和随机性等特征。公共卫生的实质是公共政策。

## 二、公共卫生特征

2004年,Beaglehole教授将现代公共卫生的特征进行了总结,认为,公共卫生是以持久的全人群健康改善为目标的集体行动。这个定义尽管简短,但是充分反映了现代公共卫生的特点:①需要集体的、合作的、有组织的行动;②可持续性,即需要可持久的政策;③目标是全人群的健康改善,减少健康的不平等。

现代公共卫生的特征包括5个核心内容:①政府对整个卫生系统起领导作用,这一点对实现全人群的健康工程至关重要,卫生部门只会继续按生物医学模式关注与卫生保健有关的近期问题;②公共卫生工作需要所有部门协作行动,忽视这一点只会恶化健康的不平等现象,而政府领导是协作行动、促进全人群健康的核心保障;③用多学科的方法理解和研究所有的健康决定因素,用合适的方法回答相应的问题,为决策提供科学依据;④理解卫生政策发展和实施过程中的政治本质,整合公共卫生科学与政府领导和全民参与;⑤与服务的人群建立伙伴关系,使有效的卫生政策能够得到长期的社区和政治支持。

(程永菊)

# 第二节　大规模传染病的救护

## 一、大规模传染病的概述

各类重大传染病疫情、各类生物恐怖袭击事件等,可能在短时间内产生大批量伤病员,超出基层卫生机构的救治范围和收治能力。有组织的医学救援可以迅速控制疫情,尽快治疗病员,减少对公众健康的危害,稳定民心和维护社会秩序。此外,医学救援还可以借助上级医疗单位专家的智慧,对于不明原因的传染病疫情尽快做出诊断,提出治疗措施。

"新发突发传染病的应对,是一个永恒的课题。"传染病防控既是一个科学问题又是一个技术问题,同时还是一个管理问题。专家们建议,下一步应从国家、科技、地方政府层面着手,真正使传染病防控为我国全面实现小康社会和经济社会发展保驾护航。

**(一)基本概念**

1.传染病

传染病是由病原微生物(病毒、细菌、螺旋体等)和寄生虫(原虫或蠕虫)、朊毒体感染人体后引起的,能在人群、动物或人与动物之间相互传播,造成流行的常见病和多发病。

2.突发传染病

突发传染病是指突然发生、严重影响社会稳定、对人类健康构成重大威胁,需要对其采取紧急处置措施的急性传染病疫情。在实际生活中,任何过去已知的传染病在某一时间段突然集中暴发,对人群健康造成严重危害,甚至导致人员死亡的,是突发传染病。

**(二)传染病的分类及特征**

1.传染病的分类

(1)甲类传染病:指鼠疫、霍乱。

(2)乙类传染病:指传染性非典型肺炎、艾滋病、病毒性肝炎、脊髓灰质炎、人感染高致病性禽流感、甲型 H1N1 流感、麻疹、流行性出血热、狂犬病、流行性乙型脑炎、登革热、炭疽、细菌性和阿米巴性痢疾、肺结核、伤寒和副伤寒、流行性脑脊髓膜炎、百日咳、白喉、新生儿破伤风、猩红热、布鲁氏菌病、淋病、梅毒、钩端螺旋体病、血吸虫病、疟疾。

(3)丙类传染病:指流行性感冒、流行性腮腺炎、风疹、急性出血性结膜炎、麻风病、流行性和地方性斑疹伤寒、黑热病、棘球蚴病、丝虫病,除霍乱、细菌性和阿米巴性痢疾、伤寒和副伤寒以外的感染性腹泻病、手足口病。

上述规定以外的其他传染病,根据其暴发、流行情况和危害程度,需要列入乙类、丙类传染病的,由国务院卫生行政部门决定并予以公布。传染病管理制度是依据《传染病防治法》,确保传染性疫情报告的及时性、准确性、完整性和加强传染病的科学管理制定的专业性部门规章制度。

能够有效处置突发传染病的前提是医护人员掌握了传染病学所涉及的基本理论、基本知识和基本技能,并针对传染病的基本特征、流行的基本条件、突发传染病的临床表现特点采取相应措施。

2.传染病的基本特征

(1)有病原体:每一种传染病都是由特异病原体所引起,包括各种致病微生物和寄生虫。有些新发传染病的病原体在疾病流行之前不能马上明确,需要科研人员反复研究确定,如英国流行的疯牛病、我国流行的传染性非典型肺炎等。在实行医学救援时,如果已经确知了本次突发病的病原,就要针对此病原体做好防治准备。如果不明确病原,医护人员要做好个人防护,带好必要的检测设备,并且通过各种手段尽快判明病原体。

(2)有传染性:这是传染病与其他感染性疾病的主要区别。突发传染病时医护人员暴露于某种传染病环境中,所以要做好个人防护,并采取隔离患者、对其他暴露者采取服用药物和预防接种的措施,以防止疾病传播对人群造成进一步危害。

（3）有流行病学特征：传染病有散发、暴发、流行和大流行之分。散在性发病是指某一种传染病发病率在某地区处于常年一般水平的发病；暴发是指短时间（数天内）集中发生大量同一病种的传染病患者；当某种传染病发病率水平显著高于该地区常年一般发病水平时称为流行；若某种传染病流行范围很广，甚至超出国界或洲界时，则称为大流行。许多传染病的流行与地理条件、气候条件和人民生活习惯等有关，构成其季节性和地区性特点。需要医学救援的一般是暴发或暴发流行的传染病。

（4）有感染后免疫：人体感染病原体后，无论是显性或隐性感染，都能产生针对病原体及其产物的特异性免疫，感染后免疫属于自动免疫，其持续时间在不同传染病中有很大差异。感染后所产生的特异性抗体，可通过胎盘转移给胎儿，使之获得被动免疫。由于病原体种类不同，感染后所获得的免疫力持续时间的长短和强度也不同。突发传染病医学救援由于具有被感染的危险，医护人员应该对自身抵抗某种传染病的能力做一评估。如果过去没有暴露史，也没有接种过疫苗，那就属于对该传染病高度易感者，应该做好个人防护，必要时接种疫苗。对于身处疫区的民众，要科学评估其对该种传染病的抵抗力，采取被动和主动免疫措施增强其免疫力。

**（三）传染病的临床特点**

1.临床分期

按传染病的发生、发展及转归可分为四期。

（1）潜伏期：从病原体侵入人体起，至首发症状时间，称为潜伏期。不同传染病其潜伏期长短各异，短至数小时，长至数月乃至数年；同一种传染病，各患者之潜伏期长短也不尽相同。每一种传染病的潜伏期长短不一，相当于病原体在体内繁殖、转移、定位、引起组织损伤和功能改变导致临床症状出现之前的整个过程。每种传染病的潜伏期都有一个相对不变的限定时间，并呈常态分布，是检疫工作观察、留验接触者的重要依据。

（2）前驱期：是潜伏期末至发病期前，出现某些临床表现的短暂时间，一般 1～2 天，呈现乏力、头痛、微热、皮疹等表现。多数传染病，看不到前驱期。

（3）症状明显期：又称发病期，是各传染病之特有症状和体征，随病日发展陆续出现的时期。症状由轻而重，由少而多，逐渐或迅速达高峰。随机体免疫力之产生与提高趋向恢复。

（4）恢复期：病原体完全或基本消灭，免疫力提高，病变修复，临床症状陆续消失的时间。多为痊愈而终止，少数疾病可留有后遗症。

2.常见症状和体征

（1）发热和热型：发热是传染病重要症状之一，具有鉴别诊断意义，常见热型有稽留热、弛张热、间歇热、回归热、马鞍热等。

传染病的发热过程可分为三个阶段。①体温上升期：体温可骤然上升至 39 ℃以上，通常伴有寒战，见于疟疾、登革热等；亦可缓慢上升，呈梯形曲线，见于伤寒。②极期：体温升至一定高度，然后持续数天至数周。③体温下降期：体温可缓慢下降，几天后降至正常，如伤寒、副伤寒；亦可在一天之内降至正常，如间日疟和败血症，退热时多伴大量出汗。

（2）皮疹：许多传染病在发热的同时伴有皮疹，称为发疹性传染病。疹子的出现时间、分布和先后顺序对诊断和鉴别有重要参考价值。

（3）毒血症状及单核-吞噬细胞系统反应：病原体的各种代谢产物，可引起除发热以外的多种症状如疲乏、全身不适、厌食、头痛、肌肉、关节、骨骼疼痛等，严重者可有意识障碍、谵妄、脑膜刺激征、中毒性脑病、呼吸及外周循环衰竭等，还可引起肝、肾损害，甚至充血、增生等反应，以及肝、脾和淋巴结的肿大。

### (四)传染病的流行条件及影响因素

传染病的流行过程就是传染病在畜、人群中发生、发展和转归的过程。流行过程的发生需要有三个基本条件,就是传染源、传播途径和畜(人)群易感性。流行过程本身又受社会因素和自然因素的影响。

**1.传染源**

传染源是指病原体已在体内生长繁殖并能将其排出体外的动物(人)。

(1)患畜:是重要的传染源,急性患畜及其症状(咳嗽、吐、泻)而促进病原体的播散;慢性患畜可长期污染环境;轻型患畜数量多而不易被发现;在不同传染病中其流行病学意义各异。

(2)隐性感染者:在某些传染病(沙门菌病、猪丹毒)中,隐性感染者是重要传染源。

(3)病原携带者:慢性病原携带者不显出症状而长期排出病原,在某些传染病(如伤寒、猪喘气病)有重要的流行病学意义。

(4)受感染的人:某些传染病,如人型结核,也可传给动物,引起严重疾病。

**2.传播途径**

病原体从传染源排出体外,经过一定的传播方式,到达与侵入新的易感者的过程,谓之传播途径。分为四种传播方式。

(1)水与食物传播:病原体借粪便排出体外,污染水和食物,易感者通过污染的水和食物受染。菌痢、伤寒、霍乱、甲型病毒性肝炎等病通过此方式传播。

(2)空气飞沫传播:病原体由传染源通过咳嗽、喷嚏、谈话排出的分泌物和飞沫,使易感者吸入受染。流脑、猩红热、百日咳、流感、麻疹等病,通过此方式传播。

(3)虫媒传播:病原体在昆虫体内繁殖,完成其生活周期,通过不同的侵入方式使病原体进入易感者体内。蚊、蚤、蜱、恙虫、蝇等昆虫为重要传播媒介。如蚊传疟疾,丝虫病,乙型脑炎,蜱传回归热、虱传斑疹伤寒、蚤传鼠疫,恙虫传恙虫病。由于病原体在昆虫体内的繁殖周期中的某一阶段才能造成传播,故称生物传播。病原体通过蝇机械携带传播于易感者称机械传播。如菌痢、伤寒等。

(4)接触传播:有直接接触与间接接触两种传播方式。如皮肤炭疽、狂犬病等均为直接接触而受染,乙型肝炎之注射受染,血吸虫病,钩端螺旋体病为接触疫水传染,均为直接接触传播。多种肠道传染病通过污染的手传染,谓之间接传播。

**3.易感人群**

易感人群是指人群对某种传染病病原体的易感程度或免疫水平。新生人口增加、易感者的集中或进入疫区,部队的新兵入伍,易引起传染病流行。病后获得免疫,人群隐性感染,人工免疫,均使人群易感性降低,不易传染病流行或终止其流行。

**4.影响流行过程的因素**

自然因素包括地理、气候、生态条件等,对流行过程的发生和发展起着重要影响,比如呼吸道传染病冬季多发,肠道传染病夏季多发,就是受气候影响所致;有些传染病在某一区域多发,如鼠疫、血吸虫病,疟疾、麻风病,是受地理和生态条件的影响。社会因素包括社会制度、经济和生活条件以及人群的文化水平等,对传染病的流行过程有着决定性的影响。

## 二、大规模传染病的应急预案

### (一)工作原则

(1)预防为主,按照"早发现、早诊断、早治疗"的传染病防治原则,提高警惕,加强监护,及时发现病例,采取有效的预防与治疗措施,切断传染途径,迅速控制重大疫病在本地区的传播和蔓延。

(2)切断传染病的传播,根据有关法律法规,结合重大疫病的流行特征,在采取预防控制措施时,对留院观察病例、疑似病例、临床诊断病例及实验室确诊病例依法实行隔离治疗,对疑似病例及实验室确诊病例的密切接触者依法实行隔离和医学观察。

(3)预防和控制重大疫病,坚持"早、小、严、实"的方针,对留院观察病例、疑似病例、临床诊断病例及实验室确诊病例,要做到"及时发现、及时报告、及时治疗、及时控制"。同时,对疑似病例、临床诊断病例及实验室确诊病例的密切接触者要及时采取实行隔离控制措施,做到统一、有序、快速、高效。

(4)实行属地管理,应急人员必须服从本单位和卫生主管部门统一指挥。

### (二)预警制度

预警制度包括现场预警、区域预警、全体预警。当出现下列情况时立即启动预警:

(1)某种在短时间内发生、波及范围广泛,出现大量的伤病员或死亡病例,其发病率远远超过常年发病率水平的重大传染病疫情。

(2)群体性不明原因疾病是指在一定时间内某个相对集中的区域或者相继出现相同临床表现的伤病员、病例不断增加、呈蔓延趋势有暂时不明确诊断的疾病。

(3)其他严重影响公众健康事件,具有重大疫情特征,及突发性、针对不特定社会群体,造成或者可能造成社会公众健康严重损害,影响社会稳定的重大事件。

### (三)信息报告制度

一旦发生传染病疫情,现场人员应尽可能了解和弄清事故的性质、地点、发生范围和影响程度,然后迅速向本单位上级如实汇报。

(1)发现甲类传染病和乙类传染病中的肺炭疽、传染性非典型肺炎、脊髓灰质炎、人感染高致病性禽流感的伤病员、疑似伤病员或不明原因疾病暴发时,于2小时内将传染病报告卡通过网络报告;未实行网络直报的医疗机构2小时内以最快的通讯方式,如电话、传真等,向当地疾病预防控制机构报告,并于2小时内寄送出传染病报告卡。

(2)乙类传染病为要求发现后6小时内上报,并采取相应的预防控制措施。

(3)丙类传染病在发病后24小时内向当地疾病控制中心报告疫情。

### (四)应急响应

1.成立护理应急管理小组

成立由护理部、感染科、急诊科、ICU等护士长及医院感染控制科组成的护理应急管理小组,负责应急护理救援工作的指挥、协调、检查与保障等工作。

2.人员调动

护理应急管理小组根据伤病员数量及隔离种类等需要,启动医院护理人力资源应急调配方案,合理调配人力资源。应急护理队伍主要由具有丰富的传染病护理经验、熟练掌握危重伤病员抢救知识和技能、身体素质好的护士组成。

3.组织救援

成立应急护理救援专家组,组织专家对疑难伤病员进行护理会诊,制定科学合理的护理方案,实施有效的救护;负责病房的随时消毒、终末消毒和相关部门的消毒技术指导工作;严格清洁区、半污染(缓冲)区、污染区的区域划分,在缓冲区、污染区分别贴有医护人员防护、污染物品处理流程与路线的醒目标识,防止医院内交叉感染;建立健全各项规章制度,做到有序管理。

4.物资保障

物资保障包括必要的通讯设备、急救设备、抢救设备、测量设备、标志明显的服装或显著标志、旗帜等。指定专人保管,并定期检查保养,使其处于良好状态。

**(五)善后处理**

应急处置结束后,进入临时应急恢复阶段,应急救援指挥部要组织现场清理、人员清点和撤离。并组织专业人员对应急进行总结评审,评估事故后期的损失,尽快恢复医疗护理秩序。

## 三、大规模传染病的救护

突发传染病发病病种多样,发生时间往往不确定,发生地域广泛,而可能造成突发传染病的因素复杂,表现形式差异较大,本节仅根据以往世界范围和我国传染病突发事件的特点予以简述。

### (一)烈性呼吸道传染病

1.传染性非典型肺炎

传染性非典型肺炎又名严重急性呼吸道综合征,为一种由冠状病毒(SARS-CoV)引起的急性呼吸道传染病,世界卫生组织(WHO)将其命名为严重急性呼吸综合征(severe acute respiratory syndrome,SARS)。临床特征为发热、干咳、气促,并迅速发展至呼吸窘迫,外周血白细胞计数正常或降低,胸部 X 线为弥漫性间质性病变表现。又称传染性非典型肺炎、SARS。2002 年 11 月,该病首先在我国广东出现,随后蔓延我国多个省、市、自治区,并波及世界 29 个国家和地区。

目前发现的传染途径有经呼吸道传播或经密切接触传播;易感人群包括与 SARS 患者密切接触的医护人员、家庭成员及青壮年人群。该病潜伏期为 2～12 天,多数为 4～5 天,首发的症状是发热(100%),体温较高,多在 38 ℃ 以上,可有寒战或畏寒、肌痛、头痛等,呼吸道症状较多的为咳嗽、咳痰少,伴胸闷及呼吸困难。偶有恶心、呕吐或腰痛,有些患者可有腹泻。严重的病例可导致急性呼吸窘迫综合征(ARDS)、多器官功能衰竭综合征(MODS)。肺部体征一般较少,有时可闻少许湿啰音,有皮疹、淋巴结肿大及发绀。实验室检查见大多数患者白细胞数正常或降低,在病程中部分病例常有淋巴细胞计数减少和血小板计数减少。23.4% 的患者 ALT 升高,71% 的患者 LDH 升高,有 6%～10% 的患者心肌酶谱升高,部分患者有低钠。

影像学检查见胸片显示一侧或双侧肺多肺叶病变,最突出的特征是病变进展迅速。病变形态无典型特征,可为片状、斑片状、网状、毛玻璃样改变。目前传染性非典型肺炎的病因尚没有完全确定,又缺乏特效治疗方法,只能采用综合治疗方法。2003 年后,本病没有再次出现,但需要密切关注。

目前尚无针对 SARS-CoV 的药物,临床治疗主要根据病情采取综合性措施,应全面密切观察病情,监测症状、体温、脉搏、呼吸频率、血象、$SpO_2$ 或动脉血气分析,定期复查胸片(早期不超过 3 天),以及心、肝、肾功能和水电解质平衡等。患者均应严格隔离,并注意消毒和防护措施。

(1)对症支持。①卧床休息,避免用力活动。②发热:超过 38 ℃ 者可做物理降温(冰敷、酒精擦浴)或解热镇痛药(儿童忌用阿司匹林)。③镇咳祛痰药:用于剧咳或咳痰者,如复方甘草合剂,盐酸氨溴索等。④氧疗:有气促症状尽早作氧疗,可作持续鼻导管或面罩吸氧,以缓解缺氧。⑤营养支持治疗:由于能量消耗及进食困难,患者常有营养缺乏,影响恢复,应注意足够的营养支持和补充,可经肠内或全肠外营养给予,如鼻饲或静脉途径。总热量供应可按每天每公斤实际体重 83.7~104.6 kJ(20~25 kcal/kg)计算,或按代谢能耗公式计算[代谢消耗量(HEE)=基础能量消耗(BEE)×1.26],营养物质的分配一般为糖 40%,脂肪 30%,蛋白质 30%。氨基酸摄入量以每天每公斤体重 1.0 g 为基础,并注意补充脂溶性和水溶性维生素。患者出现 ARDS 时,应注意水、电解质平衡,结合血流动力学监测,合理输液,严格控制补液量(25 mL/kg 体重),要求液体出入量呈轻度负平衡,补液以晶体液为主。

(2)糖皮质激素。糖皮质激素治疗早期应用有利于减轻肺部免疫性损伤,减轻低氧血症和急性呼吸窘迫综合征(ARDS)的发生和发展,并可预防和减轻肺纤维化的形成,大部分患者用药后改善中毒症状,缓解高热,但是大量长期应用糖皮质激素,可能削弱机体免疫力,促进病毒增生繁殖,以及引起三重感染(细菌和真菌),因此激素的合理应用值得进一步探讨。①指征:有严重中毒症状,高热 3 天持续不退;48 小时内肺部阴影进展超过 50%;出现 ALI 或 ARDS。②用法和剂量:一般成人剂量相当于甲泼尼龙 80~320 mg/d,静脉滴注;危重病例剂量可增至 500~1 000 mg/d,静脉滴注。体温恢复正常后,即应根据病情逐渐减量和停用,以避免和减少不良反应的发生,如消化道出血、电解质紊乱、继发感染等。采用半衰期短的糖皮质激素如甲泼尼龙较为安全有效。

(3)抗病毒药。抗病毒药物治疗效果报道不一,利巴韦林和干扰素的应用报道较多。利巴韦林可阻断病毒 RNA 和 DNA 复制,宜在早期应用,用法和剂量(成人)宜参照肾功能情况:①肌酐清除率＞60 mL/min 者,利巴韦林 400 mg,静脉滴注,每 8 小时 1 次,连用 3 天;继以 1 200 mg,口服,每天 2 次,共用 7 天。②肌酐清除率 30~60 mL/min 者,利巴韦林 300 mg,静脉滴注,每 12 小时 1 次,连用 3 天;继而 600 mg,口服,每天 2 次,共用 7 天。③肌酐清除率＜30 mL/min 者,利巴韦林 300 mg,静脉滴注,每 24 小时 1 次,连用 3 天;继而改用每天 600 mg,口服。主要不良反应有骨髓抑制、溶血性贫血、皮疹和中枢神经系统症状,应加强注意。

(4)机械通气。机械通气治疗是对患者的重要治疗手段,宜掌握指征及早施行。①无创通气(NPPV)指征:鼻导管或面罩吸氧治疗无效,$PaO_2$＜9.3 kPa(70 mmHg),$SaO_2$＜93%,呼吸频率≥30 次/分,胸片示肺部病灶恶化。②方法:用面罩或口鼻罩,通气模式为持续气道正压通气。

2.肺鼠疫

鼠疫是鼠疫耶尔森菌(旧称鼠疫杆菌)引起的自然疫源性疾病。自然宿主为鼠类等多种啮齿类动物,主要是通过染菌的鼠蚤为媒介进行传播。经人皮肤传入引起腺鼠疫;经呼吸道传入引起肺鼠疫,都可发生败血症。临床表现为发热、严重的毒血症状,腺鼠疫有急性淋巴腺炎;肺鼠疫有胸痛、咳嗽、呼吸困难和发绀;败血症型鼠疫多为继发,可有广泛皮肤出血和坏死。该病传染性强,死亡率极高,是危害最严重的传染病之一,属国际检疫传染病。我国把其列为法定甲类传染病之首。

肺鼠疫患者是人间鼠疫的重要传染源,病菌借飞沫或尘埃传播。原发性肺鼠疫是由呼吸道直接吸入鼠疫杆菌而引起,感染后潜伏期可短至数小时。

肺鼠疫起病急,除高热、寒战等严重全身中毒症状外,并发生咳嗽、剧烈胸痛、呼吸急促。病初咳嗽轻,痰稀薄,很快转为大量泡沫样血痰,内含大量鼠疫杆菌。患者呼吸极为困难、发绀,肺部体征不多,仅有散在湿性啰音及胸膜摩擦音,与严重的全身症状不相称,多在 2～3 天内因心力衰竭、出血、休克而死亡。

肺鼠疫患者要严密隔离,单独一室,室内无鼠无蚤。联合应用抗生素,是降低死亡率的关键。可应用链霉素、庆大霉素、四环素、氯霉素。其中链霉素,每次 0.5 g,每 6 小时 1 次肌内注射,2 天后剂量减半,疗程 7～10 天,也可和其他抗生素合用,加强对症治疗。

预防传播的措施:灭鼠、灭蚤,监测和控制鼠间鼠疫;疫情监测,加强疫情报告;工作人员每 4 小时更换帽子、口罩及隔离衣一次。严格隔离患者,患者与疑似患者分开隔离。腺鼠疫隔离至症状消失,淋巴结肿完全消散后再观察 7 天。肺鼠疫隔离至临床症状消失,痰培养 6 次阴性可解除隔离。接触者医学观察9 天,接受过预防接种者检疫 12 天。患者的分泌物、排泄物彻底消毒或焚烧,尸体应用尸体袋严密包套后焚烧。加强国际检疫与交通检疫,对可疑旅客应隔离检疫。医务和防疫人员在疫区工作必须穿五紧服、穿高筒靴、戴面罩、戴符合标准的口罩、防护眼镜、橡皮手套等,必要时接种疫苗。

**3.禽流感**

人禽流行性感冒(以下称人禽流感)是由禽甲型流感病毒某些亚型中的一些毒株引起的急性呼吸道传染病。早在 1981 年,美国即有禽流感病毒 H7N7 感染人类引起结膜炎的报道。1997 年,我国香港特别行政区发生 H5N1 型人禽流感,导致 6 人死亡,在世界范围内引起了广泛关注。近年来,人们又先后获得了 H9N2、H7N2、H7N3 亚型禽流感病毒感染人类的证据,荷兰、越南、泰国、柬埔寨、印尼及我国相继出现了人禽流感病例。尽管目前人禽流感只是在局部地区出现,但是,考虑到人类对禽流感病毒普遍缺乏免疫力,人类感染 H5N1 型禽流感病毒后的高病死率以及可能出现的病毒变异等,世界卫生组织认为,该疾病可能是对人类潜在威胁最大的疾病之一。禽流感病毒属正黏病毒科甲型流感病毒。已证实感染人的禽流感病毒亚型为 H5N1、H9N2、H7N7、H7N2、H7N3 等,其中感染 H5N1 的患者病情重,病死率高。

禽流感病毒对乙醚、氯仿、丙酮等有机溶剂均敏感。常用消毒剂容易将其灭活,如氧化剂、稀酸、卤素化合物(漂白粉和碘剂)等都能迅速破坏其活性。病毒对热较敏感,在低温中抵抗力较强,65 ℃加热 30 分钟或煮沸 2 分钟以上可灭活。

传染源主要为患禽流感或携带禽流感病毒的鸡、鸭、鹅等禽类。野禽在禽流感的自然传播中扮演了重要角色,目前尚无人与人之间传播的确切证据。经呼吸道传播,也可通过密切接触感染的家禽分泌物和排泄物、受病毒污染的物品和水等被感染,直接接触病毒毒株也可被感染。一般认为,人类对禽流感病毒并不易感。尽管任何年龄均可被感染,但在已发现的 H5N1 感染病例中,13 岁以下儿童所占比例较高,病情较重。从事家禽养殖业者及其同地居住的家属、在发病前 1 周内到过家禽饲养、销售及宰杀等场所者、接触禽流感病毒感染材料的实验室工作人员、与禽流感患者有密切接触的人员为高危人群。

感染 H9N2 亚型的患者通常仅有轻微的上呼吸道感染症状,部分患者甚至无任何症状;感染 H7N7 亚型的患者主要表现为结膜炎;重症患者一般均为 H5N1 亚型病毒感染。患者呈急性起病,早期类似普通型流感。主要为发热,大多持续在 39 ℃以上,可伴流涕、鼻塞、咳嗽、咽痛、头痛、肌肉酸痛和全身不适。部分患者有恶心、腹痛、腹泻、稀水样便等消化道症状。重症患者可出现高热不退,病情发展迅速,几乎所有患者都有临床表现明显的肺炎,可出现急性肺损伤、急性呼吸窘迫综合征、肺出血、胸腔积液、全血细胞减少、多脏器功能衰竭、休克及雷耶综合征等多种并发症。可继发细菌感染,发生败血症;重症患者可有肺部实变体征等。

H5N1 亚型病毒感染者可出现肺部浸润。胸部影像学检查可表现为肺内片状影,重症患者肺内病变进展迅速,呈大片状毛玻璃样影及肺实变影像,病变后期为双肺弥漫性实变影,可合并胸腔积液。白细胞总数一般不高或降低;重症患者多有白细胞总数及淋巴细胞减少,并有血小板降低。取患者呼吸道标本采用免疫荧光法(或酶联免疫法)检测甲型流感病毒核蛋白抗原(NP)或基质蛋白(M1)、禽流感病毒 H 亚型抗原。还可用 RT-PCR 法检测禽流感病毒亚型特异性 H 抗原基因;从患者呼吸道标本中可分离禽流感病毒;发病初期和恢复期双份血清禽流感病毒亚型毒株抗体滴度 4 倍或以上升高,有助于回顾性诊断。

人禽流感的预后与感染的病毒亚型有关。感染 H9N2、H7N7、H7N2、H7N3 者大多预后良好,而感染 H5N1 者预后较差,据目前医学资料报告,病死率超过 30%。影响预后的因素还与年龄、基础疾病、合并症以及就医、救治的及时性等有关。

对疑似病例、临床诊断病例和确诊病例应进行隔离治疗。抗病毒治疗应在发病 48 小时内使用抗流感病毒药物神经氨酸酶抑制剂奥司他韦,并辅以对症治疗,可应用解热药、缓解鼻黏膜充血药、止咳祛痰药等。儿童忌用阿司匹林或含阿司匹林以及其他水杨酸制剂的药物,避免引起儿童雷耶综合征。

4.呼吸道传染病的护理

(1)对临床诊断病例和疑似诊断病例应在指定的医院按呼吸道传染病分别进行隔离观察和治疗,建议一人一病房,单独隔离。对医学观察病例和密切接触者,如条件许可应在指定地点接受隔离观察,为期 14 天。在家中接受隔离观察时应注意通风,避免与家人密切接触,并由卫生防疫部门进行医学观察,每天测量体温。

(2)完善疫情报告制度:按传染病规定进行报告、隔离治疗和管理。发现或怀疑呼吸道传染病时,应尽快向卫生防疫机构报告。做到早发现、早隔离、早治疗。

(3)卧床休息。

(4)饮食宜清淡为主,注意卫生,合理搭配膳食。

(5)避免剧烈咳嗽,咳嗽剧烈者给予镇咳,咳痰者给予祛痰药。

(6)发热超过 38.5 ℃者,可使用解热镇痛药,儿童忌用阿司匹林,因可能引起 Reye 综合征,或给予冰敷、酒精擦浴等物理降温。

(7)鼻导管或鼻塞给氧是常用而简单的方法,适用于低浓度给氧,患者易于接受。氧气湿化瓶应每天更换。

(8)行气管插管或切开经插管或切开处给氧,有利于呼吸道分泌物的排出和保持气道通畅。但应按气管切开护理常规去护理。

(9)心理护理:患者因受单独隔离,且病情重,常易出现孤独感和焦虑、恐慌等心理障碍,烦躁不安或情绪低落,需要热情关注,并有针对性进行心理疏导治疗。

(10)健康教育:保持良好的个人卫生习惯,不随地吐痰,避免在人前打喷嚏、咳嗽、清洁鼻腔,且事后应洗手;确保住所或活动场所通风;勤洗手;避免去人多或相对密闭的地方,应注意戴口罩。建立良好的卫生习惯和工作生活环境,劳逸结合,均衡饮食,增强体质。

**(二)严重肠道传染病**

1.霍乱

霍乱是由霍乱弧菌所致的烈性肠道传染病。发病急、传播快,可引起世界大流行,属国际检疫传染病。在我国《传染病防治法》中列为甲类。一直认为霍乱是由 O1 群霍乱弧菌的两种生物型,即古典生物型与埃尔托生物型所致的感染。1992年发现非O1群新的血清型,即O139引起霍乱样腹泻大量患者的暴发或流行,已引起人们的重视。

霍乱弧菌对热、干燥、直射日光、酸及一般消毒剂(如漂白粉、来苏儿、碘、季铵盐和高锰酸钾等)均甚敏感。干燥2小时或加热55℃持续10分钟,弧菌即可死亡,煮沸后立即被杀死。自来水和深井水加0.5 ppm的氯,经15分钟即可杀死。1 L水加普通碘酊2~4滴,作用20分钟亦可杀死水中的弧菌。在正常胃酸中霍乱弧菌能生存4分钟,在外界环境中如未经处理的河水、塘水、井水、海水中,埃尔托行弧菌可存活1~3周,在各类食品上存活1~3天。O139型霍乱弧菌在水中存活时间较O1霍乱弧菌更长。

霍乱患者和带菌者是霍乱的传染源,患者在发病期间,可连续排菌,时间一般为5天,亦有长达2周者。尤其是中、重型患者,排菌量大,每毫升粪便含有$10^7$~$10^9$个弧菌,污染面广,是重要的传染源。可通过水、食物、日常生活接触和苍蝇等不同途径进行传播或蔓延,其中水的作用最为突出。缺乏免疫力的人,不分种族、年龄和性别对霍乱弧菌均普遍易感。病后免疫力不持久,再感染仍有可能。潜伏期一般为1~3天,短者3~6小时,长者可达7天。

典型患者多为突然发病,临床表现可分3期。①泻吐期:多数以剧烈腹泻开始,继以呕吐。多无腹痛,亦无里急后重,少数有腹部隐痛,个别可有阵发性绞痛。每天大便数次至数十次或更多,少数重型患者粪便从肛门直流而出,无法计数。排便后一般有腹部轻快感。初为稀便,后为水样便,以黄水样或清水样为多见,少数为米泔样或洗肉水样,无粪臭,稍有鱼腥味,镜检无脓细胞。少数人有恶心、呕吐(喷射状),呕吐物初为食物残渣,继为水样,与大便性质相仿。一般无发热,少数有低热。本期可持续数小时至2天。②脱水虚脱期:由于严重泻吐引起水和电解质丧失,可出现脱水和周围循环衰竭。碳酸氢根离子大量丧失可产生代谢性酸中毒。此期一般为数小时至3天。③反应期及恢复期:脱水纠正后,大多数患者症状消失,尿量增加,体温逐渐恢复正常。约1/3患者出现发热性反应。

按临床症状、脱水程度、血压、脉搏及尿量等可分为轻、中、重三型。此外尚有罕见的特殊临床类型即"干性霍乱",起病急骤,不待泻吐症状出现即迅速进入中毒性循环衰竭而死亡。可以通过粪便涂片镜检,动力实验,制动实验和粪便培养获得诊断。霍乱病后不久,可在血清中出现抗菌的凝集素、抗弧菌抗体及抗毒抗体。前二者可于第5天出现,半月时达峰值,有追溯性诊断价值。

采用补液疗法,补充液体和电解质是治疗本病的关键。原则是早期、快速、足量、先盐后糖、先快后慢、纠酸补碱、见尿补钾。输液总量应包括纠正脱水量和维持量。对患者应及时严格隔离至症状消失6天,大便培养致病菌,每天1次,连续2次阴性,可解除隔离出院。

2.细菌性痢疾

细菌性痢疾简称菌痢,为夏秋季常见肠道传染病。病原体是痢疾杆菌,经消化道传播。一些卫生状况差的学校和其他人群聚居地可以发生本病暴发和流行。目前痢疾杆菌分为4群及47个血清型,即A群痢疾志贺菌、B群福氏志贺菌、C群鲍氏志贺菌和D群宋内志贺菌。各型痢疾杆菌均可产生内毒素,是引起全身毒血症的主要因素;痢疾杆菌在外界环境中生存力较强,在瓜果、蔬菜及污染物上可生存1~2周,但对各种化学消毒剂均很敏感。

传染源为菌痢患者及带菌者,病原菌随患者粪便排出,污染食物、水经口通过消化道传播使人感染;苍蝇污染食物也可传播,均可造成夏、秋季流行。人群普遍易感,病后可获得一定的免疫力,但短暂而不稳定,且不同菌群及血清型之间无交叉免疫,但有交叉抗药性,故易复发和重复感染。

急性典型菌痢有发热、腹痛、腹泻、脓血便、里急后重等症状，易于诊断。不典型病例仅有黏液稀便，应予注意。夏秋季遇急性高热或惊厥的学龄前儿童需考虑中毒型菌痢的可能，可用肛拭或温盐水灌肠取粪便做检查。

本病主要采用敏感有效的喹诺酮类抗菌药物进行治疗。按肠道传染病隔离。休息，饮食以少渣易消化的流食及半流食为宜，保证足够水分、维持电解质及酸碱平衡。中毒型菌痢病势凶险，应及时采用山莨菪碱改善微循环，综合措施抢救治疗。

3.肠道传染病的护理

(1)隔离措施：避免与患者接触。

(2)急性期患者要卧床休息，大便次数频繁的，应用便盆、布兜或垫纸，以保存体力。

(3)饮食以流食为主，开始1~2天最好只喝水，进淡糖水、浓茶水、果子水、米汤、蛋花汤等，喝牛奶有腹胀者，不进牛奶。病情好转，可逐渐增加稀饭、面条等，不宜过早给予刺激性、多渣、多纤维的食物。不要吃生冷食品，可鼓励患者多吃点生大蒜。

(4)保护肛门：由于大便次数增多，尤其是老人和小孩肛门受多次排便的刺激，皮肤容易淹坏溃破，因此每次便后，用软卫生纸轻轻擦后用温水清洗，涂上凡士林油膏或抗生素类油膏。

(5)按时服药：要坚持按照医嘱服药7~10天，不要刚停止腹泻就停止服药，这样容易使细菌产生抗药性，很容易转为慢性腹泻。

### (三)严重虫媒传染病

1.流行性乙型脑炎

流行性乙型脑炎简称乙脑，是以脑实质炎症为主要病变的中枢神经系统传染病。病原体是乙脑病毒，经蚊虫传播，多在夏秋季流行，多见于儿童。理论上人和多种家畜均可成为本病的传染源，在乙脑流行区，猪感染率高达100%，且血中病毒数量多，病毒血症时间长，故猪是主要传染源。带喙库蚊是主要的传播媒介人群普遍易感；病后可获得稳定的免疫力。我国是乙脑高发区，除新疆、西藏和青海等少数地区无乙脑疫情报告外，其他省份均有出现。2003年广东出现局部流行，2006年山西、河北出现局部暴发流行，表明当对此病监控减弱后，本病就会卷土重来。

本病起病急，有高热、呕吐、惊厥、意识障碍以及脑膜刺激征。实验室检查：白细胞总数及中性粒细胞增高，脑脊液细胞增多，压力和蛋白增高，糖、氯化物正常。特异性IgM抗体检查早期出现阳性。补体结合试验双份血清抗体效价呈4倍增高，有助于回顾性诊断。死亡主要由于中枢性呼吸衰竭所致。

本病无特效疗法，一般采用中西医结合治疗，重点是对高热、惊厥、呼吸衰竭等危重症的处理，这是降低病死率的关键；加强护理，防止呼吸道痰液阻塞、缺氧窒息及继发感染，注意营养及加强全身支持疗法。

2.疟疾

疟疾是疟原虫寄生于人体所引起的传染病。经疟蚊叮咬或输入带疟原虫者的血液而感染。不同的疟原虫分别引起间日疟、三日疟、恶性疟及卵圆疟。本病主要表现为周期性规律发作，全身发冷、发热、多汗，长期多次发作后，可引起贫血和脾肿大。儿童发病率高，大都于夏秋季节流行。是一种严重危害人民健康的传染病。全球约有40%的人口受疟疾威胁，每年有2 000万人感染疟疾，超过200万人死于疟疾。世界卫生组织估计，全球有59%的疟疾病例分布在非洲，38%分布在亚洲，3%分布在美洲。我国传染病网络报告系统数据显示，疟疾年报告病例数由

2002 年的 2.4 万增加到 2006 年的 6.4 万,2007 年,全国共报告疟疾病例 46 988 例,死亡 15 例,较 2006 年下降 22.2%。发病主要集中在经济相对落后、交通不便的边远、贫困地区。

疟疾是疟原虫按蚊叮咬传播的寄生原虫病。临床特点是周期性寒战、高热,继以大汗而缓解,可出现脾肿大和贫血等体征。间日疟、三日疟常复发。恶性疟的发热不规则,常侵犯内脏,引起凶险发作。典型发作是诊断的有力依据,非典型发作要仔细分析,可通过血涂片查疟原虫获得诊断。

抗疟原虫治疗是最有效手段,并且辅助以对症处理。①积极治疗传染源:常用的药物主要有羟基喹哌、乙胺嘧啶、磷酸咯啶等。另外常山、青蒿、柴胡等中药治疟的效果也很好。以上这些药物要根据疟原虫的种类和病情的轻重由医师来对症使用,剂量和用法一般人不易掌握,千万不要自己乱吃。除此之外,还要对患者进行休止期治疗,即对上一年患过疟疾的人,再用伯氨喹治疗,给予 8 天剂量,以防止复发。②彻底消灭按蚊:主要措施是搞好环境卫生,包括清除污水,改革稻田灌溉法,发展池塘、稻田养鱼业、室内、畜棚经常喷洒杀蚊药等。③搞好个人防护:包括搞好个人卫生,夏天不在室外露宿,睡觉时最好要挂蚊帐;白天外出,要在身体裸露部分涂些避蚊油膏等,以避免蚊叮。④切断传播途径:主要是消灭按蚊,防止被按蚊叮咬。清除按蚊幼虫滋生场所及使用杀虫药物。个人防护可应用驱避剂或蚊帐等,避免被蚊虫叮咬。彻底消灭按蚊。

3.登革热

登革热是由伊蚊传播登革热病毒引起的急性传染病。临床上主要以高热、头痛、肌肉痛、骨骼和关节痛为主,还有疲乏、皮疹、淋巴结肿大及白细胞减少。本病是一种古老的疾病,现在已成为一种重要的热带传染病。20 世纪在世界各地发生过多次大流行,病例数可达百万。我国广东、海南、广西等地近年已数次发生流行,已知的 4 个血清型登革病毒均已在我国发现。

传染源主要是患者和隐性感染者。传播途径是埃及伊蚊和白纹伊蚊,新流行区人群普遍易感,成人发病为主。主要发生于夏秋雨季。本病潜伏期 3～14 天,通常 5～8 天。世界卫生组织按登革热的临床表现将其分为典型登革热和登革出血热。

登革热无特殊治疗药物,主要采取支持及对症治疗。单纯隔离患者不能制止流行,因为典型患者只是传染源中的一小部分。灭蚊是预防本病的根本措施。

4.虫媒传染病的护理

(1)早期患者宜卧床休息,恢复期的患者也不宜过早活动,体温正常,血小板计数恢复正常,无出血倾向方可适当活动。

(2)保持病室内凉爽、通风、安静。昆虫隔离,病室彻底灭蚊,须有防蚊设备。采取以灭蚊、防蚊及预防接种为主的综合性预防措施。

(3)严密观察精神、意识、心率、血压、体温、呼吸、脉搏及出血情况等,异常时及早通知医师处理。并准确记录出入量。

(4)发热的护理:高热以物理降温为主,不宜全身使用冰袋,以防受凉发生并发症,但可头置冰袋或冰槽,以保护脑细胞,对出血症状明显者应避免酒精擦浴,必要时药物降温,降温速度不宜过快,一般降至 38 ℃时不再采取降温措施。

(5)皮肤护理:出现瘀斑、皮疹时常伴有瘙痒、灼热感,提醒患者勿搔抓,以免抓破皮肤引起感染,可采用冰敷或冷毛巾湿敷,使局部血管收缩,减轻不适,避免穿紧身衣。有出血倾向者,静脉穿刺选用小号针头,并选择粗、直静脉,力求一次成功,注射结束后局部按压至少 5 分钟。液体外渗时禁止热敷。

(6)疼痛的护理:卧床休息,保持环境安静舒适,加强宣教,向患者解释疼痛的原因,必要时遵医嘱使止痛药。

(7)饮食护理:给予高蛋白、高维生素、高糖、易消化吸收的流质、半流饮食,如牛奶、肉汤、鸡汤等,嘱患者多饮水,对腹泻、频繁呕吐、不能进食、潜在血容量不足的患者,可静脉补液。

### (四)严重动物源性传染病

1.肾综合征出血热

出血热是多种病毒引起的临床以发热和出血为突出表现的一组疾病。世界各地冠以"出血热"的疾病达几十种,按肾脏有无损害,分两大类。我国一直沿用流行性出血热(epidemic hemorrhagic fever,EHF),现统称肾综合征出血热(HFRS)。

HFRS是由汉坦病毒引起,以鼠类为主要传染源的自然疫源性疾病。临床以起病急、发热、出血、低血压和肾损害为特征。我国除青海、台湾外均有疫情发生。本病呈多宿主性,我国发现自然感染汉坦病毒的脊椎动物有53种。其中黑线姬鼠是农村野鼠型出血热的主要传染源;林区为大林姬鼠;褐家鼠为家鼠型出血热的主要传染源;大白鼠则为实验室感染的主要传染源。携带病毒的鼠类等排泄物污染尘埃后形成气溶胶,通过呼吸道而感染人体。此外,携带病毒的动物排泄物污染食物,可以通过消化道而感染人体。被鼠咬伤或破损伤口接触带病毒的鼠类血液和排泄物,也可以被感染。本病毒还可以通过患病孕妇胎盘传给胎儿。寄生于鼠类身上的革螨和恙螨也可能具有传染作用。感染人群以男性青壮年、工人多见。

本病潜伏期4~46天,一般1~2周。典型病例分发热期、低血压休克期、少尿期、多尿期、恢复期。重者可发热、休克和少尿期相互重叠。实验室检查有白细胞第3~4天逐渐升高,可达(15~30)×10⁹/L,少数重者可达(50~100)×10⁹/L,并出现较多的异型淋巴细胞。发热后期和低血压期血红蛋白和红细胞明显升高,血小板减少。尿常规可出现蛋白尿,4~6天常为(＋＋＋)~(＋＋＋＋),对诊断有明确意义。部分患者尿中出现膜状物。尿沉渣中可发现巨大的融合细胞,此细胞能检出EHF病毒抗原。免疫学检查中的特异性抗体检查:包括血清IgM和IgG抗体。一周后4倍以上增高有诊断意义。重症患者可因并发症,如腔道出血、大量呕血、便血引起继发性休克,大量咯血引起窒息。还可能出现心力衰竭性肺水肿、呼吸窘迫综合征、脑炎和脑膜炎、休克、凝血功能障碍、电解质紊乱和高血容量综合征等,并可能出现严重的继发性呼吸系统、泌尿系统感染及心肌损害、肝损害等。

早发现、早休息、早治疗,减少搬运是本病的治疗原则。防休克、防肾衰、防出血。采取综合治疗,早期可应用抗病毒治疗,中晚期对症治疗。灭鼠防鼠是关键,做好食品卫生和个人卫生工作。防止鼠类排泄物污染食品,不用手接触鼠类及排泄物。动物试验要防止馈大、小白鼠咬伤。必要时可进行疫苗注射,有发热、严重疾病和过敏者忌用。

2.钩端螺旋体病

钩端螺旋体病简称钩体病。是由致病性钩端螺旋体引起的急性传染病,属自然疫源性疾病。鼠类和猪是其主要传染源。人接触被钩体污染的水、周围环境及污染物,通过皮肤、黏膜进入人体。另外可在消化道传播。临床表现为急性发热,全身酸痛,结膜充血、腓肠肌压痛、浅表淋巴结肿大和出血倾向,疾病后期可出现各种变态反应并发症等。重者可并发黄疸、肺出血、肾衰竭、脑膜炎等,预后差。

钩体病的治疗包括杀灭病原治疗、对症治疗及并发症的治疗。病原治疗首选青霉素G。早期剂量不宜过大,以防止赫克斯海默尔反应(一般在首剂后2~4小时发生,突起发冷,寒战、高热甚至超高热,头痛、全身酸痛、脉速、呼吸急促等比原有症状加重,持续 30 分钟至 2 小时。继后大汗,发热骤退。重者可发生低血压、休克。一部分患者在反应过后,病情加重,可促发肺弥漫性出血)。首剂:$5 \times 10^4$ U 肌内注射,4 小时后再用 $5 \times 10^4$ U 肌内注射,再 4 小时后才开始 $2 \times 10^5 \sim 4 \times 10^5$ U 肌内注射,每 6～8 小时 1 次,至退热后 3 天,疗程约 1 周。对青霉素过敏者,可选用四环素 0.5 g,口服,每 6 小时 1 次;庆大霉素 $8 \times 10^4$ U 肌内注射,每 8 小时 1 次。

3.动物源性传染病的护理

(1)隔离措施:尽量避免接触动物,不接触粪便;注意饮食卫生,勤洗手。

(2)发热期的护理:早期卧床休息,创造舒适、安静的环境。减少噪声,减少对患者的刺激。予以高热量、高维生素、易消化饮食。随时观察体温的变化,特别是高热的患者,体温过高时应及时采取物理降温。由于此病有毛细血管中毒性损害,故不宜用酒精擦浴。尽量少用解热镇痛药,定期测量血压。患者发热后期多汗,应鼓励患者多口服补液。必要时给予右旋糖酐-40 等防止休克和保护肾脏。

(3)低血压期的护理:严密观察血压的变化,每 30 分钟测血压、脉搏 1 次,做好记录及时报告医师;注意补液速度,低血压早期应快速补液,必要时加粗针头或多静脉通道,但对老年体弱及心、肾功能不全者,速度应适当放慢,减少用量以防止肺水肿的发生,准确记录 24 小时尿量,尽早发现少尿倾向;低血压期患者注意保暖,禁止搬动。

(4)少尿期的护理:少尿期应注意尿量每天 3 000 mL 为依据。此时鼓励患者食用营养丰富、易消化、含钾量较高的饮食,对严重贫血者可酌情输入新鲜血液。尿量每天>3 000 mL,补钾时应以口服为主。必要时可缓慢静脉滴入,同时注意钠、钙等电解质的补充。对尿量每天<500 mL者,可试用氢氯噻嗪、去氧皮质酮、神经垂体后叶素、吲哚美辛等。由于免疫功能低下,应注意预防感染。注意病室内空气消毒。特别是加强口腔及皮肤的护理。

(5)恢复期的护理:加强营养,高蛋白、高糖、多维生素饮食。注意休息,一般需 1～3 个月,应逐渐增加活动量,重型病例可适当延长时间。

(6)并发症的护理:①观察是否有鼻出血、咯血、呕血、便血;是否有烦躁不安、面色苍白、血压下降、脉搏增快等休克的表现。根据出血部位的不同给予相应的护理,并按医嘱给予止血药。②心力衰竭、肺水肿患者,应减慢输液或停止补液,半卧位,注意保暖。氧气吸入保持呼吸道通畅。③脑水肿发生抽搐等中枢神经系统并发症时,应镇静、止痉脱水。注意观察疗效。④高血钾患者静脉注射葡萄糖酸钙时宜慢。输注胰岛素时应缓慢静脉滴注,随时观察患者的生命体征,必要时血液透析治疗。⑤进行预防流行性出血热的宣教,特别是宣传个人防护及预防接种的重要性和方法。以降低本病的发病率。向患者及家属说明,本病恢复后,肾功能恢复还需较长时间,应定期复查肾功能、血压垂体功能,如有异常及时就诊。

**(程永菊)**

# 第三节　社区妇幼保健和计划生育

## 一、妇女的社区保健

### (一)概述

妇女卫生保健是社区保健工作的重要组成部分,做到以保健为中心,以基层为重点,以社区妇女群体为对象,防治结合。

**1.意义**

实施综合性、可持续性、预防为主的措施,可降低孕产妇病死率,减少患病率,消灭和控制某些常见疾病及遗传病的发生,控制性传播疾病的传播,促进妇女的身心健康,提高妇女健康水平。

**2.工作职责**

女性的一生是由各种不同的阶段构成的一个渐进的生理过程,应根据不同的生理、心理;社会特点、健康、行为方面的问题,提供不同重点的预防保健服务。如为妇女重点提供青春期保健、围婚期保健、围产期保健、围绝经期保健、女工劳动保护、妇女常见病的防治和计划生育、优生优育指导工作。

**3.工作组织方法**

建立相应的行政机构与专业机构,健全各级妇女保健网,培养配置妇女保健工作人员。健全妇女保健档案并定期开展各项工作,掌握必要的保健知识,提高保健意识,指导妇女做好各项保健工作。社区妇女保健中,社区护士将发挥重要作用。

### (二)不同生理时期的卫生保健

**1.青春期保健**

(1)青春期的发育特征:青春期医学上通常把从青春征象开始出现到生殖功能发育成熟为止的一段时期称为青春期。世界卫生组织(WHO)将其年龄范围定为10～20岁。一般在10～14岁开始,17～18岁结束,因受一些因素,如营养、遗传、环境、社会心理等的影响,青春期开始的年龄因人而异。其发育特点如下。

随着青春期的到来,全身迅速发育,逐步过渡到成熟。女性青春期的发育一般较男性早两年。随着生殖器官的发育,女性的外表特征是乳房最先发育,乳房在10～11岁开始隆起,随之出现阴毛及腋毛、臀部变圆、胸肩部皮上脂肪增多;月经来潮,是女性进入青春期的明显特点,也是性功能成熟的标志。月经一般在11～16岁第一次来潮称初潮,月经初潮迟早受气候、地域、营养、遗传、种族等因素影响,不规则,1～2年后待卵巢发育成熟后月经才规律;青春期是心理发展过程中的一个重要的过渡时期,其心理特征主要表现:一方面,保持着儿童的某些心理特征,如仍依赖于家庭和父母,具有天真烂漫的幼稚性,对未来的向往是朦胧的;另一方面,又具有成人的某些心理特征,如开始有独立意识,喜欢与同龄人交往,向往与异性交往,求知欲望强,易接受新观念、新事物,开始认真思考人生的价值与个人追求,并确定自己的理想与人生的奋斗目标。但情绪不太稳定,易冲动,来自社会各方面的信息潜移默化地影响他们的思想与行为。一旦缺乏正确引导,就可能出现程度不同的行为偏离。因此,学校、家庭和社区护士都有责任重视女性青春期的生理、心理和社会变化,及时给予适当的帮助并做好指导工作。

(2)青春期的主要健康问题:①不良的嗜好与行为。a.吸烟。大量的研究资料表明,吸烟是目前影响人类健康最严重的不良行为之一。近年来,青少年中吸烟者越来越多,一些少女也吸烟。吸烟可影响少女正常发育、降低学习能力、浪费钱财,容易堕落。b.饮酒。可影响少女生长发育、损害中枢神经系统、损害生殖系统等。c.不良饮食。有些少女为了体型美而节食,盲目减肥,影响生长发育,导致营养不良、贫血、肺结核等疾病发生,造成神经性厌食。还有些少女,暴饮暴食或爱吃零食,营养过剩,引起肥胖,增加成年后心血管疾病的发生。d.早恋。青少年性发育、性成熟的年龄提前,又缺乏必要的性知识、道德法制观念及社会经验与自制力,使中学生早恋问题日益突出,影响了他们的学习和生活;有的还上当受骗成为性犯罪的伤害者,如卖淫、被强暴等,其主要后果是妊娠及性病,使少女身心遭受严重的伤害,导致自杀或自暴自弃,甚至走上犯罪道路,构成社会不稳定因素。②月经异常:常见月经失调、痛经、闭经。a.月经失调。一般好发于15～19岁的少女。当机体遇到精神刺激、气候骤变与环境变化、营养不良、代谢紊乱等内外因素时下丘脑-垂体-卵巢轴系统的调节及完整性可受影响,导致月经失调。b.痛经。痛经多见于精神紧张、情绪抑郁、体质下降、子宫发育不良和位置不正引起的子宫痉挛性收缩缺血。母亲有痛经者,女儿也易发生痛经。c.闭经是妇科疾病中常见症状。青春期少女的闭经,多见于精神性闭经,生活节奏紧张者,消瘦者及既往有月经失调者易发生闭经。而少女因减肥导致神经性厌食,引起的重度营养不良,也会造成闭经,但需注意排除因青春期妊娠导致的闭经。③意外伤害:据WHO报告,在世界大多数国家意外伤害是儿童青少年致伤、致残、致死最主要的原因。由于意外伤害导致青少年过早死亡,使人群期望寿命的损失比癌症和心脏病两者之和还多。世界各国的调查结果表明,意外伤害的最常见原因是车祸、跌伤、烧伤、溺水、中毒和自杀。我国意外伤害的病死率则以跌伤、溺水和自杀最高。而青少年体力增长较快,机智灵敏,常常过高地估计自己的力量。加之好胜心强,爱出风头,有冒险精神,而又缺乏各方面的防护知识,则容易发生各种意外伤害,如不遵守交通规则、体育训练超过自身负荷、冒险做自己力所不及的事情等。同时由于少女生理的急剧变化及心理的不成熟、情绪不稳定、缺乏各方面的生活实践,一旦遇到挫折容易走极端,以致发生意外。④青少年妊娠:也称青春期妊娠,一般指13～17岁少女的妊娠。近几十年,青少年妊娠在发达国家和发展中国家都相当普遍,发生率呈不断上升的趋势。目前,我国少女妊娠发生率也应引起重视。青春期少女由于性功能的发育,对男女间各种形式的性爱信息极为敏感,受周围环境,如电视、电影和小说等的影响较大,而又缺乏必要的性知识、道德规范和法制观念,不能控制自己的性冲动,而易发生不正当的性行为导致妊娠,使自己生理和心理受到一定的伤害。且影响生活和学习,带来性病发生率高,自杀与犯罪率升高等一系列的社会问题。

(3)青春期的卫生保健:①加强合理的营养指导,养成良好的饮食习惯。青春期生长发育迅速,充分合理的营养是生长发育的物质基础,对各种营养素的需求除儿童期外应高于一生中其他时期。通过健康教育宣传普及营养知识,指导少女养成良好的饮食习惯、增强保健意识,做到合理营养,满足青春期生长发育的需要。②加强体育锻炼,做好个人卫生指导。适当的体育锻炼能强身健体,锻炼坚强的意志,减少疾病的发生;让青少年正确认识青春期的生理特点,养成良好的卫生习惯,做到自我保健和自我保护。如注意经期卫生(用品要清洁卫生,不游泳、不盆浴、不用冷水浴、注意保暖、保持精神愉快、避免重体力劳动、不吃刺激性食物等)、预防感染(培养良好的个人习惯,合理安排生活、工作和学习,有正常的娱乐休息;不吸烟、不酗酒。③心理卫生与行为健康。心理学家将青春期称为"危险时期"。因青春期是心理发展上的一个重要的过渡时期,大多数青少年会在此期的某个阶段的某些方面经历情绪或行为上的困难。所以社区护士与家长、老师应一起关心青少年的心理成长,关注她们的心理活动、情绪波动、行为变化,进行伦理道德教育、思想道德品质教育、法律知识教育等,使青少年树立正确的人生观,培养为事业奋斗的信念,并能正确对待恋爱、婚姻等问题。④性教育。目前青少年性成熟早,婚前性行为比例上升,初次性行为年龄低龄化。由于青少年性教育不足,使青少年被青春期中出现的一些正常生理现象所困扰,如对月经初潮既无思想准备,又缺乏必要生理卫生知识。所以,青少年对性知识的需求是急切的,性教育应引起社区护理的重视。同时,青春期性教育对于指导青少年处理好与同性及异性朋友之间的关系,学会尊重自己、尊重他人,懂得性的自我调节、抵御不正确性思想侵蚀和预防性伤害等都是非常必要的。性教育的内容包括男女生殖器官的解剖、生理学知识、生育的过程、青春期发育期的表现和卫生、性器官卫生、性生活卫生、月经异常和经期卫生、性道德教育、性美学教育、遗精与手淫、男女性心理特征和社会特征、避孕等。性教育常见的方法有学校课堂讲授有关青春期心理、生理发育知识、个别谈话(教师与学生间、社区护士与服务对象间、父母与子女间、专家咨询)、专题讲座、科普读物、广播影视、座谈会、宣传手册等。⑤定期体检与建立月经卡。对青春期少女定期体检,及早发现不健康现象,避免疾病的发生。月经卡记录月经周期、经期时间、月经量及色泽、白带变化,及时发现异常并就诊。

**2.围婚期保健**

围婚是指妇女从生理发育成熟到怀孕前的一段时期,此期妇女要经历择偶、恋爱、预备新婚调试、准备成为父母等不同的过程。做好此期保健可保证婚配,促进母婴健康及提高出生质量,使婚姻美满,家庭幸福。作为社区护士要从以下几方面做好妇女围婚期保健。

(1)婚前教育:婚前健康教育是实现优生优育的重要组成部分,是使青年人在婚前了解、掌握有关性及婚育问题的基本知识,树立正确的恋爱婚姻观,做好婚前身心两方面准备,提高婚姻保健意识的有效方法和途径。

宣传婚姻法,让恋爱的双方懂得婚姻和生育应遵守的法律和规定;婚前进行性健康教育,社区护士应通过集体上课、电化教育、发放宣传资料、咨询等形式,对恋爱双方进行正确的性卫生指导,如何防病,如何达到性和谐及性放纵的危害、新婚避孕的措施、性道德、计划生育等;患各种急性传染病及精神病的发作期应暂缓结婚,进行必要治疗。患严重心脏病、遗传病及男女双方均为白化病等的男女可结婚,但不宜生育。

(2)配偶的选择:婚姻不仅是酶性的结合,而且会孕育出新的生命。下一代的素质要受夫妻双方的遗传因素;健康状况、文化程度、保健意识等因素的影响。优生始于择偶,择偶不仅要有感情和性爱的基础,而且要有科学的态度,需要进行影响优生优育的多方面因素的考虑。我国婚姻法第六条明确指出,直系血亲和三代内有共同祖先的禁止结婚。双方都有同种遗传病者应慎重。作为社区护士有责任通过调查分析家族史、疾病史、怀孕史及孕妇的年龄等资料确定高危人群。用新知识、新技术来解释、说明、回答遗传病发生率、发病形态、病程治疗情况、生育时可有的选择和支持性服务及遗传病可能给男女双方和家庭带来的问题,咨询;指导帮助男女双方做出正确明智的抉择。结婚年龄过小过大都不合适,最好为 23～28 岁。

(3)婚前检查:对准备结婚的男女双方进行详细的询问个人健康史、疾病史,尤其遗传病、性病、精神病、传染病、智力发育障碍史;全身体格检查、生殖器官、营养状况检查,心、肝、肺、肾等主要器官和必要的实验室检查。及时发现不宜结婚、不宜生育或暂时不宜结婚的男女,并给予指导、治疗、建议及应注意的问题;减少和避免不适当的婚配夫妇婚后出现的矛盾和家庭的不幸,防止遗传性疾病在后代的延续,做到优生,提高人口素质。

检查中发现影响婚育的各种问题应指导受检者进一步检查与治疗,做出不结婚、暂缓结婚、结婚不生育的正确选择。

(4)孕前准备:一些人往往不重视孕前准备,其实孕前准备是优生优育的一个重要环节。①选择最佳生育年龄。生理方面,最好到23岁以后生育,因这时女性的生殖器官才发育成熟,但不要超过35岁,因年龄过大,生育时发生难产或胎儿先天性缺陷的概率会增加;国家方面,青年夫妇结婚后2~3年生育,有利于控制人口的增长;家庭和个人方面,婚后有一段时间做准备,会有利于夫妇的健康、学习、工作,使其在经济和精力上也有了准备。②选择适宜的受孕时机。受孕时最好是双方工作或学习轻松、精神愉快、营养合理,工作或生活中未接触对胎儿有害的因素,如射线、铅、苯等。若接触有害因素,应与有害因素隔离一段时间再受孕。若服避孕药,应停药半年后再受孕。季节最好选择在春天,春天万物复苏,精卵细胞发育较好,而且怀孕后3个月内胎儿大脑和神经系统形成期,正是秋高气爽的时节,给孕妇带来精神上的愉快,并有多种多样的瓜果蔬菜供孕妇选用,营养丰富、新鲜,为胎儿的发育提供了有利的条件。而冬末春初是多种病毒性疾病好发季节,如风疹、流感、腮腺炎等,孕妇一旦感染很容易造成胎儿畸形。冬季受孕,夏季分娩,天气炎热会给孕妇和婴儿带来许多不便。③优生优育宣传教育和咨询。开展各种优生优育宣传和咨询指导工作,提高出生质量,做好计划生育和避孕。

3.围产期保健

围产期是指从妊娠满28周至新生儿出生后1周。女性妊娠虽然是一个正常的生理过程,但随着胎儿的生长发育,在胎盘激素参与下,孕妇会产生一系列适应性生理、心理变化,如乳房增大,乳晕的色素沉着;恶心、呕吐、便秘等;惊讶、矛盾、接受、幻想、情绪波动等心理反应过程,渴望体贴关心、容易疲劳、因分娩的痛苦而恐慌。分娩是一种剧烈的运动,产妇体力消耗大;生理负担重,受伤机会多;产褥期产妇的生殖器官经历了复旧的过程,乳房开始分泌乳汁,产妇开始承担起哺乳孩子做母亲的职责。社区护士应及时收集资料,经分析评估孕妇生理心理变化,给予适时恰当的指导、处理,以保护母婴安全,降低孕产妇病死率和围产儿病死率。

(1)孕妇保健手册(卡)建立与管理:社区护士应定期到居委会转抄计划生育妇女名单,及时发现孕妇,做好登记并建立围产期保健手册,以便进行早孕咨询、检查与健康指导。对流产者做出标记,到居委会领取下次生育计划指标。

社区中凡符合计划生育要求的早孕妇女均应在孕12周前到社区妇幼保健部门建立围生保健手册,并进行早孕检查。建册时社区护士详细、准确登记孕妇的姓名、年龄、职业;家庭住址、孕周、初查孕周等表中有关内容;围生保健手册建成后,交孕妇保管(与孕妇及其家庭建立联系,进行经常性定期保健咨询与指导)→妇产科(孕妇入院分娩时),出院(将住院分娩及产后母婴情况完整记录在册)→休养地社区保健部门(由产妇家属将手册送往),以便安排产后访视,并将访视情况一并填写在围生保健手册中→将手册收回(满月访视后)→交至上级妇女保健机构。同时,将访视结案情况填写登记册,新生儿情况填写新生儿管理卡。目前,我国已普遍实施孕产期保健的三级管理。

(2)产前检查是监护孕妇和胎儿的重要方式,社区护士应监督孕妇定期进行产前检查,并对孕妇的生理、心理和社会状况做出评估,加强监护。

①初查。在孕12周之前。若经全面检查未发现异常者,于妊娠20周起接受产前系列检查。②复查。孕20~28周期间,20周时查一次,以后每4周查一次(24、28周);孕28~36周,每2周

查一次（30、32、34、36 周）；孕 36 周后，每周查一次，直至分娩。提高产前检查的质量，加强对孕妇健康和胎儿生长发育的观察指导，进行必要化验检查，防治妊娠高血压综合征、胎位异常及胎儿死亡等。认真填写有关的表与卡，绘制妊娠图。若有异常现象要酌情增加产前检查次数，及早转诊上一级医疗保健单位。③高危妊娠筛查、监护和管理。高危妊娠是指妊娠期某种因素对孕妇、胎儿和新生儿构成较高危险性，增加围产期发病率与病死率者。通过产前检查，及时筛查出高危孕妇，发现高危因素，并进行专门登记和重点监护。

（3）孕期保健。①原则。第一孕期：注意优生优育有关的保健；认识孕期的各种危险因素；预防流产；按时接受产前妇科检查。第二孕期：注意合理丰富的营养膳食；教育孕妇母乳喂养的有关知识；指导其乳房护理，促使母乳分泌。第三孕期：预防早产；确定分娩地点；进行健康教育并指导有关分娩前兆的有关知识和及时就医的方法、新生儿新陈代谢的有关知识、新生儿黄疸的有关知识和产后家庭自我护理计划，继续追踪，按时产前检查，注意营养膳食，及时发现问题。②保健措施。健康教育与心理指导：孕早期孕妇及家庭其他成员在心理上会发生一定的变化，家庭生活规律随着怀孕与新添小生命的来临，要重新调适。产前护理评估是做好产前护理的基础。社区护士应根据孕妇的不同心理特点，帮助她们实施必要的心理护理，动员孕妇的亲友；同事以及居住社区的相关成员，尤其家庭成员共同参与，开展有益于身心健康的活动，消除她们的顾虑与恐惧，以减轻精神紧张与压力，使她们在妊娠期能够始终保持愉快而稳定的健康情绪；为胎儿发育提供一个良好的心理环境。再者，孕早期是胎儿各组织器官开始形成的阶段，孕妇要避免接触各种有害因素，如致畸药物、X 线、病毒感染、酒精、香烟中的尼古丁等；整个孕期对孕妇及配偶进行分娩及其前兆、母乳喂养的有关知识、科学育儿及如何做好孕期保健的教育；教育指导孕妇进行胎教，给胎儿创造一个优美的环境，提供良好的刺激以促进胎儿脑的发育，为儿童智力发育打下良好基础。膳食营养：针对不同的孕期，指导孕妇合理安排膳食。尤其是从孕 20 周以后要孕妇加强营养，以满足胎儿快速生长的需要。劳动与休息：健康的孕妇可从事一般的日常工作、家务与学习，可起到增强体质，利于分娩的目的。但避免进行重体力劳动、从事长时间站或坐着的工作；保证充足睡眠，每晚至少 10 小时睡眠，睡眠以侧卧为好，且左侧卧好于右侧卧；站时避免挺腰，突出肚子，双脚分开；背部保持挺直，再慢慢蹲下；不宜弯腰提重物和穿袜子、鞋。合理运动：适当的运动可增强身体柔韧性和力量，使身体逐渐适应妊娠和分娩的需要，并能帮助孕妇减轻紧张情绪，同时可促进胎儿新陈代谢，加速胎儿组织功能的形成，尤其是胎儿脑组织。社区护士依照孕妇情况，指导孕妇循序渐进进行适当的体育锻炼，避免过于激烈的活动，如滑冰、骑马、仰卧起坐等。乳房护理：选用棉质、尺码合适的乳罩，乳罩的乳杯要覆盖整个乳房；孕 20 周后，为产后更好喂养，应注意乳房护理，避免用肥皂清洁乳头，注意清洗痂皮，洗后对乳头进行轻柔的转动和牵拉，每天 3 次，每次 3～14 分钟。乳头凹陷者可用右手的拇指和食指将乳头拉出，并进行矫正。着装：孕妇衣服宜宽大、柔软、方便、舒适、防滑，不束胸，不穿紧的合成纤维的袜子，不穿高跟鞋。个人清洁：妊娠期汗腺和皮质腺分泌增多，应坚持勤洗澡，以淋浴为宜，保持会阴部清洁，勤换衣物，棉质为好，避免发生上行感染。性生活：整个妊娠期间若无阴道出血、早产、胎盘早剥等异常现象，均可进行性生活，但要有节制，尤其是孕 12 周内和孕 32 周后，临产前最好停止性生活，避免引起流产、早产和感染。用药与预防感染：孕期用药时要考虑药物对胎儿的影响。用药一定要有医护人员的指导，不能擅自用药；病毒感染会影响胎儿的发育，造成胎儿发育异常。整个孕期要注意，尤其是前 12 周内。一旦发现胎儿畸形，应终止妊娠。婴儿物品的准备：衣物不宜过多，只需安全保暖。准备尿布、奶瓶。

(4)产后社区保健:产后妇女的生殖系统恢复大约需要 6 周时间,才能恢复到怀孕前的状态(乳房除外),称为复旧。同时还有心理的调适。

家庭访视:家庭访视是社区护士为产妇提供护理的重要方式。通过家庭访视,社区护士可对产妇及婴儿进行全面评估,及时发现问题给予指导。

访视时间与次数。社区护士在产妇产后一般访视家庭 1~2 次,若有异常,可酌情增加访视次数以加强指导占,第一次访视宜在产妇出院后 3~7 天;第二次访视在产妇分娩后 28~30 天。

①访视内容。一般生命体征的评估:测血压、体温、脉搏和呼吸,了解精神、睡眠、饮食及大小便,若有异常要及时处理。产妇产后 24 小时内因分娩疲劳,体温会轻度升高,一般不超过 38 ℃。产后 3~4 天,因乳房肿胀,体温有时可达 39 ℃,持续数小时,最多不超过 12 小时,若产后体温持续升高,则要查明原因与产褥感染鉴别;产妇脉搏较慢但规律,为 60~70 次/分;呼吸深而慢,为14~16 次/分,当产妇体温升高时,呼吸和脉搏均加快;注意心肺的听诊,若有异常应及时报告处理;注意排尿功能是否通畅,有无尿路感染;指导产妇多饮水、预防尿路感染。子宫复旧评估:产褥期第 1 天子宫底平脐;以后每天下降 1~2 cm,产后10~14 天降入骨盆,经腹部检查触不到子宫底,在耻骨联合上方扪不到宫底,检查有无压痛。如发现子宫不能如期复旧,提示异常。产妇恶露评估:正常的恶露有血腥味,但无臭味。产后第 1~3 天,为血性恶露;3 天后转为浆液恶露,约 2 周后变为白色恶露,持续 14~21 天干净。若血性恶露持续 2 周以上,说明子宫复旧欠佳。腹部、会阴伤口评估:检查伤口有无感染或血肿,发现异常指导产妇到医院就诊。乳房与母乳喂养评估:乳房有无肿胀、硬结,乳头有无皲裂,乳腺管是否通畅,乳汁分泌情况。母乳喂养的质量,有无影响母乳喂养的心理、生理和社会因素存在,若有,指导产妇排除。②访视前的准备。社区护士在访视前要首先与产妇家庭建立联系,了解产妇的一般情况及确切的休养地点。③访视后工作。每次访视结束后,社区护士应将访视情况认真记录在妇女围产保健手册上,对护理建议和已实施的处理方法做详细记录,并将围产保健手册交至上级妇女保健部门备案管理。

产褥期保健指导:①健康教育。宣传母乳喂养的好处,提供母乳喂养的知识,重点为 0~6 个月。学会阴护理。每天应冲洗外阴,勤换消毒会阴垫,大便后用水冲清,保持会阴部清洁、干燥,预防感染。若有感染、肿胀疼痛,可用 75% 的酒精纱布湿敷或用高锰酸钾溶液坐浴。②个人卫生。产妇所在环境及日常用品要干净、舒适、清洁干燥,勤换衣物。每天用温热水漱口、刷牙、洗脚和擦澡。③乳房护理。应经常擦洗,保持清洁、干燥。对乳房有损伤、肿胀、硬块等情况者要及时进行指导。④合理营养。产后妇女的营养要满足两个人的营养需要,要摄入富含营养、清淡、易消化、有利于乳汁分泌的食物,保证足够的热量和均衡的营养。少食辛辣食品。

产后计划生育:产后 4 周内禁止性生活。产后指导产妇分娩 4 周后采取适宜的避孕方法,以阴茎套为好。

产后复查:产后 42 天应到门诊复查全身、盆腔器官、哺乳情况和新儿生长发育情况等。

4.围绝经期保健

围绝经期是指妇女从卵巢功能开始衰退到完全停止的阶段,一般发生在 45~55 岁,平均持续 4 年。但是,因经济、个人、地区、婚孕状况的不同,每个人的时间略有不同。大约有 2/3 的妇女在此期出现一系列因性激素减少而引起的症状,给妇女带来生理和心理不适。称为女性更年期综合征。其中有10%~30%的妇女症状比较明显,甚至于影响日常生活与工作。所以,做好此期妇女保健,可预防疾病的发生,使她们身心健康,提高生活质量,延年益寿。

(1)围绝经期妇女生理、心理特点,主要表现为:卵巢功能减退和机体自然老化引起雌性激素水平下降;生殖器官退行性改变;生殖能力降低;月经周期改变。随着内分泌的改变,机体自然的衰退,还会出现自主神经系统功能紊乱,产生一系列情绪上的变化及各种各样的心理反应,如悲观、易激动、个性及行为的改变等,困扰她们的生活和工作。

(2)常见症状与健康问题:①心理。能力与精神减退,注意力不集中,自我封闭,精神紧张,有挫折感,自责、自罪感,抑郁等。②血管舒缩症状。潮热、夜间出汗,有些人还伴有头晕、耳鸣等。③泌尿生殖器的萎缩症状。排尿困难、尿痛、尿频、尿急。性欲减退、性交困难或发生阴道炎。④月经不规律或月经出现量的变化。⑤皮肤、毛发和体型的改变。皮肤干燥、瘙痒、弹性下降并出现褶皱;头发脱落;腹、臀部增大;乳腺下垂等。⑥雌激素分泌减少,骨矿物质加速丢失,妇女心血管疾病和生殖系统癌症的发病率也增加。

(3)卫生保健指导:①卫生宣教。让社会各界(家庭及更年期妇女)都认识到更年期妇女预防保健的重要性,并为之创造良好的生活和工作环境。让她们了解女性更年期的妇女保健的内容,学会自我心理调节,避免过度紧张,善于保持良好的心态。②合理膳食。应有足够的优质蛋白;多食富含维生素和钙质的食物;少吃甜食;限制食盐、脂肪和刺激性较大的食品。③坚持合理的体育运动与休息。轻体育运动(散步、慢跑、太极拳、跳舞和网球等)能促进心血管健康,减缓机体的衰退,有利于保持良好的精神状态,预防骨质疏松。运动要有规律,每周 3～4 次为宜,每次30～40 分钟为宜。注意劳逸结合,保持充分的睡眠时间。④配偶支持。社区护士要让男士了解妇女在这一时期的生理、心理特点,使他们能够理解妇女,帮助他们安全渡过此时期。⑤避孕及性生活指导。由于卵巢功能的波动,仍须避孕直到妇女闭经满一年。保持每月 1～2 次性生活,有助于保持生殖器官的良好状态。⑥激素替代疗法。目的是恢复血循环的雌激素水平到绝经前的平均水平。有复方雌激素和孕激素类的联合和序贯治疗方案,应用时注意其各自的适应证及禁忌证。⑦重视健康检查与普查普治。定期开展常见疾病的普查普治或定期到医院做健康检查,可早期发现影响围绝经期妇女健康的常见病、多发病,并及时进行治疗,有效地控制疾病的发展。

**(三)计划生育**

计划生育是指有计划地生育子女,达到有计划地控制人口增长的目标。其内容是提倡晚婚晚育和节制生育和优生优育。实施计划生育是我国的一项基本国策,也是社区妇女保健工作的重要组成部分。我国计划生育政策规定:男 25 周岁,女 23 周岁结婚者为晚婚;男 26 周岁,女24 周岁生育者为晚育。社区护士要宣传、普及优生优育知识,熟悉各种避孕方法的特点,指导育龄青年有计划地生育、节育,避免遗传性疾病代代相传,并防止后天因素对后代的影响,达到有效控制人口增长,提高人口素质的目的。同时也有责任指导不孕夫妇接受治疗,达到适当生育的目的。

## 二、儿童的社区保健

### (一)概述

1.儿童保健的意义

儿童保健是研究自胎儿至青少年期生长发育、营养指导、疾病防治与护理、健康管理和生命统计等的一门综合性学科。儿童时期是人的身体发育、性格、心理素质、理想、爱好、思想品德形成的关键时期,是一生的基础,是提高人口质量的重要环节。儿童的健康状况是衡量一个国家社会发展、经济、文化、卫生水平的重要指标之一。社区通过对儿童实施整体、连续的保健,可促进儿童身心健康成长。增强体质、预防儿童常见病、多发病、减小儿童发病率,降低新生儿、婴幼儿病死率。

**2.儿童发育特点**

儿童生理和心理上不断发生变化,是一生中生长发育最快、呈连续的、阶段性的发展时期,每一个阶段的发展又都以前一阶段为基础。

(1)婴儿期:出生到满1周岁前为婴儿期。此期为小儿生长发育的第一个高峰,若营养不足易造成营养缺乏。但此时小儿的消化吸收功能尚不完善,饮食不当易出现消化功能紊乱;婴儿天生就具有情绪反应能力,社区护士应指导年轻父母在日常养育中对小儿的生理需要给予及时而恰当的反映,提供适度的社交活动,避免精神紧张和创伤,从而培养儿童良好、开朗的情绪和情感,以促进其心智发育和良好品德的形成。

(2)幼儿期:指1周岁到满3岁前的时期。此期体格发育比婴儿期缓慢,但在语言、动作、心理方面有显著发展。此期小儿前囟闭合、乳牙出齐、学会控制大小便、与周围事物接触增多,但识别危险的能力不足。

(3)学龄前期:指3周岁到入小学前。此期体格发育开始稳步增长,智力发育更趋完善,并接近成人水平。有强烈的好奇心,高度的可塑性,是培养小儿各种良好习惯及意志品质的好时机。

(4)学龄期:从入学起(6~7岁)到青春期前(11~14岁)。此期小儿体格仍稳步增长,除生殖系统外其他各器官组织的发育在本期末已接近成人水平。智力发育更为成熟,是接受各种科学文化知识的重要时期。表现出积极勤奋的态度,做事力求完善的个性。

儿童期是一个人机体、心理、品德和性格形成的关键时期,社区护士要分析研究儿童生长发育特点;探索其规律,指导年轻父母科学育儿,使儿童具有强健的体魄、良好的心理素质和良好的性格。

**(二)儿童健康保健评估**

社区护士有计划的、定期的、连续的从儿童及其家庭收集儿童生长发育资料,做出评估,及时发现儿童生长发育的异常问题,制订相应保健措施加以纠正,促进生长发育,防止儿童常见病、多发病,降低发病率和病死率。

**1.体格指标**

体格评估常用的指标是身高、体重、头围、胸围等。

(1)身长(身高):身长是从头顶至足底的全身长度。年龄越小增长越快,可反映儿童营养与发育状况。因受民族、遗传、营养、经济等因素影响,身长存在着差异。出生时身长平均为50 cm。6个月时达65 cm,1岁时为75 cm,2岁时为85 cm。2岁以后平均每年增长5~7.5 cm,2~10岁可用下列公式推算。

身高(cm)=年龄(岁)×7+70(cm)

(2)体重:是机体各器官、组织和体液的总重量,是评估小儿生长发育和营养状况最常用的指标。体重测量应在晨起空腹时,排空膀胱、脱去衣裤鞋袜后进行。新生儿出生体重一般为2.5~4 kg,男孩略重于女孩。从1个月到12岁体重推算公式如下。

1~6个月小儿体重(kg)=出生体重(kg)+月龄×0.7

7~12个月小儿体重(kg)=出生体重(kg)+6×0.7+(月龄-6)×0.3

2~12岁体重(kg)=(年龄×2)+7(或8)

(3)头围:经眉弓上方、枕后结节绕头一周的长度,可反映脑和颅骨的发育状况。出生时平均为34 cm。1～6个月时增长最快,6个月时达44 cm。1岁时为46 cm。2岁时为48 cm。5岁时为50 cm。15岁时为53～54 cm,与成人接近。头围测量在两岁前最有价值。

(4)胸围:胸围是沿乳头下缘水平经肩胛下角绕胸一周的长度,可反映胸廓骨骼、肺、肌肉和皮下脂肪的发育状况。出生时平均为32 cm,1岁时胸围与头围相等,1岁至青春期胸围超过头围长度(cm)=年龄-1。头胸围交叉延迟说明小儿胸廓发育异常、小儿营养状况较差,如佝偻病时头围增大,胸廓发育异常。

2.牙齿

出生6个月时开始萌出,12个月尚未出牙可视为异常,最晚2.5周岁出齐。出牙时个别小儿可出现低热、流涎、睡眠不安、烦躁等反应。

3.运动功能

小儿动作的发育是神经系统发育和骨骼肌一切活动的一个重要标志。其发育的规律为:动作的发育相对落后于感觉的发展;动作从整体到分化、从不随意到随意、从不准确到准确,从头到尾、由近到远。

4.语言的发展

语言能表达思维、观念等心理过程,与智能有直接的联系。正常儿童天生具有发展语言技能的机制与潜能。但非自动说话,环境必须提供适当的条件,其语言能力才能得以发展。语言能力是评估智力水平的主要标志之一,也是智能发展的基础。社区护士应能够评估儿童语言发展状况,以确定可能存在的发育异常或迟缓,及时给予正确指导,并给小儿创造一个丰富的语言环境,使小儿语言得到良好的发展。

5.心理活动的发展

(1)注意:是指人们心理的指向并集中于一定的人或物,分为无意注意和有意注意,两者可互相转化。婴儿时期以无意注意为主,随着年龄的增长、活动范围的扩大、生活内容的丰富等逐渐出现有意注意。

(2)记忆:是指人们在过去生活中所经历的事物在脑中所遗留的痕迹。婴幼儿记忆的时间短、内容少、易记忆带有欢乐、愤怒等情绪的事情。随年龄的增长,记忆的内容越来越广泛和复杂,时间也增长。

(3)思维:是人利用理解、记忆、综合分析能力认识事物的本质,掌握事物发展规律,借助语言实现的一种思想或观念的精神活动。儿童思维能力的培养,应采用启发式的方法,对小儿进行教育、学习和训练。

**(三)儿童保健管理**

儿童保健是社区保健的重要内容之一,为更好地给社区儿童提供保健服务,真正发挥社区保健作用,儿童保健必须有完善系统的管理体系。

儿童保健系统管理的运行程序:在城市是以街道或居委会为单位,由所在辖区的医疗保健机构承担工作,并根据其能力大小实行就近划片包干责任制;在农村依靠三级妇幼保健网络,以乡为单位,实行分级分工负责制,乡村配合,共同做好0～7岁,重点为3岁以内儿童保健的系统管理工作,疑难病症患儿转县(市)级以上医疗保健机构处理。其保健系统管理措施如下。

1.散居儿童保健管理

(1)建立完整的儿童系统管理的保健卡(册):婴儿出生即建立系统保健卡(册),一人一卡(册)制,并由承担系统保健的机构管理。

（2）加强新生儿保健访视：按照一看（新生儿一般情况，如精神，呼吸、面色、吸吮、肤色等），二问（出生体重、出生情况、睡眠、大小便、卡介苗接种等），三查（全面体格检查），四指导（指导喂养、护理、防病），五给药（生后半月应给维生素 D、钙剂预防佝偻病）的方法定期进行访视，做好有关记录，填写系统保健卡（册），并定期总结。

（3）严格"4-2-1"定期健康体检：对 0～6 岁儿童，进行定期的健康体检，重点是 3 岁以下婴幼儿。0～1 岁检查 4 次，每季度 1 次；1～3 岁每年检 2 次，每半年查一次；3～7 岁每年检 1 次，进行身高、体重、头围、胸围、心、肺等指标的测量、评价工作。同时对儿童视力、听力、智力及心理发育进行初步筛查，发现可疑异常患儿应及时送医院治疗。准确填写保健卡（册），收集儿童发育和健康状况的动态资料，做出相应评估，及时发现身体异常，及早采取矫治措施。

（4）儿童生长发育监测：是应用儿童生长发育监测图，对儿童体重、身高进行定期连续监测与评估，观察儿童体格生长发育趋势，早期发现生长发育缓慢者，及时分析原因，进行矫治，以保护和增进儿童健康成长。要求 1 岁内测 5 次，1～2 岁测 3 次，2～3 岁测 2 次。

（5）对高危儿、体弱儿进行专案管理：高危儿管理对象为早产儿、低出生体重儿及患有产伤、窒息、颅内出血等的新生儿。建立专案管理卡，每半月检查一次身高、体重，观察其增长速度。每半年检查 1 次血红蛋白，同时对家长进行喂养指导，血红蛋白正常水平并维持 2 个月无变化时，才转正常儿管理。对体检中发现的营养不良及活动性佝偻病患儿均按体弱儿管理办法进行专案管理。

（6）儿童常见病防治：婴幼儿在生长发育的过程中，会受到许多因素的影响，佝偻病、缺铁性贫血、肺炎和腹泻、龋齿、沙眼和视力不正常成为儿童的常见病。掌握这些疾病的发病规律，制订相应防治措施，可降低发病率，提高治愈率。

（7）健康教育：儿童时期是一个人生理、心理、性格和良好道德品质形成的关键时期，为此社区要通过各种方式方法，加强健康教育和设立健康咨询，向母亲或小儿的照顾者普及科学育儿知识。合理营养、从小养成良好的生活卫生习惯，对小儿进行有目的启蒙教育，充分挖掘小儿的智慧潜力，使他们的先天素质得到最大限度的发挥，促进小儿健康成长。

2.集体儿童的健康管理

集体儿童的健康管理是指托儿所、幼儿园等集体儿童机构的预防保健服务，包括儿童入园（所）前的全面体检，定期体检和对园（所）的生活、膳食、体格锻炼、卫生消毒、疾病防治、安全、工作人员的定期体检等项制度的建立和卫生统计与管理。

3.加强社区儿童保健工作监督指导

这有利于促进儿童保健指标达标，了解儿童保健工作现状、最新进展及存在的问题，使之对工作进行适当调整。

**（四）儿童青少年的健康指导**

1.饮食指导

加强营养与合理膳食，提供充足而符合需要的热能，蛋白质、脂肪、碳水化合物及各种营养，以满足儿童、青少年各方面快速发展的物质需要。制订儿童、青少年一天三餐的合理膳食计划和食谱，应根据儿童、青少年各时期的生长发育特点、各种营养素的供给量，同时要考虑儿童青少年的个体差异来制订。

2.早期教育

幼儿起就要从各方面有计划、有目的、有针对性地对儿童进行启蒙教育，充分挖掘小儿的智力潜能。加强思想品德教育,养成良好的性格,具有优良的心理素质,使小儿德、智、体、美、劳全面发展。

3.创设良好的生活环境

良好的生活环境可使小儿健康成长。

(1)居室要清新舒适,宜用自然光,阳光要充足,冬天要定时通风换气,保持空气清新;室内温度以18~22 ℃为宜,相对湿度为50%~60%。

(2)室内装饰、物品布局要淡雅、整洁、适宜,使儿童心情愉快。

(3)儿童所用物品要柔软吸水,床垫软硬适宜。危险物品摆放要注意儿童安全。儿童居室的窗户、阳台、楼梯等要有保护栏,防止儿童发生危险。

4.养成良好的生活与卫生习惯

(1)注意用眼卫生、口腔卫生。读、写姿势要正确,光线要适宜,以防近视。掌握正确的刷牙方式,注意个人卫生,饭前饭后要洗手。

(2)创造良好的学习环境,培养良好的学习态度和学习方法。教室的通风、取暖、采光、照明、课桌椅子设计、教学用具的卫生要求等都应符合卫生标准,以利于儿童学习与生长发育。

(3)不吸烟、不酗酒、不滥用药物。

(4)保证充足的睡眠,合理安排作息时间,一般每天要保证睡眠时间为10小时以上。

5.加强体育锻炼

加强体育锻炼,增强体质,预防疾病。未上学前家长要根据小儿素质制订体格锻炼项目的计划。上学后,按照学校所规定的体育科目进行锻炼。

6.加强安全意识,防止意外事故发生

社区护士及家长要教会儿童注意安全的方法,要遵守交通规则,避免烧伤、外伤、溺水、触电、食物或药物中毒、交通事故等。

7.生长发育监测

每年应对儿童、青少年进行1~2次的健康检查和体格测量,并填写健康保健卡(册)。

8.预防常见病

指导儿童、青少年预防近视、沙眼、龋齿、牙周病、缺铁性贫血、营养不良与肥胖。

9.性教育与早恋

社区护士要利用专业知识和技能,采用适当的方法,用直接科学的语言对青少年进行性教育及指导,让青少年对青春期男女性生理改变、生殖器官的结构与功能、第二性征、月经和遗精、胎儿的形成与出生过程等有正确的认识。避免过分紧张,处理好男女同学之间关系,抵制黄色书刊、影像的干扰。因受自身心理因素、社会因素、成人传统观念及教育方法等的影响,早恋,目前在青少年中是一种很常见的现象,若处理不好会影响青少年的生理和心理发育,有的甚至造成大的危害。所以,教育者和家长要正确认识早恋,不要采取训斥、讽刺、打骂、冷落的态度来对待早恋者,而应正确启发、引导、教育,使他们树立正确的人生观、世界观,使男女同学之间的关系健康发展,促进他们的身心健康。

10.预防接种

按计划免疫程序进行预防接种,并加强管理。

**(五)儿童计划免疫**

小儿半岁后,来自母体的免疫力消失,自身免疫力尚未成熟,易感染各种传染病,计划免疫是一种重要而有效的预防措施。儿童保健中,做好计划免疫工作是社区护士应有的责任。计划免疫是根据传染病的疫情监测、人群免疫状况调查分析,遵循科学的免疫程序,有计划地给人群接种疫苗,以提高其免疫水平,达到控制或消灭相应传染病的目的。

1.儿童计划免疫程序

是指儿童需要接种的疫苗种类、先后次序、剂量和要求。

2.预防接种实施及要求

(1)建立预防接种卡(册):社区护士要全面掌握所管地段儿童免疫情况,落实接种对象,无接种卡或手册的儿童要建卡(册)。

(2)做好宣传组织工作:及时发放预防接种通知单,让家长了解接种疫苗种类、接种时间、地点及注意事项。按要求带儿童和接种卡(册)进行接种。

(3)做好接种器材、疫苗、药品及接种环境准备:实行一人一针一管制,做到严格消毒。有充足的消毒棉球、棉签,75%的酒精和消毒镊子;详细认真检查核对疫苗名称、批号、生产厂家及有效期。疫苗在冷藏包中保存,使用不得超过 48 小时,冷藏瓶中保存,使用时间不得超过 12 小时;接种现场设在宽敞、明亮、整洁的室内,温度要适宜,便于工作。

(4)实施接种:核对接种卡(册)、接种疫苗、接种对象;询问儿童健康状况,注意接种禁忌证,如患急性传染病、活动性结核、发热、严重心脏病、高血压、肝肾疾病、慢性病急性发作者,有哮喘和过敏史者待病情缓解、恢复健康后即可接种,而疫苗过敏者、有明确过敏史、患有自身免疫性疾病、恶性肿瘤及免疫缺陷病儿童,应绝对禁忌;确认疫苗无误、有无变色或异物、安瓿有无破损等。核实无误后,接种人员严格无菌操作进行注射疫苗。

(5)接种后:认真填写接种卡(册);接种对象在现场观察 30 分钟后,无反应时方可离开;向家长交代接种后的注意事项,如接种当日不洗澡、避免剧烈运动等。

3.预防接种反应

接种后 5~6 小时有体温升高或头晕;恶心、腹泻及接种局部出现红、肿、热、痛等常见反应,一般不需特殊处理。适当注意休息、多饮水或口服解热镇痛药;异常反应:晕针、过敏性休克对症治疗为主,重者可皮下注射肾上腺素。

(刘　莉)

# 第四节　慢性非传染性疾病的社区护理与管理

随着生活方式的改变,医疗技术的进步,人类疾病谱发生了变化。许多过去威胁人类生命的疾病已经得到了有效控制。慢性非传染性疾病(non-communicable chronic disease,以下简称慢性病),更多地受到医学专家的重视。许多国家的政府也逐渐认识到,慢性病不仅是发达国家,而且也是发展中国家的重要公共卫生问题,已经成为威胁人类健康的首要疾病。世界卫生组织(World Health Organization,WHO)报告称,发展中国家慢性病死亡已是 15 岁以上人口死亡的重要原因。

### 一、慢性非传染性疾病概述

慢性非传染性疾病主要包括恶性肿瘤、心脑血管病、肥胖症、糖尿病、精神病等一系列不能传染的疾病。

**(一)慢性非传染性疾病概念**

1.定义

关于慢性病有很多定义。美国疾病控制中心将其定义为"一种长期的、不能够自然消退、几乎不能完全治愈的疾病"。WHO将慢性病定义为病情持续时间长、发展缓慢的疾病。我国原卫生部颁布的《全国慢性病预防控制工作规范(试行)》指出,慢性病是对一类起病隐匿、病程长且病情迁延不愈、缺乏明确的传染性生物病因证据、病因复杂或病因未完全确认的疾病的概括性总称。

2.慢性非传染性疾病分类

按国际疾病系统分类法(ICD-10)分类。①精神和行为障碍:严重抑郁症、精神分裂症等。②呼吸系统疾病:慢性阻塞性肺疾病(COPD)等。③循环系统疾病:高血压、冠心病、脑血管病等。④消化系统疾病:脂肪肝等。⑤内分泌、营养代谢疾病:血脂异常、糖尿病等。⑥肌肉骨骼系统和结缔组织疾病:骨关节病、骨质疏松症。⑦恶性肿瘤:肺癌、肝癌等。

**(二)慢性非传染性疾病流行病学特点**

WHO的调查显示,在西太平洋区域每天约有2.65万人死于慢性病,近半数的慢性病死亡发生在70岁以下的人群。2015年6月30日国务院新闻办公室发布的《中国居民营养与慢性病状况报告(2015年)》显示,2012年全国18岁及以上成人高血压患病率为25.2%,糖尿病患病率为9.7%,与2002年相比,患病率呈上升趋势。不健康的生活方式和环境变化是慢性病常见的危险因素。慢性病的危险因素大多可通过有效的干预措施加以预防。据估计,约80%的早发心脏病、脑卒中和2型糖尿病以及40%的癌症,可以通过调节饮食、定期锻炼和避免吸烟等生活行为方式的干预加以预防。

我国现有吸烟人数超过3亿,15岁以上人群吸烟率为28.1%,其中男性吸烟率高达52.9%,非吸烟者中暴露于二手烟的比例为72.4%。2012年全国18岁及以上成人的人均年酒精摄入量为3升,饮酒者中有害饮酒率为9.3%,其中男性为11.1%。成人经常锻炼率为18.7%。吸烟、过量饮酒、身体活动不足和高盐、高脂等不健康饮食是慢性病发生、发展的主要行为危险因素。全国18岁及以上成人超重率为30.1%,肥胖率为11.9%,比2002年上升了7.3和4.8个百分点,6～17岁儿童青少年超重率为9.6%,肥胖率为6.4%,比2002年上升了5.1和4.3个百分点。估计现有超重和肥胖人数分别为2亿和6000多万。

慢性病的种类很多,发生的原因也相当复杂。常见的慢性病危险因素有以下几个方面。

1.不良的生活方式

常见的不良生活方式主要包括不合理的膳食,缺乏身体活动和吸烟、过量饮酒等。

(1)不合理膳食:均衡饮食是机体健康的基石,而不合理膳食是慢性病的主要原因之一。不合理膳食具体表现为饮食结构不合理、烹饪方法不当、不良饮食习惯等。饮食结构不合理包括高盐、高胆固醇、高热量饮食、低纤维素饮食;不当的烹饪方法如腌制和烟熏等;不良饮食习惯可体现为进食时间无规律、暴饮暴食等。

(2)缺乏身体活动:运动可以加快血液循环,增加肺活量,促进机体新陈代谢;增强心肌收缩力,维持各器官的健康。但是由于现代生活节奏快和交通工具便利,人们常常以车代步,活动范围小,运动量不足。调查显示,人群中有 11%～24%属于静坐生活方式,31%～51%体力活动不足,大多数情况下每天活动不足 30 分钟。缺乏运动是造成超重和肥胖的重要原因,也是许多慢性病的危险因素。

(3)吸烟:吸烟是恶性肿瘤、慢性阻塞性肺疾病、冠心病、脑卒中等慢性病的重要危险因素;吸烟者心脑血管疾病的发病率要比不吸烟者增高 2～3 倍;吸烟量越大、吸烟起始年龄越小、吸烟史越长,对身体的损害越大。WHO 将烟草流行作为全球最严重的公共卫生问题列入重点控制领域。

2.自然环境和社会环境

自然环境中空气污染、噪声污染、水源土壤污染等,都与恶性肿瘤或肺部疾病等慢性病的发生密切相关。社会环境中健全的社会组织、教育程度的普及、医疗保健服务体系等都会影响人群的健康水平。

3.个人的遗传和生物以及家庭因素

慢性病可以发生于任何年龄,但年龄越大,机体器官功能老化越明显,发生慢性病的概率也越大。家庭对个人健康行为和生活方式的影响较大,许多慢性病,如高血压、糖尿病、乳腺癌、消化性溃疡、精神分裂症、动脉粥样硬化性心脏病等都有家族倾向,这可能与遗传因素或家庭共同的生活习惯有关。

4.精神心理因素

生活及工作压力会引起紧张、焦虑、恐惧、失眠甚至精神失常。长期处于精神压力下,可使血压升高、血中胆固醇增加,还会降低机体的免疫功能,增加慢性病发病的可能。

**(三)社区慢性非传染性疾病管理原则**

WHO 防治慢性病的框架中,强调个人在慢性疾病防治中的责任,建立伙伴关系等。任何地区和国家在制订慢性病防治策略和选择防治措施时,都至少要考虑以下的原则。

(1)强调在社区及家庭水平上降低最常见慢性病的共同危险因素,进行生命全程防控。

(2)三级预防并重,采取以健康教育、健康促进为主要手段的综合措施,把慢性病作为一类疾病来进行共同的防治。

(3)全人群策略和高危人群策略并重。

(4)鼓励患者共同参与、促进和支持患者自我管理、加强患者定期随访、加强与社区和家庭合作等内容的新型慢性病保健模式发展。

(5)加强社区慢性病防治的行动。

(6)改变行为危险因素预防慢性病时,应以生态健康促进模式及科学的行为改变理论为指导,建立以政策及环境改变为主要策略的综合性社区行为危险因素干预项目。

## 二、高血压患者的护理与管理

**(一)流行病学特点及危险因素**

1.流行病学特点

(1)患病率、致残率、致死率高。①患病率:高血压病患病率在不同国家、地区或种族间有差别。欧美国家高于亚非国家,发达国家高于发展中国家,美国黑人患病率为美国白人的 2 倍。我国进行的成人血压普查结果显示,中国的高血压患病率虽不如西方国家高,但总体呈上升趋势;

2012年全国18岁及以上成人高血压患病率为25.2%,北方高于南方,东部高于西部;城市高于农村;高原少数民族地区患病率高。血压随年龄增长而上升,35岁以后上升幅度较大,高血压在老年人群中较常见,尤其是收缩期高血压;男性发病率高于女性,但60岁以后性别差异缩小。②致残率:血压升高是中国人群脑卒中发病的最重要危险因素,是导致高血压患者致残的主要原因。中国七城市脑卒中预防研究表明,血压水平与脑卒中发生危险密切相关,收缩压每升高1.3 kPa(10 mmHg),脑卒中危险就增加25%。社区针对高血压的干预治疗可使脑卒中危险下降31%。血压升高是中国人群冠心病发病的危险因素,血压急剧升高可诱发心肌梗死。有高血压病史者患心力衰竭的危险比无高血压病史者高6倍。脉压增大是反映动脉弹性差的指标,它与总死亡率、心血管性死亡、脑卒中和冠心病发病率均呈显著正相关。舒张压每降低0.7 kPa(5 mmHg),可使发生终末期肾病的危险减少1/4。③致死率:2012年我国原卫生部对全国30个市和78个县(县级市)进行的调查表明,全国居民慢性病死亡率为533/10万,占总死亡人数的86.6%,其中心脑血管病死亡率为271.8/10万。

(2)知晓率、治疗率、控制率低:2000年美国民众对高血压病的知晓率、治疗率和控制率分别达70%、59%和34%。1991年和2002年我国抽样调查收集了有关城乡人群高血压的"三率",1991年分别为26.3%、12.1%和2.8%,2002年上升为30.2%、24.7%、6.1%。我国"三率"虽有上升,但仍然很低,明显低于美国等发达国家。

2.主要危险因素

高血压的病因未完全阐明,可能是遗传易感性和环境因素相互作用的结果,一般认为前者约占40%,后者约占60%。高血压危险因素分为不可改变因素、可改变因素以及伴随病变。

(1)不可改变因素。①遗传:高血压的发病以多基因遗传为主,有较明显的家族聚集性。②年龄:高血压发病随年龄而升高;老年人心血管发病率高。③性别:男性发病率高于女性,但60岁以后性别差异缩小。

(2)可改变的行为危险因素。①超重:体重超重(BMI 24.0~27.9)和肥胖(BMI≥28)或腹型肥胖(腰围男性>85 cm;女性>80 cm)是高血压发病的重要危险因素,同时也是其他多种慢性病的独立危险因素。②膳食高钠盐:2015年WHO建议每人每天食盐量为6 g,高钠摄入可使血压升高,而低钠可降压。我国北方人群每人每天食盐摄入量12~18 g,高于南方7~8 g,北方人群血压水平也高于南方。高钠膳食是中国人群高血压发病的重要因素。③过量饮酒:饮酒以及饮酒量与收缩压和舒张压有明显的相关性,可引起血压升高。④高蛋白质、富含饱和脂肪酸或饱和脂肪酸/不饱和脂肪酸比值较高的膳食,属于升压因素。⑤缺少体力活动:有研究表明,缺乏体力活动、肥胖等可使患高血压病的危险性增加。⑥吸烟:吸烟不但使高血压病的发病率增加,而且使高血压病的并发症如冠心病、脑卒中的发病率明显上升。⑦精神应激:精神紧张度高,长期受视觉和听觉刺激,焦虑或抑郁者易患高血压。

(3)中间危险因素:又称伴随病变,包括心血管病史、糖尿病史;血脂、血糖异常和胰岛素抵抗等。

**(二)高血压诊断与治疗**

1.高血压患者的筛查流程

(1)机会性筛查:全科医师在诊疗过程中,对到基层卫生机构就诊者测量血压时,如发现血压增高应登记,并嘱患者进一步检查确诊;在各种可能利用的公共场所,如老年活动站、单位医务室、居委会血压测量站等随时测量血压,如发现血压增高,应建议到医疗卫生机构进一步检查。

（2）重点人群筛查：为各级医疗机构门诊 35 岁以上的首诊患者测量血压。

（3）健康体检筛查：各类从业人员体检、单位健康体检时测量血压，如发现血压增高者，应建议进一步检查确诊。

（4）其他：建立健康档案、进行基线调查、高血压筛查等工作中进行血压测量，发现患者；通过健康教育使患者或高危人群主动测量血压。

2.治疗

（1）非药物治疗：高血压需要终身治疗，治疗的手段可以包括非药物治疗和药物治疗，非药物治疗是基础。无论是血压偏高的个体还是被确诊的高血压患者，都应立即采取非药物治疗。初诊低危高血压患者，应在医师的指导下首先采取强化非药物治疗至少 3 个月，然后根据效果确定是否采取药物治疗。

非药物治疗内容包括合理搭配膳食、限制钠盐摄入、减轻体重、戒烟、加强体育锻炼、控制饮酒和保持良好的心理状态。非药物治疗不仅是高危对象和轻度高血压患者的主要防治手段，而且是药物治疗的基础。非药物治疗的意义在于：可有效降低血压，减少降压药物的使用量，最大程度地发挥降压药物的治疗效果，降低其他慢性病的危险。

非药物治疗目标。①控制体重：BMI＜24；腰围男性＜85 cm，女性＜80 cm。②合理膳食：减少钠盐，每人每天食盐量逐步降至 5 g。③控制总热量：减少膳食脂肪，多吃蔬菜水果，增加膳食钙和钾的摄入。④戒烟限酒：白酒＜50 mL/d，葡萄酒＜100 mL/d，啤酒＜250 mL/d。⑤适量运动：每周 3～5 次，每次持续 30 分钟左右。⑥心理平衡：减轻精神压力，保持心理平衡。

（2）药物治疗。①药物治疗原则。初诊低危高血压患者，应在全科医生的指导下首先采取强化非药物治疗至少 3 个月，然后根据效果确定是否采取药物治疗。药物治疗要从单一药物、小剂量开始，效果不佳时可考虑联合其他药物或增加剂量。为使降压效果提高而不增加不良反应，可采用两种或多种降压药物联合治疗，实际治疗过程中多数高血压患者需要联合用药才能使血压达标。为了有效地防止靶器官损害，要求每天 24 小时内血压稳定于目标范围内，最好使用一天一次给药而有持续 24 小时作用的药物（降压谷峰比值＞50%）。②高血压药物的种类及不良反应。a.利尿剂：吲达帕胺、氢氯噻嗪。不良反应为失钾、失镁，血尿酸、血糖、血胆固醇增高，糖耐量降低和低血钠等，这些不良反应随剂量增大和应用时间延长而增多；过度作用可致低血压、低血钾；高血钾患者、老年人和肾功能不全者更易发生，不宜与血管紧张素转换酶抑制剂合用。b.β受体阻滞剂：阿替洛尔、美托洛尔。不良反应为头晕、心动过缓、心肌收缩力减弱、血甘油三酯增加、高密度脂蛋白降低、末梢循环障碍加重、气管痉挛、胰岛素敏感性下降。c.钙通道阻滞剂：维拉帕米、地尔硫䓬、二氢吡啶类（如硝苯地平，其长效制剂包括硝苯地平、非洛地平、氨氯地平、拉西地平）。需注意其不良反应，维拉帕米和地尔硫䓬两类药抑制心肌收缩性、自律性、传导性较强，对心力衰竭和传导阻滞者不宜用；二氢吡啶类短效制剂有心率增快、潮红、头痛等反射性交感激活作用，对冠心病事件的预防不利，不宜长期服用；长效制剂使上述不良反应明显减少，可长期应用。d.血管紧张素转换酶抑制剂：卡托普利、依那普利、贝那普利、西拉普利。血管紧张素转换酶抑制剂是 6 种强适应证（冠心病、心肌梗死、心力衰竭、糖尿病、慢性肾病和卒中）的唯一降压药物。不良反应为干咳，是该类药物最突出的不良反应，还有味觉异常、皮疹、蛋白尿，可出现直立性低血压，肾功能不全者应慎用，高钾者、妊娠者禁用。e.血管紧张素Ⅱ受体拮抗剂：氯沙坦为代表。不良反应可出现直立性低血压，首次服药可出现"首次剂量现象"，可有耐药性。f.α受体阻滞剂：制剂有哌唑嗪。不良反应常见胃肠道症状，如恶心、呕吐、腹痛等，还可引起体位低血压。静脉注射过快可引起心动过速、心律失常,诱发或加剧心绞痛。g.其他:可乐定、甲基多巴、胍乙啶、肼屈嗪、米诺地尔等。不良反应较多,缺乏心脏、代谢保护,不宜长期服用。③服药期间直立性低血压的预防和处理。直立性低血压的表现为乏力、头晕、心悸、出汗、恶心、呕吐等,在联合用药、服首剂药物或加量服药时应特别注意。预防方法:避免长时间站立,尤其在服药后最初几个小时;改变姿势,特别是从坐、卧位起立时动作宜缓慢;服药时间可选在平卧休息时,服药后继续休息一段时间再下床活动;如在睡前服药,夜间起床排尿时应注意;避免用过热的水洗澡,更不宜大量饮酒。直立性低血压发生时取头低足高位平卧,下肢屈曲和活动脚趾,以促进下肢血液回流。④提高高血压患者服药依从性的技巧。监测服药与血压的关系:鼓励家庭自测血压,指导患者及家属如何测量血压,应注意在固定的时间、固定条件下测量血压,并作血压与服药关系的记录。强调长期药物治疗的重要性:用降压药使血压降至理想水平后,应继续服用维持量,以保持血压相对稳定,对无症状者更应强调。按时按量服药:如果患者根据主观感觉增减药物、忘记服药或在下次吃药时补服上次忘记的剂量,都可导致血压波动。如果血压长期过高会导致靶器官损害,出现心、脑、肾并发症;如果血压下降过快,会导致心、脑、肾等重要脏器供血不足,出现头晕,甚至发生休克、急性脑血管病、肾功能不正常等。不能擅自突然停药:经治疗血压得到满意控制后,可以在医师指导下逐渐减少药物剂量。但如果突然停药,可导致血压突然升高,出现停药综合征,冠心病患者突然停用β受体阻滞剂可诱发心绞痛、心肌梗死等。正确认识药物说明书中的不良反应,打消患者长期服药的顾虑:几乎所有的药物在其说明书中都提到了许多可能出现的不良反应,但这并不意味着在每个患者身上都会发生,只是提醒注意有出现的可能,需要在用药过程中密切观察。相当一部分患者常常过分在意可能出现的不良反应而放弃治疗危害更大的高血压病,这是不可取的。

**(三)高血压社区护理管理**

1.饮食疗法

(1)限盐:食盐摄入过多,会导致体内钠的潴留,体液增多,使心肾负担过重,可引起高血压等各种疾病。钾可以缓冲钠盐升高血压的作用并抑制血管平滑肌增生,对脑血管有独立的保护作用。应让每位居民知道过多用盐的危害,减少食盐至每天 6 g 以下不会有不良影响(如不会出现无力等现象),而对预防和控制高血压是有利的,人的口味咸淡是可以改变的。帮助居民计算家庭中的合理用盐量(如以每周或每月为计算单位),如有条件,发给并指导使用定量盐勺。医学专家建议,高血压、心血管病患者和有高血压家族史者,每天应减少到 5 g 以下,以 1.5~3 g 为宜。具体措施如下。

减少烹调用盐:烹调用盐定量化,最好使用定量化的盐勺加盐,使烹调者心中有数。为了减轻减盐带来的口味不适,可以适当改变烹调方法,如炒菜时后放盐(此时蔬菜表面的盐较多,使口感较咸),或将菜肴烹调成以甜、酸、辣为主的口味。减少其他高盐调味品的使用,不喝剩余菜汤,少食各种咸菜及腌渍食品。

限制酱油的用量:每 10 g 酱油中约含食盐 1.5 g。减盐的同时也应该控制酱油的用量。烹调时,不放酱油或少放酱油,可以通过其他方法改变菜肴的颜色。

警惕看不见的盐:调味品、腌制品、各种熟食、方便快餐食品、零食中含有一定量的盐。

多吃富含钾的食物,尤其是新鲜蔬菜和水果:绿叶菜如菠菜、苋菜、雪里蕻、油菜等含钾较多;豆类含钾也丰富,如黄豆、毛豆、豌豆;水果有苹果、橘子、香蕉、葡萄等;菌类如蘑菇、紫菜、海带、木耳、香菇等;山药、马铃薯也是钾的重要来源。建议还可以选择食用含钠低钾高的"低钠盐",能达到限盐补钾的双重作用。

食品含盐量的计算：对于食盐量的评估不能仅凭患者复述，每人的口味不同，对于咸与不咸的标准也不一样，要深入家庭实际评估。第一步，根据家庭日常烹饪菜肴含盐量，计算出个人食盐基础数。评估每月食盐、酱油、味精的总用量，再根据在家用餐的频率及人口数，计算出平均每人每天食盐量。第二步，加上某日食用外购食品含盐量，如熟食、酱菜、各种含盐零食、饮料等。

（2）控制脂肪摄入：成人每天通过脂肪提供的热量小于总热量的 30%，其中饱和脂肪的热量小于 10%。对于 BMI 在 24 以上、血脂异常者以及膳食调查结果显示脂肪摄入量高者应给予特别指导，选择低脂饮食（含饱和脂肪酸和胆固醇低的食物），每天食用油用量小于 25 g。避免食用高脂肪、高胆固醇食物。富含饱和脂肪的食物如猪油、牛油、肥肉、全脂奶等动物性油脂；以及人造奶油、各种乳酪、巧克力奶、椰子油、氢化植物油；含高胆固醇的食物如动物脑、脊髓、卵黄、鱿鱼、鱼子、动物内脏、动物油脂。可选择低胆固醇含量的优质动物蛋白，如鳗鱼、鲳鱼、鲤鱼、猪牛羊瘦肉、去皮禽类。指导患者多食用新鲜蔬菜水果、五谷粗粮、豆类及豆制品，增加膳食纤维的摄入。核桃、杏仁等坚果类食品可适当少食。

（3）控制总热量摄入：根据患者不同的年龄、性别、身高体重、劳动强度，计算出每天能量的供给量，按照《中国居民膳食指南》指导的各类膳食比例设计一定热量的食谱。对于超重或肥胖的高血压患者，力争做到热量负平衡，即实际热量摄入为理论需求量的 80% 左右为宜。

2.运动疗法

（1）运动原则。患者可根据年龄、身体状况及爱好决定适宜的运动项目，如快步行走、慢跑、游泳、健身操、太极拳等，但不宜选择激烈的运动项目。适当的体育活动可考虑"1、3、5、7 方案"，即每天至少活动 1 次，每次至少活动 30 分钟，每周至少活动 5 天，活动后心率不要超过"170－年龄（岁）"。锻炼强度因人而异，以运动后不出现疲劳或明显不适为度。如果运动后感觉良好，且保持理想体重，则表明运动量和运动方式是适宜的。

（2）运动注意事项。循序渐进：从小运动量开始，逐渐增加，使运动量在能承受范围之内。量力而行：对于年龄较大者，中、重度高血压患者或有其他严重合并症者，应减少运动强度，避免运动中发生意外。持之以恒：制订出适合的计划，长期坚持下去。急性期或严重心脑血管疾病患者，暂不进行体育锻炼。

3.其他非药物疗法

（1）控制体重。①减重目标：保持 BMI＜24；男性腰围＜85 cm，女性腰围＜80 cm。②措施：控制膳食脂肪和热量的摄入；增加体力活动，增加热量的消耗；必要时在专科医师指导下用减肥药物（不是保健品）辅助治疗。③注意事项：减重速度要因人而异，以每周0.5～1 kg为宜；初步减重不要超过原来体重的 15%；不要采取极度饥饿的方法达到快速减重的目的。

（2）戒烟：宣传吸烟的危害，让患者产生戒烟的愿望；并逐步减少吸烟量；戒断症状明显的可用尼古丁贴片或安非他酮；避免被动吸烟；告诫患者克服依赖吸烟的心理及惧怕戒烟不被理解的心理；家人及周围同事应给予理解、关心和支持；采用放松、运动锻炼等方法改变生活方式，有助于防止复吸。

（3）限酒：宣传过量饮酒的危害，过量饮酒易患高血压，如饮酒则少量；不提倡高血压患者饮酒，鼓励限酒或戒酒。酗酒者逐渐减量，酒瘾严重者，可借助药物戒酒。家庭成员应帮助患者解除心理症结，使之感受到家庭的温暖。成立各种戒酒协会，进行自我教育及互相约束。

（4）减轻精神压力，保持心理健康：长期的精神压力和心情抑郁是引起高血压等慢性病的重要原因之一。高血压患者应心胸开阔,避免紧张、急躁和焦虑状态,同时还要劳逸结合、心情放松。对于精神压力大、心情抑郁的患者,社区护士应尽量了解其压力的来源,配合家属有针对性地对其进行心理疏导,使之保持乐观积极的心态,缓解精神压力。还应建议他们参与社交活动,提倡选择适合个人的体育、绘画等文化活动,增加社交机会,在社团活动中倾诉心中的困惑,得到劝导和理解,从而提高生活质量,达到良好的心理状态。

4.血压自我监测

(1)自我测量血压:高血压患者自测血压,可为医师制订或调整治疗方案提供重要参考。监测过程还可以促使高血压患者更加关注治疗和保健。自我测量血压简称自测血压。是指受试者在诊所以外的其他环境所测的血压。一般而言,自测血压值低于诊所血压值。自测血压可获取日常生活状态下的血压信息,在排除单纯性诊所高血压(即白大衣性高血压)、增强患者诊治的主动性、改善患者治疗依从性等方面具有独特的优点,已作为诊所测量血压的重要补充。但对于精神焦虑或根据血压读数常自行改变治疗方案的患者,不建议自测血压。推荐使用符合国际标准的上臂式全自动或半自动电子血压计。正常上限参考值 18.0/11.3 kPa(135/85 mmHg)。建议在下列时间自测血压,每天清晨睡醒时,上午 6~10 点;下午 16~20 点;当有头痛、头晕不适症状时,应及时自测血压,倘若发现血压升高超过 24.0/14.7 kPa(180/110 mmHg),应该及时到医院看医师。具体测量方法、测量频度以及测量时的注意事项还需根据降压药的半衰期、服药方法、生活习惯、血压计的类型等因素决定。

(2)测量血压的方法:①选择符合标准的水银柱式血压计标准水银柱式血压计以每小格 0.3 kPa(2 mmHg)为单位、刻度范围 0~40.0 kPa(0~300 mmHg)或符合国际标准的电子血压计进行测量。②袖带的大小适合患者的上臂臂围,袖带宽度至少覆盖上臂长度的 2/3。③被测量者测量前半小时内避免剧烈运动、进食、喝咖啡及茶等饮料,避免吸烟、服用影响血压的药物;精神放松、排空膀胱;至少安静休息 5 分钟。④被测量者应坐于有靠背的座椅上,裸露右上臂,上臂与心脏同一水平,如果怀疑外周血管病,首次就诊时应测量四肢血压。特殊情况下可以取卧位或站立位。老年人、糖尿病患者及出现直立性低血压者,应加测站立位血压。⑤将袖带紧贴在被测者上臂,袖带下缘应在肘弯上 2.5 cm。将听诊器胸件置于肘窝肱动脉处。⑥在放气过程中仔细听取柯氏音,观察柯氏音第 I 时相(第一音)和第 V 时相(消失音)。收缩压读数取柯氏音第 I 时相,舒张压读数取柯氏音第 V 时相。12 岁以下儿童、妊娠妇女、严重贫血、甲状腺功能亢进、主动脉瓣关闭不全及柯氏音不消失者,以柯氏音第 IV 时相(变音)作为舒张压读数。⑦确定血压读数,所有读数均以水银柱凸面的顶端为准;读数应取(0、2、4、6、8)。电子血压计以显示数据为准。⑧应相隔 1~2 分钟重复测量,取 2 次读数平均值记录。如果收缩压或舒张压的 2 次读数相差 0.7 kPa(5 mmHg)以上应再次测量,以 3 次读数平均值作为测量结果。

(3)血压计的种类及特点。①水银柱式血压计:是由 Riva-Roci 在 1896 年发明的,它与柯氏音听诊法一起组成了目前临床测量血压的标准方法。水银柱式血压计应有校准服务,每年应检测一次。成人和儿童应选择不同的袖带,测量者需经过规范血压测量方法的培训。测量结果可能会因为测量者实际操作的不同造成一定的人为差异。操作中还需经常警惕水银外溢,避免汞中毒。②电子血压计:为了保护环境,减少水银的污染,提高血压测量的准确性和便利性,目前欧美发达国家,已部分淘汰了水银柱血压计,推广使用经国际标准认证的自动血压计。

一般推荐使用符合国际标准的上臂式全自动或半自动电子血压计。其测量结果与水银柱血压计比较无明显差别。电子血压计的使用避免了使用水银柱血压计的人为影响因素(判断柯氏音和放气速率等），如果有条件可以推广使用。缺点是价格较昂贵，使用费率高（测量千次要更换电池）。

电子血压计的选择：不推荐使用手腕式和手套式电子血压计；推荐使用国际标准（美国医疗仪器协会，英国高血压学会，欧洲高血压学会）认证的电子血压计。

电子血压计的使用方法：让受试者脱去紧身的衣服袖子，休息 3 分钟以上，将受试者上臂穿过血压计袖带环，袖带底边在肘上方 1～2 cm 的位置，袖带上的绿色标志置于肱动脉上，让受试者保持不动，直到测量结束。首次血压不计数，如果 2 次收缩压读数相差 1.1 kPa(8 mmHg)以上，或舒张压相差 0.5 kPa(4 mmHg)以上时，应再次测量，取后两次平均值。

(4)家庭血压计的选择和维护：建议普通家庭首选正规厂家生产的全自动或半自动臂式电子血压计。水银柱式血压计操作较复杂，但经过培训也可在普通家庭使用。无论哪种血压计，都应根据其产品说明进行保养和维护。原则上，血压计应定期校准。正规厂家的产品可在当地的办事机构校准（通常免费）；在质量技术监督部门校准花费通常很大；普通诊所医师一般不具备校准能力。如果仅是自己使用，在没有明显损坏或异常情况下，可使用多年。

5.高血压社区管理流程与随访监测

(1)高血压治疗是终身性的：要把高血压患者很好地管理起来，让广大患者真正认识到控制血压的重要性，认识到现存的危险因素，自觉定期随诊，规律服药，正确运用非药物治疗手段巩固治疗效果。社区护士应利用自身善于沟通、深入社区、勤于组织的特点，抓住每一个机会对高血压患者进行健康宣教，综合性的干预管理，重点是健康理念的灌输、健康生活方式的采纳、提高药物治疗依从性和自我监测管理技能。从而提高高血压知晓率、治疗率、控制率，提高高血压患者的生活质量。

(2)以家庭为单位对高血压患者的干预管理：对高血压患者的干预管理强调以家庭为单位，不仅仅是因为此病的家族聚集性，更是因为一个人的健康观念、生活方式、从医行为的改变往往离不开家庭的支持。社区护士在这方面有极大的优势，深入社区了解每个家庭，有条件了解哪一位家庭成员负责主持家里饮食起居，哪一位是家庭权利（生活）核心，改变他们的健康理念，教授其高血压监测管理技能，受益者将是所有家庭成员。家庭的核心人物往往也是社区中的活跃分子，他们的改变将辐射到整个社区，带动全社区居民的健康行为。

(3)提高管理效率：为了扩大成本效益比，以最小的投入得到最大的效果，在对高血压人群的干预管理中，建议建立高血压培训网络，纳入网络的可以是高血压患者本人，也可是高血压患者的家庭核心成员或照顾者；成立高血压俱乐部，建立成员基本资料库；制订培训计划，定期举办培训活动；年终考评并展示学习成果，提供成员交流学习经验的平台，从而大大提高高血压患者治疗依从性和治疗效果，丰富业余生活，提高生活质量。

6.高血压社区护理程序

(1)健康评估。个人基本信息、高血压病史、目前采取的治疗措施（药物治疗、非药物治疗）、并发症、各项检查结果、治疗依从性、社会心理状况的评估；目前行为状况（生活方式）、高血压知识知晓程度。

(2)健康诊断。首先列出患者现存的可改变危险因素、伴随病变、检查异常值、不良就医行为、所掌握健康知识的不足点、心脑血管事件危险度分层。再根据危险因素对机体的危害程度、可干预性及患者本人的性格和工作生活状态分析，哪些应优先纳入干预计划。

(3)制订干预计划。根据健康诊断制订干预计划，原则上计划应切实可行、易操作。具体目标制订应细化,计划内容适宜本人实际状况,可操作性强,有易实现的短期目标。这样让患者在短期内看到成果,激发患者坚持不懈的信心。

(4)干预评价、反馈。按照计划规定的目标、时间定期评价执行效果,根据实际情况及时调整干预计划以适应患者的实际需要,提高干预效果。执行计划期间遇到困难也可随时沟通,实时反馈,调整方案。①服药依从性:是否遵医嘱按时、按量服药,有无擅自停药或增减药,是否遵医嘱定期复诊。②血压控制不理想:收缩压≥18.7 kPa(140 mmHg)、舒张压≥12.0 kPa(90 mmHg)。③存在下列症状之一即为危急情况:收缩压≥24.0 kPa(180 mmHg)、舒张压≥14.7 kPa(110 mmHg);意识改变;剧烈头痛或头晕;恶心呕吐;视力模糊、眼痛;心悸胸闷;喘憋不能平卧;心前区疼痛;血压高于正常的妊娠期或哺乳期妇女。

## 三、糖尿病患者的护理与管理

### (一)流行病学特点及危险因素

糖尿病是一组以血浆葡萄糖(简称血糖)水平升高为特征的慢性、全身性代谢性疾病。引起血糖升高的病理生理机制是胰岛素分泌缺陷和/或胰岛素作用缺陷。糖尿病可危及生命的急性并发症主要为酮症酸中毒及高渗性非酮症糖尿病昏迷。慢性高血糖可导致人体多器官组织损害(包括眼、肾、神经、周围血管及心脑血管等),引起脏器功能障碍或衰竭。

1.流行病学特点

糖尿病是全世界患病率最高的疾病之一,在发达国家仅次于肿瘤和心血管疾病。2013年,全球2型糖尿病患者达1.5亿,预计到2025年,全球糖尿病患者将突破3亿。我国在20世纪50~60年代是世界上糖尿病发病率最低的国家之一。1978~1979年在上海10万人口中调查发现,糖尿病患病率为10.12‰,随着经济发展和生活方式改变,糖尿病患病率正在逐渐上升。2012年全国18岁及以上成人糖尿病患病率为9.7%,居世界第二位。本病多见于中老年人,患病率随年龄而增长,自45岁后明显上升,至60岁达高峰,年龄在40岁以上者患病率高达9.7%,年龄在40岁以下者患病率低于2‰,2型糖尿病的发病正趋于低龄化,儿童中发病率逐渐升高。男女患病率无明显差别。职业方面,干部、知识分子、退休工人、家庭妇女较高,农民最低,脑力劳动者高于体力劳动者,城市高于农村。体重超重者(BMI≥24)患病率是体重正常者的3倍。

2.主要危险因素

(1)不可改变危险因素。①遗传因素:国内外报道普遍认为糖尿病有遗传易感性,表现为糖尿病有明显的家族、种族集聚现象。有糖尿病家族史者患病率比无糖尿病家族史者高;②年龄:糖尿病发病率随年龄增长而升高。③先天子宫内营养环境不良:子宫内营养不良可致胎儿体重不足,而低体重儿在成年后肥胖则发生糖尿病及胰岛素抵抗的机会增加。

(2)可改变危险因素。①不良生活方式:不合理膳食,包括高热量、高脂肪、高胆固醇、高蛋白、高糖、低纤维素食物;静坐生活方式;肥胖,尤其是中心性肥胖,又称腹型肥胖或内脏型肥胖,男性腰围≥85 cm、女性≥80 cm者患糖尿病的危险为腰围低于此界限者的2.5倍;酗酒;心境不良等。②生物源和化学因素:病毒感染,如1型糖尿病与柯萨奇B4病毒、腮腺炎病毒、风疹病毒、EB病毒有关。化学毒物和某些药物,如噻嗪类利尿药、苯妥英钠可影响糖代谢并引起葡萄糖不耐受性。长期应用糖皮质激素可引起糖尿病。

(3)中间危险因素。又称伴随疾病,如高血压、血脂异常、血黏稠度增高、胰岛素抵抗等。

**（二）糖尿病诊断与治疗**

1.诊断标准

中华医学会糖尿病学分会建议在我国人群中采用WHO糖尿病诊断标准：

（1）糖尿病症状＋任意时间血浆葡萄糖水平≥11.1 mmol/L。

（2）空腹血浆葡萄糖（fasting plasma glucose，FPG）水平≥7.0 mmol/L。

（3）口服葡萄糖耐量试验（oral glucose tolerance test，OGTT）中，2小时血浆葡萄糖水平≥11.1 mmol。

（4）糖尿病症状不典型者，一次血糖值达到糖尿病诊断标准，必须在另一天复查核实。

2.分型

根据目前对糖尿病病因的认识，将糖尿病分为四型，即1型糖尿病、2型糖尿病、其他特殊类型糖尿病及妊娠糖尿病。其他特殊类型糖尿病包括8个亚型。

（1）1型糖尿病：胰岛β细胞破坏导致胰岛素绝对缺乏。

（2）2型糖尿病：胰岛素抵抗伴胰岛素分泌不足。

（3）其他类型糖尿病：因糖代谢相关基因异常的遗传性糖尿病或其他疾病导致的继发性糖尿病。

（4）妊娠糖尿病：妊娠期间发现的糖代谢异常，已有糖尿病又合并妊娠者不包括在内。

3.急性并发症

（1）酮症酸中毒：口渴、多饮、多尿加重，恶心、呕吐、食欲下降等消化道症状，意识障碍及酸中毒表现；呼吸常加深加快，可闻"烂苹果味"。1型糖尿病患者，在胰岛素应用不当、严重感染以及其他应激情况可导致酮症酸中毒；2型糖尿病患者常见诱因有感染、胰岛素治疗中断或剂量不足、饮食失调、妊娠和分娩、创伤、手术、精神紧张或严重刺激引起应激状态等。

（2）非酮症高渗性昏迷：多见于50～70岁老年人，约2/3患者于发病前无糖尿病病史或仅为轻症，常见诱因有感染、急性胃肠炎、脑血管意外、不合理限制饮水等，少数未诊断糖尿病者可因输入葡萄糖液或口渴大量饮用含糖饮料诱发。

（3）乳酸酸中毒：糖尿病患者一种较少见而严重的并发症，一旦发生，病死率高达50%以上。本病临床表现常被各种原发疾病所掩盖，尤其当患者已合并存在多种严重疾病如肝肾功能不全、休克等；另一组症状除原发病外以代谢性酸中毒为主。起病较急，有不明原因的深大呼吸、低血压、神志模糊、嗜睡、木僵及昏迷等症状，有时伴恶心、呕吐、腹痛，偶有腹泻，体温可下降。

（4）低血糖：可出现心慌、大汗、无力、手抖等交感神经兴奋表现，也可出现头痛、头晕，表情淡漠、意识障碍、精神失常甚至昏迷等中枢神经系统症状，甚至死亡。多见于1型糖尿病患者，尤其是接受强化胰岛素治疗者。老年患者及肾功能不全者在夜间出现低血糖的危险性最高。

4.慢性并发症

（1）大血管病变：动脉粥样硬化主要引起冠心病、缺血性或出血性脑血管病、肾动脉和肢体动脉硬化。下肢动脉硬化者可有下肢疼痛、感觉异常和间歇性跛行，严重缺血可致肢端坏疽。

（2）微血管病变。①糖尿病肾病：包括肾小球硬化症、肾动脉硬化等。典型临床表现为蛋白尿、水肿和高血压，晚期出现氮质血症，最终发生肾衰竭。②糖尿病性眼病：视网膜病变是重要表现，是失明的主要原因之一。此外，还有白内障、青光眼、屈光改变等。

（3）神经病变：表现为对称性肢端感觉异常，分布如袜子或手套状，伴麻木、针刺、灼热感，继之出现肢体隐痛、刺痛或烧灼痛。后期累及运动神经可出现肌力减弱、肌萎缩和瘫痪。自主神经病变,表现为排汗异常、腹泻或便秘、直立性低血压、尿失禁或尿潴留等。

(4)糖尿病足:足部疼痛、皮肤深溃疡、肢端坏疽等病变,统称为糖尿病足。

(5)伴发疾病:代谢综合征、高血压、冠心病等。

5.治疗

(1)药物联合应用原则:①某一种药物血糖控制不达标,联合使用两种以上药物。②口服降糖药可与胰岛素合用;但需要胰岛素替代治疗者不联合使用胰岛素促分泌剂(磺胺类,格列奈类)。③小剂量药物联合应用,可减少单一用药的毒副作用并提高疗效。④同一类口服降糖药不能联合应用。⑤联合用药应考虑药物作用机制、体重、年龄、并发症、肝肾功能。

(2)胰岛素治疗:2006年8月美国糖尿病学会(Americn Diabetos Association,ADA)和欧洲糖尿病研究学会(European Association for the Study of Diabetes,EASD)联合发布的"非妊娠成年2型糖尿病患者的高血糖管理"共识和2007年ADA"糖尿病治疗建议",对胰岛素治疗给予了前所未有的重视,将胰岛素作为降糖治疗最主要的组成部分。而且提出积极起始胰岛素治疗是治疗达标最有效的手段,在2型糖尿病诊断初期胰岛β细胞功能是部分可逆的,胰岛素强化治疗不仅可逆转β细胞功能,也可改善胰岛素抵抗。

胰岛素治疗的指征:①1型糖尿病患者。②2型糖尿病患者经治疗,血糖未达标。③难以分型的消瘦糖尿病患者。④妊娠糖尿病和糖尿病合并妊娠者。⑤部分特殊类型糖尿病。⑥糖尿病酮症酸中毒和高渗性非酮症糖尿病昏迷。⑦糖尿病合并感染、手术、急性心肌梗死、脑卒中等应激状态和严重糖尿病血管并发症以及活动性肝病等。

胰岛素的使用方法如下。①1型糖尿病患者:常采用中效或长效胰岛素制剂提供基础胰岛素,采用短效或速效胰岛素提供餐时胰岛素。如无其他的伴随疾病,1型糖尿病患者每天的胰岛素需要量为0.5～1.0U/kg体重。②2型糖尿病患者:包括短期强化治疗、补充治疗、替代治疗。采用短期的胰岛素强化治疗使血糖得到控制后,多数2型糖尿病患者仍可改用饮食控制和口服降糖药治疗。大多数的2型糖尿病患者补充胰岛素控制血糖。在口服降糖药疗效逐渐下降的时候,可采用口服降糖药与中效或长效胰岛素联合治疗。当上述联合治疗效果仍不理想时,完全停用口服降糖药,改用每天多次胰岛素注射或持续皮下胰岛素输注治疗(胰岛素泵治疗)。

**(三)糖尿病社区护理管理**

1.饮食疗法

饮食疗法的目的是纠正不良生活方式,减轻胰岛负担,改善整体健康水平。

(1)基本原则。①平衡膳食:选择多样化、营养合理的食物。作为每餐的基础,可多吃小麦、大米、扁豆、豆荚、蔬菜、新鲜水果(不甜的);适量吃富含蛋白质的食物,如鱼、海产品、瘦肉、去皮鸡肉、坚果、低脂奶制品;尽量少摄入脂肪、糖和酒精,如肥肉、黄油、油料等。②限制脂肪摄入量:脂肪供能占饮食总热量的25%～30%甚至更低,应控制饱和脂肪酸的摄入,使其不超过总脂肪量的10%～15%,胆固醇摄入量应控制在每天300 mg以下。③适量选择优质蛋白质:糖尿病患者每天蛋白质消耗量大,摄入应接近正常人的标准,蛋白质供能占总热量的12%～15%,其中至少1/3来自动物类优质蛋白和大豆蛋白。④放宽对主食类限制:碳水化合物供能应占总热量的55%～65%。如喜欢甜食,可用蛋白糖、糖精、甜菊糖等。⑤无机盐、维生素、膳食纤维要充足合理:补充B族维生素;对于高血压患者,限制钠盐,每天食盐5 g;老年患者保证每天补钙1 000～1 200 mg,防止骨质疏松;提倡膳食中增加纤维素,每天20～35 g,天然食物为佳,与含高碳水化合物的食物同时食用。同时补充铬、锌、锰等微量元素。⑥限制饮酒:特别是肥胖、高血压和/或高甘油三酯的患者。酒精还可引起用磺胺类或胰岛素治疗的患者出现低血糖。⑦餐次安排要合理:每天保证三餐。按早、午、晚餐各 1/3 的热量;或早餐 1/5,午、晚餐各 2/5 的主食量分配,要求定时定量。

(2)方法及步骤。①计算标准体重:标准体重(kg)=身高(cm)-105。②判断体重是否正常:理想体重=标准体重±10%;超过标准体重 20% 为肥胖;低于标准体重的 20% 为消瘦。③判断活动强度。

④计算每天总热量。根据体重和活动强度查出每公斤理想体重需要的热量。每天总热量=标准体重×每公斤理想体重需要的热量。第一步:计算标准体重:160-105=55(kg),实际体重 65 kg,BMI=25.4,属超重,公司职员属轻体力劳动。第二步:计算每天所需热量:每天应摄入量热能标准为 84~105 kJ/kg,则每天所需总热量为 55 kg×105 kJ/kg=5 775 kJ。

**2.运动疗法**

(1)适宜运动对象。①血糖在 16.7 mmol/L 以下的肥胖者。②1 型糖尿病患者。③糖耐量异常或糖尿病高危人群。

(2)运动方式的选择与强度。①有氧运动:强度小,节奏慢,运动后心跳不过快,呼吸平稳的一般运动。如慢跑、快走、健身操、游泳、骑自行车、打太极拳、打球等。②无氧运动:强度大,节奏快,运动后心跳大于 150 次/分,呼吸急促的剧烈运动。如拳击、快跑、踢足球等,不主张采取此种运动。

(3)运动注意事项。①运动前:详细询问病史和进行体格检查,如血压、血糖、糖化血红蛋白、心电图、心功能、眼底、肝肾功能、足部感觉、足背动脉搏动。与全科医师、护士共同讨论制订运动方式、运动量。自我监测血糖,掌握自我识别与处理低血糖的方法。选择合适的鞋和棉织袜,鞋要有良好通气性,保护足踝部免受损伤。运动场地平整安全,锻炼前多饮水,运动要有规律,强度应循序渐进。运动时最好有陪伴,随身带糖尿病卡片(姓名、住址、电话、用药等)、水、糖果或含糖饮料、果汁。运动前需要热身 5~10 分钟。②运动过程中:自觉身体不适时,如心慌、出冷汗、头晕、四肢无力,应立即停止运动并找他人救助。如不能缓解时,尽快就医。运动结束时,需做 5~10 分钟运动调整放松操。注射胰岛素的患者,选择注射部位应该在腹部,不要注射在大腿、上肢活动较剧烈的部位。③运动后:立即更换衣服,以防感冒。及时补充水分(白开水、矿泉水)。做运动记录,监测血糖变化。如有不适,请全科医师或社区护士调整运动处方。

**3.糖尿病的自我监测**

(1)自我监测的意义。①判定并掌握病情控制程度。②调整治疗方案,以使病情获得最佳控制。③预防、发现、治疗各种急、慢性并发症。④改善生活质量,延长寿命。

(2)影响血糖的因素。①精神紧张、情绪变化、失眠;生活不规律、过度疲劳。②饮食量增加或吃含糖食物;剧烈刺激的运动,或停止日常合理运动。③忘记服药或剂量不足;忘记注射胰岛素或注射部位未吸收;合并其他疾病,尤其是感染;外伤、手术等。④人体处在应激状态下时会产生大量激素,包括有肾上腺皮质激素、胰高血糖素等,这些激素分泌水平升高,都会促使血糖水平随之升高。

(3)监测内容。①症状监测:症状、体征。②代谢控制指标:血糖、尿糖、糖化血红蛋白、血脂。③慢性并发症监测:尿蛋白与肾功能、眼底检查、神经、肌电图等。④其他:血压、体重。

(4)监测频率。①每天一次:血糖、尿糖。②每月一次:体重、血压。③每季度一次:糖化血红蛋白。④每半年一次:血脂、眼底、神经系统检查、肾功能和心电图检查。⑤必要时:胸部 X 线检查、口服葡萄糖耐量。

(5)监测注意事项。①血糖监测：定期检查，病情不稳定时每天检查血糖，病情稳定后，1个月至少查2次空腹血糖和餐后血糖；如有不适随时检查血糖；餐后2小时血糖应控制在79～144 mg/dL。②糖化血红蛋白：每2～3个月检查1次，应控制在7%以下。③尿糖与尿酮体监测：1型糖尿病每天检查尿糖和酮体；2型糖尿病每天检查尿糖；2型糖尿病感染、发热、大量出汗及自觉虚弱时监测尿酮体。

**4.糖尿病教育**

(1)糖尿病基础知识。糖尿病对健康的影响；糖尿病的诊断；血糖水平、饮食摄入和体力活动之间的关系；糖尿病控制欠佳的短期和长期后果；慢性并发症的性质及预防；对并发症自我监测的重要性；健康生活方式的重要性，尤其是体力活动，平衡饮食和不吸烟；自我管理的重要性；长期血糖控制的重要性；常用降糖药的特点与注意事项；调整胰岛素用量（对用胰岛素的人）及规律地使用不同注射部位的重要性；胰岛素的贮存，注射用具的处理；定期进行眼科检查（视敏度和眼底检查）的重要性；足部护理、鞋和袜子的选择、足部卫生；口腔护理和口腔检查的重要性。

(2)低血糖的相关知识及护理。①出现低血糖反应的原因：进食量不够或延迟、因呕吐或腹泻导致碳水化合物吸收不足。运动量较平时大，如外出、大扫除、搬运、热水浴，而未及时加餐或减少降血糖药物用量。胰岛素剂量过大。使用了纯度低的胰岛素。长期服用长效磺胺类口服降血糖药物，或剂量过大，服用格列本脲（优降糖）者尤为多见；同时应用普萘洛尔、阿司匹林、磺胺或抗抑郁药等。过量饮酒，尤其是空腹大量饮酒。患有肾上腺、垂体、甲状腺疾病或严重肝病、肾疾病。情绪骤然发生变化者。2型糖尿病患者因胰岛素释放延迟，可有餐前低血糖发作。老年及肾功能不全者，尤其是在夜间易于出现低血糖。②低血糖症状：低血糖症状多种多样，每位患者的低血糖症状各不相同。因此，每位患者要密切注意自己的低血糖症状，并多与其他患者交流，这样就会早期发现低血糖，并采取措施避免低血糖造成的严重后果。轻度及中度低血糖突然发作时的症状包括虚汗，早期有手心或额头出汗，严重者可表现为全身大汗淋漓，面色苍白；心跳加快、心慌、颤抖，尤其是双手；饥饿感；眩晕、乏力，尤其是双腿软弱无力；手足或嘴角麻木或刺痛；视力模糊不清，步态不稳；心情焦虑，精力不集中，容易发怒，行为怪异，性格改变。严重低血糖症状：患者可能会失去定向能力，癫痫发作，意识丧失、昏迷，甚至死亡。③低血糖反应的处理原则和预防。清醒的患者应尽快给予口服碳水化合物，如葡萄糖或蔗糖溶液，或糖果等；意识不清的患者可先静脉推注50%葡萄糖20～40 mL，并观察到患者意识恢复，再进一步处理。应用长效磺胺类药物或长效胰岛素引起的低血糖可能会持续较长时间（须至少监测48～72小时），应给予紧急处理后及时转诊；对应用胰岛素治疗的患者及家庭照顾者，应进行防治、识别、处理低血糖反应的基本知识教育、指导。预防：胰岛素或降糖药物应从小剂量开始，并逐渐加量，谨慎地调整剂量。患者应定时、定量进食，如不能进食常规食量，应相应减少药物剂量。活动前应额外进食碳水化合物类食物，避免过量运动。应尽量避免过量饮酒，尤其是空腹饮酒。在老年人，低血糖常表现为行为异常及其他一些不典型的症状，单独进行饮食控制，服用糖苷酶抑制剂或双胍类药物时，不发生低血糖，而与其他降糖药或胰岛素合用时就有可能导致低血糖。不要盲目限制饮水。平时应随身携带糖果，以备急需。

(3)糖尿病足的护理。糖尿病足是由多种因素综合引起的糖尿病慢性并发症。即由下肢大血管病变引起的供血不足，累及神经、皮肤、骨骼、肌肉组织，因缺血、缺氧和营养而发生病变，又有神经病变使足部感觉缺失，容易发生外伤、溃疡，若继发感染就形成了糖尿病足。①足部检查：

每天检查双足有无皮肤破溃、裂口、水疱、小伤口、红肿、鸡眼、脚癣，如有鸡眼，千万不要用剪刀去剪，应请专职修脚师修剪或用化学方法去除，因为可能诱发感染且伤口也不易愈合，尤其要注意足趾之间有无红肿、皮肤温度是否过冷或过热、足趾有无变形，触摸足部动脉搏动是否正常，如发现减弱或消失，立即就诊。患者自我检查时，若无法仔细看到足底，可用镜子辅助，若视力欠佳，可由家人帮助。②洗脚：养成每天洗脚的良好习惯，水温不宜太冷或太热（水温＜40 ℃）；洗前用手腕掌侧测试水温，若已对温度不太敏感，应请家人代劳；用柔软和吸水性强的干毛巾轻轻擦干足部，尤其是足趾间，并可在趾间撒些爽身粉等以保持趾间干燥，切莫用力以免擦破皮肤。③鞋与袜的选择：鞋面的质量要柔软透气、鞋底厚且软；购鞋最合适的时间应在下午或黄昏，因一天活动后，双脚会比早上略大，鞋不致过紧；新皮鞋要当心，因为它最容易使足部损伤，可以在家先穿新皮鞋走动，感到不舒服时换拖鞋，使足逐渐适应新鞋；穿着前检查鞋的内面。袜子应柔软而透气，选棉袜，避免穿尼龙袜；不易穿着弹性过强的袜子，以免影响血液循环；冬天选较厚的羊毛袜保暖；袜子要每天更换，保持足部清洁；不可穿破袜，因破口可能套住脚趾或缝补后的袜子高低不平，既不舒服又影响血液循环。④活动双足：促进血液循环，每天约 1 小时，年老体弱者由他人协助完成。

5.糖尿病社区管理与随访监测

（1）个体化管理：根据病情，确定管理级别、随访计划，定期随访、记录。

（2）分类管理。①常规管理：针对血糖控制达标、无并发症和/或合并症或并发症和/或合并症稳定的患者，至少 3 个月随访 1 次，监测病情控制和治疗情况，开展健康教育、非药物治疗、药物治疗及自我管理指导。②强化管理：针对血糖控制不达标、有并发症和/或合并症或并发症和/或合并症不稳定的患者，至少 1 个月随访 1 次，严密监测病情控制情况，有针对性地开展健康教育、行为干预及自我管理技能指导，督促规范用药，注意疗效和不良反应，提出并发症预警与评价。

（3）综合性管理：包括非药物治疗、药物治疗、相关指标和并发症监测、健康教育及行为干预、患者自我管理等综合性措施。

（4）连续性管理：对登记管理的患者进行连续的动态管理。

（5）随访管理。①门诊随访（包括电话随访）：通知社区糖尿病患者每月到社区卫生服务中心（站）接受医护人员随访，前往外地探亲者可以电话随访。②家庭随访：高龄或行动不便者，医护人员可以前往患者家中进行随访。③集体随访：在健康教育活动场所、老年活动站、居委会等进行集体随访。

（刘　莉）

# 参 考 文 献

[1] 肖芳,程汝梅,黄海霞,等.护理学理论与护理技能[M].哈尔滨:黑龙江科学技术出版社,2022.

[2] 宋鑫,孙利锋,王倩,等.常见疾病护理技术与护理规范[M].哈尔滨:黑龙江科学技术出版社,2021.

[3] 潘红丽,胡培磊,巩选芹,等.临床常见病护理评估与实践[M].哈尔滨:黑龙江科学技术出版社,2022.

[4] 王美芝,孙永叶,隋青梅.内科护理[M].济南:山东人民出版社,2021.

[5] 高淑平.专科护理技术操作规范[M].北京:中国纺织出版社,2021.

[6] 杨青,王国蓉.护理临床推理与决策[M].成都:电子科学技术大学出版社,2022.

[7] 吴雯婷.实用临床护理技术与护理管理[M].北京:中国纺织出版社,2021.

[8] 李红芳,王晓芳,相云,等.护理学理论基础与护理实践[M].哈尔滨:黑龙江科学技术出版社,2022.

[9] 邵秀德,毛淑霞,李凤兰,等.临床专科护理规范[M].济南:山东大学出版社,2021.

[10] 张晓艳.临床护理技术与实践[M].成都:四川科学技术出版社,2022.

[11] 刘爱杰,张芙蓉,景莉,等.实用常见疾病护理[M].青岛:中国海洋大学出版社,2021.

[12] 王蓓,彭飞,洪涵涵.常见慢病护理评估与技术[M].上海:上海科学技术出版社,2021.

[13] 杨春,李侠,吕小花,等.临床常见护理技术与护理管理[M].哈尔滨:黑龙江科学技术出版社,2022.

[14] 刘庆芬,顾芬,顾纪芳.常见疾病预防护理知多少[M].上海:上海交通大学出版社,2021.

[15] 李艳.临床常见病护理精要[M].西安:陕西科学技术出版社,2022.

[16] 姜鑫.现代临床常见疾病诊疗与护理[M].北京:中国纺织出版社,2021.

[17] 张翠华,张婷,王静,等.现代常见疾病护理精要[M].青岛:中国海洋大学出版社,2021.

[18] 申璇,邱颖,周丽梅,等.临床护理常规与常见病护理[M].哈尔滨:黑龙江科学技术出版社,2022.

[19] 于红,刘英,徐惠丽,等.临床护理技术与专科实践[M].成都:四川科学技术出版社,2021.

[20] 任丽,孙守艳,薛丽.常见疾病护理技术与实践研究[M].西安:陕西科学技术出版社,2022.

[21] 张俊英,王建华,宫素红,等.精编临床常见疾病护理[M].青岛:中国海洋大学出版社,2021.

[22] 孙立军,孙海欧,赵平平,等.现代常见病护理实践[M].哈尔滨:黑龙江科学技术出版社,2021.

[23] 于翠翠.实用护理学基础与各科护理实践[M].北京:中国纺织出版社,2022.

[24] 李淑杏.基础护理技术与各科护理实践[M].开封:河南大学出版社,2021.

[25] 崔杰.现代常见病护理必读[M].哈尔滨:黑龙江科学技术出版社,2021.

[26] 吴旭友,王奋红,武烈.临床护理实践指引[M].济南:山东科学技术出版社,2021.

[27] 王玉春,王焕云,吴江,等.临床专科护理与护理管理[M].哈尔滨:黑龙江科学技术出版社,2022.

[28] 赵衍玲,梁敏,刘艳娜,等.临床护理常规与护理管理[M].哈尔滨:黑龙江科学技术出版社,2022.

[29] 周霞,杜金泽.护理教学与临床实践[M].北京:中国纺织出版社,2021.

[30] 苏文婷,赵衍玲,马爱萍,等.临床护理常规与常见病护理[M].哈尔滨:黑龙江科学技术出版社,2022.

[31] 崔珍.实用护理学研究与护理新进展[M].哈尔滨:黑龙江科学技术出版社,2021.

[32] 张红芹,石礼梅,解辉,等.临床护理技能与护理研究[M].哈尔滨:黑龙江科学技术出版社,2022.

[33] 黄浩,朱红.临床护理操作标准化手册[M].成都:四川科学技术出版社,2021.

[34] 刘峥,程耀敏,黄晓文.临床专科疾病护理要点[M].开封:河南大学出版社,2021.

[35] 任秀英.临床疾病护理技术与护理精要[M].北京:中国纺织出版社,2022.

[36] 季亚萍.探讨系统化护理在高血压脑出血护理中的应用效果[J].中外女性健康研究,2022(12):132-133.

[37] 余咏梅.探究小儿川崎病护理中舒适护理的临床效果[J].中文科技期刊数据库(文摘版)医药卫生,2021(12):45-46.

[38] 程萍萍.全过程优质护理在肝硬化护理中的效果分析及系统评价[J].系统医学,2021,6(16):162-165.

[39] 刘芳,杨翠.基于全人照护管理模式的细心护理干预在小儿肺炎护理中的应用[J].保健医学研究与实践,2022,19(5):113-116.

[40] 李红.预见性护理对不稳定型心绞痛护理的效果[J].中文科技期刊数据库(全文版)医药卫生,2022(12):132-135.